Lieber Rosli
Wohin meine Seele
an'd geht Du wirst
immer bei mir sein.
In Dankbarkeit + tiefer Freundschaft -
Dein Jonathan - HB.
Zum 13 Mai 1992

Scheffer · Storl

Die Seelenpflanzen des Edward Bach

Heinrich Hugendubel Verlag
Irisiana

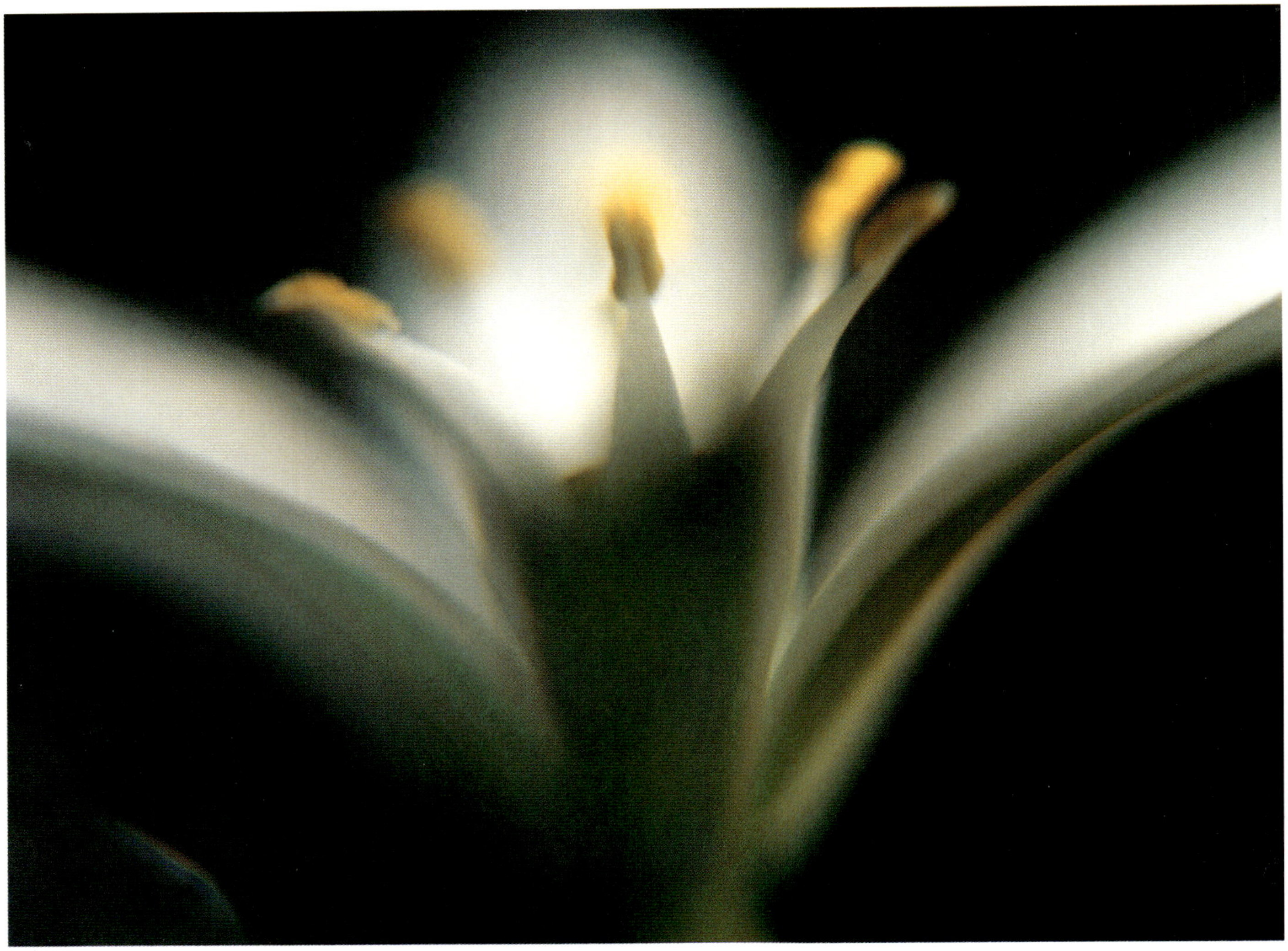

Star of Bethlehem

Mechthild Scheffer
Wolf-Dieter Storl

Die Seelenpflanzen des Edward Bach

Neue Einsichten in die
Bach-Blütentherapie

Hugendubel

Bildnachweis
Kai Felch: S. 2, 10, 39, 71, 177, 197
R. v. Leonhardi: S. 109, 117, 125, 145
Wolfgang Weitzel: S. 8, 11, 17, 37, 41, 47, 49, 52, 61, 73
Renate Wollenweber: S. 79, 83, 85, 89, 91, 97, 99, 113, 119, 127, 139, 147, 151, 155, 157, 161, 163, 171, 175, 181, 189, 191
Weitere Fotos: A-Z Botanical Collection, England (S. 95, 105, 123, 185), Christa Chaudhry (S. 81, 201), Judy Howard (S. 103, 141, 167), Mechthild Scheffer (S. 131)
Sämtliche Grafiken wurden angefertigt von Martin Tiefenthaler, Wien.

Die Deutsche Bibliothek – CIP-Einheitsaufnahme
Scheffer, Mechthild:
Die Seelenpflanzen des Edward Bach: neue Einsichten in die Bach-Blütentherapie / Mechthild Scheffer; Wolf-Dieter Storl. –
München: Hugendubel, 1991
(Irisiana)
ISBN 3-88034-530-9
NE: Storl, Wolf-Dieter

Umschlaggestaltung: Zembsch' Werkstatt, München
unter Verwendung eines Fotos von Kai Felch
Produktion: Tillmann Roeder, München
Satz: Uhl + Massopust, Aalen
Reproduktionen: Fotolito Longo, Frangart
Druck und Bindung: Bosch Druck, Landshut

ISBN 3-88034-530-9

Printed in Germany

Inhalt

Vorwort

Das Werk des englischen Arztes Dr. Edward Bach wird von immer mehr Menschen als zukunftsweisend erkannt, und es wächst das Bedürfnis, Näheres über die Ursprünge und Hintergründe der von ihm gefundenen Blütentherapie zu erfahren. Das vorliegende Buch möchte die Gelegenheit bieten, aus einer neuen Perspektive noch tieferen Zugang zu dieser innovativen und dennoch auf ältesten Erkenntnissen gegründeten Form der Heilkunde zu finden. Wir hoffen, daß es auch jene anspricht, die dem Werk Edward Bachs, aus welchem Grund auch immer, bisher mit verhaltener Skepsis gegenüberstehen.

Die formale Einfachheit seiner Methode wird oft als »rührend naiv« bezeichnet. Dieses jedoch ist Absicht.[1] Hinter der Bach-Blütentherapie verbirgt sich eine uralte, auf Erfahrung und Inspiration beruhende Heiltradition. Der Kulturanthropologe vermag die Hintergründe über die Kelten hinaus bis zu den einheimischen europäischen Megalithkulturen zurückzuverfolgen. Insbesondere in Wales blieben wesentliche Elemente dieser Heiltradition erhalten. Bei näherer Betrachtung offenbart sich hier eine holistisch orientierte Sehweise, die ihre wesentlichen Erkenntnisse in die Sprache der Mythologie faßte. Ihre Einsichten bezog sie weder aus der formalen Logik, noch aus dem Experiment, sondern aus einer meditativen, synoptischen Schau großer Zusammenhänge, welche die subtilen geistig-seelischen, magischen und energetischen Wechselwirkungen zwischen Mensch, Pflanze, terrestrischen und kosmischen Kräften einbezog.

Auch das vorliegende Buch nähert sich seinem Thema nicht analytisch-wissenschaftlich. Durch den Versuch, Parallelen und Zusammenhänge, vielfältige Informationen und komplexes Wissen weniger linear zu verknüpfen, sondern vielmehr assoziativ zu vernetzen, wird ein mehr intuitives Erfassen der Bachschen Blütentherapie möglich gemacht.

Edward Bach, selbst walisischen Ursprungs, kehrte im Verlauf seiner Entwicklung der positivistischen, reduktionistischen Wissenschaft den Rücken und wandte sich der makrokosmischen Natur zu. Dabei entdeckte er eine für unsere Zeit neue Ebene der Pflanzenheilkunde. Die Reihenfolge der Heilmittelfindung spiegelt die Stufen seiner eigenen geistigen Entwicklung wider. So wurde dieser Arzt ein Pionier des sich gegenwärtig vollziehenden Paradigmawechsels in der Medizin.[2]

Im Licht der Bachschen Erkenntnisse erhalten auch die Pflanzen wieder die ihnen gebührende Stellung. Nur der materialistischen Botanik erscheinen sie als geist- und seelenlose Zufallsprodukte der Evolution. Dem meditativ Schauenden dagegen offenbaren sie sich als Persönlichkeiten, die auf verschiedensten Ebenen mit dem Menschen in Beziehung treten können. Die gegenseitige Fähigkeit zum Dialog zwischen Menschenwelt und Pflanzenwelt auf diesen Ebenen – von der biologischen bis zur metaphysischen – soll auf den folgenden Seiten beleuchtet werden. Die Autoren hoffen, daß dieser Ansatz – gerade im gegenwärtigen Zeitalter der Naturzerstörung – Anregungen zu einer neuen Sicht der stillen Mitbewohner unseres Planeten geben kann. Gerade jetzt haben uns die Pflanzen viel zu sagen. Sie selbst suchen sich ihre »Vermittlungskanäle« unter den dafür geeigneten Menschen aus. Edward Bach war einer von ihnen.

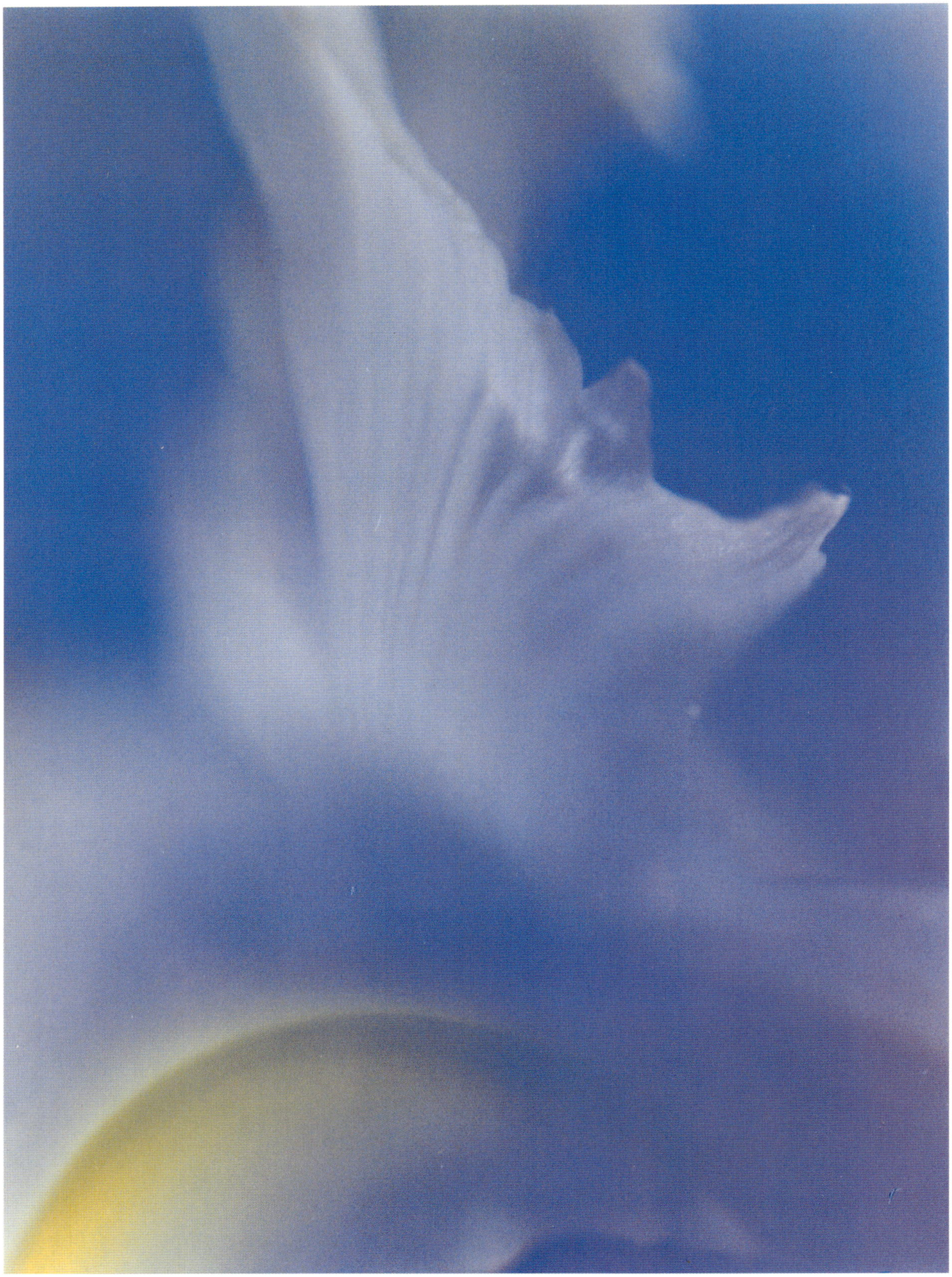

Wahrnehmung von Pflanzen in neuer Dimension

Wahrnehmung ist ein kulturelles Phänomen. Schon unsere Sprache ordnet und gestaltet Wahrnehmungskategorien und schafft somit eine Art kulturellen Filter, durch den wir sehen. In dieser sozusagen genormten Perzeption jedoch gibt es Lücken, die wir gelernt haben zu übersehen. Diese Lücken werden offenbar, sobald man sich von den kulturell vorgeprägten Wahrnehmungskategorien etwas entfernt.

Das Abstandnehmen, das Lückenfinden, das neue Sehen kann z. B. durch Meditationspraktiken zustande kommen. Unter Umständen können es auch extreme Zustände sein – hohes Fieber, Intoxikation, plötzliche Panik oder überwältigende Freude – die vorübergehend ein andersartiges Sehen und Wahrnehmen auslösen.

Unser heutiger Wahrnehmungsmodus wurde im Prinzip in der Renaissance festgelegt. Damals lernten wir die Gegenstände unserer Welt nüchtern, naturalistisch und in räumlicher, dreidimensionaler Perspektive zu sehen. An diese Wahrnehmung haben wir uns derart gewöhnt, daß der Durchschnittsbetrachter andere Wahrnehmungsmodi z. B. als flach, kindisch, wirr, verzerrt oder dergleichen wertet.

Man braucht nur die gefällig schematisierten Kräuter-Illustrationen mittelalterlicher Manuskripte mit den Skizzen und Holzschnitten eines Dürer oder Hans Weiditz zu vergleichen, um zu erkennen, was mit der Renaissance-Perspektive gemeint ist. Die Bildchen, welche die Mönche eifrig voneinander abmalten, scheinen der Zeit und dem Raum enthoben, zweidimensional, flach, ohne irdischen Bezug. Sie entsprechen eher platonischen Urbildern, als den real auf der Erde vorhandenen Gewächsen. Für die Mönche hatten die vergänglichen Pflänzlein keinen Wert an sich – sie galten lediglich als Zeichen und Symbole, welche der Schöpfer einer sündigen Menschheit gesetzt hatte. So hatte Gott das Veilchen als Sinnbild der Demut, die Rose als Zeichen der Leiden Christi, die Lilie als Ausdruck der Keuschheit geschaffen.

Wie anders in der Renaissance! Künstler offenbarten einen nie zuvor gesehenen, sinnlich-materiellen Aspekt der Schöpfung und stellten ihn mit unübertroffener Genauigkeit dar. Kräuter wurden in ihrer materiellen, räumlich-zeitlichen Gestalt ernst genommen. Auch die Blumigkeit des Barock oder der schöngeistige Hauch der Romantik änderten wenig an der neuen Perspektive. Dieses neue Sehen wies auch den Weg für künftige Generationen von Pflanzenforschern, die schließlich die Heilkraft der Kräuter nur noch in materiellen Wirkstoffen suchten.

Aber die Renaissance hatte nicht das letzte Wort, auch heute vollzieht sich wieder ein Wandel im Wahrnehmungsmodus. Die Pflanzen werden zunehmend mit neuen Augen gesehen: man kann sie als Energiegebilde, als Energiewirbel betrachten. Bilder der neueren Elektronenmikroskopie oder auch die Kirlian-Hochfrequenzablichtungen deuten in diese Richtung. Man kann aber auch – und dazu bedarf es eines meditativen Bewußtseins – die Pflanze sich selbst darstellen und ihre Botschaft überbringen lassen.

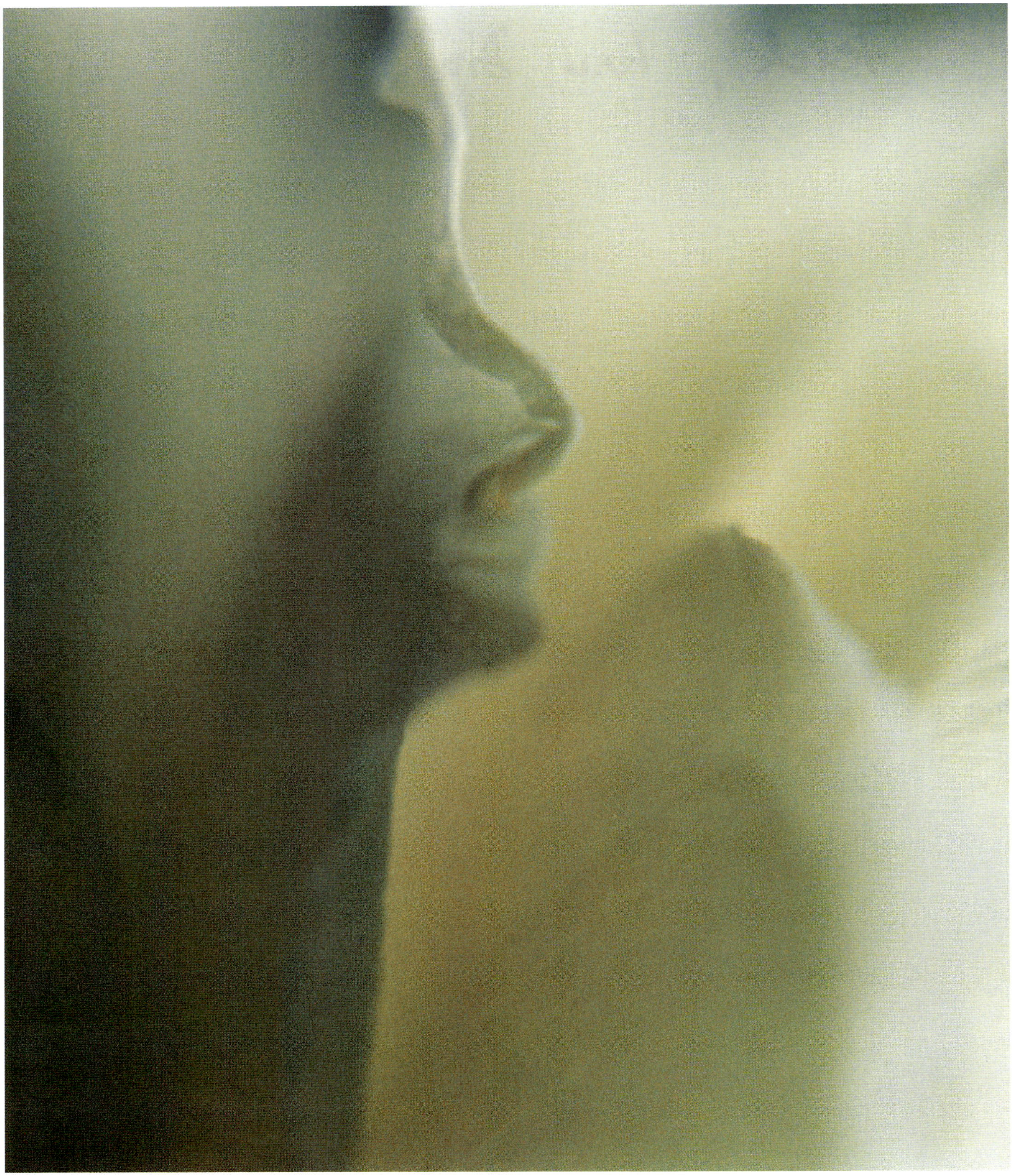

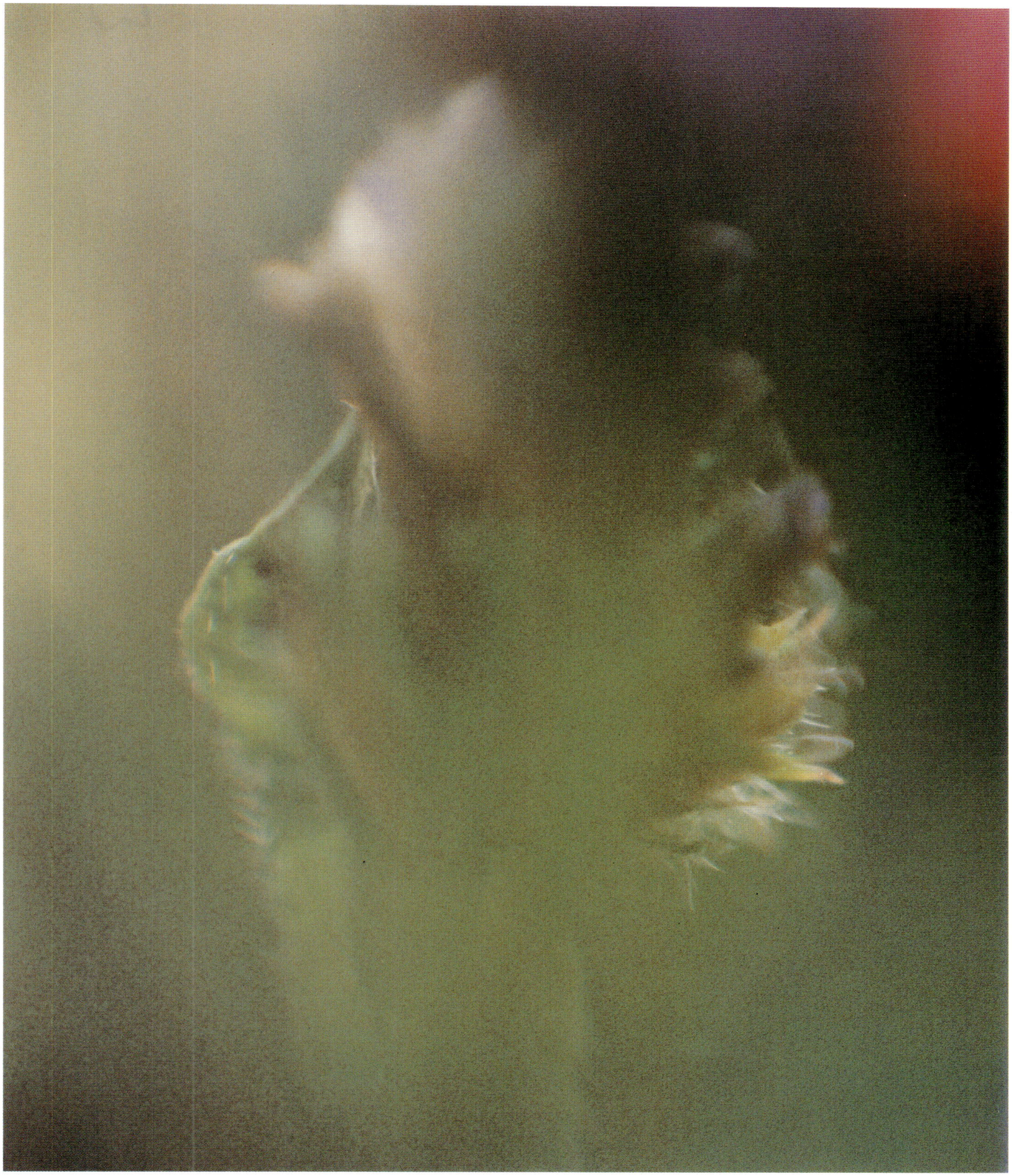

Wenn man in meditativer Verfassung eine Meta-Ebene erreicht und genau in dem Moment, in dem sich eine Lücke im vorprogrammierten Wahrnehmungsmodus auftut, auf den Auslöser einer Kamera drückt, dann kommt es in einer Art *Meta-Fotografie* zu völlig neuen Bildern, in denen sich die Pflanzen so darstellen, wie sie noch nie gesehen worden sind. Es sind Bilder ohne kulturellen Filter, die man auch als Zen-Fotos bezeichnen könnte. Sie entspringen eher einer echten Wahrnehmung als das, was sich aus den alten Gewohnheiten ergibt, die uns achtlos an den Pflanzen vorbeigehen lassen und uns suggerieren, wir haben sie ja schon einmal gesehen, wir wissen ja was sie sind. Was wir in den Meta-Fotos von Kai Felch und Wolfgang Weitzel sehen, ist jedenfalls das Gegenteil von jenen seicht-lieblichen Blütenelfen- und Pflanzendeva-Darstellungen, in denen echtes *Wahr*nehmen von vorgeprägten Vorstellungen überlagert wird. Verblüffend ist, daß diese beiden Fotografen, die im ersten Teil des Buches zu Bild kommen, nie etwas voneinander gehört haben und doch ähnliche Bilder eingefangen haben. Dies zeigt sich besonders eindrucksvoll in der Bildgegenüberstellung auf den Seiten 10 (Felch) und 11 (Weitzel). Beide sind offensichtlich in der Lage, die gleiche Botschaft aus der Pflanzenwelt zu empfangen und uns eine neue, objektive Wahrnehmungsdimension der blühenden Vegetation zu erschließen. Vielleicht hat Edward Bach die Pflanzen auch so gesehen – denn auch er hatte die Ebene einer materialistischen Betrachtungsweise verlassen, um zu einer mehr geistigen Wahrnehmung der Pflanzenwelt zu gelangen. Sicherlich hätte er an diesen Bildern seine Freude gehabt.

Der Dank der Autoren gilt den Fotografinnen und Fotografen, die ihre Arbeiten für dieses Buch zur Verfügung gestellt haben. Sie alle vereint die Absicht, durch ihre Bilder auch andere an ihrer Begeisterung für die Pflanzenwelt teilhaben zu lassen. Vier von ihnen – keiner davon ist Berufsfotograf – sollen hier kurz zu Wort kommen.

»Vor meinen Augen verschenkt sich nicht nur die Pflanze in ihrer leuchtenden Schönheit, sondern das Leben selbst offenbart sich Blatt für Blatt in seiner ganzen Fülle. Jeder Blick durch meine Kamera – ein kostbarer Augenblick der Stille – den ich dankbar annehme.« Kai Felch

»So, wie wir den Menschen in die Augen sehen, um ihr Wesen, ihre Persönlichkeit zu ergründen, können wir durch die Blüten der Pflanzen, Sträucher und Bäume – gleichsam wie Augen – die einzelnen Persönlichkeiten begreifen, die Dr. Bach erspürte. Es ging mir darum, Energie, Sanftheit, Geduld und Güte, die uns von den Wesen der Natur vorgelebt und dargestellt werden, als Vorbild, als Hoffnungs- und Heilungsprinzip in meinen Fotografien zu erfassen, und sie mitzuteilen.« R. v. Leonhardi

»Seit 1982 widme ich mich nebenberuflich mit Hingabe fast ausschließlich der Pflanzen-Fotografie und habe in den Jahren meine eigene Pflanzenmärchenwelt entdeckt – Landschaften voller Gnome und feenhafter Pflanzenwesen. Der Einstieg in diese Zauberwelt ereignete sich rein »zufällig«. Noch heute fühle ich, daß ich erst am Anfang der Erkundung dieser für die meisten Menschen noch nicht faßbaren Welt stehe, deren verborgene Schönheiten und Geheimnisse ich mit meiner Kamera einfangen und meinen Mitmenschen vor Augen führen möchte.« Wolfgang Weitzel

»Auch beim Fotografieren hilft das Sonnenlicht, die Gestalt einer Blüte und damit etwas von den spezifischen Kräften einer Pflanze auf den Film, die Trägersubstanz, zu übertragen.
Eigene Erfahrungen mit der Bach-Blütentherapie intensivieren auch meine inneren Blütenbilder und das tiefere Verständnis für diese. Oft stehe ich unvermutet vor der gesuchten Pflanze und versuche dann, die Blütengestalt – in Korrespondenz mit dem Licht – im Foto festzuhalten. Vor allem geht es mir darum, die transformierende Kraft, die jeder Blüte innewohnt, auch über die Augen wirksam werden zu lassen.« Renate Wollenweber

Einleitung

Die frühen siebziger Jahre verbrachte ich* als biologisch-dynamischer Gärtner in einer Camphill-Gemeinschaft südlich von Genf. Eines schönen Tages kam die »Königin« auf Besuch. Die freundliche alte Dame kleidete sich bunt wie ein Schmetterling in fließenden Seidengewändern und erzählte voll aufrichtiger Begeisterung von einem gewissen Dr. Edward Bach, der frische Blüten in sonnengetränktes Quellwasser gelegt habe und diese dann, zur leiblichen und seelischen Harmonisierung, tröpfchenweise einnehmen ließ. Der alte Gärtnermeister konnte sein Schmunzeln kaum verkneifen, und einige andere Zuhörer schüttelten mitleidig den Kopf. Nein, das ging nun wirklich zu weit! Wir arbeiteten weiter, rührten unsere biodynamischen Kräuterpräparate und waren froh, daß wenigstens wir uns auf dem Boden einer soliden Realität befanden.

Inzwischen schmunzelt auch der Gärtner nicht mehr, und immer häufiger begegnet man Menschen, welche die Begeisterung der alten Dame teilen. Keineswegs nur Laien oder schöngeistige Naturheilkundler, sondern auch viele Ärzte wenden die Bach-Blüten mit Erfolg an, ohne jedoch tiefer zu verstehen, wieso diese Blütenwässer helfen.

In letzter Zeit wird der Versuch gemacht, die Bach-Blütentherapie mit allen möglichen anderen Methoden zu verweben, oft auf eher fragwürdige Weise. Aus der Sicht von Edward Bach sind das allerdings nur komplizierte Umwege: Einfachheit war seine Devise. Jeder Mensch mit gesundem Empfinden sollte die Blütenmittel leicht anwenden können. Edward Bach war überzeugt, daß er mit seinen 38 Blütenessenzen alle archetypischen, seelischen Negativzustände der menschlichen Natur erfaßt hatte. Obwohl die nunmehr fast 60jährige Erfahrung der Bach-Blütentherapeuten dies bestätigt, erscheinen, wie schon zu Bachs Lebzeiten, immer wieder »Weiterentwicklungen« der Therapie.[3] Ein System, das vor kurzem in Colorado entwickelt wurde, umfaßt bereits 500 Blütenessenzen. Es ist allerdings höchst fraglich, ob sich die Epigonen die Indikationen ihrer Mittel einfach ausdachten, oder ob sie den schwierigen Weg der Intuition, der tieferen Einsicht, gegangen sind: jenen oft steinigen Initiationsweg, den Edward Bach ging und den wir hier im Zusammenhang mit den einzelnen Pflanzen schildern wollen.

Befragt, ob er die Bach-Blütenessenzen kenne und sie in der Behandlung einsetze, antwortet ein Arzt: »Selbstverständlich, ich muß das wohl. Viele Patienten würden mir sonst weglaufen, denn sie erwarten heute sanfte, nicht toxische Heilmittel.« Ja, gute Erfolge erziele er damit, aber er könne sich nicht wirklich vorstellen, wie sie wirken. Dieser Mediziner ist nicht allein in seiner Perplexität. Die konventionelle Wissenschaft ist um eine Erklärung der therapeutischen Wirkung der Blüten verlegen. Sie hat kaum das methodologische Werkzeug, sich mit den schwer zu quantifizierenden, geistig-seelisch-energetischen Wechselwirkungen auseinanderzusetzen. Hier kann es nicht gelingen, im herkömmlichen

* Wolf-Dieter Storl

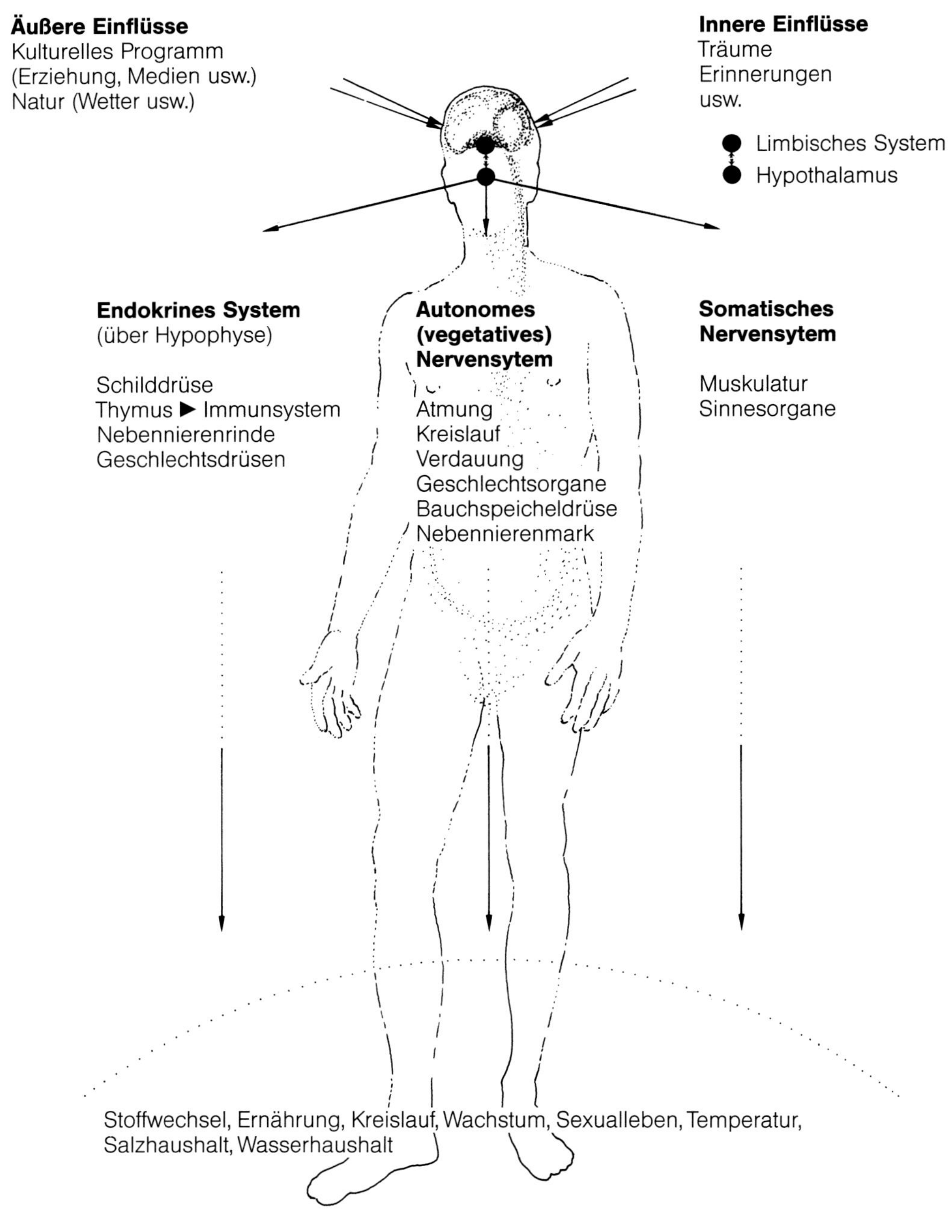

Ein Überblick, wie innere und äußere Einflüsse somatische Reaktionen auslösen können.
Das limbische System und der Hypothalamus sind die Steuerzentren, die die empfangenen Reize umsetzen und an die drei Steuerungssysteme (endokrines System, vegetatives und somatisches Nervensystem) weiterleiten, mit denen alle Prozesse im Körper reguliert und kontrolliert werden.

Psychoneuro-immunologie

chemisch-analytischen Verfahren molekulare Wirkstoffe zu isolieren und dingfest zu machen. Etwas näher kommt man dem Phänomen mit den Erkenntnissen der *Psychoneuroimmunologie,* die sich mit den Zusammenhängen von Gefühlsimpulsen im Gehirn, mit Nervenfunktionen, Hormonspiegelveränderungen sowie Immunreaktionen beschäftigt, wenngleich auch diese noch in den Kinderschuhen steckt. Untersucht wird der neuroendokrine Schaltkreis, der die Psyche mit der Physis verbindet. Es lohnt sich, diese Zusammenhänge in bezug auf die Bach-Blütentherapie vereinfacht etwas näher zu erläutern.

Die von der Großhirnrinde (*Kortex*) registrierten inneren und äußeren Eindrücke werden in bestimmten Regionen des Endhirns (*limbisches System*) in Gefühle und Emotionen umgesetzt. Diese wiederum werden durch Impulse des *Hypothalamus* in biochemische, körperliche Reaktionen umgewandelt. Zu den von außen einflutenden Eindrücken gehören all die Signale und Symbole, mit denen uns die Kultur überflutet: Funk, Fernsehen, Werbung, bis hin zu den Geräuschen des Alltags. Zu den inneren Eindrücken gehören Erinnerungen, Phantasien und Träume – auch sie erzeugen Gemütswallungen, Stimmungen und Gefühle, die ebenfalls zu körperlichen Reaktionen führen.

Die Großhirnrinde ist die neurologische Basis für erlerntes kulturelles Verhalten, Ego- und Zeitgefühl. Sie ist entwicklungsgeschichtlich viel jünger als das Althirn, das wir mit Reptilien und niederen Säugern gemeinsam haben, und welches mit Reflexen, Instinkten (Freßtrieb, Fortpflanzungstrieb, Flucht- oder Angriffsreaktion) und den Lebensrhythmen (biologische Uhr) zu tun hat. Oft liegt dieses von der Kultur programmierte Neuhirn mit seinen abstrakten, moralisierenden Forderungen mit dem Althirn in Konflikt. Die Spannung zwischen dem inneren Tier (Instinkt) und der verinnerlichten Zivilisation (Kultur) kann zu somatischen Verstimmungen aller Art führen: Verdauungsstörungen, Schlaflosigkeit, Herzklopfen, Rückenverspannungen, samt seelischen Wechselwirkungen.

Hypothalamus

Die Schaltzentrale zwischen nicht-materiellen, seelischen Impulsen und körperlichen Reaktionen ist der *Hypothalamus*, das »Hirn des Hirns«. Bei Schreck, Angst, Furcht oder vermeintlicher Gefahr mobilisiert er das autonome Nervensystem. Wir alle haben Erfahrung damit: Die Muskeln, auch die der Blutbahnen, spannen sich. Die Pupillen erweitern sich, so daß man kaum sehen kann, die Kehle schnürt sich zu, ein Schauer läuft über den Rücken, die Haare stehen zu Berge, die Atmung wird flach und schnell, die Verdauung wird abgestellt, die Spucke bleibt weg, ein Kloß sitzt im Magen, der Aftermuskel verschließt sich. Finger und Füße werden kalt. Die Haut erblaßt. Das Herz jagt. Zittern, kalter Schweiß, verkrampftes Zwerchfell, Impotenz und ähnliche Symptome zeigen sich.

endokrine Drüsen

Gleichzeitig schickt der Hypothalamus Botschaften an das endokrine Drüsensystem. Die Hirnanhangdrüse (*Hypophyse*) empfängt die Signale vom Hypothalamus und leitet sie an alle anderen Drüsen weiter. Dabei werden vielfältige Reaktionen in Gang gesetzt. Zu den Drüsen, die auf diese Weise gesteuert werden, gehören die Schilddrüse (die u. a. den Kalorienverbrauch reguliert), die Nebenschilddrüsen (die u. a. das Kalk/Phosphat-Verhältnis im Körper überwachen, wichtig für gesunde Knochen und Zähne), die Thymusdrüse (die eng mit dem Immunsystem verbunden ist), die Nebennierenrinde (sie erzeugt verschiedene Hormone, wie z. B. Kortisone und Steroidhormone, die Entzündungen bekämpfen und mit der Zellenregeneration zu tun haben), das Nebennierenmark (das u. a. bei Erregung Adrenalin ins Blut pumpt) und die Geschlechtsdrüsen, von denen die Erneuerung der Generationen abhängt.

Ist der auslösende Impuls vorbei, beruhigen sich alle diese äußerst komplexen, ineinander verwobenen Reaktionen. Leider kann sich in unserer modernen Industriegesellschaft der Mensch kaum mehr richtig abreagieren und wirklich tief entspannen. Im Inneren unterbewußt schwelend, durch viele Ablenkungen überdeckt, betäubt durch Alkohol und Tranquilizer, herrscht Alarm! Das tägliche Sich-abfinden-Müssen mit dem schwierigen Vorgesetzten, dem streitsüchtigen oder gefühllosen Partner, den Hiobsbotschaften aus Funk und Fernsehen, den dröhnenden Tieffliegern, dem Verkehrsstau und vielem anderen, versetzen das alte Reptilienhirn in einen Dauerzustand der Spannung, der Flucht- oder Kampfbereitschaft. Es kommt lediglich auf den Persönlichkeitstypus an, ob man etwas »nicht länger schlucken kann«, es »sich zu Herzen nimmt«, oder es »an die Nieren geht«.

In traditionellen Gesellschaften wurden solche gefährlichen seelischen Spannungen im Rahmen schamanistischer Heilséancen durch Tanz, monotones Trommeln, Singen und Einnahme psychotroper Pflanzen abgebaut und so die potenziell zerstörerischen Energien ausbalanciert. Unter den Lebensbedingungen der modernen technisierten Gesellschaft wird dieser Ausgleich immer schwieriger, wenn nicht gar unmöglich.

Als Edward Bach seine Blütentherapie entwickelte, gab es noch keine Psychoneuroimmunologie. Es ist kein Wunder, daß die Ideen Bachs mit zunehmendem Verständnis der Zusammenhänge immer plausibler und gleichzeitig populärer werden. Er war, wie wir sehen werden, von der Inspiration geführt und hatte diese damals noch unbekannten Zusammenhänge in erster Linie intuitiv erfaßt.

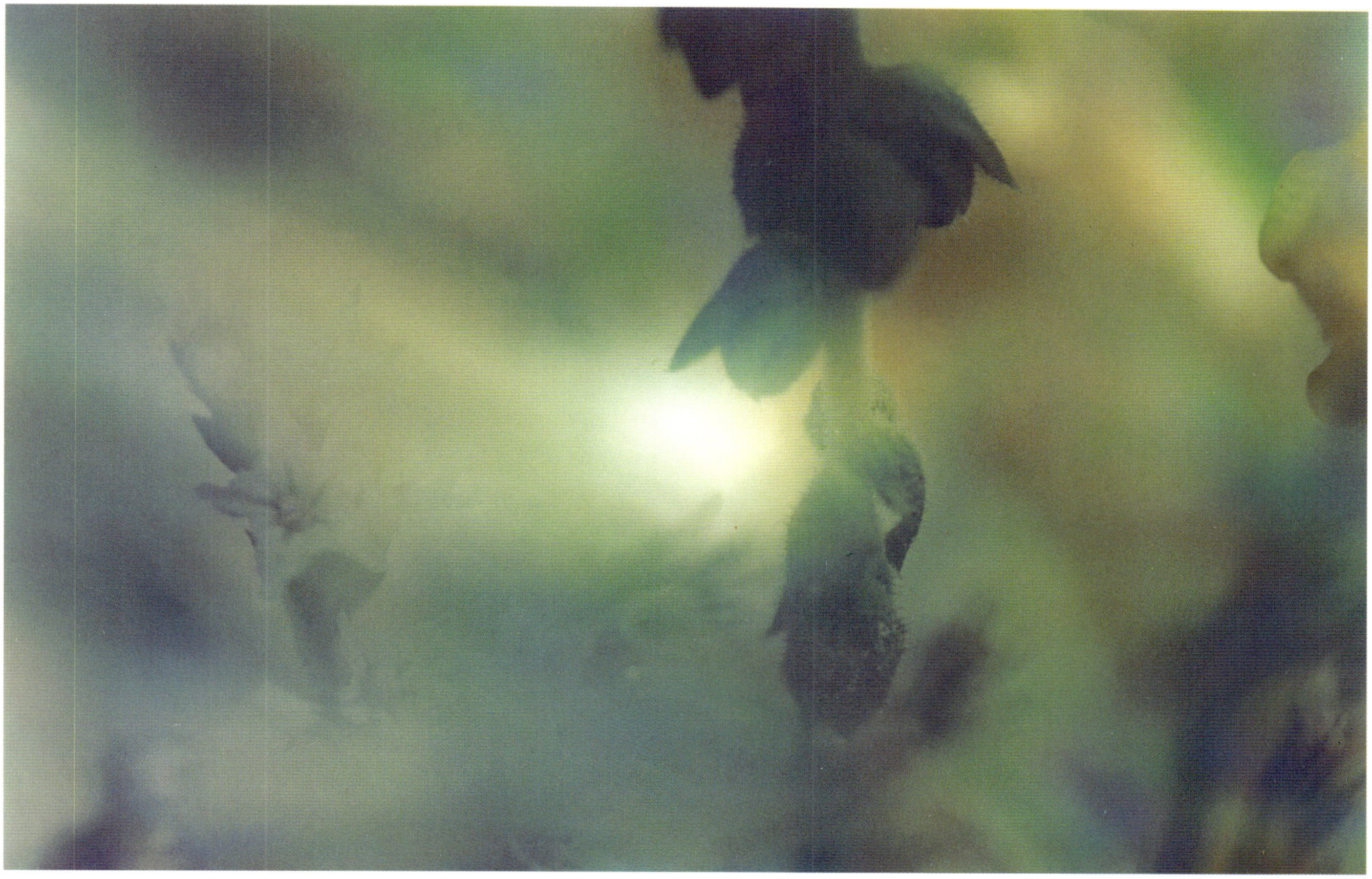

Teil I

Neue Einsichten in die Bach-Blütentherapie

1. Der unzufriedene Arzt

Den Geheimnissen der Pflanzen, insbesondere der 38 »Frohnaturen« *(happy fellows)* des Pflanzenreichs, die Edward Bach entdeckte, wollen wir in diesem Buch auf die Spur kommen. Dabei werden wir uns Bach anschließen, seine Schritte nachzeichnen und die Blüten in derselben Reihenfolge vorstellen, wie er sie entdeckte. Es ist wichtig, den Schöpfer der Blütentherapie und seine persönliche Entwicklung im Auge zu behalten, denn der Entdecker und sein Werk, aber auch die Landschaft in der er seine Pflanzen fand, bilden eine Einheit. Folgen wir ihm nun vom Mikroskoptisch im engen Labor in die blühenden, sommerlichen Wiesen und Wälder, von Wales nach England, vom analytisch-quantitativen Tappen im Dunkeln zur intuitiven Einsicht, von der oberflächlichen medizinischen Behandlung von Symptomen zur wirklichen Heilung, vom mechanistischen Menschenbild zum Erkennen des Menschen als inkarnierte Geistseele. Der Weg des Edward Bach ist ein Initiationsweg, ein alchemistischer Weg, ein *Magnus Opus,* in dem er »gemeinen Kot tatsächlich schrittweise in das heilende Lebenselixier« transmutierte. Seine Suche war eine Odyssee, die ihn am Rande des Todes vorbeiführte und ihn die Gefilde der Ahnen sehen ließ, wo ihm Erkenntnis zuteil wurde.

Initiationsweg

Der wahre Heiler, sei es der Schamane oder die alte, weise Kräuterfrau, geht »tief in den Wald« um das heilbringende Mittel zu finden. Dies ist symbolisch zu verstehen, denn meist findet der Heiler, genau wie Edward Bach, seine Pflanzen schließlich unmittelbar vor der Haustür, im Garten oder am nahen Wegrand. Dennoch dringt er »tief in den Wald« vor, in jene wilden, unbekannten Gebiete des Bewußtseins, die für die meisten das dunkle Unbewußte darstellen. Durch schmerzhafte Einweihungen und ungewöhnliche Erfahrungen ist der Heiler mit diesen Regionen jenseits des Zaunes der Zivilisation, der angelernten Verhaltensmuster und Vorstellungen, vertraut geworden. In anderen Worten, er ist sensibilisiert: Sein Panzer ist rissig geworden, so daß das Licht hineinströmen kann; er nimmt wahr, wo andere stumpf sind. Edward Bach hat sich sehr tief in den Wald gewagt, um die Heilquelle zu finden und das verborgene Heilkraut zu pflücken.

Edward Bach, geb. 1886

Edward Bach, geboren 1886, war der Sohn eines Eisengießereibesitzers; als Lehrling im väterlichen Betrieb kannte er die Probleme und Sorgen der Arbeiter um ihre Gesundheit. Er war gutherzig und wollte nichts weiter als seinen Mitmenschen helfen; also studierte er Medizin und wurde Arzt. Zunächst arbeitete er als Leiter der Unfallstation in der Londoner Universitätsklinik, dann für kurze Zeit als Unfallchirurg im National Temperance Hospital, bevor er schließlich in der Harley Street eine Allgemeinpraxis eröffnete.

Er war offen, feinfühlig und mit Nächstenliebe begabt, dabei kein missionierender Weltverbesserer, sondern ein ganz normaler Mediziner. Früher als seine Kollegen erkannte er die Schwächen der damaligen Schulmedizin. Zwar hatte man das »heroische« Zeitalter der Aderlässe, der grausamen Purgierungen und Quecksilberanwendungen hinter sich gelassen und echte Fortschritte im Bereich der Aseptik, Anästhesie und Chirurgie errungen, aber von wirklicher Heilung der Kranken konnte selten die Rede sein. Symptombekämpfung, vorübergehende Abhilfe, Schmerzbetäubung und die Fixierung auf Krankheitsbilder kennzeichneten die Medizin. Bach empfand es als schmerzlich, daß dabei die Persönlichkeit des Leidenden völlig außer Acht gelassen wurde. Mit medizinischer Flickschusterei wollte er sich nicht zufrieden geben. Ihn verlangte, die wirklichen Ursachen der Krankheiten zu erkennen, um echte Heilung zu bewirken. Der goldene Schlüssel dazu schienen ihm die Bakteriologie und Immunologie zu sein, stand doch die Medizin gerade unter dem Bann der epochemachenden Entdeckungen eines Louis Pasteur, Robert Koch oder Emil Behring. Überall war man den Bakterien, den unsichtbaren Übeltätern und angeblichen Verursachern von Krankheiten, auf der Spur. Also schloß sich der junge Arzt der Reihe jener Forscher an, die, Detektiven gleich, ganze Stämme winziger Erreger entlarvten und mit Impfstoffen unschädlich machten.

Bach ergriff die Gelegenheit, sich als Assistent am bakteriologischen Institut der Universitätsklinik zu betätigen, und wandte sein Interesse den Darmbakterien zu. Er stellte fest, daß bestimmte Darmbakterien bei chronischen Krankheiten in erhöhter Zahl auftreten und experimentierte mit Impfstoffen, die er aus den Darmbakterien von Patienten entwickelte. Aber bis zu seinen »wundersamen« Blütenessenzen war noch ein langer Weg zu beschreiten.

2. Die Einweihungskrankheit

Bach hatte Erfolg mit seinen Impfstoffen. Bei vielen seiner Patienten verschwanden chronische Beschwerden ein für allemal. Sicherlich hätte er sich auf dem sanften Polster des Wohlstands und der professionellen Anerkennung gut ausruhen können. Aber das Schicksal hatte anderes mit ihm vor.

Als der Erste Weltkrieg wütete, hatte er 400 Betten mit Verwundeten zu betreuen. Gerade in dieser angespannten Zeit, im Mai 1917, traf ihn ein harter Schicksalsschlag: Seine Frau starb an Diphtherie. Die körperliche Konstitution des erschöpften Mediziners war noch nie die beste gewesen. So ist es nicht besonders verwunderlich, daß er zwei Monate später mit schwerem Blutsturz zusammenbrach und in ein tiefes Koma fiel. Diagnose: bösartiger Milztumor. Er wurde sofort operiert, und man stellte die düstere Prognose, er habe nur noch drei Monate zu leben. Drei Monate – und sein Lebenswerk eben erst begonnen! Kaum konnte er sein Bett verlassen, begab Bach sich wieder in sein Labor. Die wenigen Wochen, die ihm noch blieben, wollte er seiner Forschung widmen; er nahm keine Rücksicht mehr auf sich selbst und arbeitete bis tief in die Nacht hinein. Es war ja sowieso egal! Seltsamerweise schöpfte er durch seine Arbeit neue Kraft. Er fühlte sich zunehmend wohler. Als ein Arzt, der bei seiner Operation anwesend gewesen war, ihm Wochen später zufällig begegnete, rief erschrocken, als sähe er ein Gespenst: »Aber mein Gott, Bach. Du bist doch tot!«[4]

Die heilige Krankheit der Schamanen

Im gewissen Sinn war Bach tatsächlich ein vom Tode Auferstandener. Die Naturvölker, das berichten die Ethnologen, erkennen an derartigen »Einweihungskrankheiten« ihre Heiler, ihre Schamanen. Sie wissen, daß Todesnähe das Bewußtsein läutert, transformiert und sensibler macht. Die »Krankheit bis zum Tode« ist der Menschenseele nicht fremd, sondern kann das Tor zur Selbstfindung sein. Der Betroffene wird dabei von den Geistern der Ahnen, von den Göttern oder anderen heiligen Wesenheiten dazu aufgerufen, sein ganzes

Dasein dem Wohle der anderen zu widmen. Akzeptiert er, dann wird ihm das Leben wieder geschenkt.

Der sibirische Schamanenanwärter – bei den Indianern, Australiern und anderen Völkern ist es nicht viel anders – liegt oft tagelang im Koma, schäumt und blutet aus dem Mund, während sich seine Seele in einer unsichtbaren Welt aufhält. Er befindet sich auf der »anderen Seite«, in der geistigen Welt, dort, wo die Ahnen und Vorfahren sind, und wo sich ebenfalls – auch das wird in fast allen Traditionen anerkannt – die Geister der Pflanzen befinden, die ihn nun läutern, belehren und in ihre Geheimnisse einweihen.

Medizinmänner

»Nicht wir Menschen suchen die Heilpflanzen und erfinden die Rituale des Sammelns und des Präparierens der Medizin, sondern die *Hematosooma* (die Pflanzengeister) selber sind es, die den Auserwählten rufen, ihn als Sohn oder Neffen adoptieren und leiten!«, erzählte mir der Cheyenne Medizinmann Bill Tallbull, als ich mit ihm Heilkräuter sammelnd durch die Berge Wyomings wanderte.[5] Nicht der Intellekt, der Verstand, sondern die durch Leiden und Todesnähe sensibilisierte Seele erfährt die Einsichten, die zum Heil führen. Diese Sensibilität erlaubt es auch, die Krankheiten der anderen zu diagnostizieren und zu heilen. Oft erlebt der Schamane die Symptome der Leidenden vorübergehend an sich selbst. Diese höchste Form der Krankheit, die »heilige Krankheit«, die Berufungskrankheit, geschieht oft ohne Rücksicht auf das Empfinden oder Wünschen des zukünftigen Heilers.[6] Traumatische Erfahrungen dieser Art sprengen die Tore auf, öffnen sie zu einer für sterbliche Augen nicht sichtbaren Seinsebene. Durch eine gezügelte Lebensführung, peinlich eingehaltene Speisevorschriften und genau ausgeführte Rituale bleibt die erlangte gesteigerte Empfänglichkeit der Seele erhalten oder läßt sich leicht wieder herstellen. In diesem Zustand erhöhten Bewußtseins finden Schamanen die geeigneten Heilpflanzen. Bill Tallbull, der Cheyenne, fastet vier Tage, opfert Tabak, reinigt sich im Schwitzbad und singt seine Medizinlieder, um mit der »Großmutter«, der unterirdischen Herrin der Kräuter, in Verbindung zu treten. Erneuerung der Reinheit und Unschuld, sagt er, ist Voraussetzung des Sehens. Sein Seelenauge nimmt dann den Seelenleib der Pflanzen wahr, und die Pflanze verleiht ihm die Kraft, kranke Menschen und Tiere wieder gesund zu machen.

Berufungskrankheiten findet man aber keineswegs ausschließlich bei den Naturvölkern, auch in unserer Gesellschaft gibt es Menschen, die solche Erlebnisse hatten und haben. Wir wollen zwei Beispiele herausgreifen: den »Wasserdoktor« von Wörishofen und eine bekannte Kräuterfrau.

Der Wasserarzt und die Kräuterfrau

Sebastian Kneipp

Als junger Theologiestudent wurde Sebastian Kneipp (1821–1897), Sohn armer allgäuischer Weber, plötzlich von Lungentuberkulose befallen. Heftiges Seitenstechen und blutiges Sputum galten zu damaliger Zeit als sicheres Todesurteil. Dennoch gab er die Hoffnung nicht auf. Zufällig fand er in der Bibliothek ein altes Buch, »Unterricht über die Kraft und Wirkung des frischen Wassers auf die Leiber der Menschen«, geschrieben 1738 von einem gewissen Dr. Johann Sigmund Hahn. Kneipp ließ nichts unversucht und badete in den Winternächten – er wollte nicht gesehen werden – in der eiskalten Donau, wickelte sich dann warm ein, legte sich ins Bett und schlief tief. Seine Genesung erregte Aufsehen.

Nicht nur war er wie vom Tode auferstanden, sondern er hatte die auch heute noch sehr geschätzte Wasserheilkur samt Anwendung verschiedener Heilkräuter – als Gottes Geschenk an die Menschheit – wieder entdeckt. Wie Edward Bach erkannte er den Zusammenhang von Leib und Seele und mußte schon deshalb mit dem Neid und den Anfeindungen einer etablierten, aber wenig inspirierten, im Materialismus verfangenen Ärzteschaft rechnen.

MARIA TREBEN

Meistens vergeht einige Zeit zwischen der sogenannten Berufungskrankheit und der Materialisierung der Inspiration. So war es auch bei Maria Treben. Die weltbekannte, wenn auch nicht unangefochtene, Kräuterfrau erlebte ihre Einweihungskrankheit, als sie 1946 als ausgehungerter Flüchtling aus dem Sudetenland, nach einer Irrfahrt durch verschiedene Flüchtlingslager, an Typhus erkrankte. In dieser hoffnungslosen Lage erschien an ihrem Krankenlager eine fremde Alte, die ihr einige Bittertropfen schenkte. Damals erwachte etwas in ihr, gleichzeitig mit ihrer Genesung: ihre Heilergabe.[7] Mit dem Tod ihrer Mutter, zu Lichtmeß 1961, verstärkte sich ihre Gewißheit, dazu berufen zu sein, das Wissen um Kräuter den Menschen näher zu bringen. Sie schreibt: »Seither hatte ich das bestimmte Gefühl, in die Heilkräuterkunde hineingedrängt zu werden. Es kamen neue Erfahrungen hinzu, und allmählich wuchs ich mit einem sicheren Gefühl in die Heilkräuter aus der Apotheke Gottes hinein. Es war, als ob mich eine höhere Macht lenken, vor allem die Gottesmutter, die große Helferin aller Kranken, mir den sicheren Weg weisen würde.«[8]

Wir sollten nicht übersehen, daß Lichtmeß das alte Fest der keltischen Brigitte war, der dreifachen Göttin der Heilkunst, der Heilkräuter und der Redekunst. Ihre Gestalt war dem Volk so lieb, daß sie als die heilige Brigida, am Vorabend zu Maria Lichtmeß, in den Heiligenkalender der Kirche gelangte. Auch in den Lebensdaten Edward Bachs werden wir die alten keltischen Feiertage, die ja so viel mit der Kräutertradition zu tun haben, wiederfinden. Berufene Heiler gelten fast immer irgendwie als sonderbar. Sie sind spirituell offen, heimat- und naturverbunden und kennen sich in der Folklore, den Legenden und Sagen ihres Volkes oder Stammes bestens aus. Durch ihre äußere Erscheinung, Ernährungsgewohnheiten und Lebensweise stehen sie oft etwas abseits, denn sie leben nicht nur in dieser Welt, sondern sind gleichzeitig auf das Jenseitige bezogen. Sie sind mit den Ahnen, mit der kollektiven Seele verbunden. Bach war in dieser Hinsicht keine Ausnahme.[9]

Auch bei ihm verging viel Zeit zwischen der Einweihungskrankheit, die den Ego-Panzer durchbricht und das Licht der Inspiration in die Seele einfließen läßt, und dem Zeitpunkt, an dem er den endgültigen Entschluß faßte, der ihn nach Wales, in das geliebte Land seiner Vorfahren, führte, wo sich die Inspiration zur praktischen Anwendung herauskristallisierte. Bis zu diesem Punkt – ja, ehe ihm überhaupt bewußt werden sollte, welche Richtung er einzuschlagen habe – gab es noch viel zu lernen und zu erforschen. Vorerst stärkte die eigene traumatische Krankheitserfahrung seinen Entschluß, den wahren Ursachen des Leidens auf den Grund zu gehen. Er erkannte zunehmend, daß eine wahre Heilung nicht so sehr das Ergebnis virtuoser Chirurgie oder der Erkenntnisse der Chemie ist, sondern die Folge einer seelischen Harmonisierung. Als Arzt und auch als Patient hatte er erfahren, wie innig Leib und Seele zusammenhängen und wie ein seelischer Schock die Gesundheit unterminieren kann. Dabei erhellten sich ihm die grundlegenden Erkenntnisse der modernen *Psychosomatik*, während er unverdrossen an seinen Impfstoffen weiterarbeitete. Gleichzeitig wurde ihm jedoch die Universitätsklinik zu eng; unnötige Vorschriften und Bevormundungen hatte er nie gemocht. Als sei Vorsehung am Werk, wurde die Stelle eines Pathologen und Bakteriologen am Londoner Homöopathischen Krankenhaus frei. Dort begegnete dem jungen, sensibilisierten Arzt geistig der Mentor, der ihn auf dem Weg vorwärts bringen sollte, der letztendlich zu den Blütenmitteln führte.

3. Begegnung mit der Homöopathie

»Ist der Sucher bereit, dann begegnet er dem Meister« heißt es in den östlichen Weisheitslehren. So erging es Edward Bach, als er in den Werken Samuel Hahnemanns, dem Begründer der homöopathischen Medizin, einen geistigen Bruder und Mitstreiter entdeckte. Viele seiner eigenen Vermutungen und Intuitionen fand er bestätigt, als er dessen Hauptwerk, das *Organon*, zuerst zögernd und skeptisch, dann mit wachsender Begeisterung zu lesen begann. Es lohnt sich, Hahnemann näher zu betrachten, um Bachs Blütentherapie besser verstehen zu können.

Zweifel an der heroischen Medizin

Der sächsische Landarzt Samuel Hahnemann (1755–1844) behandelte Kranke zu einer Zeit, da es als modern, also aufgeklärt und wissenschaftlich galt, den menschlichen Körper als Chemieretorte oder als Maschine mit Pumpen und Hebeln zu betrachten. Der Arzt fand sich dabei in der Rolle eines Mechanikers oder Chemikers. Geist oder Seele schienen mit diesen harten, »objektiven« Realitäten wenig zu tun zu haben, so daß man sie getrost in den Bereich der Subjektivität abschieben oder bestenfalls Priestern und Poeten überlassen konnte. Und was die alten Kräuterweiber und Pflanzenheiler betraf, so durfte man ihren unwissenschaftlichen Aberglauben allemal mit Verachtung strafen. Es herrschte eine »heroische« Medizin: Man hantierte mit Giften wie Arsen, Vitriol oder Quecksilber, die die matten, lahmen Biomaschinen, diese Gebilde aus reizbarem Gallert, zu »heldenhaften« Reaktionen antreiben und ihnen Konvulsionen, Schweißausbrüche, Brechanfälle und Durchfälle abtrotzen konnten. Denn, so lautete das Dogma, solange der Körper reagiert, besteht noch Hoffnung. Dazu gesellten sich die unumgänglichen Aderlässe, das Blasenziehen mit hautreizenden Beizen und unsaubere Chirurgie, die eher die experimentelle Neugier der Ärzte befriedigte, als den Leidenden Hilfe brachte.

Goethe, dem der Zustand dieser »fortschrittlichen« Medizin seiner Zeit nicht entgangen war, läßt seinen Faust, der ja auch Arzt war, erklären:

> So haben wir mit höllischen Latwergen
> In diesen Tälern, diesen Bergen
> Weit schlimmer als die Pest getobt.
> Ich habe selbst den Gift an Tausende gegeben:
> Sie welkten hin, ich muß erleben,
> Daß man die frechen Mörder lobt.[10]

Samuel Hahnemann

Der Arzt Hahnemann war ein zutiefst ehrlicher, gewissenhafter, von Mitempfinden geprägter Mensch. Ähnlich wie Edward Bach ein Jahrhundert später, mußte er erleben, daß diese materialistisch eingestellte Heilkunde nicht heilen konnte. Fassungslos mußte er erleben, daß er, trotz seines umfangreichen Wissens, nicht einmal den eigenen Kindern helfen konnte, wenn Krankheit sie niederstreckte. Schließlich konnte er es seinem Gewissen nicht länger zumuten, sich weiterhin als Arzt zu betätigen. Er gab die Praxis auf und verdingte sich als Übersetzer, ein Schritt, der seine wachsende Familie – er hatte elf Kinder – in bittere Armut stürzte. Dieses vermeintliche Ende seiner ärztlichen Laufbahn war jedoch der Anfang einer medizinischen Reformation.

Beim Übersetzen eines Textes über Heilmittel des berühmten schottischen Gelehrten William Cullen kamen ihm Zweifel an der Richtigkeit der beschriebenen Wirkung der Chinawurzel. Spontan nahm Hahnemann einige Quentchen der bitteren Rinde ein, um ihre Wirkung an sich selbst zu erleben. Kalte Füße und Fingerspitzen, Zittern, Herzklopfen, Mattigkeit, Durst und alle Symptome, die dem Wechselfieber ähnlich waren – doch ohne den charakteristischen Fieberschauer – erschienen und klangen wieder ab. Da zündete es in ihm! Ein Arzneimittel, das wirklich wirkt, vermag im gesunden Menschen vorübergehend die gleichen Symptome hervorzurufen, die man sonst am Kranken beobachtet. Also nicht jene »allopathischen« Mittel, die den Krankheitssymptomen entgegenwirken, sondern solche, die ähnliche Reaktionen auslösen, sind die wahren, spezifischen Heimittel. So wurde der homöopathische Gedanke (griechisch *homöo* = gleichartig, *páthos* = Leiden) als Heilprinzip entdeckt.

Homöopathische Signaturen

Schon Hippokrates, der griechische Vater der Medizin, ebenso Paracelsus, erkannten grundsätzlich, daß das Heilmittel und die entsprechende Krankheit gemeinsame, erkennbare Eigenschaften aufweisen müssen. Auch die Naturvölker sowie die Chinesen, Inder, und andere Erben großer Heilertraditionen sind davon überzeugt, daß die Natur, die Götter, die universelle Weisheit – wie immer man es auch nennen will – den Pflanzen, Steinen und Tieren Zeichen eingeprägt hat, die dem Heiler einen Fingerzeig geben. Als *Signaturenlehre* ging diese Art des Erkennens von Heilmitteln in die Ideengeschichte ein. So glaubte man zum Beispiel, daß behaarte Pflanzen wie die Brennessel gut für den Haarwuchs seien. Man erkannte, daß Weiden, die ihre Füße in feuchtkalte Böden tauchen und dennoch elastische, biegsame Finger haben, ein probates Mittel gegen die steifen Finger der Wäscherinnen sind. Kräuter wie die Wegwarte oder der Enzian, allesamt bitter wie Galle, helfen bei Leber- und Gallebeschwerden. Die knotigen Wurzeln der Feigwurz bieten sich förmlich zur Behandlung der ähnlich verknoteten Mastdarmkrampfadern an. Und ähnelt die Augentrostblüte nicht einem entzündeten Auge? Hartheu sieht aus, als seien seine Blätter durchlöchert, ein sicheres Zeichen dafür, daß die Pflanze Stichwunden heilt, hatte ihr doch der Teufel mit der Nadel zugesetzt, weil ihm ihre Heilkraft so verhaßt war!

Signaturenlehre

Im Spätmittelalter und vor allem in der Renaissance verstand man den inneren Sinn dieser Symbolik nicht mehr. Man nahm die Signaturen zu oberflächlich, zu grob, als seien sie Warenetiketten und nicht Gedächtnisstützen, denen ein wahrhaft intuitives Erkennen vorausgegangen war. Denn meistens, – das geben erstaunte Ethnobotaniker zu, die die Heilkunde der Naturvölker durchforsten, und auch die Laboranten, die diese Kräuter nach Wirkstoffen untersuchen, – stimmt die Signatur mit der angedeuteten Wirkung überein. Und doch wurde die Signaturenlehre, samt Pflanzengeistern, Astrologie, Wünschelruten und den Gebräuen der Kräuterhexen und Medizinmänner in die Rumpelkammer des Aberglaubens verwiesen. Man suchte materielle Erklärungen und jagte schließlich den Bausteinchen nach, die eine chemische Analyse erbrachte.

Unverhofft hatte Hahnemann die Signaturen neu entdeckt, aber nicht aufgrund der äußeren Ähnlichkeit mit den Organen oder Krankheitserscheinungen, sondern vor allem nach ihrer innerlichen Wirkung. Er erkannte, daß die Symptome, die ein Mittel im gesunden Organismus auszulösen vermag, den Krankheitssymptomen ähneln müssen, und entwickelte so eine Methode, die nicht um die chemisch-mechanische Analyse der Heilmittel besorgt zu sein brauchte. Nicht um die stoffliche Dimension ging es ihm bei den sogenannten Selbsterprobungen, sondern um die geistigen, gemüthaften, sowie die leiblichen Veränderungen, die ein Mittel bewirken kann. Damit schuf er den Ansatz zu einer *ganzheitlichen* Heilkunde.

Homöopathisches Prinzip

In Selbstversuchen erprobte Hahnemann vielerlei Präparate, hauptsächlich Pflanzen, aber auch tierische und mineralische Stoffe, alle »unverdorben aus Gottes Natur«. Peinlich genaue Beobachtung und klare Intuition führten ihn. Er glaubte, die Krankheit werde durch das ähnlich wirkende, aber »nicht-kranke« Heilmittel beiseite gedrängt. Währenddessen könnten die Selbstheilungskräfte des Körpers zum Zuge kommen. Er entdeckte, daß Krankheit ein vielschichtiges Phänomen ist. Klangen die Symptome der einen Krankheitsbezeichnung ab, so stellte sich oft heraus, daß tiefer liegende Symptome, die sozusagen überdeckt waren, zum Vorschein gelangten. Auch diesen begegnete er mit einem *Similia,* also einem ähnlichen Mittel. Hahnemann erkannte, daß das Leiden während des Heilprozesses von der Psyche in die Physis wandert, von den inneren Schichten in die äußeren, von oben nach unten. Die homöopathischen Mittel unterstützen diesen Vorgang, damit er glatt und unkompliziert verläuft. Dabei kehren oft frühere Symptome in abgeschwächter Form wieder, aber in entgegengesetzter Reihenfolge. Die Schulmedizin, die nur immer die Symptome unterdrückt, so glaubte er, macht die Kranken kränker, denn sie treibt die Leiden von der Oberfläche wieder ins tiefe Innere zurück und schädigt letztendlich die seelische Verfassung des Patienten. Um die manchmal heftige Wirkung der künstlich hervorgerufenen Symptome zu mildern, verringerte er die Mengen der *materia medica,* verdünnte sie mit Wasser und schüttelte sie auf oder verrieb sie mit Milchzucker. Hatte nicht der große Paracelsus gesagt: »Allein die Dosis macht's, daß ein Ding kein Gift ist!« Nun konnte er giftige Pflanzen wie die Herbstzeitlose, den Fingerhut, die Tollkirsche, sogar Wespengift, Schlangengift, den Inhalt von Krätzebläschen und andere krankhafte Ausscheidungen und vieles mehr in so geringen Dosierungen präparieren, daß die Giftwirkung völlig zum Verschwinden gebracht werden konnte, die Heilwirkung aber erhalten blieb. Das Ganze entwickelte sich zu einem sorgfältigen System der Verschüttelung oder Verreibung, unter ständig fortschreitender Verdünnung. Dabei merkte er, daß sich die Wirkung dieser Heilmittel trotz extremer Verdünnung steigerte, tiefer ging und spezifischer agierte – vorausgesetzt, das Mittel wurde ganz genau gemäß der Ähnlichkeitsregel ausgewählt. Andernfalls war überhaupt keine Wirkung zu verzeichnen.

Zur Freisetzung der Heilenergien

Potenzierung

Durch das Schütteln oder Rühren fand eine »Potenzierung«, eine Dynamisierung statt. Dabei konnte von einer chemischen Wirkung tatsächlich nicht mehr die Rede sein. Das stoffliche Mittel wurde zunehmend »entmaterialisiert«, »ätherisiert« und in einen energetischen Zustand erhoben. Nach der zwölften *Centesimal Solution* (C 12, d.h. zwölf mal 1:100 verdünnt und verschüttelt) ist die Verdünnung so groß, daß keine Spur der Ursubstanz mehr vorhanden ist. Realisten könnten sich eingedenk des Avogadro'schen Gesetzes der Molekülvolumina getrost von derartigen »Spielereien« distanzieren, hätte dieser Wunderdoktor nicht solche verblüffenden Heilerfolge mit seinen »vergeistigten« Wässerchen erzielt. Nach Hahnemann war der Mensch eben keine roboterhafte Biomaschine, sondern ein geistig-seelisches Geschöpf, das es – Gleiches mit Gleichem – mit ebensolchen vergeistigten Mitteln zu behandeln galt. Das potenzierte Wasser oder die Milchzuckerkügelchen sind lediglich die physischen Träger dynamischer Kräfte. Bei der Formulierung des homöopathischen Herstellungsverfahrens leitete Hahnemanns Intuition ihn wieder auf vergessene Pfade alter Heilertraditionen zurück. Dort ist nicht das Stoffbild, sind nicht nur die chemischen Inhaltsstoffe ausschlaggebend, sondern ebenso die Art und Weise, wie ein Heilmittel gesammelt, präpariert und eingenommen wird. Viele Völker kennen das stundenlange Verschütteln, Verreiben, Quirlen, Besprechen und andere »rituelle« Behandlungen, um den »Geist der Medizin« zu wecken. Der Cheyenne Medizinmann Bill Tallbull erklärte mir auf emphatische Weise, daß es immer nur der Geist der Pflanze ist, der heilt, nicht der Stoff, wie die Wissenschaftler meinen. Paracelsus spricht vom Herauspräparieren der *Quintessenz,* des unsichtbaren geistigen Prinzips, jenseits der sinnlich faßbaren Elemente.

Mit seinen Entdeckungen revolutionierte Hahnemann die Medizin. Die Homöopathie wurde von Indien bis Brasilien höchst populär, und in den jungen Vereinigten Staaten zu einem wichtigen Zweig der Medizin. Da die Schulmedizin zusehends an Popularität verlor, war sie gezwungen, die brutalen Aderlässe und Giftbehandlungen drastisch einzuschränken. Erst mit dem Fortschreiten der Antisepsis, durch neue Operationstechniken und im Verbund mit der chemischen Industrie konnte sie, gegen Ende des 19. Jahrhunderts, verlorenen Boden wieder zurückerobern.

Edward Bach war als Schulmediziner ausgebildet worden, und dennoch, trotz aller Fortschritte, nagten an ihm Zweifel, die sich gar nicht so sehr von denen Samuel Hahnemanns unterschieden. Wir können uns vorstellen, wie die Lektüre des *Organon* ihn angefeuert und in seinen Ansichten bestärkt haben muß. Er fühlte sich in der Einsicht bestätigt, daß zuerst der leidende Mensch und nicht die Krankheit zu behandeln sei und daß die seelische Stimmung – die Gemütslage, wie es Hahnemann ausdrückt – nicht als irrelevanter Faktor auszuklammern sei, wie es die Schulmedizin verlangte. Eine Therapiemethode, die ohne Skalpell und toxische Mittel auskam, sowie auf schmerzhafte, den Patienten entkräftende Untersuchungen verzichtete, konnte er ganzen Herzens begrüßen. Daß auch Hahnemann eine Beziehung zwischen chronischer Erkrankung und Giftabsonderung im Darm vermutete, muß Bach in seiner Forschung ermutigt haben. Er glaubte, daß die toxischen Abbauprodukte gewisser Darmbakterien mit der *Psora* identisch sei, die Hahnemann als eine Quelle chronischer Leiden identifizierte, und die sich in der Krätze ein letztes Symptom schafft.[11] Diesen Gedanken verfolgte Bach mit Eifer. Er begann seine Impfstoffe nach homöopathischer Manier zu potenzieren. Nun konnte er sie oral verabreichen und brauchte die Injektionsnadel, die er verabscheute, nicht mehr. Er entdeckte, daß dabei die Wirksamkeit der Präparate zunahm. Wie Hahnemann verabreichte er die Heilmittel nicht mehr routinemäßig, sondern je nach Bedarf des Patienten, und erst, wenn die Wirkung der vorhergehenden Dosis abgeklungen war.

4. Darmflora und Blütenstaub

Bach vertiefte sich in die bakteriologische Forschung, als sei er dem Geheimnis der ewigen Gesundheit auf der Spur. Er isolierte die mikroskopischen Darmbewohner auf Nährböden und prüfte, wie sie verschiedene Zucker (u.a. Traubenzucker, Milchzucker, Rohrzucker) verdauen, ob sie dabei Gas absondern, ob sie basisch oder sauer reagieren.[12] Die Tausende von Stämmen unterteilte er auf der Grundlage ihres Zuckerabbaus in sieben Gruppen: *Proteus, Dysenterie, Morgan, Faecalis Alkaligenes, Coli, Mutabile, Gaertner* und *Nr. 7.* Diese sieben Gruppen bildeten die Ausgangsbasis seiner homöopathisch präparierten *Nosoden* (griech. *nosos* = Krankheit). Getreu dem Grundsatz, Gleiches mit Gleichem zu behandeln, stellte er aus der vorherrschenden Bakterienart, die ein Patient beherbergte, eine sogenannte *autogene Vakzine* her. Sammelpräparate aus den Kulturen mehrerer Patienten bezeichnete er als *polyvalente Vakzinen*; diese wurden bei Bedarf oral verabreicht.

Bach-Nosoden

Die Wiederentdeckung der Psora

Dabei beobachtete er immer wieder, daß sich nicht nur die Darmflora verbesserte, sondern auch spezifische lokale Beschwerden abklangen, von den kleinen Wehwehchen bis zu schweren Leiden und zwar ohne eine zusätzliche lokale Therapie. Das war eine wichtige Beobachtung; sie bestätigte Hahnemanns Behauptung, daß man nicht den einzelnen Krankheitserscheinungen nachforschen und diese behandeln soll, sondern versuchen die »Urkrankheit«, die sogenannte *Psora*-Vergiftung, auszuheilen. Denn es sei nicht möglich, mehr als eine Krankheit zu haben; aufeinanderfolgende Erkrankungen seien nur verschiedene Maskierungen eines psoratischen Grundübels oder einer anderen heimtückischen Vergiftung, wie die der *Sykosis* oder der *Syphilis*. Diese Vergiftungen gelte es auszutrocknen, dann würden die wechselnden, vielfältigen sekundären Erscheinungen auch zum Versiegen gebracht.

Edward Bach war überzeugt, er habe den Sitz der Hahnemannschen Psora ausfindig gemacht: die Darmvergiftung, in der Fachsprache *intestinale Toxämie*. Eine Hauptursache dieser Vergiftung sah Bach damals in der zivilisierten Ernährungsweise. Ursprünglich verzehrten die Menschen tropische Früchte, Nüsse und andere Rohkost. Bei einer derartigen Ernährung hat die Darmausscheidung einen angenehmen Geruch, eine helle Farbe und, da die Milchsäurebakterien vorherrschen, eine leicht säuerliche Reaktion. Gar gekochte, fleischhaltige, eiweißüberschüssige Nahrung macht dagegen den Stuhl faulig, dunkel und hart, und, da er weniger milchsäureabbauende Bakterien enthält, alkalisch und giftig. Der Darm ist mit über 200 Quadratmetern Oberfläche nicht nur die größte

Intestinale Toxämie

Kontaktfläche des Menschen mit seiner Umwelt, sondern er ist auch höchst sensibel. Wenn also die Ernährung falsch ist, und der Stuhl zum Nährboden für pathologische Mikroorganismen wird, können Probleme entstehen. Jahrelang, meinte Bach, kann der Organismus diese Gifte abwehren, aber schließlich kommt es zu einem Versagen dieser Abwehr. Die aus den eigenen Bakterien potenzierten Nosoden säubern den Darmtrakt in kürzester Zeit. Sie ersetzen die pathologischen Keime nach dem Prinzip »das Boot ist voll«. Die potenzierten Bakterien, obwohl nur als Energie-»Schwingungen« vorhanden, ersetzen die aktuellen Bakterien und geben der Darmökologie eine Chance, sich zu harmonisieren. Eine Diät aus natürlichen Nahrungsmitteln wie Hafer, Nüssen und Obst würde diesen Heilvorgang unterstützen.

Bei der Anwendung der Nosoden machte Bach eine Reihe interessanter Beobachtungen. Da zeigte sich zum Beispiel, daß nach einer kurzen Latenzphase beim Patienten eine Reaktion eintritt, bei der es vorübergehend zu einer Verschlimmerung der Symptome kommt, so daß rücklaufend alte Symptome wieder erscheinen und dann abklingen. Das war die Heilkrise, die genau, wie auch Hahnemann beobachtet hatte, der echten Heilung vorausgeht. Eine noch interessantere, für Bach wegweisende Entdeckung war die der scheinbaren Wechselbeziehung zwischen den jeweils sieben vorherrschenden Darmbakteriengruppen und bestimmten charakteristischen Persönlichkeitsmerkmalen der Patienten.[13] Immer wieder stellte er fest, daß Kranke mit ungewöhnlichen Ängsten – z. B. Angst vor Menschenmassen, vor Feuer oder Höhen – typischerweise eine erhöhte Konzentration der Paratyphusbakterien-Gruppe im Stuhl beherbergten. Starr blickende, reizbar nervöse Typen waren dagegen meist mit der Proteus-Gruppe belastet. Wiederum gab es solche, die auf den ersten Blick gesund erschienen und dennoch chronische Leiden hatten, die typischerweise eine Überzahl an Coli-Bakterien aufwiesen. Bach erklärte: »Es ist möglich, die Anteile von Kleinstorganismen in täglichen Stuhlproben des Patienten in einer Tabelle aufzuzeichnen und die Verbindung zwischen dessen Befinden und den jeweils festgestellten Anteilen darzustellen.«[14] Derartige Beobachtungen machte er schon 1920. In den folgenden Jahren wuchs mit zunehmender Erfahrung die Überzeugung, daß es sieben grundlegende Persönlichkeitstypen geben müsse, welche die jeweils sieben verschiedenen Darmzustände widerspiegeln, daß also eine seelische Veränderung mit einer wechselnden Darmflora einhergeht.

Gemüts-symptome

Leben ist Verdauung

Darmreinigung

Ähnliche Beobachtungen haben Ärzte schon von alters her gemacht. Der wichtigste Teil der altägyptischen Heilkunde war die Darmhygiene. Wie der Nil, der in seiner jährlichen Überschwemmung das enge Tal von allem Unrat und Ungeziefer säubert, so sollten Abführmittel, Brechmittel und Klistierspritzen den Verdauungskanal reinigen.[15] Liest man die vor 4400 Jahren niedergeschriebene Abhandlung über Heilkräuter (»Ebers Papyrus«), dann sieht man, daß ein Großteil der aufgelisteten Heilpflanzen mit der Regelung der Verdauung zu tun hat.

Die alten ayurvedischen Ärzte Indiens sahen in der Verdauung den Feuergott *Agni* am Werk. Ist der innere *Agni* schwach, kommt es zu *Ama* (Unreife), Gärung und Fäulnis, zu endogenen Krankheiten und zu Unausgewogenheiten in Leib *und* Seele. *Agni* wird durch

Diätfehler geschwächt, sowie durch negative seelische Zustände, wie Wut oder Trauer. Der große Arzt Charaka (1. Jh.) schrieb: »Was nicht verdaut wird – auch an seelischen Eindrücken – wird zu Gift.« Als Heilmittel verschreibt er eine entgiftende, entschlackende Diät – hauptsächlich Körnerbrei, Gemüse, Obst und Bitterdrogen – sowie geistige Übungen.[16]

Seele und Verdauung

Auch Paracelsus meinte, »Leben ist Verdauung«. Was gibt es zu verdauen? Geistige und seelische Eindrücke, Sinneseindrücke, die Luft, die wir atmen, das Wasser, das wir trinken, sowie das tägliche Brot. Auch hier gilt sein Lehrsatz: »Alles ist Gift, allein die Dosis macht's!« Ist der *Archeus* (die Verdauung) schwach, kommt es zu physischen und seelischen Störungen.

Rudolf Steiner, ein Zeitgenosse Bachs, erkannte den Zusammenhang zwischen spezifischen Gedankenmustern, Gemütsstimmungen und den Ausscheidungsprozessen. In einem Vortrag vor Ärzten und Medizinstudenten erläuterte er, daß der Zustand der Darmflora das Verhältnis des oberen (bewußten) zum unteren (vegetativen) Menschen widerspiegelt.[17]

Trotz seiner Erfolge und der ständig wachsenden Beliebtheit der Nosodentheraphie – selbst unter überzeugten Allopathen – entwickelte sich Edward Bach nicht zu einem jener »darmfixierten« Therapeuten, die aus Stuhlgang und Stuhlanalyse Kult und Ritual machen. Er wünschte sich nichts sehnlicher, als diese aus pathologischen Stoffen gewonnenen Mittel durch reine Stoffe aus der Natur zu ersetzen. Viele seiner Patienten hatten eine Abneigung gegen das Einnehmen von Präparaten, die so eng mit ihrer Krankheit verbunden waren. Bach stellte sich vor, daß es sieben Heilpflanzen geben müsse, rein und frisch aus sonniger Natur, welche die sieben Bakteriengruppen ersetzen könnten.

Die Dreckapotheke

Unversehens war Bach mit seinen Nosoden auf ein uraltes Heilprinzip gestoßen. Zwar hatte er diesem Prinzip eine wissenschaftliche Grundlage und akzeptable klinische Einkleidung gegeben, dennoch erinnern die Nosoden an die als »Dreckapotheke« bezeichnete Therapie der alten Babylonier, Sumerer und Chaldäer. Diese sahen Krankheiten als Dämonen an, die den Menschen körperlich und seelisch auffressen wollen. Abscheuliche Gerüche aus Tiergiften, Kadavern und vor allem Kot sollten diese Teufel abschrecken[18], ebenso wie die Teufelsmasken der Tibeter oder der Irokesen krankheitsverursachende böse Geister und Stimmungen abbilden und sie gleichzeitig vertreiben sollten.

Auch die mittelalterlichen Alchemisten erkannten, daß der Stein des Weisen, das *Arkanum* oder universale Heilmittel mit Unflat beginnen muß, der stufenweise geläutert wird. Paracelsus spricht in diesem Sinn von der *Mumia* (ursprünglich der mit Balsamen durchsetzte Pech, mit dem die Ägypter ihre Mumien präparierten). *Mumiae*, aus abscheulichen Substanzen hergestellt, ziehen – nach dem Gesetz Gleiches mit Gleichem – die Gifte aus den siechen Körpern an, wie ein Magnet die Eisenspäne. Noch einmal, zu Beginn der Neuzeit, blühte die Dreckapotheke unter der Bezeichnung »Paullinismus« auf. Der Arzt Christian Franz Paullini brachte 1696 das Buch heraus: *»Neuvermehrte, heylsame Dreckapotheke,* wie nämlich mit Kot und Urin fast alle, auch schwerste giftigste Krankheiten und bezauberte Schäden vom Haupte bis zu den Füßen innerlich und äußerlich

Mumia

glücklich curieret worden.« Das Einnehmen von gering dosierten Mengen des eigenen Urins ist in Südasien noch heute eine beliebte Methode zur Heilung akuter und chronischer Leiden.

Ebenso wie er das Skalpell, die Injektionsnadel und schmerzhafte Untersuchungen hinter sich gelassen hatte, wollte Bach auch die wenn auch noch so saubere und verfeinerte »Dreckapotheke« aufgeben. Er wußte, daß die Natur, insbesondere die Pflanzen, den Schlüssel dazu bargen. Alle großen Heiler, von Hippokrates bis Paracelsus, haben das erkannt. Die Frage war nur, wie er vorgehen sollte, wie und wo die sieben Wunderpflanzen, die seine Nosoden ersetzen sollten, zu finden seien. Er vermutete, daß es dabei weniger auf die physikalisch-chemisch analysierbaren Wirkstoffe der Pflanzen ankam, als auf ihr spezifisches Schwingungsverhalten. Ein Ferment zum Beispiel, das auf eine Substanz einwirken soll, müsse ja auch mit dem Atomgewicht dieser Substanz in Resonanz schwingen können.[19] Oder Bakterien, die tierische Substanzen, wie Milchzucker, abbauen, müssen irgendwie in der Lage sein, sich schwingungsmäßig auf das tierische Gewebe einzustellen, denn sonst käme ja keine Veränderung zustande. Neben der Nosodenforschung hatte Bach in seiner Privatpraxis eifrig mit diversen Strahlungen, Strömungen und Schwingungen experimentiert und Versuche mit Elektrotherapie, Röntgentherapie und auch der *Abrams Box* angestellt, jedoch mit nicht allzu ermutigendem Erfolg. Professor Albert Abrams, wie Bach ein Pathologe, hatte diesen umstrittenen Apparat konstruiert, der angeblich die feinstofflichen Oszillationen abnormer Gewebe verändern oder blockieren konnte. Bach schwebte ähnliches vor, jedoch kein Apparat, sondern bestimmte Kräuter, deren harmonische Schwingungen sich auf den Patienten übertragen ließen.

Schwingung und Resonanz

Edward Bach war nun an dem Punkt angelangt, wo es keine Wegweiser mehr gab. Aus dem Schatten seines geistigen Mentors getreten, konnte ihn nur noch die Intuition führen. Spontan begann er verschiedene Pflanzen zu testen, um Entsprechungen zu den sieben bakteriellen Nosoden zu finden. Da war z. B. eine Meeresalge, die einigermaßen ähnliche Eigenschaften aufwies wie die Dysenterie-Bakteriengruppe; der zierliche Milchstern *(Ornithogalum)* zeigte im potenzierten Zustand ähnliche Schwingungsmuster wie die Morgan-Bakteriengruppe. Dennoch schien es nicht zu gelingen; die Polaritäten der Pflanzen waren derjenigen der Nosoden entgegengesetzt.[20] Dies bereitete ihm erhebliches Kopfzerbrechen.

Kleinstlebewesen am Ursprung des Lebens

Edward Bachs mehrjähriger Exkurs, seine Beschäftigung mit den Miasmen der Darmwelten, war jedoch kein Irrweg, wie man meinen könnte. Die sonnendurchflutete, farbenfrohe Welt der Blüten ist der faulenden, verwesenden Bakterienwelt näher, als es oberflächlich erscheint. Bakterien sind die ältesten Lebewesen; mit ihnen beginnt der Sprung zur Belebung des Erdplaneten.[21] Noch ehe es die Photosynthese gab, und noch ehe eine Sauerstoffatmosphäre den Himmel blau färbte, zersetzten Bakterien in den Schlamm- und Schlickmassen Nitrat-, Nitrit-, Schwefel- und Eisenverbindungen und gewannen dabei die Energie, die sie zum Leben brauchten. Ihr Lebensmilieu – schwefelig, feucht, sauerstoffarm – glich derjenigen Umwelt, in der sich die Darmbakterien wohlfühlen.

Bakterien

Bakterien, diese kleinsten selbständigen Lebewesen, gibt es natürlich fast überall, wo es etwas zu verdauen und zu zersetzen gibt: in den Labmägen der Kühe, wo sie Zellulose abbauen; in Seen und Meeren; in der Erdkrume, wo sie die organischen Verbindungen, die aus der Photosynthese hervorgegangen sind, wieder in einfache Elemente und in Energie spalten. Ihr jahreszeitlicher Höhepunkt kommt im Herbst, wenn die Sonne schwächer wird und in die tieferen Tierkreisregionen wandert. Alles, was an Lebenskraft verliert, was »ätherische Bildekräfte« (Steiner) verströmt, fällt ihnen anheim. Sie bauen das Entstandene so weit ab, bis es nicht mehr weiter abgebaut werden kann, und bringen es bis an die Nahtstelle, wo plötzlich der Aufbau von Neuem beginnt. Wie einst im Präkambrium, an der Schwelle zwischen einer unbelebten und belebten Erde, findet man sie noch heute an der Schwelle zwischen organischem Abbau und Aufbau, dort, wo Tod und Leben ineinandergreifen. Sie führen das Leben, wo es verbraucht, schwach und dekadent geworden ist, zurück zum Ausgangspunkt, zum Urzustand, an dem ein Neubeginn, eine Revitalisierung möglich wird. Daher sind Bakterien nichts Negatives, sondern ein wichtiges Glied in der Kette der Schöpfung.

Da diese Kleinstlebewesen der Quelle des Lebens so nahe sind, ist es nicht verwunderlich, daß sie selbst nur so vor Lebens- und Vermehrungskraft strotzen. Eine einzige Bakterie, die sich jede halbe Stunde teilt, könnte im Idealfall 300 Milliarden Nachkommen in 24 Stunden produzieren – nach einigen Wochen theoretisch eine Masse, die größer ist als die Erdkugel.[22] Sie stellen hochspezialisiertes Leben auf unkomplizierter Organisationsstufe dar, weswegen sie nicht nur diese ungeheuere Vermehrungskraft haben, sondern auch die Fähigkeit zu mutieren, d. h. sich in Form und Habitus neuen Lebensbedingungen anzupassen. Sie sind nicht endgültig fixiert, sondern haben noch etwas von der Bildsamkeit der jungen Schöpfung. Wie Sperma und etliche Pollenarten sind diese Einzeller oft mit kleinen Geißeln ausgestattet, die ihnen die Fortbewegung, das »Schwimmen« – wie einst im Urmeer – ermöglichen.

Eng beieinander liegen auch die Lebens- und Todesprozesse im Unterleib, wo Verdauung und Fortpflanzung ihren Sitz haben. Dieser Ort ist nach indischer Auffassung die Quelle der *Shakti*-Kraft (Lebenskraft), die Höhle der energiegeladenen, Trieb entfesselnden, alles zerstörenden und alles gebärenden *Kundalini*-Schlange.[23]

Verdauungsvorgang

Um zu existieren, müssen Menschen und Tiere anderes Leben vernichten. Die Beute, sei es eine Kartoffel oder ein Kaninchen, wird getötet, zerkaut, eingespeichelt, mit Salzsäure, Enzymen und Fermenten bearbeitet und so wird schließlich die in der Speise verschlüsselte Energie freigesetzt. Diese Energie, diese aus alten Bindungen befreite Lebenkraft, wird nun dem Organismus zur Verfügung gestellt.

Unmittelbar neben dem Verdauungstrakt – so als wollten sie an dieser Stelle die frische, freigewordene Energie aufsaugen – liegen die Geschlechtsorgane und Keimdrüsen. Hier findet die Vereinigung der beiden haploiden Zellen, die Verschmelzung von Ei- und Samenzelle, statt. Auch dieser Vorgang ist eine entwicklungsgeschichtliche Rekapitulation, eine kurze Rückkehr zu den Lebensursprüngen im warmen, energiegeladenen Urmeer. Nur hier ist die Vermehrung und Erneuerung des Lebens möglich.

Aber bei weitem nicht alle diese frische Lebenskraft wird im Geschlechtsleben verbraucht. Sie steigt nach oben, durchflutet alle Organe, alle feinstofflichen Lebenszentren *(Chakren)*, bis sie den Kopf, den Bewußtseinspol des Organismus, erreicht, wo sich die ätherischen Energien in Bewußtseinsprozesse verwandeln. Hier oben werden all die Gefühlswallungen, die in sämtlichen Organen ihren energetischen Sitz haben, bewußt.

Hier ist der kühle, stille Ort der Selbstreflexion, der Gegenpol zu den unbewußten, heiß brodelnden Lebensvorgängen im Unterleib. In diesem unteren Pol – lehrte der große indische, ayurvedische Arzt Charaka – hat *Agni*, das innere, biologische Feuer seinen Sitz. »*Agni* ist verantwortlich für den gesamten Lebensprozeß, für das Aussehen, für die Stärke, für die Energie, für die Gewichtszunahme, für *Ojas* – also für die Lebensessenz und die Ausstrahlung – für die Körpertemperatur und für den Lebensatem.«[24] *Agni* ist der Feuergott, der Vermittler zwischen den Sterblichen und den Göttern. Wo er sich niederläßt, im Organismus oder in der äußeren Natur, da entstehen Hitze, Licht und Asche. Bei der Verdauung gehen Hitze (Kalorien) und Licht (verwandeltes Sonnenlicht) in den Mikrokosmos ein und befeuern die Lebensvorgänge, wärmen die Seele und geben dem Geist Licht. Gleichzeitig wird Asche (*Faeces*) ausgeschieden.

Energie-Transformation

Auch Rudolf Steiner, Begründer der Anthroposophie, erkannte solche Zusammenhänge: »Wir ziehen unsere Bildekräfte (Energien) aus dem Darm heraus ... Die Verdauung ist ein Überwinden der Fremdnatur der Nahrung und ein Freimachen der Bildekräfte, die wir zum Vorstellen, Gefühlsleben, Gedanken und zum Aufbau der Leibessubstanz brauchen.«[25] Ist unser »Ich« schwach, dann wird die Darmflora pathologisch.

Der Verdauungsprozeß kann als ein stufenweises »Entwerden«, eine allmähliche Entmaterialisierung angesehen werden. Er fängt mit solidem Stoff an und endet auf einer rein energetischen Ebene – eine Transformation und auch eine Art von Potenzierungsvorgang! Schrittweise durchwandert die Speise die vier Elemente Erde, Wasser, Luft und Feuer. Die feste Nahrung (Erde) wird zum Speisebrei (Wasser), gibt Gase (Luft) und Wärme (Feuer) ab. Sie bewegt sich vom kühlen zum heißen Pol, von den bewußten Vorgängen des Wählens, Riechens und Schmeckens zu den tief unbewußten Prozessen, die sich in Magen, Leber, Dünndarm und Dickdarm abspielen.

Der Blühprozess als Metamorphose

Entsprechung: Verdauungs- und Blühprozess

Nun ist es interessant, daß alle diese innerkörperlichen Vorgänge in der äußeren Natur ein Spiegelbild haben, und zwar in der Entfaltung der Blütenpflanze! Auch diese durchläuft die vier Elemente, wenn sie als hartes, konzentriertes Samenkorn im mineralischen Boden (Erde) keimt, mit Hilfe der Feuchtigkeit (Wasser) ihre Samenschale sprengt und aufschießt, mit Hilfe der Atmosphäre (Luft) atmet und Kohlenstoff assimiliert und schließlich, der Sonne (Feuer) zugewandt, blüht und versamt. Auch hier können wir einen Entmaterialisierungsprozeß feststellen, denn je mehr sich die Pflanze dem Blühen nähert, desto stärker verlieren Blätter und Triebe an Vitalität.

Wurzelstöcke und niedere Sprossen quellen über mit Lebenskraft. Man braucht sie nur in den Boden zu stecken und sie wurzeln an. Die oberen Zweige, Blätter und vor allem die Blütenblätter haben diese Vitalität nicht mehr. In den leuchtenden Kronblättern lodert die Pflanze förmlich auf, verbrennt im vegetativen Feuer, vergeht in bunten Farben, verausgabt sich in Duftschwaden und Blütenstaub. Hier im Blütenkelch thront *Agni*. Die Blüte ist der einzige Ort, wo Pflanzen (wie der Aronstab) Eigenwärme erzeugen können.[26] Die typische Blütenpflanze erreicht im Blühen ihren Höhepunkt und gleichzeitig das Ende ihres Daseins. Das Grün, das Leben entweicht ihr nun ganz. Insekten, Pilze und Bakterien fallen über die verdorrten Stengel und vergilbten Blätter her und reduzieren sie zu Asche

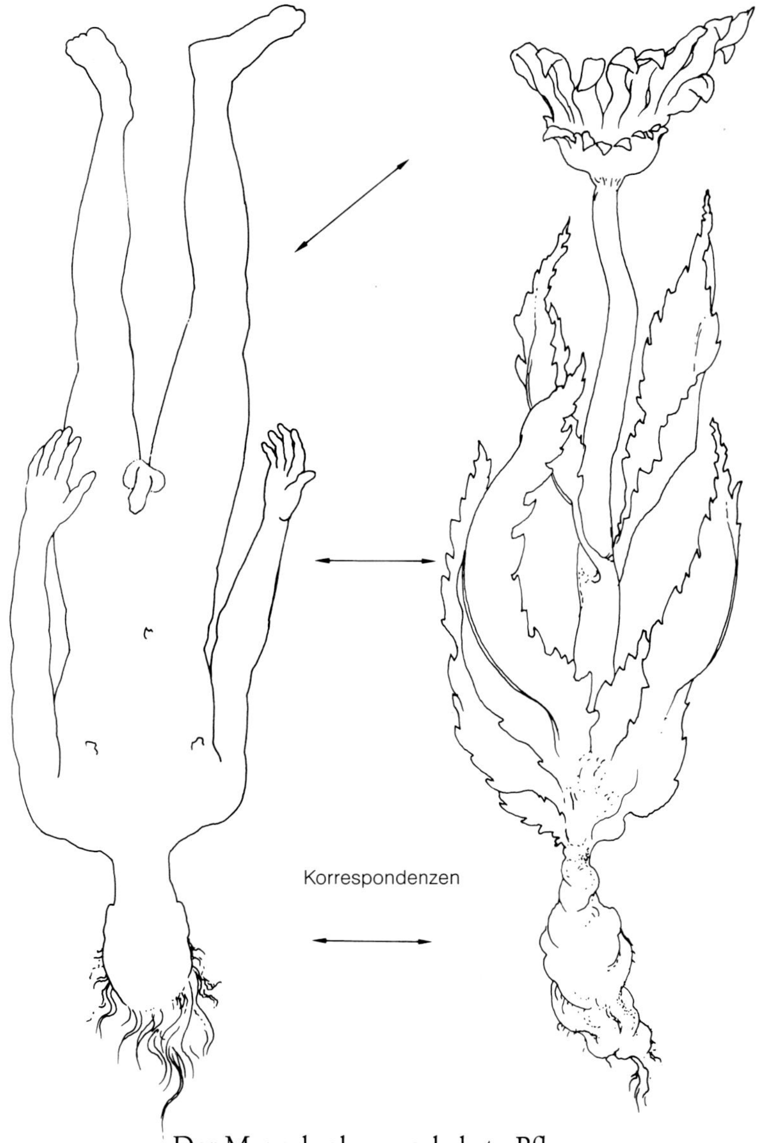

Der Mensch als umgekehrte Pflanze

(Humus). Aber dieser Todespunkt ist – genau wie im Mikrokosmos – gerade der Punkt, an dem sich das Pflanzenwesen (im Samen) erneuern und vermehren kann. Wieder stehen wir am magischen Ort der Umkehr – der *Enantiodromie,* wo ein Prozeß plötzlich in die Gegenrichtung läuft – wo Vergehen und Werden einander die Hand reichen.

In diesem Sinn ist es gestattet, den Menschen als eine – im Verhältnis zum Makrokosmos – umgekehrte, umgestülpte Pflanze zu betrachten. In beiden vollziehen sich dieselben Prozesse, hier mikrokosmisch, dort makrokosmisch. Der Mikrokosmos Mensch erzeugt Asche (*Faeces*), »blüht«, duftet und pflanzt sich in den unteren Organen fort, derweil er seinen Kopf zum Kosmos richtet. Die Pflanze hat dagegen den ganzen Erdball als Kopf und ihr Verdauungs- und Reproduktionssystem sind dem weiten Kosmos, den Planeten und der Sonne, offen entgegengestreckt. Dieses imaginative Bild soll später näher erläutert werden.

Schwelle vom Vegetativen zum Seelischen

Die Blüte stellt auch jene Schwelle dar, an der das Pflanzenwesen mit dem animalischen Bereich (lat. *anima* = Seele, beseeltes Wesen, vergleiche engl. *animal* = Tier), vor allem mit den Insekten, innig in Berührung tritt. Die Tierwelt galt schon immer als Ausdruck des Seelenlebens des großen Erdorganismus. Der Sprung (Hiatus) vom rein vegetativen Leben zum beseelten Leben findet in der äußeren Natur im Blütenkelch, in der innigen Berührung des Insektes mit der Pflanze statt. Auch das werden wir später näher betrachten.

Im menschlichen Unterleib, im Verblühen der Nahrung und dem Freiwerden ätherischer Energien, welche die seelischen Regungen befeuern, findet ein ähnlicher Sprung vom Vegetativen zum Seelischen statt.[27]

Bach ahnte solche Zusammenhänge. Aber ehe er das Geheimnis der Seelenwirkung der Blüten vollends entdecken und in die therapeutische Praxis umsetzen konnte, mußte er noch einen großen Sprung ins Ungewisse wagen.

5. Der Ruf der walisischen Ahnen

Blütenmittel-Vorstufen

Im Herbst des Jahres 1928 verläßt Bach die Großstadt und reist spontan nach Wales – er hatte es wohl nötig gehabt. Immer seltener hatte man ihn im Labor gesehen. Jede freie Minute verbrachte er damit, die Londoner Parks zu durchstreifen auf der Suche nach Heilpflanzen, die seine Nosoden ersetzen könnten. Mit ganzen Büscheln Grünzeug kehrte er jedesmal zurück, potenzierte diese Gewächse nach homöopathischer Art, machte Urintinkturen, verdünnte und verschüttelte sie rhythmisch. Aber jedesmal blieb das Ergebnis enttäuschend. Wie sollte er die verborgenen Heilkräfte der Pflanzen aufschlüsseln? Wahrscheinlich bedurfte es eines neuen Potenzierverfahrens. Er wußte keinen Rat. Also reiste er dorthin, wo Jugendträume ihn einst beflügelt hatten, wo er als Junge durch das moor- und bergreiche Land gewandert war und frische Kraft und Lebensmut geschöpft hatte. Tatsächlich entdeckte er auf dieser Reise zwei zarte, bunt blühende Wildblumen, die in der Nähe eines Gebirgsbaches blühten – die goldblütige Gauklerblume *(Mimulus)* und das blaß-mauvefarbene Springkraut *(Impatiens)*. Er nahm beide mit nach London und präparierte sie. Patienten, die er weniger nach ihren organischen Beschwerden, als nach bestimmten seelischen Eigenschaften auswählte, waren die Probanden. Ihre positiven Reaktionen zeigten Bach, daß er auf der richtigen Spur war, und es zog ihn stärker denn je wieder in das Land seiner Ahnen. Im Labor gab es für ihn nichts mehr zu entdecken, und so schloß er es im Frühjahr 1930.

Dann verbrannte er in einem Freudenfeuer sämtliche Vorträge und Aufsätze über seine bisherigen Forschungsergebnisse, zerschlug seine Injektionsspritzen und Vakzinefläschchen und schüttete ihren Inhalt in den Ausguß des Laborwaschbeckens.[28]

Die Nosodenforschung war eine abgelegte Schlangenhaut, mochten andere sie weiterbetreiben! Bach war nun bereit, sich der Weisheit der großen Natur zu öffnen, aus der die heilenden Erkenntnisse geboren werden.

Seine Seele war jetzt offen genug, um den eigenen Tiefen zu lauschen, um die Weisungen der Ahnen zu vernehmen. Er ahnte, dieser Sprung ins Nichts würde ihm eine vollkommenere Heilkunde offenbaren. Ruhm und finanziellen Wohlstand war er zu opfern bereit: in den Augen seiner Umgebung ein Verrückter!

Der Aufbruch

Anfang Mai verließ er endgültig die qualmende, laute, geschäftige Großstadt. Nun ist es gewiß kein Zufall, daß seine keltischen Vorfahren den Maianfang *(Beltaine)* als den jährlichen Neubeginn, als das Hochzeitsfest des Licht- und Sonnengottes *Belenos* mit der dreifachen Göttin der Natur feierten. Wie sich die Natur zu dieser Zeit schmückt, so flochten sich damals auch die Menschen Blumen ins Haar, badeten sich im Tau gesund, zündeten riesige Freudenfeuer an, in denen alter Unrat verbrannt wurde, und schmückten den Maibaum, das Symbol der Vereinigung des göttlichen Paares, des Himmelslichtes mit der feuchten, fruchtbaren Erde. Das Fest *Beltaine* galt als Bruch im kreisenden Rad der Zeit. Es ist der Mittelpunkt zwischen der Frühlings-Tagundnachtgleiche und der Sommersonnenwende. In solchen magischen Momenten, wenn ein Zeitraum einen anderen ablöst, können die Wesenheiten der »Anderswelt« die Elfen, Götter und Ahnen, in die diesseitige Welt hineinwirken.[29] Gleichzeitig können feinfühlige Sterbliche Inspirationen aus dem Jenseitsbereich empfangen.

Magische Zeitschwellen

Es ist fraglich, ob sich Edward Bach in solche Zusammenhänge einbezogen glaubte, schließlich war er ein moderner Mensch! Dennoch erkennen alle Kulturen – mit Ausnahme unserer materialistisch orientierten –, daß sich zu besonderen Zeiten an besonderen Orten die Ahnen in den Tiefen der Seele als Ahnungen (Inspirationen) offenbaren und dort den Weg weisen können, wo es nach rationalem Ermessen keinen Weg mehr gibt. Wales war für Bach – mit den Worten des englischen Biologen und Philosophen Rupert Sheldrake umschrieben – ein »morphogenetisches Feld«, mit dem er auf Grund seiner Abstammung und seelischen Reife sympathetisch mitschwingen konnte.[30] Die Vorfahren, die im »Blut« (genetischen Code) und in den Tiefenstrukturen der Psyche – C. G. Jung nennt es das kollektive Unterbewußtsein – weiterexistieren, werden erweckt und resonieren, wenn ein Nachkomme in jenes Land kommt, deren landschaftliche Züge, Berge, Küsten, Flora, Fauna, Sprache und Bauweise sie einst kannten und liebten. Bach liebte Wales, weil er sich in seinem ganzen Wesen dort zu Hause fühlen konnte. In Wales, wo alles in ihm Sympathie war, konnte er die Ahnungen und Inspirationen empfangen, die er brauchte. Weder ein Guru und geistiger Mentor wie Hahnemann, noch die Methode der Wissenschaft konnten ihm seinen weiteren Weg weisen. Nur seine eigene Sensitivität gegenüber der grenzenlosen, freien Natur konnte ihm weiterhelfen und das Lauschen in die eigenen Seelengründe, in denen sich die Archetypen, auch die Naturgeister und Pflanzen-Devas spiegeln.

Morphogenetisches Feld und Kollektives Unbewußtsein

Es war wohl kein Zufall, daß er im Koffer, in dem er seine Mörser und Stößel verstaut zu haben glaubte, beim Auspacken nichts als Schuhe vorfand – als hätte *Manawyddan,* der altwalisische Gott der Schuhe, ihm einen Streich gespielt! Aber der Bruch mit der Vergangenheit mußte vollständig sein. Ins Grüne sollte er gehen, zu Fuß das zauberhafte Ahnenland in allen Richtungen durchwandern, Berge, Moore, Küsten und Täler erkunden. Für sein neues Potenzierverfahren würde er diese Instrumente ohnehin nicht mehr brauchen.

Einsicht wird erwandert

Dem der wandert, bewegen sich nicht nur die abstrakten Gedanken im Gehirn, sondern Fleisch und Blut geraten in Bewegung, so daß die in den Organen abgelagerten, unbewußten Weisheiten hochwallen und ins Bewußtsein steigen können. Ähnlich wie einst Beethoven im Wiener Wald oder wie Mahatma Ghandi am Ufer des Indischen Ozeans, hat auch Bach sich seine Inspirationen erwandert. Er sah, daß die Natur selbst der Arzt ist und der Heiler nur ihr Vermittler. Dieser sollte sich hüten, sich an den Leiden seiner Mitmenschen zu bereichern. Große Heilkundige wie Paracelsus oder der astrologische Londoner Kräuterarzt Nicholas Culpeper (1616–1654), der seine Patienten ebenfalls mit einfachen einheimischen Kräutern kurierte, waren zum selben Schluß gekommen.

Kriterien der Pflanzenauswahl

Beim Wandern wurde Bach immer klarer, welche Sorte von Pflanzen er suchte. Es sollten Pflanzen höherer Ordnung sein, keine primitiven, vom allgemeinen Urbild der Pflanze stark abweichenden Gewächse, keine Giftpflanzen, auch keine Nahrungspflanzen. Nur besonders vollkommene Blütenpflanzen, »deren Entwicklungsstand entsprechend hoch oder höher ist als der des durchschnittlichen Menschen«[31], haben die Kraft, unsere Schwingungen anzuheben und mit den geistigen Kräften, die Gemüt und Körper heilen, zu durchfluten. Giftpflanzen haben schon etwas Animalisches an sich, greifen zu grob in die leiblich-seelischen Zusammenhänge ein, machen geil, wirr, schläfrig oder taub, senken die Schwingungen des Körpers und machen ihn damit ungeeignet, vom geistigen Selbst bewohnt zu werden. Die niedrigen Pflanzen sind meist unvollständig, sie entsprechen nicht dem *ganzen* Menschen, weil sie das harmonische Urbild – die »Urpflanze«, wie Goethe sie nannte – nicht voll zum Ausdruck bringen. Die schmarotzende Mistel besteht zum Beispiel fast nur aus embryohaften Keimblättern; der Schachtelhalm ist eigentlich nur Stengel und hat auf Blatt und Blüte verzichtet; Farnkraut offenbart sich nur als Blatt; Hutpilze sind lediglich Wurzel mit fleischiger Blüte, ohne grüne Zwischenglieder; Spaltpilze oder Bakterien gleichen nur den Blütenpollen. Da sie alle jeweils Organe entbehren, sind sie oft gezwungen, sich als Schmarotzer mit anderen (geschwächten) Organismen zu labilen Ganzheiten zu verbinden. Mit solchen »unvollständigen« Pflanzen läßt sich nicht der ganze Mensch behandeln: Nur das ganze Pflanzenwesen kann dem *ganzen* Menschen gerecht werden.

Urpflanze

Bach wanderte und wanderte. Allmählich reift die neue Heilmethode: Aus frischen Blüten, nicht aus altem getrockneten Kraut und Wurzeln sollten seine neuen Heilmittel hergestellt werden! In den Blüten ist ja die Samenanlage, ist die Erneuerungskraft der Pflanze konzentriert. Am besten eignen sich jene Blüten, die in der Sommermitte, um die Johannizeit blühen, denn dann hat die Sonne am meisten Kraft.

Blüten-Sammelzeiten

Die Sommersonnenwende war schon bei den alten Indogermanen, auch bei den Cymrern (Walisern) die Hauptzeit des Kräutersammelns. Dann pflückte man die Sträuße der sieben, neun oder neunundneunzig Heilkräuter, mit denen das Landvolk die Gesundheit in Haus und Stall schützte und böse Geister, also negative Seelenstimmungen, Hexen und Unwetter fernhielt.[32] Pflanzen »brauchen viel Sonne und wenig Mond«, lehrte Camille Mességué, der Kräuterkundige aus der Gascogne, seinen nun so berühmt gewordenen Sohn Maurice: »Niemals nach Vollmondnächten (sammeln), denn der Mond nimmt den Pflanzen jegliche Kraft... Kurz vor der Johannisnacht (ist es) am besten.«[33] Mit jedem

Schritt, den er tat, kamen Bach ähnliche Einsichten. Aber nie glitt er ab in verträumte Schwärmerei; er verband die Eingebungen mit peinlich genauen Beobachtungen. Sorgfältig notierte er sämtliche botanischen Merkmale wie Farbe, Gestalt, Zahl der Blütenblätter und Staubfäden, die Besonderheiten der pflanzlichen Physiognomie. Aber auch die Umwelteinwirkungen, die Bodenqualität und den Standort ließ er nicht unbeachtet, denn diese beeinflussen die Ausstrahlung einer Pflanze ebenfalls erheblich. Aus ihrer unmittelbaren Umgebung – Boden, Luftqualität, Mikroklima, Höhenlage – zieht die Vegetation nämlich ihre aufbauenden Bildekräfte, ebenso wie sie ihre Wachstumsimpulse von Sonne, Mond und Sternen erhält.[34] Je länger Edward Bach die freie Natur durchstreifte, desto empfänglicher wurde er. Sein Bewußtsein erweiterte sich bis zur Hellsichtigkeit. Die eigenen Sinne, erkannte er, sind sensibler als die kompliziertesten Instrumente der Wissenschaft. Genauer als jeglicher Laborapparat kann der Leib die Ausstrahlungen der Pflanzen registrieren. Aber der Geist mußte klar wie ein Spiegel sein, um sich diese Fähigkeit bewußt zu machen. Verborgene Wünsche, negative Emotionen, Ressentiments und dergleichen würden den Spiegel, in dem die Pflanzen ihre Eigenschaften enthüllen, trüben.

Standorte

Eine seltene Begabung: Pflanzenmedialität

Bach wurde so feinfühlig, daß er eine Pflanze nur in der Hand zu halten oder ein Blütenblatt auf die Zunge zu legen brauchte, und schon reagierten Geist und Körper. Manchmal empfand er die pflanzlichen Vibrationen als stärkend und belebend, zuweilen verursachten sie Schmerz, Brechreiz, Fieber, Ausschläge und dergleichen.[35] Ähnliche ungewöhnliche Fähigkeiten haben echte Schamanen und manche indische *Sadhus* (Heilige), die sich ganz Gott, dem höheren Selbst, ergeben und ihre egoistischen Neigungen abgelegt haben. Aber auch in Europa begegnet man gelegentlich außergewöhnlichen Individuen, deren verfeinerte Sinne sensibel auf pflanzliche Ausstrahlungen reagieren. Die Försterstochter Frederike Hauff (1801–1829), die »Seherin von Prevorst«, brauchte im tranceartigen Zustand nur eine Tollkirschwurzel in der Hand zu halten, und schon spürte sie Würgen und Schwindel, während sich die Pupillen erweiterten. Bilsenkrautblätter betäubten und lähmten sie, wenn sie diese nur berührte, und die Mohnkapsel ließ sie einschlafen. Die mondsüchtige Witwe Petersen – vom Magnetiseur Bende Bendson in den Schlaf/Wachzustand versetzt – fühlte die Pflanzenausstrahlungen, wenn man ihr Blätter auf die Brust legte, als Strömungen verschiedener Intensität in verschiedenen Leibesregionen und Organen. Kamille fühlte sie beispielsweise »als drei sehr warme, behagliche Strömungen, die in den Unterleib gehen, und zwei die nach den Brüsten und von da aus in den Kopf und wieder von dort vereint den Rücken hinunter fließen.«[36] Andere Sensitive nehmen die Pflanzenschwingungen als innere Bilder wahr, die in der Gestalt von Elfen oder Naturgeistern erscheinen. Wie diese Entitäten genau aussehen, variiert von Kultur zu Kultur, schließlich sind es die kulturgeprägten Imaginationen, die den energetischen Feldern Gestalt und persönliche Züge verleihen. Solche Wesenheiten sind dem Menschen oft freundlich gesinnt und tun ihm viele Geheimnisse kund. Viele pflanzliche Heilmittel wurden von solchen Wichteln oder Elfen einfachen, lauteren Menschen enthüllt.[37]

Pflanzen-Medien

Aldous Huxley, dem unsere Zeit viele Impulse verdankt, bezeichnete das Gehirn als eine Art »Reduktionsventil«, welches einen großen Teil der vielen Millionen von Signalen

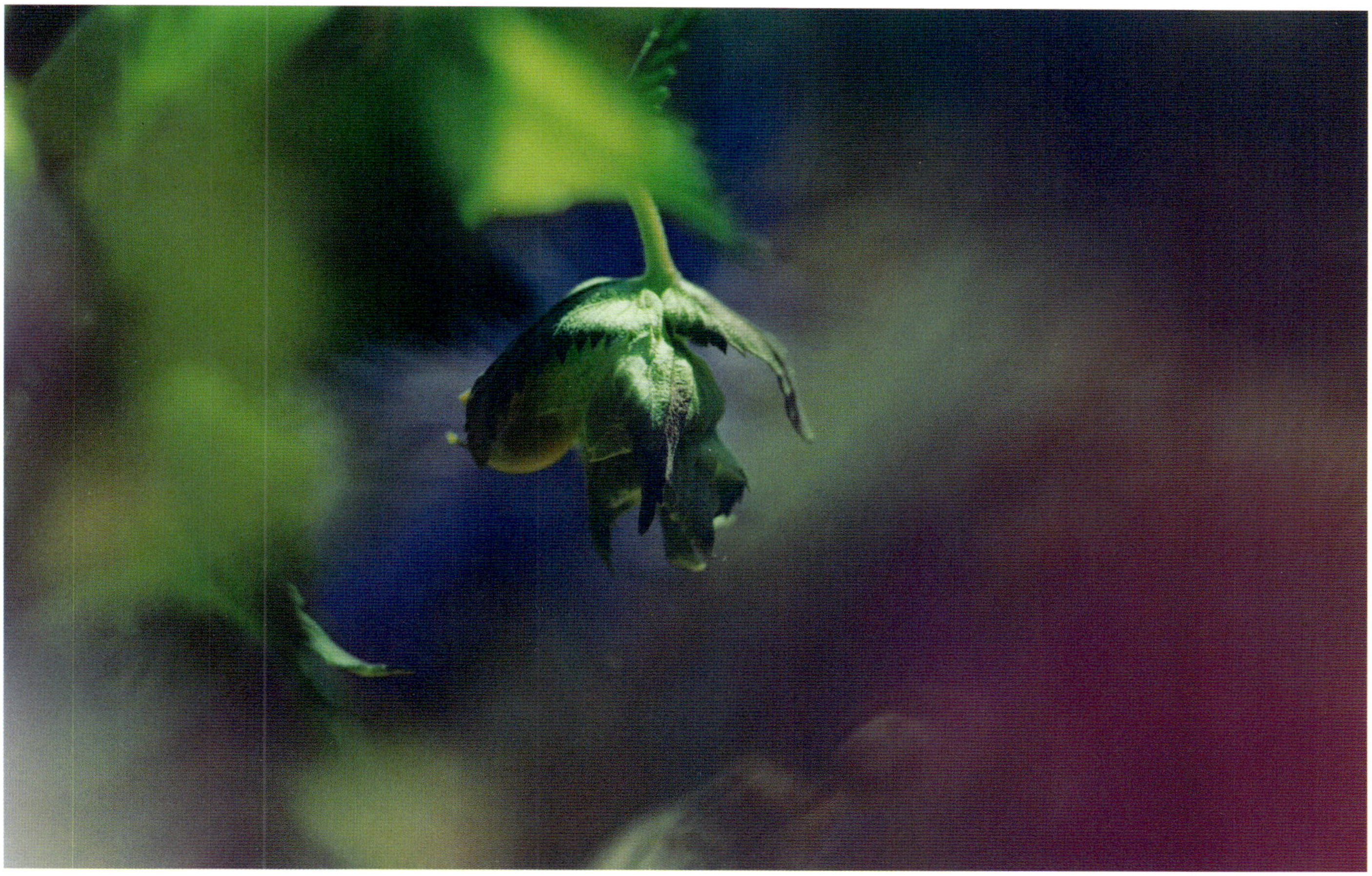

pro Sekunde, die wir empfangen, ausschließt, und nur einige wenige zur gesellschaftlich akzeptierten »Realität« passende, hineinläßt. Beim Sensitiven oder Hellseher gehen offenkundig mehr Signale ein. Daß in einer urbanen, technomanischen Zivilisation sensitive, naturoffene Menschen selten geworden sind, ist verständlich, bedenkt man den alltäglichen Streß, die Massenmedienberieselung oder die häufig einseitige Vermittlung von abstraktem, lebensfernem Lehrstoff in den Schulen. Auch Edward Bach mußte die Großstadthektik hinter sich lassen, um in der Stille seine Entdeckungen zu machen.

Nur bei den wenigen Naturvölkern, die in einigermaßen herkömmlicher Weise in einer relativ unverdorbenen Umwelt leben, tauchen noch neue Heilmittel auf. Schamanen erfahren bei ihren Ausflügen in die Geisterreiche oft auch völlig neue Anwendungen schon bekannter Heilpflanzen.[38] Die von den Pharmakonzernen ausgesandten Ethnobotaniker reißen sich um solche potentiell profitablen Heilmittel. Allerdings sind sie meistens enttäuscht, wenn diese Kräuter die chemische Analyse durchlaufen: in rund 80 % aller Fälle sind keine chemischen Wirkstoffe auffindbar. Bei den Naturvölkern werden diese Heilkräuter oft nicht einmal eingenommen, sondern als Amulett getragen. Der »Ätherleib« dieser »Primitiven« ist eben noch empfindsam genug, um auf die nicht-stofflichen Energieausstrahlungen zu reagieren.

Edward Bach erkannte, daß nur die schönsten, gesündesten Exemplare der jeweiligen Art für seine neuen Heilmittel in Frage kommen würden. Auch in dieser Hinsicht entdeckte er altes, verschüttetes Wissen wieder. Geschädigte, zu klein geratene, von Käfern und Schnecken durchlöcherte Pflanzen, auch solche von ungünstigen Standorten, haben einfach nicht die notwendige ätherische Kraft, negative Schwingungen im Menschen zu reharmonisieren. Das Urbild kann sich in solchen Exemplaren nicht recht manifestieren. Ebenso erklärte mir der Medizinmann Bill Tallbull, Erbe einer alten Heilertradition, man müsse beim Heilpflanzensuchen zuerst die Häuptlinge der Pflanzengattung, also die mit der stärksten Ausstrahlung, aufsuchen. Mit ihnen müsse man verhandeln und ihnen Tabak opfern. Erst dann könne man eine gute Medizin bereiten. Auch die Chinesen und Kräuterkenner wie Paracelsus sprachen von »Edlen« und »Gemeinen« unter den Pflanzen.

PFLANZEN-HÄUPTLINGE

DIE SONNENPOTENZIERUNG

Eine wichtige Inspiration kam Bach an einem Maimorgen, als ihm frischer Tau die Schuhe durchnäßte. Die Sonne schien hell, und in den Blütenkelchen funkelten die Tröpfchen wie lauter Diamanten. Wäre er ein Buddhist gewesen, hätte er sicherlich das heilige Mantra *Om mani padme hum* (»O Tau in der Lotosblüte«) angestimmt. Es muß ein Zustand ähnlich dem *Satori,* einer plötzlichen Einsicht in verborgene Zusammenhänge, gewesen sein, der ihn begreifen ließ, daß sich die Tautropfen mit heilenden Energien aus den Blüten aufladen. Hier endlich war die einfachste, natürlichste Art und Weise der Potenzierung!

TAUTROPFEN-VERSUCHE

Er sammelte das Wasser in kleinen Fläschchen und erkannte dabei, daß die Tautropfen, die von Pflanzen aus dem vollen Sonnenlicht kamen, stärker vibrieren, als diejenigen, die aus dem Schatten kamen. Es waren also die Sonnenstrahlen, die die Blütenkräfte auf das Wasser übertrugen. Da das Tausammeln viel Mühe und Zeit kostete, versuchte er, den natürlichen Vorgang nachzuempfinden. Er füllte Glasschalen mit frischem Quellwasser, legte die frisch gepflückten Blüten hinein, so daß sie auf der Oberfläche schwammen und stellte sie in die Sonne. Nach wenigen Stunden war das Wasser aufgeladen. Er hatte ein Verfahren gefunden, in das alle vier Elemente einbezogen waren: »Die Erde ist der Boden, der die Pflanze trägt und sie erhält; die Luft ist es, die sie nährt; die Sonne oder das Feuer befähigt sie, ihre Kraft zu übertragen, und das Wasser nimmt ihre wohltätigen Heilkräfte auf und speichert sie.«[39] So wird, mit einfachen Heilmitteln aus der *ganzen* Natur, der *ganze* Mensch behandelt. Das Sonnenfeuer, welches das Firmament erhellt, hat sein Gegenüber im menschlichen Wesenskern, im geistigen »Ich«. Die Winde, die über die Berge wehen, sind im Menschen das *Pneuma,* das *Prana,* welches die Seele (den Astralleib) bewegt. Wasser ist Träger des Lebens (Vitalität) in der äußeren Natur, sowie im menschlichen »Ätherleib«, und die mineralischen Erdenstoffe geben dem physischen Leib des Menschen, sowie dem Erdorganismus seine füllende Substanz. Mikrokosmos (Mensch) und Makrokosmos (Natur) spiegeln einander. Die Pflanzen – zur Hälfte der dunklen Erde, zur Hälfte der Sonne und den Sternen zugewandt – sind Mittler zwischen dem Mineralreich und dem Reich der Menschen und Tiere, zwischen Leib und Seele. Bach hatte herausgefunden, wie Pflanzen die Kräfte des Makrokosmos dem Mikrokosmos vermitteln.

ELEMENTARKRÄFTE

In einem walisischen Fischerdorf rastete er und brachte seine neuen Einsichten zu Papier. Das Werk *Heile Dich selbst*[40] ist nicht Produkt einer muffigen Studierstube,

»HEILE DICH SELBST«

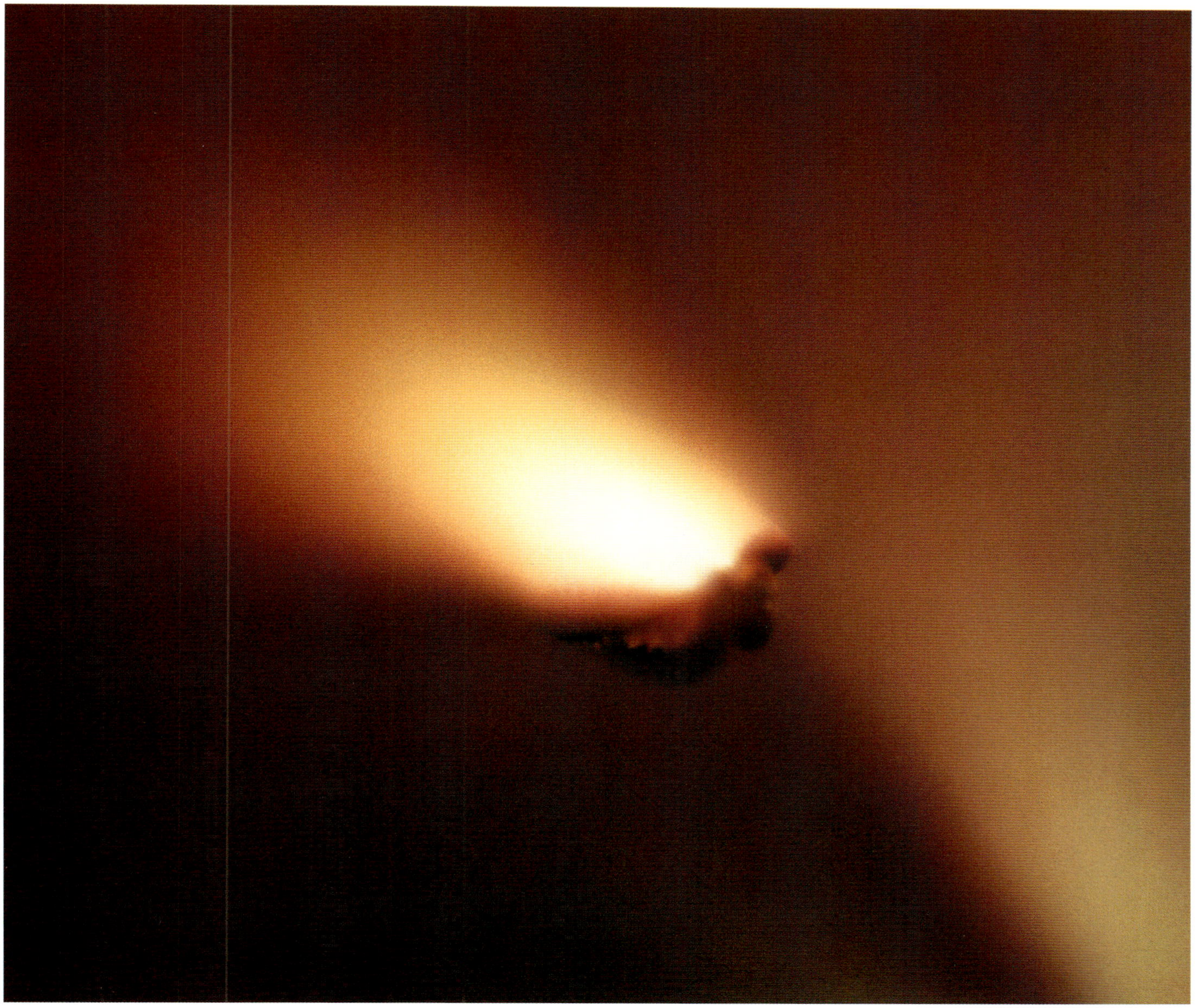

sondern wurde auf einer Wiese oder am Strand nach dem Bad im Meer niedergeschrieben. Einfach und schlicht ist das Buch, wie seine neuentdeckten Mittel. Bach spricht nicht mit den trockenen Worten eines Schulmediziners, sondern in der Sprache des Mystikers. Er schreibt, der Geist, das höhere Selbst, baue seinen materiellen Körper als Instrument. Folglich sind geistig-seelische Verstimmungen wie Sorgen, Angst, Haß, Lustlosigkeit oder Unentschiedenheit die Ursachen körperlicher Leiden, nicht etwa Bakterien oder Darmgifte. Seelische Mißstimmungen und die so entstehenden gesundheitlichen Leiden sind die Folge davon, daß die Verbindung zum höheren Selbst gestört ist. Heilpflanzen mit besonders hohen Vibrationen wirken hier als Vermittler. Sie vermögen die seelischen

Schwingungen wieder zu intensivieren, damit der irdische Mensch wieder in Kontakt mit seinem höheren Selbst treten kann.

Während sich seine Einsichten vertieften, mutmaßte Bach, daß es womöglich zwölf, nicht nur sieben Grundstimmungen der Seele geben müsse. Zwölf ist eine vollkommene Zahl: Zwölf Urbilder enthält der Tierkreis als Träger archetypischer Kräfte, die sich auf Erden manifestieren; zwölf Jünger, die sämtliche Persönlichkeitstypen repräsentieren, hatte der Heiland. Gegen Jahresende hatte Bach schon neun der zwölf gesuchten Pflanzen gefunden und in Cromer, wo er Patienten behandelte, ermutigende Erfolge damit erzielt.

6. Keltisches Vermächtnis

Was ist das Besondere an Wales? Warum bekam Bach gerade in diesem sagenumwobenen Land grundlegende Anstöße für seine Heilmethode? Wir werden etwas weiter ausholen müssen, um diese Frage zu beantworten. Nirgendwo – abgesehen vom benachbarten Irland – hat sich die alte keltische Kultur derart weit entwickeln und entfalten können. Eine reiche Überlieferung weist dort auf kulturelle Wurzeln zurück, die zum Teil auch unsere Wurzeln sind.

Pan-euro-päisches Brauchtum

Als die indogermanischen Kelten vor dreieinhalb Tausend Jahren mit Roß und Wagen auf der europäischen Halbinsel erschienen, überlagerten sie die brandrodenden, mutterrechtlich orientierten Megalithbauern und schufen in der Synthese eine naturverbundene, pan-europäische, bäuerliche Kultur, die das ländliche Leben in vielen Teilen Europas noch immer prägt.[41] Das heute noch vielerorts lebendige Brauchtum, wie das Osterwasserholen und Wünschelrutengehen, die Bauernregeln, -rätsel und -tänze (die den Sternenreigen nachempfinden), sowie Glaubensvorstellungen bezüglich der Erdstrahlen und der Naturgeister sind größtenteils keltischen Ursprungs.[42] Das Pflücken der Heilkräuter an besonderen Tagen und bei bestimmten Konstellationen, das Weihen eines blühenden Kräuterbündels im August, und die Überzeugung, daß die Heilpflanze an natürlichen Standorten oder gar an besonderen Orten der Kraft gesammelt werden sollen, all dies war Bestandteil des keltischen Kräuterwissens. Erst durch die christlichen Mönche erscheint der *Hortulus*, der klösterliche Kräutergarten, in dem die Kräuter in Beete gepflanzt werden. Auch die Vorstellung, daß jede Krankheit auch eine Krankheit der Seele ist, ist Grundbestandteil keltischen Denkens. Neben den Kräutern galten vor allem die beiden Urelemente, *Feuer* (Sonne) und *Wasser*, als heilend.[43] Diese Elemente wirken nach dem homöopathischen Prinzip »Behandle Gleiches mit Gleichem«, denn was ist der lebende Mensch, wenn nicht durchfeuertes Wasser? So wird verständlich, warum vor allem heiße Quellen als heilkräftig galten.

Die magische Schwelle zur Anderswelt

Brunnen, Quellen, See- und Flußufer empfand man als Schwellen, an denen sich zwei Reiche begegnen, das feuchte, unterirdische Reich, der fruchtbare Schoß der Erdgöttin und das lichte Reich des Himmelsgottes. An solchen Übergängen sind außergewöhnliche

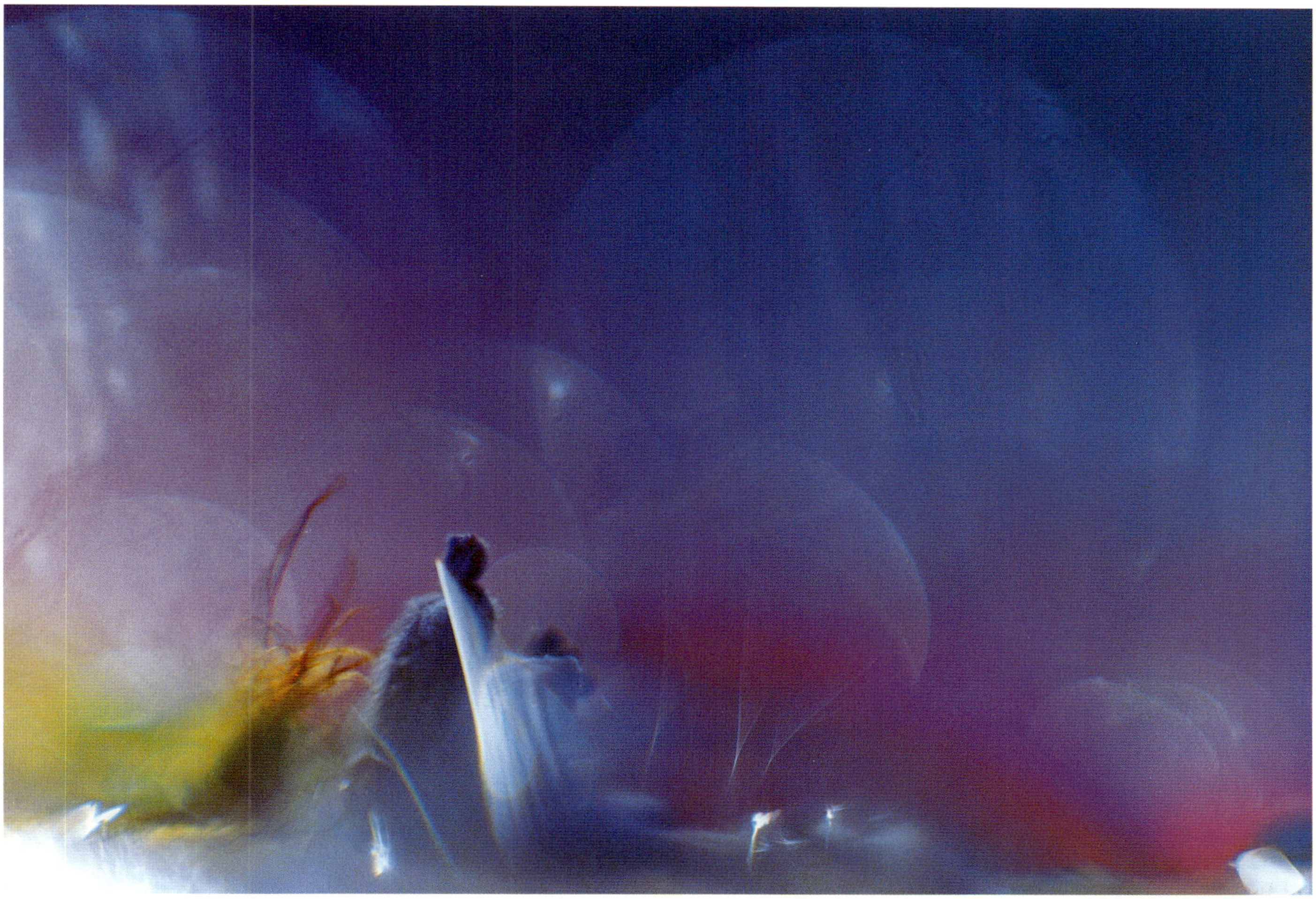

Nymphen und Nixen

Kräfte zu spüren; Nymphen, Elfen und Nixen können sich hier offenbaren, und der Mensch, wenn er lange und innig auf die Wasserfläche blickt, kann Verbindung mit der »Anderswelt« aufnehmen. Solche Orte stellen Brüche im Kontinuum der alltäglichen Wirklichkeit dar, denn sie sind »weder dies noch das«[44], wie die Schwäne, die an solchen Orten leben, die weder Vogel noch Schlange sind, und deren Gefieder weiß und glänzend ist, wie die Leinengewänder der hellsehenden Druiden.

Mistel als Zwischenwesen

In diesem Zusammenhang wird auch klar, warum die Kelten die Mistel verehrten. Auch sie ist »weder dies noch das«, weder Baum noch Kraut, sondern ein Zwischenwesen, welches wurzellos im Zwischenbereich zwischen Himmel und Erde lebt. Unter dem Mistelzweig entfielen sämtliche Konventionen, und man konnte sich jede Freiheit nehmen. Noch heute darf man zur Weihnachtszeit jeden küssen, den man unter der Mistel trifft. Bei den Kelten galten die Pflanzen als Mittler zwischen Erde und Sonne (Wasser und Feuer) und deshalb als heilig. Insbesondere die Blüten galten als zauberkräftig, da sie Bindeglieder zwischen dem beseelten Tierreich, den Bienen und Schmetterlingen, und dem grünen Reich der Vegetation sind, da sie zwischen Verfall (Welken) und neuem Leben (Samen) vermitteln. In den taubenetzten Blütenkelchen konnten diejenigen, die mit dem »zweiten Gesicht« begabt sind, winzige Elfen sitzen sehen. Mit Blumen konnte man Menschen bezaubern, die Toten beschwichtigen und die Liebe einer Jungfrau gewinnen. Unsere heutige Blütensymbolik geht größtenteils auf die Kelten zurück.

Magische Zeitqualitäten

Auch im Fluß der Zeit zeigen sich wiederkehrende Unterbrechungen, Übergänge, in denen für kurze Augenblicke die festen Gesetzmäßigkeiten ins Wanken geraten, wo alles magisch und wandelbar wird. Im Tageskreis sind es vor allem Morgen- und Abenddämmerung, Sonnenaufgang und Sonnenuntergang, die diese Qualität haben. Der kühle Tau, der dabei wie aus dem Nichts entsteht, ist besonders heilig und deswegen auch heilend. Auch er ist »weder dies noch das«, weder Bodenwasser noch Regen. Auch in den »Geisterstunden«, um Mitternacht und zu Mittag, kann das Außergewöhnliche, das Jenseitige ebenfalls im normalen Alltag hereinbrechen.

Die vier Kardinalzeiten

Stark magischen Charakter haben die vier Kardinalzeiten des Jahres, die Sonnenwenden und die Tagundnachtgleichen. Aber noch stärker sind jene vier Zeiten, die jeweils genau in der Mitte zwischen diesen Punkten liegen: Anfang Februar, Anfang Mai, Anfang August und Anfang November.

Beltaine

Als »Morgen- und Abenddämmerung« des Jahres galten die Feste *Beltaine* am ersten Mai (oder am Maivollmond) und *Samain* am ersten November (oder Novembervollmond). Zum Maienfest, wenn sich die Natur erneuert und die Naturgeister im wilden Wonnerausch dem Schoß der Erde entströmen, dann werden auch die Menschen und Tiere von Jubel und Freude mitgerissen.

Samain

Das entgegengesetzte Fest im großen Jahresrad ist das Totenfest *Samain*. Die dunkle Jahreshälfte beginnt, der dunkle Gott tritt seine Herrschaft an. Die Natur hüllt sich trauernd in kalte, graue Nebelschleier. Wehklagend ziehen nun die grauen Gänse südwärts, den verderblichen Frost fliehend. Die Schatten der Verstorbenen huschen vorbei, rütteln an Fensterläden, klopfen an Türen und bitten um Essen.[45] Nach dem *Samain*-Fest durfte nichts mehr geerntet werden, weder Kräuter noch Nahrungspflanzen. Das letzte Kräutlein, das gepflückt wurde, ist der bittere Beifuß, um die heilige Gans, die man zu dieser Zeit schlachtete, damit einzureiben. Diese beiden großen keltischen Feste galten der Kirche als anrüchige Hexenfeste. Bald jedoch fanden sie erneut Ausdruck im Erleuchtungsfest Pfingsten und im Allerheiligen- und Allerseelenfest.

Fest der Brigit

Dem Totenfest folgte die Wintersonnenwende, die Weihenächte, in denen, in dunklen Tiefen, jenseits aller Erscheinungen, das neue Licht gezeugt wird. Inmitten dieser heiligen Zeit und dem Frühlingspunkt, im Februar, lag das Fest der dreifachen Brigit. Es heißt, daß die weiße, schwanenreitende Lichtgöttin die Menschen mit Heilkunde, Dichtkunst und Schmiedekunst (Zauberei) begabt hat. Ihr Fest wurde zu Maria Lichtmeß umgestaltet, und noch immer klopfen die Bauern an diesem Tag an die Bienenkörbe, rütteln die Obstbäume wach, schauen, ob der Dachs einen Schatten wirft (in welchem Fall der Winter noch lange dauern wird) und lassen die Kerzen und Lichter segnen.

Lugnasad

Lugnasad, das Erntefest im August, liegt im Jahresrad Lichtmeß direkt gegenüber. Es war dem grünen Junker, dem geschickten, feurigen Lug (walisisch *Llew*) geweiht. Auf den

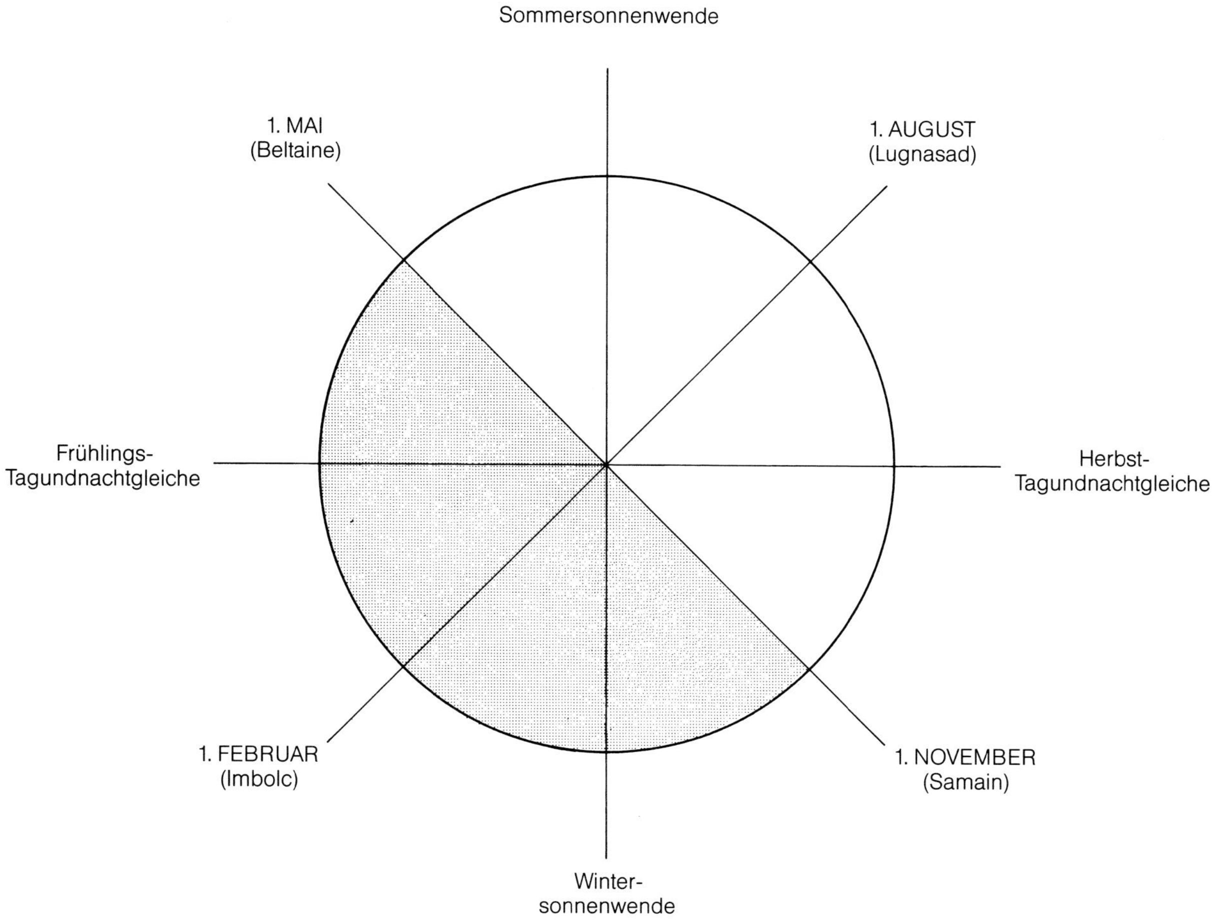

Das achtsspeichige keltische Jahresrad

Höhen loderten die Augustfeuer, und an den Kultstätten wurden die Heilkräuter gesegnet, ein Brauch, der als Maria Würzweih in katholischen Gegenden erhalten blieb. Zur Reife gelangt, zieht sich die Göttin der Vegetation nun aus der Welt zurück. Während Obst und Nüsse reifen und die Wiesen und Felder mit einem bräunlichen Schimmer überzogen werden, macht die Holde, die als Lichtjungfrau erschien und als Blumenbraut die Sonne freite, sich auf den Weg zu ihrem schwarzen Buhlen in der Unterwelt, wo sie die Samen und die Totenseelen hüten wird.

Wenn wir die Seelenpflanzen, die Bach entdeckte, näher betrachten, werden wir sehen, wie wichtig diese mythologische Zeiteinteilung ist.

WALES – SCHATZKAMMER UREUROPÄISCHER NATURWEISHEIT

Römische Legionen unterjochten die Kelten. Der raufende, saufende, todesverachtende keltische Adel und die weisen Druiden, welche die Stämme führten, wichen römischer Staatsmacht und römischen Institutionen. Die keltische Sprache ging verloren, die alten Naturgötter und Opferfeste wurden vergessen. Auf den Kultstätten und an den heiligen Quellen baute die römische Kirche ihre Kapellen. Auf den Britischen Inseln hielt sich die keltische Kultur länger, wurde aber von den im 5. Jahrhundert einrückenden Sachsen und Angeln arg bedrängt. Nur auf der Insel Irland und im unwegsamen Wales blieb diese Kultur intakt. In Irland erstarrte sie in rigidem Konservatismus, aber in Wales trieb sie frische, vitale Triebe und blühte erneut. Dort entstanden die Balladen des großen Barden *Taliesin* (6. Jh.).

Der Barde Taliesin

Auch der Sagenkreis um König Arthur und seine Tafelrunde, der bis heute lebendig geblieben ist, hat seinen Ursprung in Wales.[46] Der Zauberer *Myrddin* (Merlin), Sohn einer Jungfrau und eines Waldgeistes, hält sich der Sage nach hier in den bewaldeten Bergen auf, hütet die heiligen Quellen und kommuniziert mit den Tieren und Pflanzen. Er weiß, nur diese Geschöpfe können uns die Weisheit lehren. Der bärtige Seher ist die Verkörperung des alten Naturgottes *Cernunnos*. Seine Gefährten sind ein Hirsch und ein alter Wolf oder ein schwarzer Hund; seine Nahrung besteht aus Wurzeln, Gräsern, wilden Früchten und Beeren. *Myrddin* repräsentiert den druidisch-keltischen Geist, der in der Wildnis von Wales noch weiterhin fortbesteht.[47] Taliesin, der größte walisische Barde, der gelegentlich mit *Myrddin* verwechselt wird, prophezeite im 6. Jahrhundert folgendes:

> Dann werden die Briten (Kelten)
> Wie Gefangene sein
> Beherrscht von Fremden aus Sachsen.
> Ihren Herrn werden sie lobpreisen,
> Ihre Sprache sprechen
> Und das Land werden sie verlieren,
> Bis auf das wilde Wales![48]

Wie vorhergesagt, verloren die Waliser ihre Unabhängigkeit an die Engländer, aber erst im 13. Jahrhundert. Dennoch hielten sie an ihrer Sprache, ihrem Schatz an Sagen, Balladen und Märchen, an ihrer kulturellen Identität fest. Auch ihr Christentum war – im Gegensatz zu anderen Ländern – keine fremde Überlagerung, sondern eine Weiterentwicklung und ein Zusammenwachsen mit druidisch-keltischen Vorstellungen. In diese stolze Tradition wurde auch Edward Bach hineingeboren. Nora Weeks, seine Biographin, schreibt dazu:

Keltisch-christliche Synthese

»Mit besonderem Interesse verfolgte er alles, was er über Wales, das geheimnisvolle Land seiner Väter, in Erfahrung bringen konnte. Seine eigene Familie war, wie schon der Name Bach vermuten läßt, viele Jahre zuvor aus jenem Land nach England gekommen. Und das gefühlsbetonte, idealistische Wesen des Jungen, seine Schönheitsliebe und seine äußerst einnehmende Stimme, dies alles wies ihn als einen echten Sohn jenes mystischen Landes aus.«[49]

Schon als Schüler hatte er einen Lehrer zum guten Freund, der ebenfalls leidenschaftlicher Waliser war. Sicherlich hatte er schon als Kind den alten Märchen und Legenden gelauscht, in denen viele der Motive vorkommen, die wir in den Mittelbildern der Bach-Blüten wiedererkennen. Solche Überlieferungen sind ja nicht bloß ausgedachte Geschichten oder Phantasien eines Romanciers, sie enthalten vielmehr die gesammelte Weisheit eines Volkes. Damit sind sie verschlüsselte Wegweiser in die Gründe der kollektiven Seele und in die inneren Geheimnisse der Natur. Sicherlich schöpfte Bach bewußt oder unbewußt aus dieser keltischen Überlieferung, in der die heilende Kraft des Wassers, des Taus, der Sonne,

Keltische Mythologie

des Feuers und der Pflanzen immer wieder betont wird. Bestimmt hatte er von dem altirischen Heilgott *Dian-Cecht* gehört, der einen Gesundheitsbrunnen schuf, indem er alle im Lande wachsenden Heilpflanzen in eine Quelle warf. Dieser Heilkessel konnte jeden Schaden beheben – außer abgeschlagene Köpfe wieder anwachsen zu lassen. Zweifellos kannte Bach die walisische Legende von der schönen Jungfrau *Blodeuwedd*, die der Magier *Gwydion* aus den Blüten und Blütenknospen der Eiche, des gelben Ginsters, des Mädesüß und vielen anderen Blüten schuf.[50] Die Blumenfrau wurde dem Helden *Llew Llaw Gyffes* zum Weib gegeben. Ihm fehlte eine weibliche Gefährtin, denn seine Mutter hatte ihn verflucht, er solle niemals eine Frau haben »von jener Art wie sie jetzt die Erde bevölkert«.

Wer sich tiefer mit der Märchenkunde befaßt, wird bald erkennen, daß der männliche Held im allgemeinen das menschliche Ich und die Frau die menschliche Seele darstellt. Fehlt der menschlichen Seele etwas – so kann man die Botschaft lesen – dann kann dies durch Seelenhaftes aus der großen Natur ersetzt werden. In der Blütenwelt offenbart sich die Naturseele in Reinheit und Unschuld. *Blodeuwedd* machte den Helden glücklich, dennoch blieb sie ihm nicht lange treu – Blüten welken eben schnell dahin!

Jeder echte Waliser kennt das alt-walisische Epos »Die Schlacht der Bäume und Sträucher« *(Cad Goddeu)* des Barden Taliesin. In dem langen Gedicht bewahrt *Gwydion*, der Magier, der die Blütenfrau erschaffen hatte, die Briten vor einer fürchterlichen Niederlage, indem er sie in Bäume und Sträucher verwandelt. Er überträgt auf sie also die Kraft dieser mächtigen Gewächse. Auch Edward Bach hatte persönliche Erfahrung mit dieser Kraft: immer wenn ihn Londons Hektik zu erdrücken drohte, suchte er Zuflucht in den Parks und regenerierte, unter großen Bäumen ruhend, seine Kräfte.

Der Weg des Gwion Bach durch die vier Elemente

Im *Cad Goddeu* singt der Dichter Taliesin:

Ich war in vielen Gestalten,
Bevor ich die passende Form fand...
Nicht von Mutter noch Vater
War, als ich gemacht,
Mein Blut oder Körper;
Aus neun Arten von Eigenschaften,
Aus Früchten von Obstbäumen,
Aus Obstbäumen hat Gott mich geschaffen,
Aus der Blüte der Bergprimel,
Aus den Knospen der Bäume und Büsche,
Aus der Erde von irdischer Art.
Als ich gemacht ward
Aus den Blüten der Nessel,
Aus dem Wasser der neunten Welle...

Irgendwann in unserer Evolution, im ewigen Kreislauf der Elemente, waren wir Teil eines jeden Wesens. In jeder Form haben wir den Makrokosmos durchwandert. Taliesin ist weise, weil er sich dessen erinnert. Daher kennt er die Geheimnisse der Natur.

Spätere walisische Sagen, die sich um die Gestalt Taliesins ranken, erzählen folgende Geschichte von seiner wundersamen Entstehung.[51]

Die wundersame Entstehung des Taliesin

Mitten in einem See wohnte ein Edelmann mit seiner Frau Keridwen (eine Abwandlung der alten walisischen Naturgöttin *Cerridwen).* Sie gebar zwei Kinder, das schönste Mädchen der Welt und den häßlichsten Knaben. Da sie eine große Zauberin war, wußte sie, was zu tun sei, damit der Sohn, trotz seiner Häßlichkeit, gesellschaftliche Anerkennung finden könne. Er sollte weiser werden als alle anderen und als Barde die Menschen bezaubern. Zu diesem Zweck ließ sie einen »Kessel der Inspiration« schmieden und mit klarem Quellwasser, Blumen und Zauberkräutern füllen, ein Jahr und einen Tag sollte er ununterbrochen kochen (Feuer und Wasser!). Täglich den genauen Stand der Planeten und Sterne beachtend, sammelte Keridwen blühende Kräuter und warf sie Zaubersprüche murmelnd in das Gebräu. Ein alter Druide mußte das Feuer schüren, und ein Junge namens Gwion *Bach* wurde zum Rühren angestellt. Eines Tages fielen dem kleinen Gwion beim Rühren drei Tropfen auf die Hand. Als er sie ableckte, konnte er plötzlich in die Zukunft schauen. Da sah er, daß die Frau ihn zu töten beabsichtigte, sobald die Arbeit fertig war. Entsetzt floh er, und der Kessel zerbarst. Außer sich vor Wut, in der Gestalt einer kreischenden, schwarzen Hexe, verfolgte Keridwen den Jungen. Kraft der drei Tropfen verwandelte sich Gwion Bach in einen flinken Hasen; sie aber verwandelte sich sofort in einen Windhund. Da sprang er ins Wasser und wurde zum Fisch; sie nahm die Gestalt eines Otters an. Nun schwang sich der Verfolgte als Vogel in die Lüfte; sie merkte es und wurde zum Falken. Da ließ er sich als winziges Getreidekorn auf eine offene Dreschtenne fallen. Sie aber nahm die Gestalt einer Henne mit feuerrotem Kamm an und kratzte so lange in der Spreu, bis sie das Korn fand und es aufpickte. Dadurch wurde die Zauberfrau schwanger und gebar nach neun Monaten ein hübsches, strahlendes Kindlein. Da sie es nicht übers Herz brachte, es sofort zu töten, steckte sie das Kind in einen Ledersack und warf es ins Meer. Gwion trieb fort. Am nächsten Tag, dem 1. Mai (!), fischte ihn ein Angler, der sonst nie Glück hatte, aus dem Wasser. Es war Prinz Elphin, der durch Verrat sein Königreich verloren hatte. Der Knabe wurde *Taliesin,* »leuchtendes Antlitz«, getauft. Er entpuppte sich als begnadeter Prophet und Magier und setzte auch sofort seine Fähigkeiten ein, um seinem Retter dabei zu helfen, dessen verlorenes Königreich wiederzugewinnen.
In der Geschichte wurde Gwion Bachs wunderbare Verwandlung durch die drei Tröpfchen – eine wahrlich homöopathische Dosis – aus dem kochenden Kessel der Inspiration bewirkt. Diese Tropfen gaben den Anstoß, der seine Seele durch die vier Elemente führte, als Hase über die Erde, als Fisch durchs Wasser, als Vogel durch die Luft und als Saatkorn durchs Feuer (die rote Henne). Er wurde verschluckt und gelangte in die dunkle Tiefe, zu jenem Ort, der Vernichtung, aber auch Verwandlung und höheres Leben bedeutet.

Der Kessel der Blütengöttin – der heilige Gral

Das Motiv des erhitzten Kessels voller Blüten und Kräuter aus der Geschichte des Gwion Bach erinnert an die sonnendurchwärmten Blütenschüsseln des Edward Bach. Auch hier wird mit einer unwahrscheinlich geringen Dosis eine Reaktion ausgelöst und auf seelischer Ebene ein Signal gesetzt, welches den Weg zu einer höheren Seinsebene öffnet.

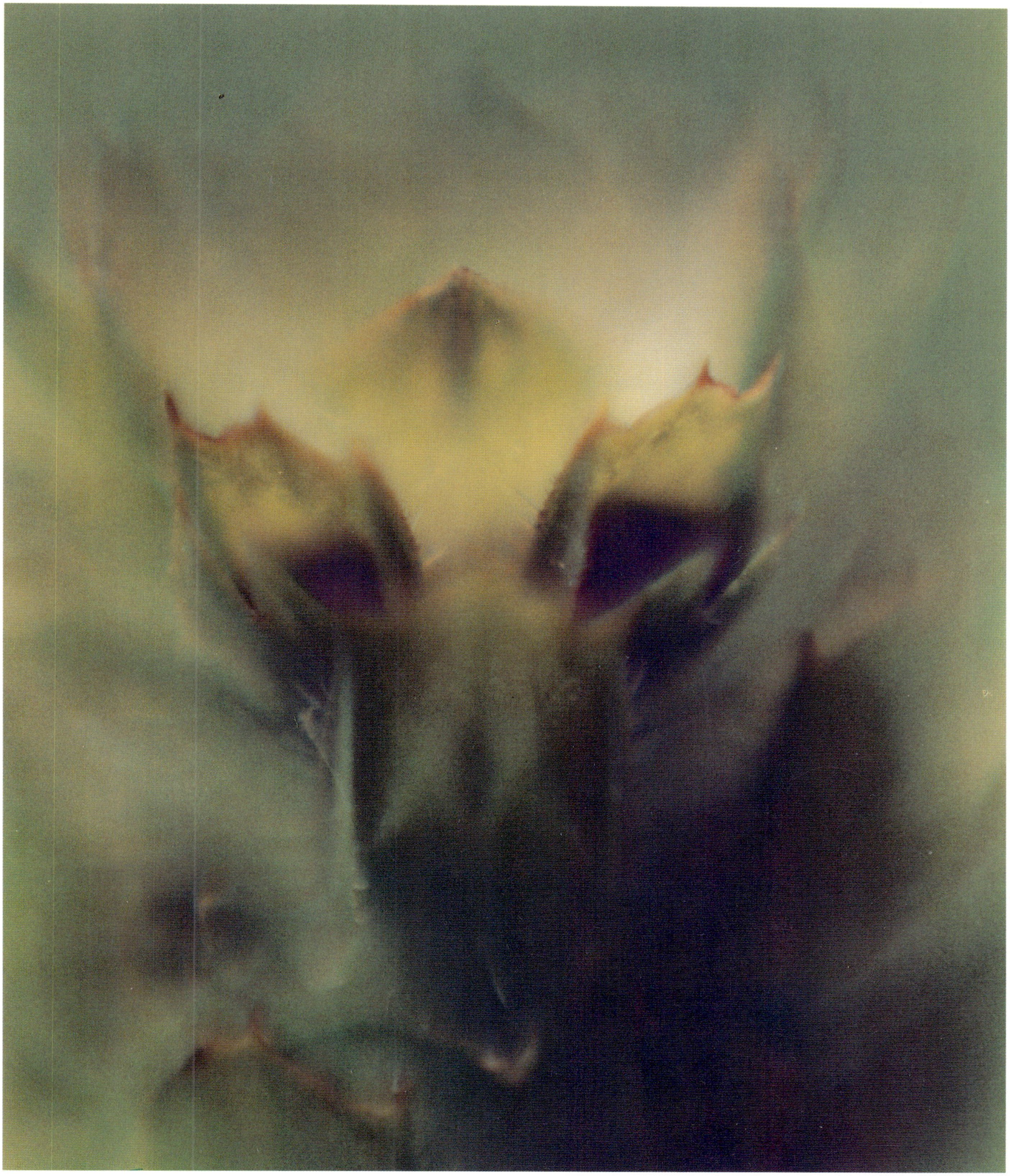

Der wunderbare Kessel ist natürlich ein pan-keltisches Motiv, das seine Wurzeln in den paleolithischen Schamanenkochtöpfen hat. Der Kessel, der die Kraft hat, den Gestorbenen immer wieder neues Leben zu schenken und sie von den Wunden des Daseins zu heilen, gehört dem Herrn der Seelen oder der großen Göttin. Nach der Christianisierung wird das Gefäß zum heiligen Gral, »der so hell leuchtet, daß die Kerzen dagegen verblassen, wie die Sterne, wenn die Sonne aufgeht.«[52]

Zum heiligen Wassergefäß der Kelten gesellte sich die heilige Lanze, der Lichtspeer des Sonnengottes *(Bel* oder *Lug)*. Diese Lanze ist es, die im Mai die Blütenkelche mit kosmischer Liebeskraft sanft berührt und öffnet. Im Hochsommer *(Lugnasad)* wird diese Sonnenstrahlenkraft feurig und läßt Körner und Früchte reifen. Wenn diese lautere, zarte Kraft, die unsichtbar ätherisch auch in den Menschenseelen und -leibern wirkt, von Begierden und niederen Trieben wie Haß, Neid, Furcht, Selbstsucht pervertiert wird, dann verwandelt sie sich in eine verletzende Kraft, in die »blutende Lanze« der Gralsdichtung. Dann wird das Land (Sinnbild der Seele) wüst und unfruchtbar, und der Gralskönig (das menschliche Ich) leidend und lebensmüde. In der spätkeltischen Sage sind es die Gralsritter – die Helden, die an der Tafelrunde des König Arthur teilhaben –, welche die ganze Welt durchsuchen, um ein Heilkraut gegen das Unheil zu finden. Viele erliegen den betörenden Blumenmädchen des bösen, egoistischen Zauberers, dessen Trugbilder und Täuschungen die Welt befangen. Erst Parsifal, der schwergeprüfte »reine Tor«, entreißt dem Bösewicht die Lanze und bringt sie zur Gralsburg (Körper) zurück. Nun sind Gral (Wasser) und Speer (Feuer) harmonisch wieder vereint. Nun können Heil, Gesundheit und segensreiche Fruchtbarkeit das verwüstete Land erneut begrünen; nun können die Engel wieder vom Himmel herabsteigen – die Verbindung zum höheren Selbst ist wieder hergestellt.[53] Zu Karfreitag und Ostern wirkt die Gralskraft am stärksten; göttliche Inspirationen durchweben die äußere und innere Natur, den Makrokosmos und Mikrokosmos.

GRALSDICHTUNG

Parzifal, der »durch Mitleid sehend gewordene« Held, wird zum neuen Gralskönig. Der Gralskönig ist zugleich der »Fischerkönig«. Täglich fischt er im dunklen See, der die Gralsburg umgibt. Im Fischer erkennen wir das Sinnbild eines Meditierenden, der am Ufer der materiellen Welt in die lebendig bewegten, flutenden Abgründe des Äthermeeres schaut. In den Märchen, die häufig keltischen Ursprungs sind, angelt der Fischer oft einen goldenen Fisch; er holt das Sonnengold aus den Tiefen, das Weisheitsgold, und vergegenwärtigt das goldene Zeitalter erneut.[54] Es ist kein Zufall, daß Christus – der in den keltischen Ländern an die Stelle des Sonnengottes rückt – lauter Fischer als Jünger hat.

FISCHER ALS SINNBILD

Nachdem er in Wales aus dem Weisheitskessel getrunken hatte, zog Edward Bach in das kleine Fischerdorf Cromer in Norfolk. Viele Stunden verbrachte er am Meer. Gerne schaute er den Fischern zu. Auch sie, erkannte er, haben einen sechsten Sinn, »ein untrügliches Gespür, wann sie ihre Leinen und Netze auswerfen und ihre Krabbenkörbe zu Wasser lassen mußten.«[55] Auch sie leben durch die Intuition; mit sicherem Gespür fahren sie ins endlose Meer, dorthin, wo die größten Schwärme anzutreffen sind. Bachs Sensitivität hatte sich inzwischen so weit entwickelt, daß er Stürme und Unwetter vorhersagen konnte. Er fühlte, wenn ein Schiff weit draußen auf der See in Not war und rief die Rettung, ehe jemand anderes davon erfahren hatte. Auch er war ein Fischer, jedoch einer, der im seelisch-ätherischen Meer fischte, denn nun hatte er nicht nur Zugang zu den Tiefen der äußeren Natur, sondern ebenso zur inneren Natur seiner selbst und anderer Menschen.

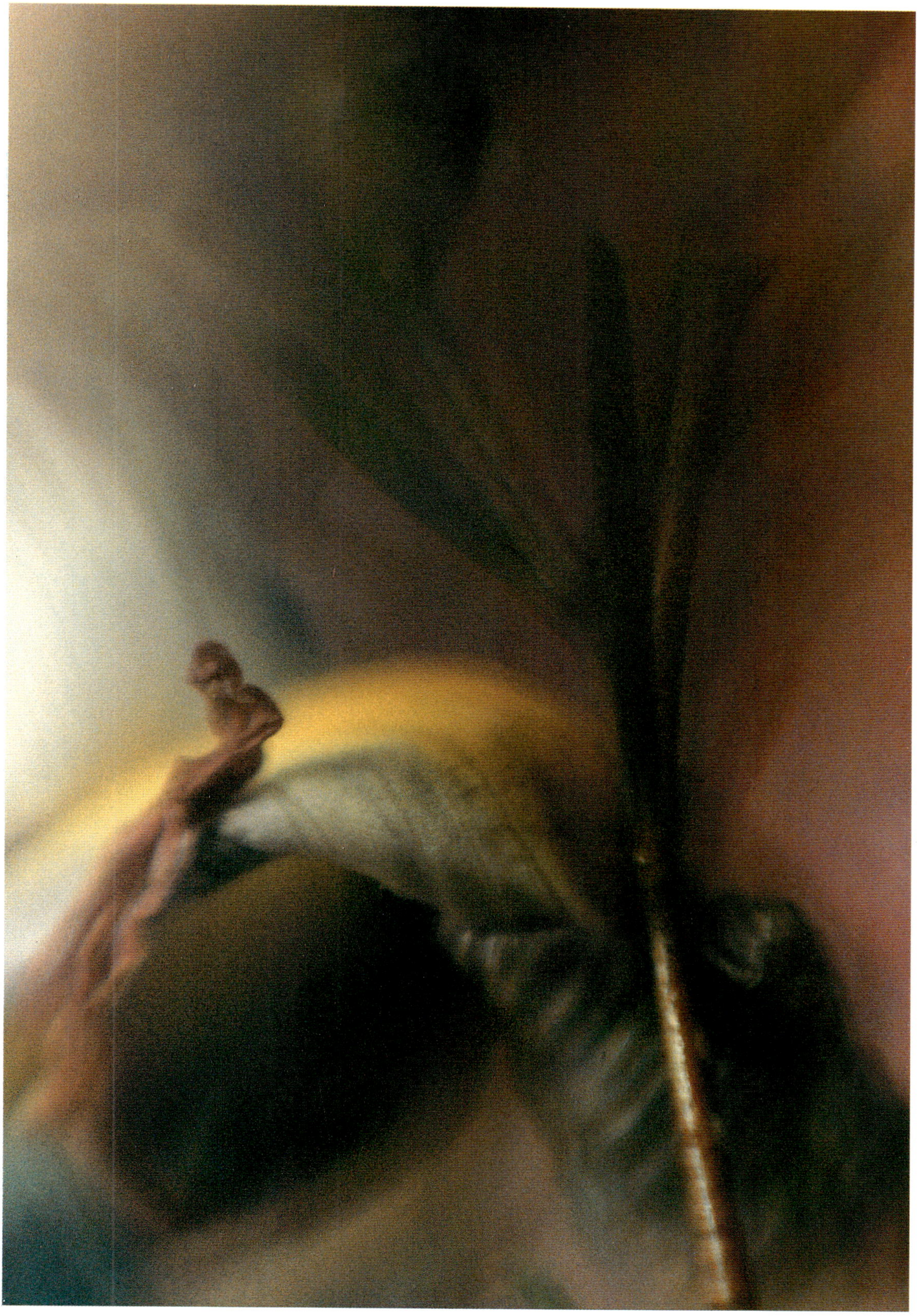

Die ersten walisischen Herbalists

Meddygion Myddfai

Eine weitere walisische Sage soll uns hier beschäftigen, und zwar die vom Ursprung der walisischen Kräuterärzte, der *Meddygion Myddfai*, die sich selber als Nachfahren der Druiden bezeichnen und ausgezeichnete Naturkenner sind.[56]

Der Ursprung der walisischen Kräuterärzte

In der Nähe des Sees Llin-y-Fan-fach in Südwales lebte einst eine Witwe mit ihrem einzigen Sohn Gwyn. Oft hütete er seine Rinder an dessen Ufer. Eines Tages tauchte eine wunderschöne Jungfrau aus dem Wasser auf. Er verliebte sich augenblicklich in sie. Als er ihr aber Brot und Käse anbot, verschwand sie wieder im See. Vielleicht mag sie rohen Teig, dachte er, und hoffte, ihr am nächsten Tag wieder zu begegnen. Sie erschien, aber auch rohen Teig mochte sie nicht. Da riet ihm seine Mutter, er solle doch Brot mitnehmen, das »weder roh noch gebacken« ist, denn das mögen die Elfenwesen, denen man an jenen Orten begegnet, die weder feste Erde noch Wasser sind. Das halbbackene Brot nahm die Seejungfrau an; sie müsse aber erst ihren Vater fragen, wenn Gwyn sie heiraten wolle. Am nächsten Morgen wartete er voller Ungeduld am Ufer. Da tauchte der alte Seekönig mit seiner Tochter und ihrer Zwillingsschwester auf. »Wenn du sie unterscheiden kannst«, – sagte der Vater – »darfst du sie heiraten, aber das nur unter der Bedingung, daß du sie weder schlägst noch tadelst. Tust du das dreimal, und sei es auch aus Versehen, dann muß sie die Menschenwelt wieder verlassen!« Gwyn, der sich in den Tagen zuvor an ihrer Schönheit nicht hatte satt sehen können, war verblüfft. Doch dann entdeckte er, daß bei der einen Schwester das Schuhband anders gebunden war, als er es zuvor gesehen hatte, und so fand er die Richtige. Der Elfenkönig segnete die Verbindung und gab ihnen so viele Kühe als Mitgift, wie der junge Mann in einem Atemzug aufzählen konnte.

Die Jahre verliefen glücklich. Drei Söhne wurden geboren. Gwyn machte sich keine Gedanken wegen der Bedingung, denn nie würde er seine Frau tadeln oder gar schlagen. Und dennoch, unwillkürlich geschah das Unmögliche. Als sie eines Tages zu einer Taufe geladen waren, weigerte sie sich, ihr Pferd zu satteln. Der Mann, der vergessen hatte, daß Elfen einer anderen Welt angehören und das Weihwasser der Priester scheuen[57], tadelte sie. Ein anderes Mal stieß er sie mit dem Ellbogen, als sie bei einer Hochzeit laut schluchzte. Es war ihm peinlich den anderen Bauern gegenüber. Ein drittes Mal stieß er sie leicht mit dem Fuß, als sie während einer Beerdigung lauthals lachte. Da hielt sie inne, wurde ganz traurig und sagte: »Liebster, nun muß ich gehen!« Sie rief alle Tiere, die sie als Mitgift mitgebracht hatte; sogar das Kälbchen, das schon am Metzgerhaken baumelte, wurde wieder lebendig und folgte ihr. Sie rief noch einmal ihre Söhne zu sich, segnete sie und unterwies sie in den Geheimnissen der Heilkräuter, den günstigen Sammelzeiten und Zubereitungsarten; sie gab jedem ein Kräuterbündel, damit sie alle Leiden und Gebrechen zu heilen vermochten. Dann war sie verschwunden. Ihre Söhne wurden die ersten *Myddfai*-Ärzte, jene *herbalists,* die noch immer die Achtung der walisischen Landbevölkerung genießen.

Die Geschichte ist interessant, denn sie zeigt uns, daß das Wissen um die Heilpflanzen und die Fähigkeit zu heilen nicht durch eifriges Studieren pflanzenkundlicher Abhandlungen und wissenschaftliche Experimente errungen werden können, sondern als *Gabe* offenbart werden, als Ergebnis einer zwanglosen Liebe, an der Nahtstelle zwischen der sinnlichen und der übersinnlichen Welt. In der Geschichte wird deutlich, daß es sich um ein sanftes, feminines Wissen handelt, das jedoch ganz genaues Beobachten voraussetzt. Der Auserwählte muß die wahre Geliebte von ihrem scheinbaren Ebenbild, der Zwillingsschwester, zu unterscheiden wissen.

Elfenwelt

In der Elfenwelt, also im Bereich der ätherischen Kräfte, verläuft alles umgekehrt wie in der Welt der Sterblichen; die Elfenfrau lacht bei Begräbnissen und weint bei Hochzeiten. Herrscht in der Materie das Gesetz der Schwerkraft und Entropie, so gilt im Ätherischen das Gesetz des Wachstums und der Leichtigkeit, welche die Pflanze in die Höhe treibt und – entgegen der Schwerkraft – den Apfel auf den Baum bringt. Nicht in toten, chemischen Stoffen findet der *Myddfai*-Heiler seine Mittel, sondern in den ätherischen Lebenskräften der Pflanzen, welche mechanistische Gesetzmäßigkeiten umkehren und Krankheitsprozesse in Gesundungsprozesse umzuwandeln vermögen.

Waldweise und Pflanzenmagier

Ätherische Energien

Die an sich unsichtbaren ätherischen Energien offenbaren ihre Wirkung in allen natürlichen Formen und Gestalten: Von den sechs-sternigen Schneeflocken bis hin zu den Blütensymmetrien, im menschlichen Mikrokosmos geben sie den Gedanken und Imaginationen Gestalt und Form. Die keltischen Druiden, die »Waldweisen« (kelt. *dru* = Baum, Eiche; *wid* = sehen, wissen) lernten während jahrzehntelanger Unterrichtung in abgelegenen Wäldern diese Energien kennen. Sie erfuhren die Wege der Elfen; sie erlebten, daß hinter der scheinbar so festen Materie eine ewig wandelbare, wunderbare Kraft verborgen liegt, die man mittels Wort, Gesten und Ritual bewegen und handhaben kann. Um das Wissen gegen Mißbrauch zu schützen, behielten sie die in Reime gefaßten Erkenntnisse »im Herzen«, in anderen Worten, sie lernten es auswendig *(by heart)* und weigerten sich, es schriftlich festzulegen.

Mit der Zeit ging der Großteil dieser mündlichen Überlieferungen verloren. Aber immer wieder aufs neue offenbart sich die Elfenwelt gutmütigen, reinherzigen, naturverbundenen Menschen erneut. Oft sind es einfache Leute, wie die Kräuterfrau aus dem Schwarzwald, der während der Pestzeit ein kleines Waldmännlein erschien und sie mit dem Spruch »Esset Wacholderbeeren und Bibernell, so sterbt ihr nit so schnell« auf Heilpflanzen aufmerksam machte.[58] Auch im zwanzigsten Jahrhundert gab (und gibt) es noch einige Menschen, die bewußt oder unbewußt zu den ätherischen Kräften Zugang haben. Rudolf Steiner, der auch viel aus keltischer Tradition schöpfte, spricht in diesem Zusammenhang von »Bildekräften«. Er entwickelte unter anderem Kräuterpräparate, die als ätherisch wirksame Mittel für Pflanze und Boden noch immer eine wichtige Rolle in der biologischen Landwirtschaft spielen. Hier sei auch noch der kalifornische Pflanzenzüchter Luther Burbank (1849–1926) erwähnt, der durch innerliches Zureden Pflanzen davon überzeugen konnte, ihr festgelegtes genetisches Programm zu verändern. Er vermochte Früchten die gewünschte Farbe, Form und Geschmack, ja sogar den gewünschten Duft zu geben und schuf so Tausende von neuen Pflanzensorten, die noch immer unsere Gärten zieren: eine riesige Kartoffel, eßbare Kakteen ohne Stacheln, eine ganzjährig blühende Rose und vieles mehr.[59]

Bildekräfte

Auch Edward Bach hatte Zugang zu den ätherischen Energien, die hinter den materiellen Erscheinungen wirken, und wußte, daß Pflanzen diese vermitteln können. Er erkannte, daß die Dinge der Erscheinungswelt nicht ein für allemal fixiert sind, am

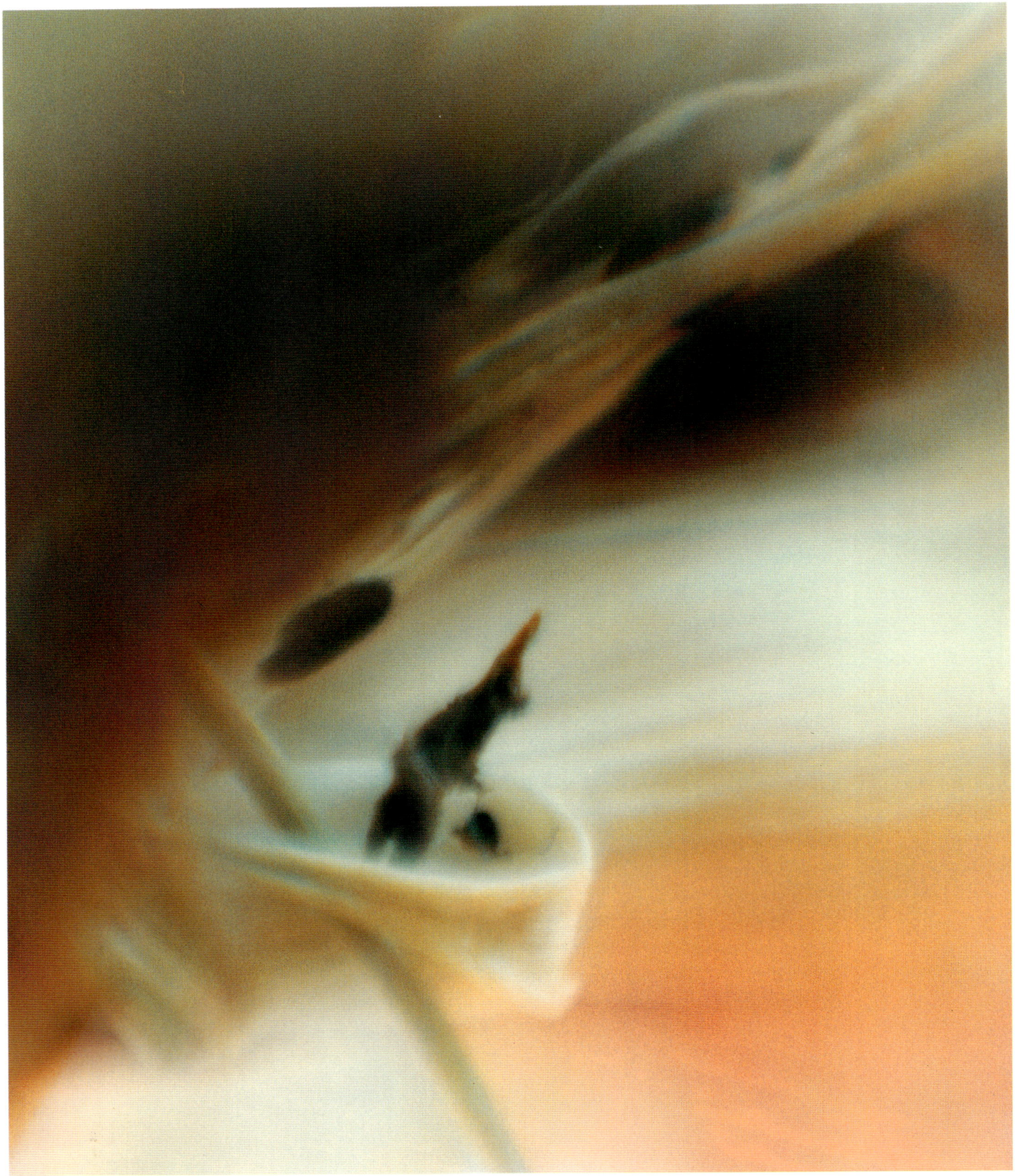

allerwenigsten die »Krankheiten«. Auch wenn die medizinische Terminologie den Anschein erweckt, es handle sich um faßbare Dinge, so sind es dennoch sich ständig wandelnde Erscheinungen. Die sogenannten Krankheiten sind nicht primär auf mechanisch-chemischer Basis zu erklären, sondern als energetische Disharmonien, die letztlich auf falschen, seelischen Einstellungen und falschen Vorstellungen beruhen. Mit dieser Erkenntnis überschreitet Bach die Grenzen der Schulmedizin seiner Zeit. Statt auf im Tierversuch gewonnene Wirkstoffkonzentrate setzt er auf die Kräfte der Sonne, des Wassers und der Blüten, die der Menschenseele etwas von der Güte des Universums zuflüstern und sie wieder mit ihm verbindet.

7. Das Geheimnis der Blüten

Kleinstlebewesen

Alle Lebewesen, selbstverständlich auch die Blütenpflanzen und die Menschen, haben gemeinsame Vorfahren in den Schwärmen einzelliger Kleinstlebewesen, die sich im mütterlichen Schoß der warmen, urzeitlichen Meere tummelten. Ihnen pflanzliche oder tierische, männliche oder weibliche Eigenschaften zuschreiben zu wollen, ist ebenso schwierig wie bei den heutigen Planktonten, die sich zuweilen sowohl pflanzen- wie tierähnlich ernähren können. Im Laufe der Entwicklungsgeschichte spaltete sich jedoch das damalige Urleben auf: in ein Kohlenstoff assimilierendes Pflanzenreich und ein Kohlenstoff abbauendes Tierreich. Sie schieden sich, und dennoch wanderten sie gemeinsam den unendlich langen Weg, der vom Meer zur Besiedlung der festen Erde führte.

Parallelevolution – Tierreich und Pflanzenreich

Weichtiere und Algen

So begleiten Hohltiere, Weichtiere und später primitive Fische die Entwicklung der Algen durch das frühe *Palöozoikum.* Im *Devon* und *Karbon*, vor mehr als 300 Millionen Jahren, besiedeln primitive Gliedertierchen und kaltblütige Lurche Flußtäler, Sümpfe und Überschwemmungsgebiete. Mit ihnen erscheinen farnähnliche Gewächse, die nun ihre grünen Wedel und Sprosse in die Luft heben und sich zu Moosen, Farnen, Schachtelhalmen und Bärlappgewächsen entwickeln. Diese Gewächse haben keine Blüten. Sie erzeugen lediglich Sporen, die zum Keimen auf nassen Untergrund angewiesen sind. Dort, auf feuchtem Sumpfboden, kann sich der Vorkeim *(Prothallium)* entwickeln, auf dem sich männliche »Schwärmer« mit weiblichen Eizellen verbinden, so daß eine neue blütenlose Pflanzengeneration entstehen kann. Wie die Lurche, die zur Vermehrung Teiche und Tümpel aufsuchen, müssen auch diese Gewächse zurück zur mütterlichen Substanz, dem Wasser, um sich zu erneuern und zu vermehren.

Lurche und Farne

Hundert Millionen Jahre später, im *Perm*, entstehen Pflanzen, die es nicht mehr nötig haben, ihre Eizellen dem Gewässer, Schlick oder nassen Schlamm zu überlassen. Vor Austrocknung sicher, bleiben die sonst kaum geschützten »nackten« Keimzellen, zwischen verholzten, farb- und duftlosen Schuppen einer »Holzblüte« haftend, bei der Mutterpflanze. Dort, in diesen Prototypen der Blüte, harren sie der Befruchtung durch den Pollen, den der Wind in gewaltigen Staubwolken von den »männlichen« Zapfen herbeiträgt. Zwar wird dabei viel Pollen vergeudet, aber der Vermehrungsvorgang wird in luftige Höhen

Koniferen und Reptilien

erhoben. Das feuchte Substrat ist nun – zum primitiven Blütenboden miniaturisiert – von der Mutterpflanze »verinnerlicht« worden.

In der gleichen erdgeschichtlichen Epoche findet eine analoge Entwicklung in der Tierwelt statt. Auch hier bedarf der Vermehrungsvorgang nicht mehr des feuchten Elements; es entsteht das Ei mit harter Schale. Dieses entspricht der primitiven Holzblüte der Nacktsamer (*Gymnospermen*). Gemeinsam können nun die *Koniferen* und Reptilien das trockene Land besiedeln; die blütenlosen Moose und Farne und die zarten Lurche lassen sie in den feuchten Niederungen zurück. Das Erdmittelalter hat begonnen!
Bald entstehen Gräser und Laubbäume, die ihre Eizellen in Fruchtblätter hüllen und mit Nährstoffen versorgen. Fürsorgend und schutzbietend gebärden sich auch die nun erscheinenden primitiven, aber warmblütigen Säuger und Vögel. Sie bauen Nester und behüten und schützen ihre Jungen.

Säuger und Blütenpflanzen

Erst später, zusammen mit intelligenten Säugetieren, bunten Schmetterlingen und den Bienen erscheinen die echten Blütenpflanzen – die Krönung der Pflanzenentwicklung! In harmonischer Symbiose begegnen sich hier Pflanze und Tier. Für die erwiesene Hilfe bei der Befruchtung und Verbreitung der Samen spendet die Blütenpflanze Nektar und süßes Fruchtfleisch. Damit wird auch die in den vorherigen Evolutionsstufen ungeheure Vergeudung von Pollenstaub und Samen reduziert.

Blüte und Insekt

Die Schritte, die zum Zusammenwirken von Blüte und Insekt führten, können wir nachzeichnen. Zuerst war es der nach Verwesung riechende Pollen, der hungrige Käfer anlockte, die bei ihrer Wanderung von Blüte zu Blüte beiläufig die Bestäubung durchführten. Allmählich wurden die Beziehungen raffinierter. Noch relativ primitive Gattungen, wie die indonesische Riesenblume (*Rafflesia*), verführen Aasfliegen mit blutig rotvioletten, nach faulem Fleisch stinkenden Blüten. Landet eine Fliege in ihrem Kelch, dann wird das Tierchen einige Zeit darin festgehalten, ehe es, pollenbedeckt, wieder herauskrabbeln darf. Auch der Aronstab und die Riesenseerose halten die Insekten eine kurze Weile gefangen. Als beträchtlich höher entwickelt gelten dagegen jene Pflanzen, die ohne diesen Zwang auskommen und sogar ihre Blütenform den Schmetterlingen, Bienen oder Hummeln genau angepaßt haben.

Solche höchstentwickelten Blütenpflanzen zogen das Interesse Edward Bachs auf sich. Er glaubte – sicher zu Recht – sie entsprächen dem menschlichen Entwicklungsstadium am besten. Denn ihre Befruchtungsorgane sind die differenziertesten Gebilde, die das Pflanzenreich bis jetzt hervorgebracht hat, im Tierreich nur mit dem Gehirn vergleichbar.

Evolutionsschritte

Während sich die Wurzeln in unaufhörlichem Wachstum, auf der Suche nach Wasser und Mineralien, im Erdboden verlieren, und sich die Blätter, offen und flach, möglichst gleichmäßig in alle Richtungen ausbreiten, um möglichst viel Sonne und Kohlendioxid aufzunehmen, wölbt sich die Blüte nach innen und verkapselt sich schließlich, um ihre Samen zu schützen und ausreifen zu lassen.

In der Blütenbildung durchwandert die Pflanze die Stufen ihrer Evolution rückläufig. Das Ausdehnen kommt zum Stillstand und die Rückkehr zum Ursprung beginnt. So betrachtet begegnen wir in dem von Kelch- und Kronblättern eingehüllten Fruchtknoten und der darin enthaltenen Samenanlage dem Erbe der Nacktsamer des Erdmittelalters. In der vielschichtigen Kapsel der Samenanlage sehen wir das Erbe der Farne der Steinkohlenzeit. Und bei der Eizelle sind wir wieder bei den Algen im Urmeer angelangt.[60]

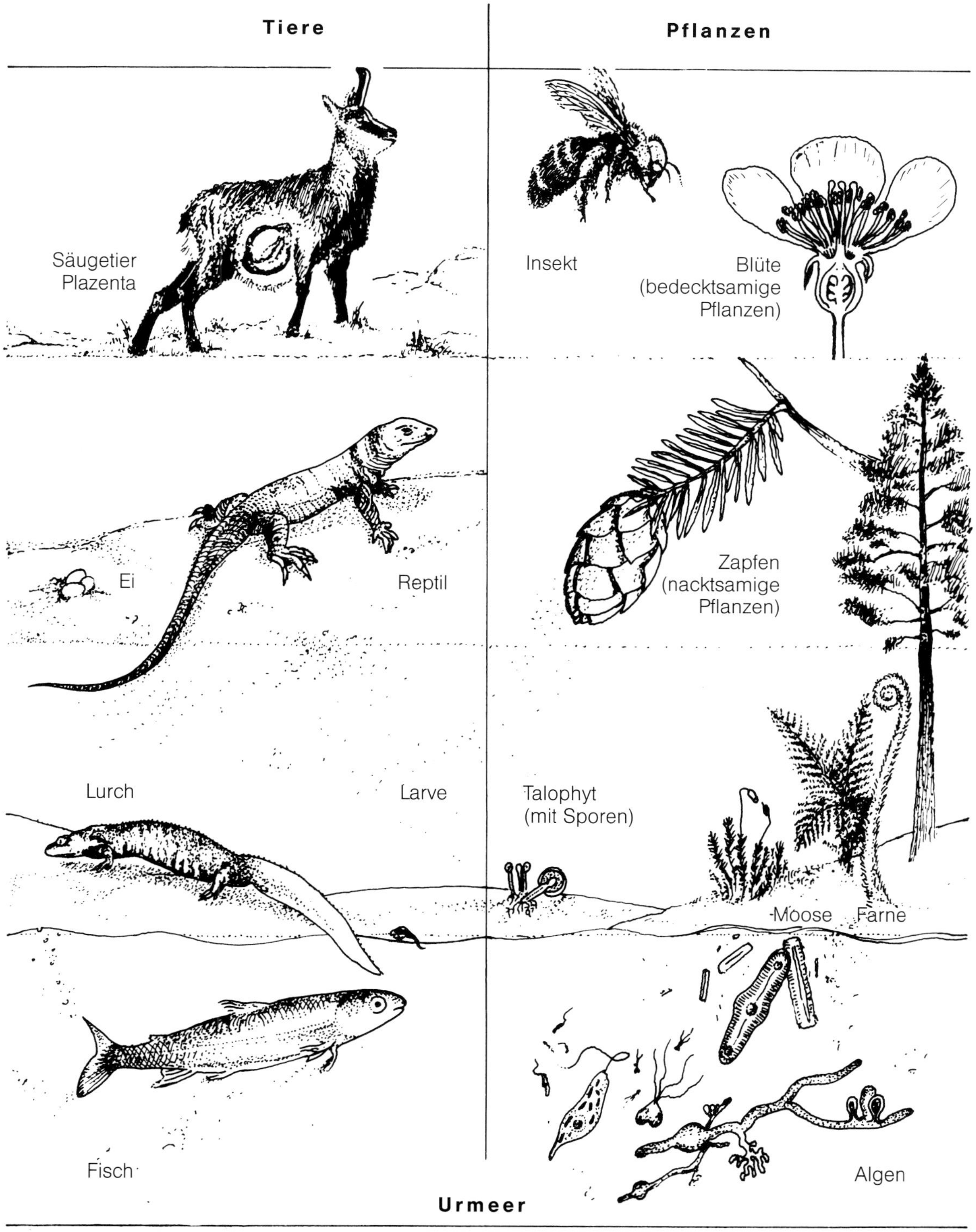

Parallelentwicklung der Pflanzen und Tiere in der Evolution

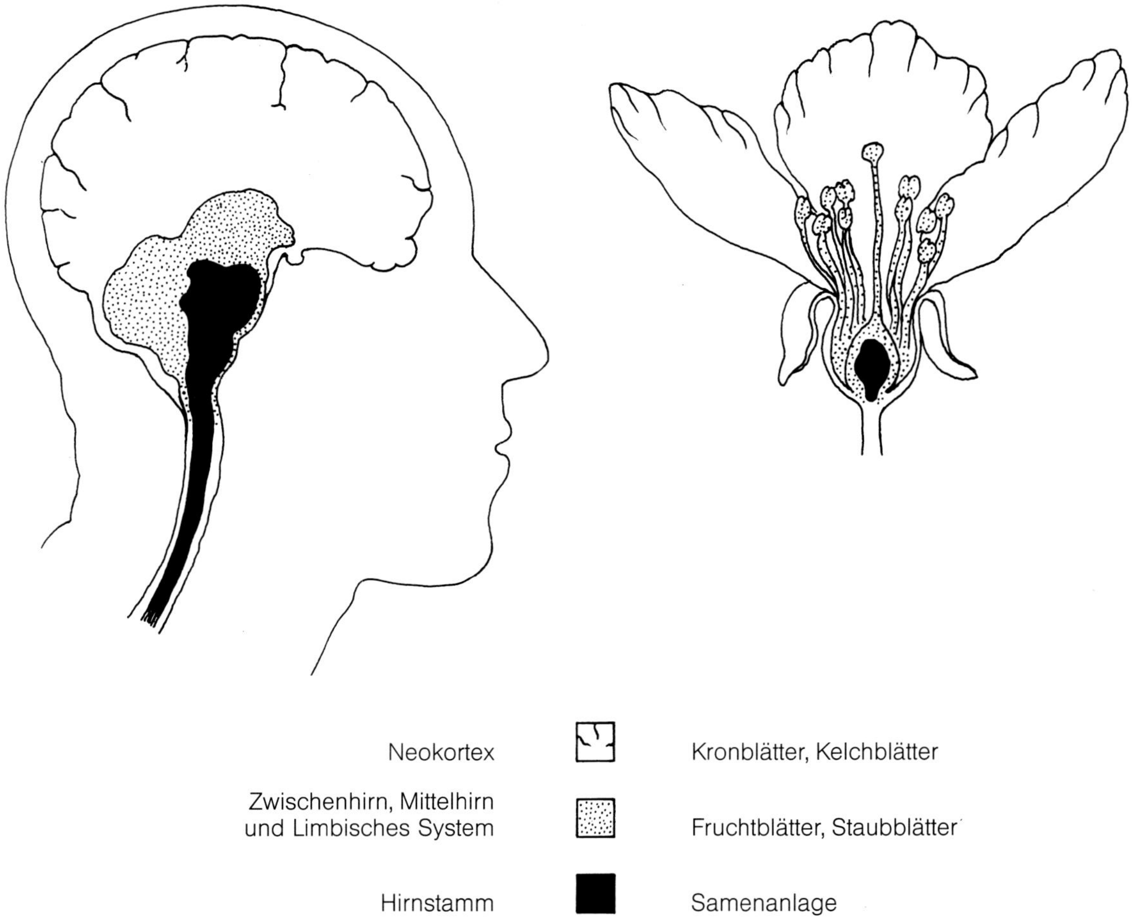

Gehirn und Blüte – der Aufbau im Vergleich

In der Blütenbildung findet also ein Gang zurück zur Quelle statt, eine Rekapitulation, die der Pflanze Erneuerung und Vermehrung ermöglicht.

Was die Blüte einer Pflanze mit dem menschlichen Gehirn gemeinsam hat

Gehirnschichten

Betrachten wir nun das menschliche Gehirn Schicht um Schicht, stoßen wir auf eine ähnliche Erscheinung. Jede Hülle ist Zeuge eines Schrittes in der Evolution. Analog zu den Blütenblättern ist die Großhirnrinde *(Neokortex)* eine entwicklungsgeschichtlich junge Erscheinung. Sie umhüllt das Mittelhirn, das Zwischenhirn und Teile der alten Rindenbezirke wie das limbische System, in dem das Gefühlsleben und die Emotionen verankert sind. Diese Gehirnanteile, die wir mit primitiven Säugern und Reptilien gemeinsam haben, umgeben wiederum den entwicklungsgeschichtlich ältesten Hirnteil, den Hirnstamm, welchen wir mit den Fischen und Lurchen gemeinsam haben, und der den Fortpflanzungs- und Selbsterhaltungstrieb (Atmung, Kreislauf) beherrscht. Den Rückenmarksstrang haben wir mehr oder weniger mit den Würmern gemeinsam. Und die einfachsten Reflexe, wie

z. B. Lichtempfindlichkeit, sind schon bei den Einzellern des Urmeeres veranlagt, dort, wo Tierisches und Pflanzliches noch nicht geschieden ist.

Blütenhüllen

Die verschiedenen Hüllen der Blüte lassen sich also durchaus mit den unterschiedlichen Schichten des Hirns vergleichen. Entwicklungsgeschichtlich wurden sie in den gleichen Epochen veranlagt. Folglich kann man annehmen, daß ähnliche formative Kräfte (ätherische Bildekräfte) bei ihrer Bildung am Werk waren, und man darf auch vermuten, daß ihnen ähnliche »energetische Schwingungen« zugrunde liegen.

Resonanzwirkung

So kann man den Schluß wagen, daß die von Bach ausgewählten Blüten – durch die Einwirkung von Sonne und Wasser aufgeschlossen – die psychosomatische Tiefe, die ja mit dem Nervensystem verknüpft ist, erreichen können. Tief unterhalb der Oberfläche des Tagesbewußtseins können sie »Informationen« einbringen und vibrationelle Neustrukturierungen anregen. Dabei kann man mit der geeigneten Haltung und Andacht die morphologische Manifestation der Blume, ihre Gestalt, Farbe und anderen Eigenschaften, als Abbilder ihrer innewohnenden Dynamik betrachten. Dies unterscheidet sich grundsätzlich von einem Hineinlesen von Eigenschaften in die Pflanzen, was von einigen sogenannten Nachfolgern Bachs vielfach verwechselt wird. Denn der Erfahrungsschatz der alten Kräuterkenner, der sich in der Signaturenlehre niederschlug, wertet ja die äußere Erscheinung der Blume nicht als etwas Zufälliges, sondern als Aussage über die ihr innewohnenden Kräfte.

Mit der Entdeckung der Blütenmittel hatte Edward Bach sein Ziel erreicht, nicht nur oberflächliche Symptome zu behandeln, sondern zu den Wurzeln psychosomatischer Störungen vorzudringen, die jenseits der neokortikalen Gedanken- und Vorstellungswelt liegen. Man kann sagen, er fand Zugang zu unbewußten, archetypischen Komplexen, bzw. seelischen Verhaltensmustern, die im limbischen System und im Hirnstamm ihren physischen Ausgangspunkt haben. Es gelang ihm, diese neu zu in*form*ieren und zu reharmonisieren, dadurch die Disharmonien, die Streßüberreaktionen auszugleichen. Gleichzeitig blieb er dem homöopathischen Grundsatz treu, Ähnliches mit Ähnlichem zu behandeln, weil entwicklungsgeschichtlich Ähnlichkeit zwischen der Entwicklung der Blüte und des menschlichen Gehirns bzw. des Nervensystems als Träger seelischen Lebens besteht.

Archetypische Verhaltensmuster

Daß diese Verbindungen existieren, ist keine blasse Theorie oder poetischer Analogieschluß. Kann nicht der bloße Anblick einer Blume Gefühle hervorlocken? Die Blumensprache, eine hochdifferenzierte Blütensymbolik (»Keusch wie die Lilie«), wurde bis zum Einbruch des Maschinenzeitalters allgemein verstanden. Blumendüfte – das zeigen die Aromatherapie, die Räucherungen bei religiösen Zeremonien, sowie die Verführungskunst parfümierter Femmes fatales – können unterhalb der Bewußtseinsschwelle verschiedene Reaktionen im vegetativen Nervensystem auslösen. Sollten die noch subtiler aufbereiteten Bach-Blüten nicht mindestens eine ähnlich tiefgreifende Wirkung haben?

Wo ist die Seele der Pflanze?

Gleiches wirkt auf Gleiches, Seelisches auf Seelisches. Aber wie unendlich verschieden ist dennoch das Seelische der Pflanze von dem des Menschen! Aus der Sicht neuerer geisteswissenschaftlicher Strömungen ist der Mensch ein ganzheitliches Wesen, ein

Mikrokosmos aus Geist, Seele, Leben und Stoff, wobei sich Geist und Seele mittels der ätherischen Lebenskraft aus den Erdenstoffen den physischen Körper als Vehikel erschaffen. Auch die Pflanze hat einen physischen Leib, der aus chemischen Elementen besteht und von ätherischer Lebenskraft (Wachstum, Stoffwechsel, Reproduktion) durchpulst und organisiert wird. Wo aber ist die Seele, wo der Geist der Pflanze? Wie manifestieren sie sich?

Naturwissenschaftler haben sich schon lange den Kopf darüber zerbrochen und ganze Berge pflanzlicher Gewebe seziert, bis sie zu dem Schluß kamen, Seele und Geist gäbe es in der Pflanzenwelt nicht! Nirgends auch nur ein Ansatz von nervlichen Fasern; nicht die geringste Andeutung von einem koordinierenden, bewußten Zentrum. Zwar hat man inzwischen mit dem Galvanometer scheinbar emotionelle Reaktionen bei Zimmerpflanzen ausgemacht, aber diese Messungen scheinen lediglich den Erregungsgrad des Forschers widerzuspiegeln.[61] Man kann also immer schärfer mikroskopieren und spitzfindiger analysieren – Bewußtseinsorgane findet man nicht!

Wenn man am falschen Ort sucht, kann man nichts finden. Sowenig man das Verhalten einer Kompaßnadel versteht, wenn man sie allein, ohne Bezug zum Erdmagnetismus untersucht, ebensowenig kann man Geist und Seele der Pflanze verstehen, wenn man nur das Einzelexemplar anschaut, ohne dabei das Planetensystem und den Sternenkosmos einzubeziehen. Pflanzen sind nämlich nicht individualisierte, von äußeren Umständen emanzipierte Organismen, wie es bis zu einem gewissen Grad beim Menschen der Fall ist. Als leibliche Lebewesen sind sie selbstverständlich in der phänomenalen, wahrnehmbaren Welt vorhanden, doch was geistig-seelisch in ihnen wirkt, was ihr Werden und Vergehen bestimmt, das vollzieht sich im Einklang mit dem rhythmischen Zusammenspiel von Sonne und Erde, das wird vom Gang der Planeten und des Mondes beeinflußt.[62] Das Geistig-Seelische der Vegetation ist also makrokosmisch, übersinnlich ausgeweitet. Es erlebt sich nicht als Mikrokosmos, als abgekapseltes, privates, staubgebundenes Ego, wie der Mensch. Die Geistseele der Pflanze bleibt ewig ungeboren, unsichtbar – es sei denn dem Auge des Sehers.[63] Vergessen wir also die Mikroskope und Laborapparate und wenden unseren Blick dem Sternenhimmel zu.

Makrokosmischer Bezug

Das Pflanzenbewußtsein konzentriert sich nicht in einem inneren organischen Zentrum; die Pflanzenseele bewohnt nicht sieben leibliche Hauptorgane (*Chakren* oder Energiezentren). Sie bleibt uninkarniert »außerhalb« ihres lebendigen, grünen Leibes und reicht von der unmittelbaren atmosphärischen und terrestrischen Umgebung bis hinauf zu den Sternen (griech. *astron* = Gestirn; daher der geläufige Ausdruck »Astralität« als Synonym für Seelenhaftigkeit). Der englische Hermetiker Robert Fludd (1574–1637) schreibt: »Es gibt kein Kraut, keine Pflanze hienieden, für die nicht ein Stern am Firmament wäre, der sie antreibt und zu ihr sagt, ›Wachse!‹«[64]

Astralität

Pflanzenseelen sind in den »Himmeln« geblieben, bei den Sternen. Sie sind nicht in die Materie gefallen und nicht in die damit verbundenen Leidenschaften verstrickt. Sie sind noch rein und heil, also heilig, weswegen sie es auch vermögen, auf die in Leidenschaft, Trieben und Aggressionen verfangenen Menschenseelen einzuwirken, und – wie es Bach formulierte – deren Schwingung zu erheben.

Reinheit der Pflanzenseele

Hingegen bei den Tieren kann man schon von *inkarnierten* Seelen reden, denn sie zeigen alle seelischen Regungen: Sympathien und Abneigungen, Furcht, Freude, Haß,

Tierseele

Neid, Liebe usw. Die höheren Tiere erzeugen eigene innere Wärme (sie sind also nicht mehr von der unmittelbaren Sonnneinstrahlung abhängig) und verleihen ihren inneren Regungen – im Gegensatz zur stummen Pflanzenwelt – durch Grunzen, Schnattern, Schreien und andere Laute Ausdruck. Dieses seelische Innenleben geht physisch mit den durchbluteten Innenorganen einher. Schon im Tierembryo wandelt sich der runde Blasenkeim in einen nach innen eingestülpten Becherkeim und bildet so Urmund und Urdarm. Beim Pflanzenembryo kommt es nie zu einer solchen Einstülpung. Die Pflanze baut keine Hohlorgane; sie wird nie zum Mikrokosmos, sondern bleibt Fläche, der Außenwelt, dem Kosmos zugewandt. Impulse, die im Tier von den inneren Organen und Chakren ausgehen, werden der Pflanze von den Himmelskörpern vermittelt. Jedes Blatt ist der Sonne zugewandt.

embryologische Differenzierung

Der Stand der Sonne im Tierkreis, das Zu- und Abnehmen des Mondes geben die Signale zur Metamorphose, zum Keimen, Sprossen, Blühen und Fruchten. Jede Kartoffel im Keller »weiß« die Stellung der Sonne und des Mondes, die genaue Jahres- und Tageszeit, wie Forschungen bewiesen haben.[65] Wie viele biologische Gärtner beobachtet haben, modifizieren die Planetenbewegungen (Konjunktionen, Oppositionen und Position im Tierkreis) die Blatt- und Blütenmetamorphosen und bewirken Qualitätsunterschiede in Form, Farbe, Duft oder Geschmack.

Dieser kosmische Aspekt des Seelischen der Pflanze kommt in den Mythologien derjenigen Völker zum Ausdruck, deren Erkenntnisquelle die Hellsichtigkeit ist. Sie berichten von der Vegetationsgöttin, die zwischen Himmel und Erde, im Einklang mit dem Jahresrhythmus der Sonne, hinauf und hinab steigt. Sie ist die schöne *Persephone* der Griechen, Tochter der Erdenmutter *Demeter.* Zwei Drittel des Jahres verbringt sie in der lichten Oberwelt. Aber da sie an die Samen gebunden ist, muß sie ein Drittel des Jahres mit dem schwarzen Gott der Unterwelt verbringen. Sie ist die Göttin *Nana* der germanischen Mythologie, die ihren Gatten *Baldur,* den strahlenden Sonnengott, bis hinunter in die Totenwelt begleitet. Sie ist auch *Blodeuwedd,* die Blumenfrau der walisischen Sage, die vom Zauberer *Gwydion* für den Sonnenhelden *Llew Llaw Gyffes* geschaffen wurde, diesen aber dann mit einem dunklen Liebhaber betrügt.

Nana

Devas, die leuchtenden Wesen

Die Pflanzenseelen, Kinder der Nana oder Persephone, welche die einzelnen Gattungen und Arten beherrschen, werden oft als *Devas* (Sanskrit *Deva* = leuchtend, göttlich) bezeichnet. Von den Engeln sind sie kaum zu unterscheiden, und wie diese können sie nur hellsichtig wahrgenommen werden. Um das zu vermögen und ihren wunderbaren Botschaften lauschen zu können, muß der Kräuterkundige seelisch rein und lauter sein. Oft schickten die Germanen unschuldige Kinder, um Heilpflanzen zu suchen. Indianer begegnen der Pflanzenseele nur, nachdem sie sich gründlich durch Fasten, Purgieren und Schwitzbädern gereinigt haben. Der Kräutersammler im alten China, der Ginseng, die »Wurzel des Himmels« suchte, mußte geschlechtlich enthaltsam leben, durfte kein Eisen berühren und kein Fleisch essen. Er umschrieb die Pflanze und sprach folgende Worte: »O großer Geist, verlaß mich nicht! / Ich kam mit reinem Herzen. / Meine Seele ist unbefleckt. / Sie ist von Sünde und böser Absicht gereinigt...«

Begegnungsrituale

Daraufhin erschien ihm die Ginseng-Deva, deren Zuhause das Sternbild Orion ist, als wunderschönes Mädchen. Er konnte sie sogar heiraten und Kinder mit ihr haben. So innig kann ein derartiges Verhältnis sein![66]

Bestimmte heilige Zeiten – die Morgen- und Abenddämmerung, die »Zwischenzeiten« des keltischen Kalenders, Johanni – begünstigen die Kommunikation mit den Devas, die eine Kommunion ist.[67] Jede Pflanzenart hat ihre eigene Deva und jede Deva wiederum ihren persönlichen Charakter. Einige, wie die Nahrungs- und Heilpflanzen, sind mütterlich; einige, wie die Orchideen, sind entzückend lieblich; andere, wie der Mohn (Opium), sind verführerisch; und wiederum andere sind dem Menschen gegenüber scheu und zurückhaltend. Wie die Menschen, bilden Gruppen von Devas Familien und Sippen, die untereinander Ähnlichkeiten aufweisen.

Pflanzen-Charaktere

Der herkömmliche Botaniker, den diese Sätze befremden mögen, muß dennoch zugeben, daß jede Pflanzenfamilie die ihr eigene Blütenform und charakteristische Chemie entwickelt. So akkumulieren z. B. die Schachtelhalme Kieselsäure, die Gänsefußgewächse Salze, die Lippenblütler produzieren eine Palette ätherischer Öle, die Nachtschattengewächse erzeugen giftige Alkaloide, die Enziane haben sich auf Bitterstoffe spezialisiert, die Rötegewächse auf roten Farbstoff. Andere Familien bringen Schleime, Blausäure-Glykoside, Saponine oder andere spezifische molekulare Verbindungen hervor. Diese Verbindungen sind jedoch lediglich der Schatten des Pflanzenwesens in dem Reich der Materie. Die Deva, die diesen Schatten wirft, entdecken Hellsichtige oder Schamanen erst in jenen energetischen und geistigen Bereichen, in denen auch die Götter und Archetypen vor ihrem inneren Auge erscheinen.

Diese Dinge mögen manchem als märchenhafte Geschichte aus dem Reich der Phantasie erscheinen, dabei sind sie uns durchschnittlichen Menschen dennoch nicht so fremd, wie unser alltäglicher Verstand es uns glauben machen will. Es sind Bereiche, in die wir uns jede Nacht begeben, wenn unser waches Denken, Fühlen und Wollen dem Schlaf weicht und wir uns von der Oberfläche trennen, um in die eigenen Tiefen zu steigen und am Urbrunnen neue Kräfte zu schöpfen. Wir erholen uns von dem täglichen Verschleiß, derweil der Körper pflanzenhaft schlummert. Manchmal gelingt es uns beim Aufwachen, noch flüchtige Eindrücke der »Anderswelt« über den »Strom des Vergessens« hinüberzuretten. Zuweilen werden uns große Visionen und prophetische Träume mitgegeben. Echte Hellseher können sich bewußt auf diese Reise begeben: Sie überschreiten die Grenze am hellichten Tag, halten Zwiesprache mit den Devas der Pflanzen, den Ahnen und göttlichen Wesenheiten und empfangen dabei die Eingebungen des höheren Selbst, die sie zum Wohle der Mitmenschen nutzbar machen können.[68]

Schlafebene und Pflanzenebene

Der Weg in die Sphären, in denen die uninkarnierten Seelen der Pflanzen wesen, ist auch der Pfad, den die Gestorbenen nehmen, nachdem sie sich vom materiellen Leib gelöst haben und in die makrokosmische Natur zurückkehren. Umgekehrt ist es der Weg, den die Seelen nehmen, wenn ihr Schicksal sie wieder zur Erde zurückruft. In den indischen *Veden* lesen wir: »Nach dem Tode gehen die Toten zu den Pflanzen« – und das nicht nur als Düngung! »Pflanzen höret meine Stimme, und ihr Toten, die ihr Euch weit entfernt habt«, ruft der Brahmane im altindischen *Arthava Veda* den Heilpflanzen zu.[69] Bei den schamanistischen Völkern gehen die Toten zur Herrin der Seelen, die gleichzeitig die Vegetationsgöttin ist. Viele afrikanische Völker unterscheiden kaum zwischen den im

Pflanzenwesen und Ahnen

Übersinnlichen wohnenden Pflanzengeistern und den Geistern der Verstorbenen. Wie auch die Inder oder die alten Chinesen, so glauben sie, daß die Ahnen das Gedeihen der Vegetation bestimmen, besonders das der Nahrungs- und Heilpflanzen. Sind die diesseitigen Menschen böse und verderbt, so zeigt sich das in der Natur: Die Pflanzen wollen nicht recht gedeihen! Zwar wissen positivistische Völkerkundler nichts mit derartigen Aussagen anzufangen, dennoch werden sie ihnen immer wieder begegnen.

Die Blüte als Symbol der Transformation

Besonders die blühende Pflanze gilt als Brücke zu übersinnlichen Dimensionen. Es heißt, Buddha brauchte nur in einen Blütenkelch zu schauen, und schon erlangte er das höhere Bewußtsein *(Samadhi).* In Südasien und anderorts werden Blüten zu Füßen der Götterbilder gelegt. Bestimmte Blumen – auch Räucherungen, Gesang, Gangeswasser oder Glockenklang – ziehen die Götter an und lassen sie vor dem Seelenauge des Anbetenden erscheinen. Die jeweilige Blumenart ist Ausdruck der Gottheit: Eine Stechapfelblüte vergegenwärtigt *Shiva,* den Zerstörer aller Illusionen. Der Lotos ist der Thron der großen Göttin. Der blühende Tulsi, eine Art Basilikum, ist *Vishnu,* der Erhalter des Alls, und man findet kaum ein Hinduhaus, in dem nicht ein eingetopfter Tulsistrauch zu finden wäre. Auch wir Abendländer schmücken, trotz Säkularisation und Aufklärung, noch immer unsere Zimmer und Nischen mit Blumen, um eine erwünschte Stimmung zu schaffen. Der Gestorbenen wird mit Blumenkränzen gedacht und ihre Grabstätten mit bunten Blumen bepflanzt. Schon die Neandertaler haben ähnliches getan; so zeigen Pollenanalysen des Bodens, in dem diese Frühmenschen vor rund 60 000 Jahren begraben wurden, daß die Leichen in blühende Wildblumen aller Arten gebettet waren.[70]

Blühen, ein Entmaterialisierungsprozess

Solche Praktiken ergeben einen Sinn, denn in der Blüte berührt die materielle Erscheinung der Pflanze das Jenseits. Indem sie dem Blütenstadium entgegenwächst, wächst die Pflanze ihrem Tod entgegen. Fortwährend büßt sie ihre grüne Lebenskraft ein, bis sich das Wachstum in einer letzten Metamorphose völlig staut und nach innen kehrt. Nur noch kurz flammt sie prächtig auf, verausgabt sich in Farbe, Duft und Blütenstaub, um dann zu verwelken. Bis auf winzige Samenkörner verschwindet sie aus der Erscheinungswelt und geht wieder ins Urbild ein. Nur durch ihre Verankerung im vitalisierenden Erdboden, als Same oder Knollenauge, vermag sie ihren Lebenslauf von neuem zu beginnen.[71] Dürre, zunehmende Dunkelheit oder die Kälte des angehenden Winters – immer ist es der näherrückende Tod, die Erschöpfung der Vitalität, welche die Pflanze zum Blühen stimuliert, oder auch die herbstlichen Wälder herrlich bunt färbt. Das weiß auch der Gärtner, der durch radikales Rückschneiden oder künstlichen Wassermangel das Blühen anregt.

Wir konnten feststellen, daß Tiere und Menschen das Seelenleben verinnerlicht haben, während es sich bei den Pflanzen außerhalb, in den Rhythmen und Pulsen der Natur und des Kosmos befindet. In der Blüte scheint es jedoch, als mache die Pflanze dennoch den Versuch, ebenfalls ein Hohlorgan zu bilden, um wie ein Tier ihrem seelischen Innenleben auch äußerlich Ausdruck zu verleihen. Dies gelingt ihr nur ansatzweise; fleischfressende und schmarotzende Gewächse, sowie Giftpflanzen sind in diesem Bestreben am meisten erfolgreich.[72]

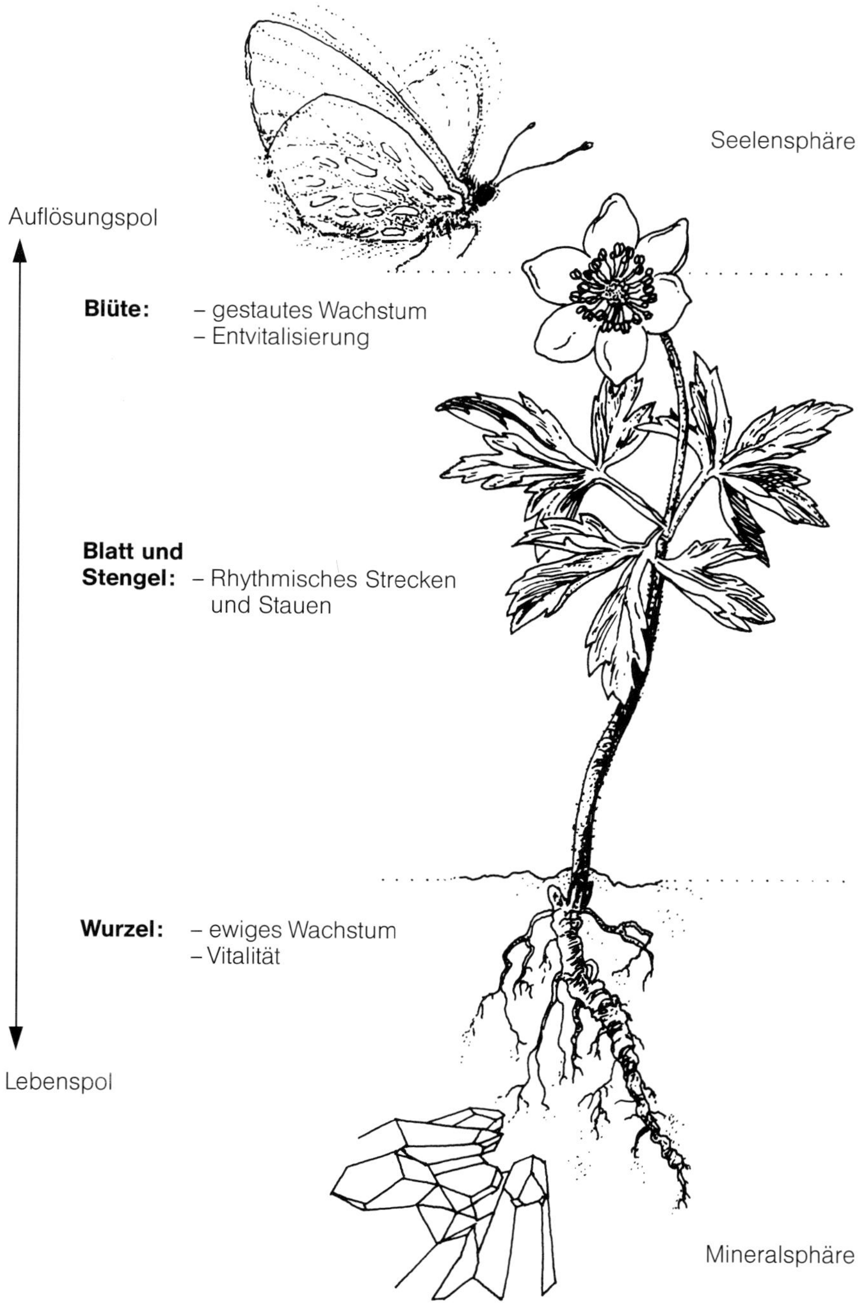

Die Pflanze in der Polarität zwischen Leben und Tod

Übergang Tierwelt – Pflanzenwelt

Nirgendwo ist die Pflanze tierähnlicher, beseelter als in den Blüten, und nirgendwo ist der Kontakt zu anderen beseelten Lebewesen intimer. Insekten und Blütenkelche sind füreinander gemacht. Einige Tropengewächse, wie die farbenprächtige Paradiesvogelblume *(Strelitzia)*, die von Kolibris befruchtet wird, nehmen sogar Vogelgestalt an. Etliche Blüten produzieren echte tierische Stoffe, z. B. Sexualhormone, die begattungsbereite Kerbtierchen anziehen. Die Rautenblüte enthält sogar *Serotonin* und *Noradrenalin*, reinste animalische Nervenstoffe. Falls die Fremdbestäubung der Rautenblüte nicht erfolgt, beugen sich die Staubfäden mit einer tierisch anmutenden Eigenbewegung und berühren die Narbe. Eine Eigenbewegung der Staubfäden findet man auch bei einigen anderen Blumen, wie bei der Kornblume oder der Mahonie.[73] Andere Blüten verströmen animalische Verwesungs- oder Kotgerüche, welche Fliegen und Käfer anlocken. Bananenblüten und Affenbrotbaumblüten geben einen fledermausähnlichen Modergeruch von sich, der Fledermäuse zur Begattung einlädt.

Wie die Betrachtung des Blühprozesses zeigte, ist die Blüte auch der einzige Ort, an dem die Pflanze eigene Wärme erzeugen kann. Eigenwärme, wie auch Eigenbewegung, ist ein typisches Merkmal der fortschreitenden Beseelung von Lebewesen. Besonders die Aronstabgewächse, wie z. B. der nordamerikanische Stinkkohl *(Symplocarpus foetidus)*, haben Blütenwärme. Der Stinkkohl, eine fleischige Sumpfpflanze, erzeugt im frühesten Frühjahr so viel Hitze, daß der Schnee um die Blüte herum schmilzt und Insekten ein warmes Plätzchen bietet.

Die Insekten, welche die Blüte besuchen, gehören im großen Kreislauf des Lebens schon zu den abbauenden Organismen.[74] Alles was verrottet, verfault und vergeht, zieht Insekten an. Sogenanntes Ungeziefer frißt zwar das grüne Laub, aber nur, wenn es beispielsweise wegen falscher Düngung, Schattenstandort, ungünstigen Wetterbedingungen oder Umweltgiften zu schwach und lebensunfähig geworden ist. Wespen machen sich über überreife Früchte her, Termiten zernagen alte Zellstoffe, Käfer zerkauen Laub und Streu. Nur die Bienen, Hummeln und Schmetterlinge treffen genau auf die Nahtstelle, auf jenen Punkt, wo der vegetative Aufbau aufhört und der Abbau beginnt. Der nektargefüllte Blütenkelch ist die Übergangszone, die magische Schwelle, wo in der Natur die wuchernde, ätherische Lebenskraft zu einem Ende kommt und die Beseeltheit anfängt.

Physiologisch-seelischer Übergang

Wo ist im Menschen, im Mikrokosmos, die entsprechende Stelle, an der das rein Biologische in das Seelische übergeht? Wo liegt der Ort, an dem sich Ätherleib und Astralleib verquicken? Neurophysiologen glauben ihn im Endhirn lokalisiert zu haben, dort wo Gefühle, Erinnerungen und Sinneseindrücke in somatische Reaktionen übersetzt werden. Da sich die äußere Natur, die Pflanzenwelt, und die innere Natur des Menschen aus denselben Ursprüngen entwickelt haben, können wir annehmen, daß sie zueinander noch immer in Beziehung stehen: »Blüten rühren uns seelisch an, weil sie selbst seelischen Wirkungen entspringen.«[75] Edward Bach hat also die Heilmittel jenem Ort der makrokosmischen Natur entnommen, an dem sich vitale Lebensprozesse und geistig-seelische Prozesse berühren. Im Menschen wirken diese Heilmittel ebenfalls an der Nahtstelle, wo seelische Regungen hauchzart in physiologisch-biologische Reaktionen übergehen. Sie setzen dort an, wo noch nichts fixiert, noch alles in der Schwebe ist.

Herkömmliche Kräutermittel – Drogen aus getrockneten Wurzeln, Rinden und Blättern – greifen da ein, wo ein Krankheitsprozeß bereits weit fortgeschritten ist. Deswegen *müssen* letztere leicht giftig sein, oder wenigstens fähig, starke somatische Reaktionen auszulösen: Sie müssen schockartig wirken, an den Drüsen und Organen rütteln. Wenn das nicht weiterhilft, greift der Arzt gewöhnlich zu noch stärkeren, meist chemischen Giften, synthetischen Hormonen und notfalls zum Skalpell. Edward Bach jedoch fand den archimedischen Punkt, den Schwebepunkt, genau dort, wo Schwerwiegendes noch leicht zu beheben ist.

Schwebepunkt

8. Sterneneinflüsse

Nicht so sehr die zahllosen Krankheitserscheinungen, die wie Dämonen über innere und äußere Organe herfallen, sie akut aufflammen oder chronisch dahinsiechen lassen, waren für Edward Bach von Belang, sondern die grundlegende seelische Verfassung des Menschen. Krankheitsursachen sind seelischer Natur. Sie entstehen, wenn die zeitliche Persönlichkeit mit der ewigen Seele in Konflikt liegt.[76]

Wie die zahllosen Bakterienstämme, die er als Pathologe in sieben Hauptgruppen eingeteilt hatte, glaubte er zunächst, das Wirrwarr charakterlicher und seelischer Erscheinungen auf sieben Typen reduzieren zu können. Folglich suchte er am Anfang seiner Pflanzen-Odyssee *sieben* Heilkräuter, die mit diesen sieben Typen korrespondieren und ihnen den energetischen Anstoß geben könnten, seelische Disharmonien auszugleichen und umzuwandeln. Bald mußte er jedoch erkennen, daß es eher zwölf ursprüngliche Persönlichkeitstypen gibt.

So wurden aus den ursprünglichen sieben *zwölf* pflanzliche Heiler. Bach sah sich genötigt, diesen weitere *vier* Helfer beizugeben, die alsbald zu *sieben* Helfern anwuchsen, so daß es zu neunzehn Blütenmitteln kam. Wie eine auf höherer Oktave gespielte Melodie verdoppelte er die neunzehn Essenzen durch eine zweite Serie von neunzehn Blütenmitteln, die besonders stark ins Geistige hineinwirken. Nun endlich hatte er das vollkommene System der 38 »Frohnaturen der Pflanzenwelt« als Heilmittel für entsprechende archetypische Seelenzustände gefunden.

QUALITATIVE ORDNUNGSVERHÄLTNISSE

Schon in den Zahlen (12, 7, 4) erkennt derjenige, der etwas von hermetischer Alchemie oder Astrologie versteht, qualitative Ordnungsverhältnisse, die sich im Makrokosmos wie auch im Mikrokosmos widerspiegeln. In der Zwölfheit erkennt man die ordnenden, gestaltenden, mit den Tierkreisregionen verbundenen Schöpfungsimpulse, die Seelisches (Astralisches) in der großen und in der kleinen Natur (Makrokosmos und Mikrokosmos) in Schwingung setzen.

Dieses Astralisch-Seelische, von den Alten als »Weltenseele« (*Anima mundi*) bezeichnet, ist durch das Wirken der sieben sichtbaren Wandelsterne (Planeten) siebenfach aufgefächert. Die Konjunktionen, Oppositionen und anderen Positionen, welche die Planeten zueinander einnehmen, geben dem Leben seine Rhythmen und Periodizitäten. Die Planeten sind den vier Urkräften (Erde, Wasser, Luft, Feuer) und den in ihnen zum Ausdruck kommenden morphogenetischen Feldern oder ätherischen Bildekräften übergeordnet. Schließlich kristallisieren sich die vielfach gegliederten ätherischen Kräfte als fertige, stoffliche Gebilde aus; sie erstarren in die unzähligen Formen der sogenannten materiellen Welt und lassen sich von der materialistischen Wissenschaft – die in der Regel für Tierkreis- und Planetenwirkungen und ätherische Kräfte blind ist – problemlos analysieren, quantifizieren und in physikalische und chemische Gesetzmäßigkeiten einordnen.

Alles was auf der materiellen Ebene in Erscheinung tritt, muß auch wieder vergehen. Wenn sich die ordnenden Kräfte von den Elementen trennen, zerfallen diese wieder in Chaos. Die Ordnungsfelder aber, die z.B. eine Blütenform hervorgebracht haben, bestehen weiter – auch ohne physischen Träger. Sie bestehen im »Jenseits«, außerhalb von Raum und Zeit und können jederzeit eine neue Verkörperung annehmen.

Die zwölf Stunden der biologischen Uhr

Die alte Astrologie beschreibt keine bloße Himmelsmechanik. Vielmehr liegt ihre Bedeutung gerade darin, daß sie die unsichtbaren, gestaltenden Einflüsse sowie die geistigen und seelischen Komponenten nicht vernachlässigt. Auch die Verbindungen, welche Himmelskörper, Mensch und Pflanze zu einer organischen Einheit verknüpfen, werden keineswegs nur kausal gedacht. Es entsteht ein dynamisches Netz von vielfachen, wechselseitigen Synchronizitäten, Entsprechungen und magischen Zusammenhängen.

Tierkreisregionen

Bedeutende Beobachtungen über die Einflüsse der zwölf Tierkreisregionen und der sieben sichtbaren, beweglichen Himmelskörper wurden vor über 6000 Jahren im Zwischenstromland systematisiert. Der Anfang der Himmelskunde jedoch – darin sind sich die Kulturanthropologen heute einig – liegt in den Erfahrungen, welche naturverbundene Jäger und Sammler in der viele hunderttausend Jahre währenden Steinzeit machten.[77] Diese eindeutig älteste menschliche Wissenschaft erkannte die gestaltenden Kräfte, die von dem Sternenzelt ausgehen und sich dem Wachstum und der Gestalt der Pflanzen, dem Verhalten der Tiere und dem menschlichen Charakter und Gemüt aufprägen.

Jede Fixsternregion hat ihre eigentümliche Ausstrahlung.[78] Man beobachte zum Beispiel, wie unterschiedlich sich die Sonne, je nach dem Tierkreisbild, in dem sie sich befindet, auf Vegetation, Tierwelt und Menschen auswirkt. Steht die Sonne im Schützen, sind die Schatten lang, die Pflanzen harren verborgen in Knospen oder Samen unter dem Erdboden, Wildtiere halten Winterschlaf, Kühe dösen friedlich im Stall, und der Mensch wird andächtig und ahnt die Geburt des Geisteskindes im stillen Urgrund der Seele. Wie anders, wenn die Sonne aus der Region der Zwillinge strahlt: Überall schwirrt, summt und flattert es im blühenden, grünen Mantel der Erde, und der Mensch träumt mit der Natur den Sommertraum.

Sonnen- und Mondeinflüsse

Wer würde schon leugnen, daß der durch die Tierkreisregionen vorrückende Vollmond den Pflanzen Wachstumsschübe, den Menschen bunte Träume und den Tieren die Brunft gibt? Wer würde verneinen, daß die unterschiedlichen Blütezeiten einzelner Pflanzenarten eindeutig mit dem Gang der Sonne durch die Sternbilder verbunden sind? Das drüsige Springkraut *(Impatiens)* zum Beispiel setzt erst zum Blühen an, wenn die Sonne das Tierkreiszeichen Krebs erreicht, blüht fort, indem sie den Löwen durchwandert und geht allmählich in Saat, wenn die Sonne die Jungfrau durchmißt.[79] Odermennig *(Agrimonia)* empfängt dagegen seinen Blühimpuls etwas früher, um die Sommersonnenwende. Der Stechginster anderseits blüht ganz früh, wenn die Sonne im Zeichen der Fische den Frühlingspunkt überschreitet. Die »normale« Flora blüht mit dem Höhenflug der Sonne, wenn diese die hohen Zeichen, von den Fischen (Frühlings-Äquinox) bis zur Jungfrau (Herbst-Äquinox), überbrückt. In dieser Zeitspanne werden die großen Kräuterfeste gefeiert, angefangen mit dem Mai-Vollmond, dann die Sonnenwende (Johanni) und zuletzt der August-Vollmond (Würzweih).

Gewächse, die mit ihrem Blühen aus diesem jahreszeitlichen Rahmen fallen, verhalten sich arhythmisch; oft handelt es sich bei ihnen um sonderbare Giftpflanzen oder heftig wirkende Arzneipflanzen. Man denke an die Hexenhasel *(Hamamelis)*, die im Februarschnee schon ihre schmalen, gelben Blütenblätter ausrollt, oder die giftige Christrose, die im tiefen Winter ihre Blüten öffnet, oder Pilze, die noch im Spätherbst fleischige

Blütenorgane aus dem Moderboden heben. An solchen arhythmischen Gewächsen war Edward Bach nicht interessiert. Er benötigte die »normalen« Pflanzen, die sich harmonisch, im Einklang mit dem Sonnengang entfalten und gegen Hochsommer die gestaltenden Kräfte aufnehmen.

Planetencharaktere der Blüten

Die alte Himmelskunde beschränkte sich jedoch nicht nur auf die Einflüsse der zwölf Tierkreisregionen. Jedem der sieben Planeten wurde eine spezifische Blütenform und -farbe zugeschrieben, die dann mit den das jeweilige Gestirn kennzeichnenden seelischen Regungen und animalischen Trieben assoziiert wurde. Dies sind Qualitäten, die man an Erscheinung, Haltung und Gebaren der Blüte ablesen kann. Saturnblüten sind z. B. entweder unscheinbare Gebilde, wie die bitteren, aschegrauen Beifußrispen, oder sie leuchten himmelsblau, wie das Vergißmeinnicht oder der Enzian. Die entsprechende Gemütslage läßt sich als mürrisch, verhärtet und schwermütig (vgl. *Blues)* beschreiben, oder im positiven Sinn als abgeklärt und illusionslos. Jupiterblüten, egal zu welcher Pflanzenfamilie sie gehören, prangen goldgelb bis orange; die jupiterhafte Seelenstimmung ist jovial-fröhlich, großzügig, weise oder auch eitel und verschwenderisch. Marsblüten, knallig und feuerrot, passen zum Mars-Charakter, der sich aggressiv, stolz und ungestüm, aber auch mutig und entschlossen zeigt. Auf diese Weise geht es, wie wir sehen werden, die ganze Planetenleiter hinunter, bis zum Mond mit seiner launenhaften, wankelmütigen und passiv-empfänglichen Seelenstimmung und den ihm entsprechenden blassen, weiß bis lilafarbenen Infloreszenzen.

Elementare Temperamente

Auch die vier Elemente haben Schwingungen, deren Ausdruck man in der Pflanze, sowie in der Psyche ablesen kann. In dem seit dem klassischen Altertum bekannten System der Temperamente wird das Erdelement, wenn es zu stark wirkt, für ein depressives, melancholisches Temperament verantwortlich gemacht; der Pflanze gibt es Massigkeit und treibt die Wurzel- und Holzbildung voran. Wasser unterstützt das Sprießen und Sprossen der Pflanzen und macht den Menschen, wenn es dominiert, phlegmatisch. Das Luftelement treibt die Blüten hervor und verleiht dem Menschen ein sanguinisches Temperament. Feuer läßt die Saat reifen und bringt im Menschen den Choleriker hervor.

Astrologie

In seiner 1933 erschienenen Schrift »Zwölf Heiler« schreibt Bach: »Grundsätzlich gibt es zwölf ursprüngliche Persönlichkeitstypen, und von jedem einen positiven und einen negativen Aspekt. Diese Persönlichkeitsypen zeigt uns der Mond, je nachdem, in welchen Zeichen des Tierkreises er sich zur Stunde der Geburt aufhielt, (...) die Gefahren der Einmischung finden wir in den Planeten. Aber die Astrologen heben die Planeten zu sehr hervor; wenn wir bei unserer Persönlichkeit bleiben, uns selbst treu sind, dann brauchen wir uns nicht vor planetaren oder äußeren Einflüssen zu fürchten. Die Heilmittel helfen uns, zu unserer Persönlichkeit zu stehen.

Nur in den frühen Stadien unserer Evolution werden wir direkt von einem oder mehreren Planeten unterstützt oder bestimmt. Wenn wir einmal Liebe entwickeln, das heißt die echte Nächstenliebe, werden wir frei vom Einfluß der Sterne, frei von der Schicksalslinie, und steuern unser Schiff selbst, was auch immer geschehe.«[80]

Bach war sich also dessen voll bewußt, daß seine »zwölf Heiler« mit den Sternzeichen zusammenhängen und daß der Mond bei der Persönlichkeitsentwicklung eine starke Rolle spielt.[81] Für Paracelsus und die alten Ärzte waren solche Beziehungen zwischen den Sternen, Planeten, Gemütszuständen und den jeweiligen Heilpflanzen selbstverständlich. Noch Nicholas Culpeper richtete seine berühmte Kräutertherapie ganz nach den Signaturen der sieben Planeten und der zwölf Tierkreiseinflüsse aus.

Aber noch im gleichen Jahr, in dem die oben zitierte Schrift erschien, schrieb Bach an seine Freunde: »Ich bin etwas vorsichtig, was Astrologie betrifft«. Er scheute sich davor, allzusehr zu theoretisieren; ihm ging es in erster Linie um seine Heilmittel, die den Leidenden helfen sollten, und er wollte »mit nichts Dogmatischem in Verbindung gebracht werden, solange man nicht sicher ist.« Denn »die exakte Plazierung von Sternzeichen, Planeten und körperlichen Systemen« sei »im Augenblick noch nichts Gewisses.«[82] In dem Fragment »Eine Geschichte des Tierkreises«, das er im folgenden Jahr entwarf, heißt es nur noch: »Die weisen Brüder der Menschen, die vor langem die freudige Nachricht von den Sternen empfingen, gingen aus, die Kräuter zu suchen, die wahren Freunde der Menschen, die Kräfte bargen zur Heilung, und sie fanden die ›Zwölf Heiler‹«.[83]

Metaphysische Verbindungen zwischen Heilpflanzen-, Sternen- und Menschenseelen! Von der neuen, ganzheitlichen Medizin werden derartige Gedanken wieder ernst genommen und neu verstanden. Der an der Universität Berkeley (Kalifornien) lehrende Ethnomediziner Richard Grossinger kommt zu dem Schluß, daß die Wirklichkeit der Schöpfung gleichzeitig in der Natur und in der Psyche existiert. »(...) Arzneimittel kommen aus der Seele, aber einer Seele, die ausgedehnt und kollektiv ist, und in deren Sinn auch die Strukturen botanischer und zoologischer Formen eingeschlossen sind, auch wenn diese außerhalb der begrenzten Geistseele des Organismus zu liegen scheinen.«[84] Alles ist mit allem verbunden, meint er, und der Impuls, der die Blüte entstehen ließ, läßt unter anderen »Matrix-Voraussetzungen« auch ein Krankheitssymptom, ein Virus, eine Phobie oder einen Kunststil entstehen. Damit schließt sich der Kreis. Edward Bach hat für seine außergewöhnliche Entdeckung nicht nur die Rückendeckung der alten Kräuterärzte, sondern auch die der modernen holistischen Medizin-Theoretiker.

9. Wasser und Sonne

Unter den Weisheitsschätzen, die in Märchen und Sagen verborgen liegen, findet man immer wieder die Gleichung: *Sonne + Wasser = Gesundheit.* Die Inder erzählen vom wilden Gott *Shiva,* dessen Glut alles, was sie berührt, zu Asche werden läßt. Wenn er das Pflanzengrün berührt, flammt es in Blütenfarben auf und wird zu vegetabiler Asche (Samen). Aus seinem Haarschopf jedoch entspringt die *Ganga,* der heilige Fluß, der alles, was er mit seinem Wasser benetzt, zu neuem Leben erweckt. *Shiva* und *Ganga* verkörpern die Polarität Feuer und Wasser. Wenn sie einander in Liebe begegnen, wenn der hitzige Lichtstrahl die kühlen Gewässer befruchtet, wird *Skanda,* der universelle Heilbringer und Dämonentöter geboren.

Bei den Kelten galt der Sonnengott *Belenos* als Schutzherr der heiligen heilenden Quellen, der Lebensbrunnen, die der weißen Göttin eigen waren. Die Griechen huldigten dem gleichen Mysterium, indem sie den Sonnengott Apollo, dessen Pfeile töten sowie heilen können, als Hüter der Heilquellen anerkannten.

Osterwasser

Lange war es Brauch der Germanen und Kelten bei Sonnenaufgang Jungfrauen oder Jünglinge zu reinen Quellen zu schicken, in die sie Blumen als Opfer warfen und das *Heilwag* schöpften – ein Brauch, der sich im Osterwasserholen bis heute erhalten hat.[85] Wie ihre gallischen Vorfahren holen südfranzösische Bauern noch immer »Sonnenwasser« zur Sonnenwende, besprengen Wohnhaus, Stall und Scheune damit und geben den kranken Menschen und Tieren davon zu trinken.[86]

»Dem Wasser entspringt das Leben; Wasser ist das Heilmittel für unseren Geist.« Diesem Wort ihrer ältesten heiligen Schrift *(Rig Veda)*[87] sind noch immer die vielen Millionen Inder treu, die in den von der aufgehenden Sonne vergoldeten Flüssen und Teichen ihr morgendliches Bad nehmen. Dabei tauchen sie dreimal unter und reichen, die Hände zur Schale geformt, der Sonne und den Ahnen das segensreiche Naß. Das Untertauchen stellt eine Rückkehr zum vorstofflichen Zustand dar, eine Berührung mit Sphären jenseits von Raum und Zeit.

Ehrfurcht vor dem Wasser findet der Ethnologe in allen traditionellen Kulturen: Quellen, Flüsse, Seen und sakrale Kessel (im übertragenen Sinn) gelten überall als Zugang zur »Anderswelt«, als Orte der Reinigung, Heilung und Wiedergeburt. Überlieferungen dieser Art bezeugen die wunderbare Natur des Wassers, besonders wenn es mit der Sonne in Verbindung gebracht wird. Was naturwissenschaftliche Untersuchungen zu Tage bringen, ist aber nicht minder wunderbar.

Das Gedächtnis des Wassers

Schon auf molekularer Ebene ist Wasser eine äußerst »lebendige« Substanz. Sauerstoff- und Wasserstoffatome bilden zwar eine feste, aber unglaublich unruhige, erregte Bindung. Ein ständiges Aufeinanderstoßen, Verbinden und wieder Auseinanderbrechen elektrisch geladener Teilchen vollzieht sich in jedem Wassertröpfchen, in einer Größenordnung von Milliarden von Bewegungen pro Sekunde. Ob innerhalb der Zellflüssigkeit oder im Regenbogen, dauernd fluktuiert das Wassermolekül zwischen Pyramidenform (Sechseck) und Kugelform, und das innerhalb einer millionstel Sekunde. Das ständige Streben zum Kugelhaften oder zum Sechseck basiert auf dem unstabilen 104.5° Winkel, den Wasserstoffatome und Sauerstoffatome zueinander bilden. Bei einer Temperatur unter 0° überwiegt die Tendenz zum Sechseck, über 0° zur Kugelform. Aber weder im kochenden Teekessel noch im arktischen Eis ist eine endgültige Form erreicht: Immer findet das Vibrieren, der unaufhörliche mikroskopische Wirbeltanz statt.[88] Wissenschaftler sprechen daher von der »offenen Struktur« des Wassers – eine Eigenschaft, die es dem Wasser erlaubt, andere Elemente zu tragen und zu lösen.

offene Struktur

Mit beinahe allem, mit dem es in Berührung kommt, verbindet sich das Wasser. Daher kann es völlig reines Wasser in der Natur nicht geben. Die einfache Berührung mit Glas oder Luft »verunreinigt« es, und – das muß man hinzufügen – beeinflußt und verändert seine Schwingungen. Schon die Sonneneinstrahlung beschleunigt das Vibrieren und Schwingen der Wassermoleküle. Gierig nimmt das Wasser Kohlendioxid, Sauerstoff und Wärme auf und wird damit zum Träger des Lebens. Die »Haut« des Wassers (Oberflächenspannung, Fähigkeit, Blasen zu bilden) scheint wie ein Vorbild für die ersten Zellmembranen der ersten primitiven Einzeller. Beide, die Wasserblase, wie auch die Zelle, sind für andere Moleküle halb durchlässig (semipermeabel) – eine Eigenschaft, die das Grundphänomen des Stoffwechsels ermöglicht.

Sinnesorgan der Natur

Treffend bezeichnet der Wasserforscher Theodor Schwenk die Flüssigkeit als das »Sinnesorgan der Natur.«[89] Der Dichter Novalis nennt es das »sensible Chaos«. Es ist das »beeindruckbare Medium« schlechthin: da es keine Eigengestalt hat, nimmt es jede ihm gebotene Gestalt an. Nicht nur Wärme, gelöste Mineralien und Luft nimmt es auf, sondern es ist auch durchlässig für Licht und sogar sensibel für ferne Gestirnkonstellationen, Mond- und Sonnenfinsternis. Labortechniker müssen feststellen, daß bei Vollmond Wasser schwerer zu sterilisieren ist. Ihre feinen Instrumente haben sogar Ebbe und Flut in der Retorte messen können.

kosmische Potenzierung

Theodor Schwenk berichtet von Experimenten, die eindeutig beweisen, daß die Empfindsamkeit des Wassers gegenüber kosmischen Einflüssen durch rhythmisches Rühren oder Verschütteln gesteigert werden kann. Durch dieses Potenzierungsverfahren kann man sozusagen das Wasser mit den Sterneneinflüssen »programmieren«. Man verschüttelt beispielsweise jeden Tag eine gewisse Menge Wasser und notiert gleichzeitig alle wichtigen astronomischen Daten (Konstellationen, Mond- und Sonnenstellung). Dieses so präparierte Wasser kann man, wenn man es nicht weiter bewegt, oder dem Licht aussetzt, auch längere Zeit aufbewahren. Mit dem Wasser, das jeweils an verschiedenen Tagen aufgeschüttelt wurde, begießt man nun Weizenkörner oder andere Sämereien und notiert dabei die Keim- und Wachstumsgeschwindigkeiten, die Wachstumslängen zwischen den Knoten und andere Merkmale. Charakteristischerweise stellt sich heraus, daß jede Konstellation ihren Einfluß ausübt. Wasser, das während des Vollmondes verschüttelt wurde, regt die Keim- und Wachstumsfreudigkeit der damit begossenen Pflänzchen an; Wasser, welches während einer Sonnenfinsternis präpariert wurde, bremst dagegen das Gedeihen der Gewächse.[90]

Daß das Rühren und Schütteln das flüssige Medium für die ihm beigemischten Stoffe aufnahmefähiger macht, wußten schon die Salbenmacher des pharaonischen Ägypten. Stundenlang rührten sie ihre Salben und Präparate in bestimmten Rhythmen, in Einklang mit bestimmten Sternenkonstellationen, Sonnen- und Mondstellungen. Nicht anders verfuhren die taoistischen Alchemisten Chinas oder die ayurvedischen Ärzte beim Herstellen verschiedener Arzneien. Aber tut das nicht auch jede gute Hausfrau, wenn sie mit Liebe für ihre Familie kocht?

Hahnemann'sche Potenzierung

Samuel Hahnemann hatte das Potenzierungsverfahren für die Heilkunde wiederentdeckt. Zwar ließ er die astrologische Dimension außer Betracht, aber er erkannte, daß rhythmisches Schütteln die im Stoff gebannten dynamischen Kräfte löst und auf das Wasser überträgt, also das feste »Gewordene« wieder in den »werdenden« Zustand bringt. Da nun jede lebende Zelle des Körpers ebenfalls zu ca. 50–90% aus Wasser besteht, ist es nachvollziehbar, daß sich die in das Wasser programmierten dynamischen Kräfte auf den Menschen (oder auf Tiere und Pflanzen) übertragen lassen. Hahnemanns Erfolge scheinen diese Annahme zu bestätigen. Es ist, als besitze das flüssige Medium ein »Erinnerungsvermögen«, als blieben die Schwingungen der beigebenen mineralischen, tierischen oder pflanzlichen Stoffe (oder die Wirkungen der jeweiligen Sternenkonstellationen) potenziell

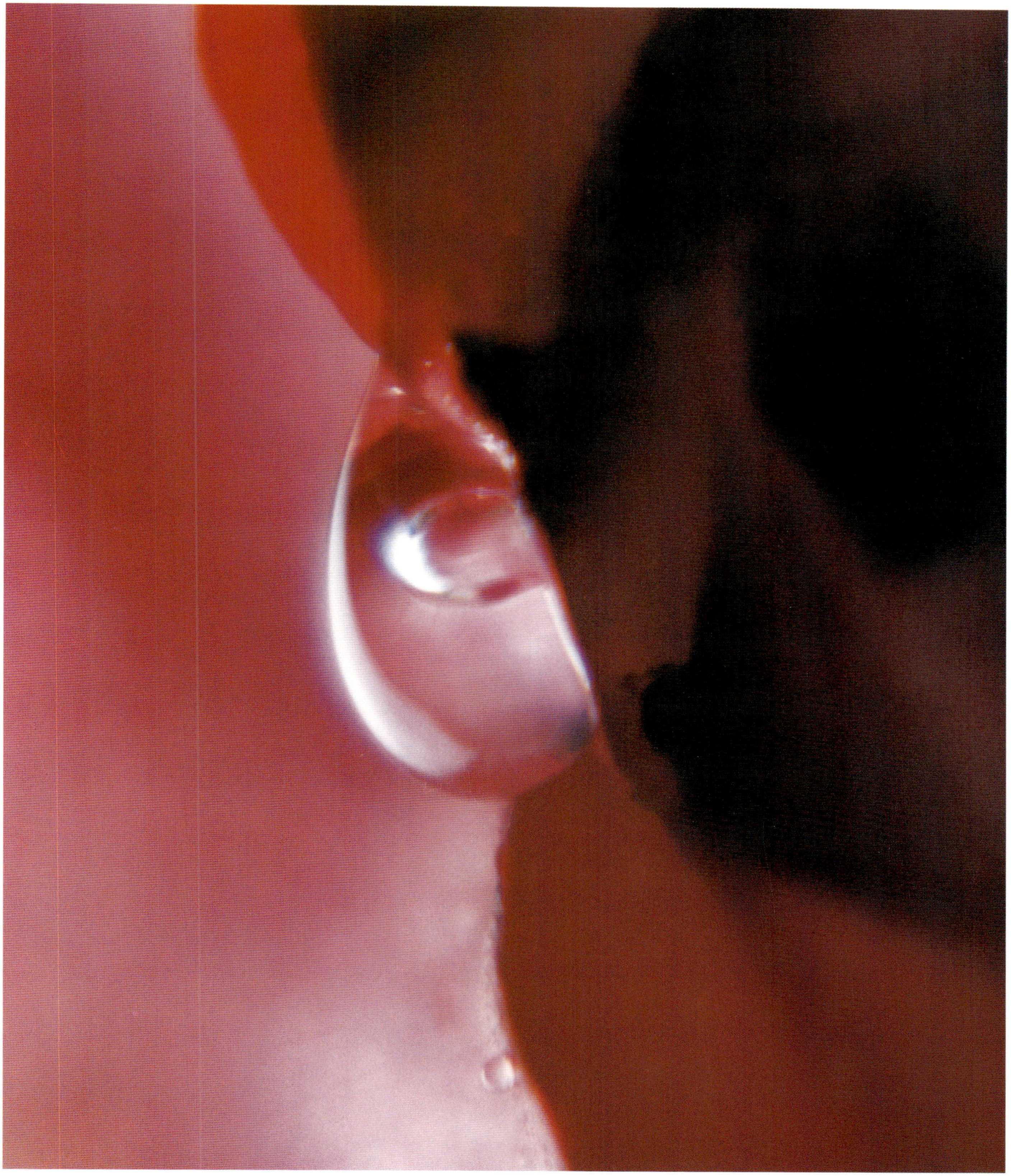

erhalten, auch wenn die Verdünnung so stark ist, daß nichts Stoffliches mehr zu finden ist, oder die Konstellation schon längst nicht mehr wirksam ist. Die Wahrscheinlichkeit dieser Vermutung belegen eine Reihe verschiedener Experimente, die u.a. mit Raman-Laser Spektographie, Chromatographie und sensitiven Kristallisationen durchgeführt wurden, aber von der etablierten orthodoxen Wissenschaft bisher ignoriert werden.

Das bedeutendste Experiment ist wohl die heute noch umstrittene fünfjährige Studie des *Inserm*-Labors aus Clarmart in Frankreich unter der Leitung von Prof. Jaques Benveniste.[91] Benveniste verdünnte im homöopathischen Verfahren bestimmte Anti-Immunglobulin-Antikörper (Anti-IgE Antikörper), die, wenn sie mit basophilen weißen Blutkörperchen in Berührung kommen, eine allergische Reaktion auslösen. Bei den vorgenommenen viertelmilliardenfachen Verdünnungen konnte von den Anti-IgE Antikörpern kein Molekül mehr im Wasser vorhanden sein. Dennoch lösten diese Verdünnungen die typische Immunreaktion aus, als sei ein »Phantombild« des Antikörpers in der Lösung vorhanden. Das aufregende Ergebnis wurde in dem renommierten britischen Wissenschaftsjournal *Nature* publiziert. Da derartige Daten jedoch die Grundmauern des gegenwärtigen Wissenschaftsgebäudes zu erschüttern drohen, wurde das Experiment stärkstens angefochten, wenn auch keinesfalls eindeutig widerlegt.

Reibung und Rezeptivität

Eifriges Quirlen, Schütteln und Rühren läßt unzählige Wasserschichten in unterschiedlichen Geschwindigkeiten aneinander vorbeigleiten. Derartige kontinuierliche Reibung erhöht die Rezeptivität des Wassers. Aber auch Sonneneinstrahlung bringt die Wassermoleküle in Bewegung, läßt sie schneller und intensiver vibrieren. Die alten Apotheker stellten deshalb Öle, Alkohole und wäßrige Flüssigkeiten mit Kräuterzusätzen (Johanniskraut, Gundermann usw.) über mehrere Wochen direkt in die Sonne, um ein gutes Heilmittel zu erhalten.

Die Kraft der Sonne

In der großen Natur treibt die Sonne die Meeresströmungen und Wolkenmassen über den Globus hinweg und macht dadurch die Erde belebbar. In den Bäumen zieht das Tagesgestirn – das kosmische Herz aller Vegetation – die Säfte von der Wurzel zur Krone und läßt sie wieder herabsickern. Aber auch im Menschen zirkuliert vielfach umgewandelte Sonnenkraft und bewegt die »Säfte«. Unter »Säften« – seien es die *Humore* der Griechen, die *Dhatus* der Inder oder das *Ch'i* der Chinesen – verstand man nie bloße körperliche Flüssigkeiten; ihnen haftete immer eine seelische oder gemütshafte Dimension an.

Photosynthese

Im winzigen Mikrokosmos der grünen pflanzlichen Zelle vollzieht die Sonnenkraft wahre Wunder alchemistischer Transformationen. Durch das einstrahlende Sonnenlicht werden die lichtempfindlichen Chlorophyllmoleküle auf ein höheres Energieniveau gehoben, und zwar so sehr, daß sich Wasser (H_2O) spaltet. Dabei wird Sauerstoff – die Lebensluft aller Lebewesen – frei, und es entsteht ein Zucker ($C_6H_{12}O_6$).

Schon die ersten Einzeller der Urmeere waren dem Sonnenlicht gegenüber höchst sensibel. Die einzelligen blaugrünen Algen reagieren auf die verschiedenen Wellenlängen des Lichtes.[92] Sie wechseln die Farbe, wenn man sie mit verschiedenfarbigem Licht anstrahlt. Die *Oscillatoria* wird im grünen und blauen Licht rot und bei Rotlicht blau-grün. Die ursprüngliche Lichtempfindlichkeit der Einzeller ist die entwicklungsgeschichtliche

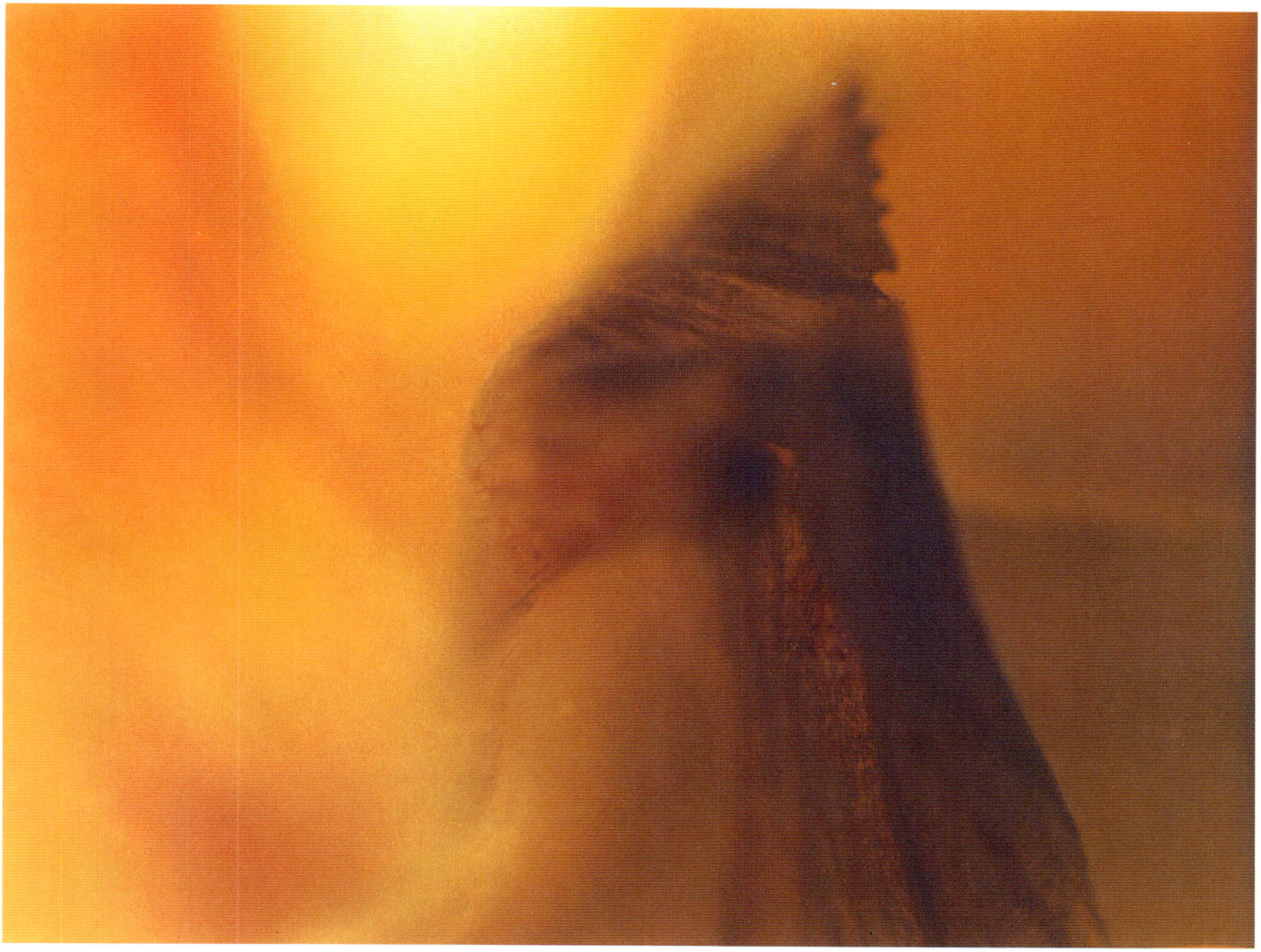

Grundlage des sehenden Tierauges, ebenso wie des grünen, photosynthetisierenden Blattes.

Das Blatt ist grün, weil es alle Wellenlängen des Sonnenlichtes absorbiert, mit Ausnahme der grünen. Wenn das Blatt im Herbst abstirbt, kommen auch die anderen Farben zum Vorschein. Blütenblätter, so nahe dem Pol, der Tod und gleichzeitig Erneuerung bedeutet, leuchten mit herrlichen Farben, die unsere Seele erfreuen. Jede Blütenfarbe drückt ein anderes Verhältnis zur Sonneneinstrahlung aus.

Farbe und Licht

Goethe, der die Natur kannte und liebte, nannte die Farben »das Leiden des Lichtes«. Das an sich reine Sonnenlicht bricht an der Materie und zerfällt dabei in die Skala sichtbarer Farben. In der Begegnung von Regenwasser und Sonnenlicht leuchtet der Regenbogen auf; seit alters gilt er als Himmelsbrücke. In seinen »sieben« Farben sahen die Alchemisten die Stufen der planetarischen Himmelsleiter, die vom Mond bis zum Saturn zu den Urbildern führt, über die verschiedenen Stufen der Persönlichkeitsentwicklung zum höheren Selbst. Die sieben Stufen und die korrespondierenden sieben Farben begegnen dem Menschen nicht nur in der äußeren Natur, sondern auch als sieben Grundzüge der eigenen Seele: Inneres und Äußeres steht in Beziehung zu einander. Damit schließt sich der Kreis, wieder stoßen wir auf Bereiche, die jenseits von Logik und wissenschaftlicher Methodik liegen und uns dennoch berühren.

Seele und Farbe

Edward Bach, den man mit Recht als »Genie der Einfachheit« bezeichnete, entdeckte, daß das Potenzierungsvermögen der direkten Sonneneinstrahlung das mühsame Schüttelritual der Homöopathen übertrifft. Mit der Sonnenpotenzierung bezog er die Heilmittel wieder in natürliche, kosmische Zusammenhänge ein. Am hellichten Tag, im sommerlichen Hochflug der Sonne, setzte er die blütengefüllten Schalen unmittelbar ihren Strahlen aus und bannte die harmonisierenden, ätherisch-astralischen Blütenschwingungen in das wäßrige Medium. Im Fall der durch die »Kochmethode« aufbereiteten Baumblüten, ist es die Ausstrahlung der Sonne vergangener Jahre, die im Holz, Torf oder einer anderen natürlichen Hitzequelle gespeichert ist.[93]

Bach'sche Potenzierung

Wie das Wasser und das Sonnenlicht, ist der menschliche Körper kein fester unveränderlicher Gegenstand, kein bloßes »Ding«. Pro Sekunde sterben fünf bis sechs Millionen Zellen im Leib und bilden sich neu. Beim Blick ins Elektronenmikroskop lösen sich das Gewebe und die Zellen gänzlich auf und Molekülspiralen werden sichtbar, die wiederum aus Atomen und vibrierenden Elektronenwolken bestehen, die sich ihrerseits im scheinbaren Nichts auflösen.

Bachs Blütenpräparate scheinen auf diesen vibrationellen, feinstofflichen Ebenen zu wirken. Genaugenommen liegt ihre Wirkung auf der Ebene der dahinterliegenden gestaltenden Ideen, der Archetypen. Sie können den Lebensvorgängen, dem »Ätherleib« ordnende Impulse vermitteln und in der Seele die Erinnerung an die göttliche Harmonie wieder wachrufen. Edward Bach schreibt dazu: »... in Anwesenheit des richtigen Mittels hat die Krankheit nicht mehr Macht als die Dunkelheit in einem Raum, dessen Fenster dem Sonnenlicht weit geöffnet werden.«[94]

»Des Menschen Seele gleicht dem Wasser«, schreibt Goethe.
Dem könnten wir die folgenden Worte von Christian Morgenstern hinzufügen:
»Licht ist Liebe... Sonnenweben,
Liebes-Strahlung in einer Welt schöpferischer Weisheiten.«
In diesem Sinn wollen wir uns im folgenden den Seelenpflanzen des Edward Bach im einzelnen zuwenden.

Teil II

Die Seelenpflanzen des Edward Bach

1. DIE ZWÖLF HEILER

Als Edward Bach im Herbst 1928 sein Labor verließ und Wales durchwanderte, da bemerkte er an einem Flußufer zwei Wildblumenarten mit ihren prächtigen, leuchtenden Blüten. Es waren die Gauklerblume *(Mimulus)* und das Springkraut *(Impatiens)*, beides auf den Britischen Inseln ursprünglich nicht heimische Pflanzen. Das große Springkraut entstammt den Berghängen des Himalaya; die Heimat der Gauklerblume befindet sich auf der entgegengesetzten Seite des Globus, in den Rocky Mountains Nordamerikas. Bevorzugte er ansonsten die Flora seiner Heimat und unmittelbaren Umwelt, so umfaßte Bach, indem er in diesen beiden Pflanzen seine ersten Heilmittel fand, den gesamten Erdkreis. Zuerst schaute er, wie einst seine keltischen Vorfahren, nach Westen, wo die Sonne – goldgelb, wie die *Mimulus*-Blüte – in den Tiefen versinkt und der Erneuerung entgegengeht; dann wendete er seinen Blick gen Osten, wo das Himmelslicht – rosarot, wie die *Impatiens*-Blüte – wiedergeboren wird.

Im selben Jahr entdeckte er noch die in Europa einheimische, strahlenblütige, lichtsuchende Waldrebe *(Clematis)*. Die restlichen der ursprünglichen Zwölf fand er erst, nachdem er den mutigen Schritt gewagt hatte, seine florierende Praxis aufzulösen und seinem früheren Leben den Rücken zu kehren. Die Pflanzen, die er auf langen Wanderungen entdeckte, sind ganz gewöhnliche Gewächse, die in der Heilkunde sonst wenig Beachtung finden. Ungewöhnlich ist, im Gegensatz zur herkömmlichen Kräuterkunde, daß er nur die Blüten, nicht aber die Blätter, Rinden und Wurzeln verwendet und diese frisch und nahe dem Standort mit Wasser und Sonne präpariert.

Sicherlich spiegelt jede Blütenessenz den jeweiligen seelischen Zustand des mutigen Arztes wider. Mit Leib und Seele war er dem homöopathischen Grundsatz treu geblieben, der vom Homöopathen die Selbsterprobung verlangt. *Mimulus*, die erste Pflanze, spiegelt sicherlich seine unterschwellige Angst vor weltlichen Zwängen, vor den ganz konkreten Konsequenzen seiner Entscheidung, gesicherte Bahnen zu verlassen. *Impatiens*, das Springkraut, spiegelt anderseits seine Ungeduld, alles »schnell und ohne Zögern tun zu wollen.« Indem wir die Pflanzen in der Reihenfolge betrachten, in der Edward Bach sie entdeckte, werden wir seinen persönlichen Seelenweg nachzeichnen. Wie der echte Schamane, der sich als erster in die *terra incognita* vorwagt, kann er denen, die ähnliche Zustände durchleben und durchleiden müssen, durch seine in eigener schmerzhafter Erfahrung errungenen Blütenmittel helfen.

Bach war ein großer Idealist. Er hatte sich vorgenommen, Heilpflanzen zu finden, die »so einfach (sind), daß die Menschen ihre eigene Medizin selbst finden und zubereiten und sich damit selbst oder gegenseitig in ihrer Not heilen können.«[95] Bald jedoch schien er erkannt zu haben, daß »selbst finden und zubereiten« für den gewöhnlichen Patienten gar nicht so einfach zu bewerkstelligen ist. Darum wandte er schließlich viel Energie auf, um seine Mitarbeiter und Assistenten sorgfältig darin zu schulden, wie, wo und wann die Blüten zu sammeln und zu präparieren sind. Schon die individuelle Ausstrahlung des Zubereitenden, meinte er, spiele bei diesen feinen Mitteln eine Rolle. Ehe er daran ging, Blüten zu sammeln und Essenzen herzustellen, reinigte Bach zuerst seinen Körper mit einem Bad und versetzte sich in einen meditativen, seelisch ausgeglichenen Zustand.

Fundorte

Daß die Eigenherstellung der Blütenmittel keine so narrensichere Angelgenheit ist, bestätigen auch die nun sechs Jahrzehnte währenden Erfahrungen der Bach-Experten in aller Welt. Sie haben erkannt, daß sich die Vegetation in ihrer Ausgestaltung und Ausstrahlung keineswegs von der jeweiligen Bodenbeschaffenheit, dem lokalen Klima, der Höhenlage und den anderen Standortfaktoren isolieren läßt. Eine Pflanze ist eben nicht ein in sich abgekapseltes Egowesen, sondern Ausdruck der sie umgebenden formativen Kräfte. Das ganze Umfeld trägt zu ihrer vibrationellen Eigenart bei. Dazu kommt noch die Qualität des Wassers, in dem die Blüten präpariert werden. Und schließlich handelt es sich bei den Bach-Pflanzen um Spielarten (Varietäten), die zum Teil nur in England vorkommen, sowie teilweise um Kreuzungen (Bastarde) eng verwandter, dennoch unterschiedlicher Arten, deren systematische Bestimmung selbst professionellen Botanikern Kopfzerbrechen bereiten kann. Daher sammeln die Nachfolger von Bach ihre Blüten, soweit möglich, immer noch an den von Bach entdeckten Standorten.

Mimulus – gefleckte Gauklerblume*

Die gefleckte Gauklerblume *(Mimulus guttatus)* ist ein zartes, krautiges Pflänzchen, das sich an steinigen Bachufern und morastigen Stellen in den Bergen des Wilden Westens und seit Anfang des 19. Jahrhunderts auch in Europa wohlfühlt. Die etwas frech anmutenden gelben Blüten, mit einigen roten Tüpferchen ganz innen auf der Unterlippe (lat. *guttatus* = gesprenkelt), blühen von April bis Oktober. Das Blühen überspannt die ganzen Sommermonate und nimmt die Lichtkräfte in vollen Zügen auf. Die alten astrologischen Kräuterärzte würden diese Blume, der Blütenfarbe wegen, dem ehrwürdigen Planetenkönig Jupiter unterstellen. Aber sie hat eher etwas Schalkhaftes an sich, etwas das man eher dem Schelm und Heiler Merkur zuschreiben sollte. Wie dieser ist sie ein kleiner Gaukler (lat. *mimulus* = Gaukler). Sie ist, wie die Cowboys sie nennen, eine *monkey flower* (Äffchen-Blume). Dies paßt auch zur ersten Pflanze in der Heilpflanzenserie: Für die Hindus ist der Affengott *(Hanuman)* nämlich der Gott der heilkräftigen Kräuter! Man braucht die Pflanze bloß anzuschauen, sie wirkt so heiter, daß man augenblicklich seine Sorgen und Lebensängste vergißt.

Merkurial verhält sich auch die Narbe, die sich wie eine kleine Zunge aus dem Blütenmaul streckt. Diese Narbe – ein regelrechtes botanisches Wunder – ist in zwei Lappen geteilt, die wie dünne Lippen anmuten. Berührt sie ein Insekt oder auch nur ein winziges Pollenkorn, dann klappen die Lappen in Sekundenschnelle zusammen. An diesem Organ ist die Pflanze empfindsam wie ein Tier. Fällt das richtige Blütenstaubkörnchen auf die Narbe, umschließt sie es und verschlingt es.[96] Eine derartig entwickelte animalische Bewegungsfähigkeit deutet an, daß Seelisches (Astralisches) die Blüte schon stark berührt und zur Gestaltwerdung drängt. Dieser Eindruck wird durch die grelle Blütenfarbe und den relativ tiefen Schlund verstärkt. Die Blume ist nicht offen und radial strahlig wie ein Gänseblümchen, sondern wie ein Tier zweiseitig symmetrisch, horizontal in den Raum gestellt. Wenn Pflanzen derartige Eigenschaften aufweisen, erwartet der Pflanzenkenner gewöhnlich die gleichzeitige Anwesenheit starker Nervengifte (Alkaloide), die in Mensch oder Tier seelische Reaktionen wie Rausch oder Verwirrung auslösen können. Bei der Gauklerblume ist das jedoch nicht der Fall, wenigstens nicht auf grob chemisch-physiologischer Ebene. Edward Bach entdeckte, daß sie vielmehr seelisch wirkt: Ihre Schwingungen vermögen negative Seelenstimmungen – spezifische Ängste, Scheu oder Furchtsamkeit – in positive, wie Tapferkeit und Vertrauen, umzuwandeln. Man kann auch ihre verletzliche Gestalt und die gelbe Blütenfarbe als Signatur auslegen: »You are yellow« (»Du bist Gelb«) sagt man im Englischen, wenn Ängstlichkeit und Scheu vor bestimmten Dingen oder Situationen vorherrschen.

Mimulus ist ein typischer Rachenblütler *(Scrophulariaceae)* wie Fingerhut, Augentrost, Pantoffelblume, Braunwurz, Löwenmaul und viele andere. Sie alle sind krautig und verbinden sich nicht allzu stark mit dem Mineralisch-Erdhaften. Alle blühen ausgiebig in bunten, ja grellen Farben. Viele haben tiefe Rachen, als wollten sie gleichsam Luft schlucken und zu atmen beginnen. Ihre ätherische Lebenskraft ist stark genug, um das astralische Feuer in dem Blütenprozeß abzufangen. Es dringt nicht tiefer ins Blattwerk, Stengel oder gar in die Wurzel hinunter, wie es bei Nachtschatten- oder Wolfsmilchgewächsen der Fall ist, deren Blattformen und Sprosse sich deswegen verkrampfen und mit Alkaloiden anreichern.

Trotzdem sind viele Rachenblütler giftig. Sie enthalten Glykoside, Seifenstoffe (Saponine) und Bitterstoffe, die auf das rhythmische System (Herz, Lunge, Kreislauf), auf die Drüsen und auf die Ausscheidungsorgane einwirken und viele herkömmliche Arzneimittel liefern. Auch Mellie Uyldert, eine weise Frau aus den Niederlanden, bewandert in Kräuterkunde und den Kräften der Natur, meint, daß es sich bei Problemen mit Herz, Lunge, Drüsen und weiteren Organen um die Auswirkungen emotioneller Störungen handelt. Frust, Enttäuschung, Lieblosigkeit, die Unfähigkeit sich auszudrücken oder seine Emotionen auszuleben schlagen sich als Gift auf den eigenen Körper zurück. Die Rachenblütler liefern die Gegengifte. Die engen Blütenlippen (Löwenmaul, Leinkraut) erinnern an die zusammengepreßten Lippen seelisch verschlossener Menschen. Die kugeligen Braunwurzblüten erinnern an Afterknoten (Hämorrhoiden) und lindern eben diese Folgen seelischer

* In den Überschriften werden die aus der Bach-Literatur bekannten deutschen Bezeichnungen der Blüten verwendet. Im Text sind durchweg die z. T. etwas abweichenden, korrekten botanischen Namen verwendet.

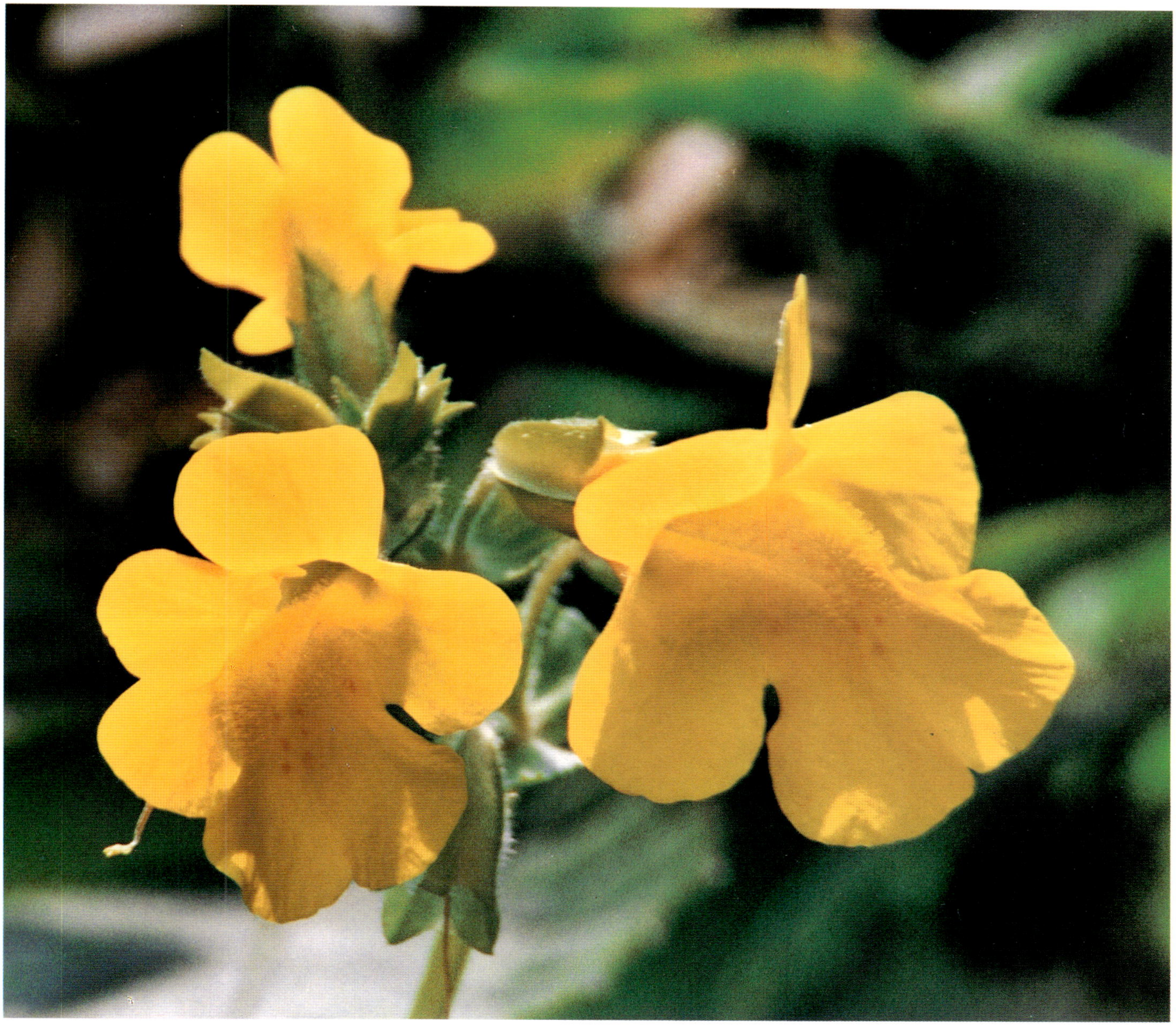

Mimulus
Beherztheit

Verknotungen. Augentrost ist die Arznei für Augen, die ihr Leid nicht ausweinen können. Königskerzenblüten, offen und freundlich, öffnen die Lungen, das Organ der Emotionen. Der rote Fingerhut hilft verstockten Herzen ihren Rhythmus wieder zu finden. Die Gauklerblume läßt sich gut in die Gruppe dieser seelenwirksamen Rachenblütler einreihen, nur setzt ihre Wirkung nicht auf biochemischer, sondern auf ätherisch-vibrationeller Ebene ein.

Impatiens – drüsentragendes Springkraut

Das drüsige Springkraut oder Himalayabalsam *(Impatiens glandulifera)* ist ein saftiges einjähriges Kraut, das sich in Flußtälern, auf feuchten Auwiesen und an Waldrändern wohlfühlt. Vor der Sommersonnenwende machen die zarten Pflänzchen einen recht kläglichen Eindruck. Man meint, die Brennesseln und andere robuste Unkräuter würden sie bald überwuchern. Doch dann, ganz plötzlich, nach Johanni schießen sie hoch, verzweigen sich und ringen ihre Konkurrenten nieder. Das Wachstum überstürzt sich: Gierig saugen sie das Bodenwasser auf, so daß es an den Knoten der rötlich-glasigen Stengel zu Schwellungen kommt und die überschüssige Flüssigkeit von Sprossenden und Blatträndern abtropft. Knickt ein Sturm die fast zwei Meter hohen Stengel oder trampelt ein Tier über sie hinweg, dann schießen sofort neue Wurzeln aus allen Knoten, die den Boden berühren. Immer ungestümer blüht die *Impatiens* in den Herbst hinein, wenn andere Blütenkräuter größtenteils schon vertrocknet und ausgesamt sind. Erst der Frost bereitet ihrem Expansionsdrang ein jähes Ende.

Die Blütenstände sind prächtig. Die zarten, malvenfarbigen Kronblätter sind paarweise miteinander verbunden und formen einen Rachen, der die schweren Hummeln zum Nektartrunk einlädt. Zwei rote Kelchblätter verbinden sich zu einer Art Kappe mit Sporn, als trüge die Blüte eine Zipfelmütze. Wie die *Mimulus*blüte ist die *Impatiens*blüte zweiseitig symmetrisch und hängt waagerecht im Raum, was ihr eine eher tierhafte Ausstrahlung verleiht. Eine derartige Blüte läßt vermuten, daß man es mit einer Giftpflanze zu tun hat. Aber dem ist nicht so; ihre Astralität lebt sie in einer fast animalisch anmutenden Regsamkeit aus. Der oberständige Fruchtknoten reift zur spindelförmigen Kapsel, die bei der leichtesten Berührung mit hörbarem Knacken aufplatzt und ihren Samen mehrere Meter von sich schleudert. Oft bedarf es tatsächlich nicht einmal einer Berührung, damit die Pflanze ihren Samenhagel entläßt.

Das drüsige Springkraut, ursprünglich im Himalaya zu Hause, wurde 1830 nach England eingeführt und hat sich anschließend seinen Weg durch das restliche Europa gebahnt. Immer häufiger trifft man den Eindringling an. Naturpuristen sprechen bereits besorgt von einer »Überfremdung« der einheimischen Flora. Gerüchte machen die Runde, daß perfide Imker die Pflanze wegen der üppigen Nektarproduktion heimlich aussäen. Bei den Pflanzen ist es wie bei den Menschen, man versteht ihre Persönlichkeit besser, wenn man auch andere Mitglieder ihrer Familie kennenlernt. Das drüsige Springkraut gehört der Familie der Balsaminengewächse *(Balsaminaceae)* an, deren Mitglieder allesamt zarte, saftige, schnellwachsende, buntblühende Gesellen sind. Unsere Gärten ziert zum Beispiel das Fleißige Lieschen *(Impatiens sultanai)* aus Sansibar oder die hübsche Gartenbalsamine aus Ostasien. In Parks und unter schattigen Hecken findet man das sibirische Springkraut, das einst seine Samen über den Zaun eines botanischen Gartens streute und sich seither in ganz Europa ausbreitet. Einheimisch dagegen ist das zierliche, zitronenfarbig blühende Springkraut *(Impatiens noli-tangere)*, das sich wegen seiner explodierenden Samenkapseln den Namen »Rühr-mich-nicht-an« eintrug. Wegen seiner Blütenform heißt es in der Schweiz »Chapezinerzipfeli«, und ein Kindervers singt von der Blume:

> Chapezinerzipfeli isch ins Wasser gfalle,
> Han en ghöret plumpe
> Hätt' er mi beim Zipfel ghebt
> Wär er nit vertrunche!

Der Blüte schrieb man einst eine magische Schutzwirkung zu; man trug sie gegen Verhexung. Magische Verwendung findet das drüsige Springkraut auch in seiner asiatischen Heimat.[97] In der altüberlieferten Blumensprache bedeutet das Tragen von Springkraut, »Bleib mir vom Leib!«[98] Vor allem aber signalisiert die Pflanze Ungeduld.[99]

In der Volksheilkunde gilt das europäische Spring-

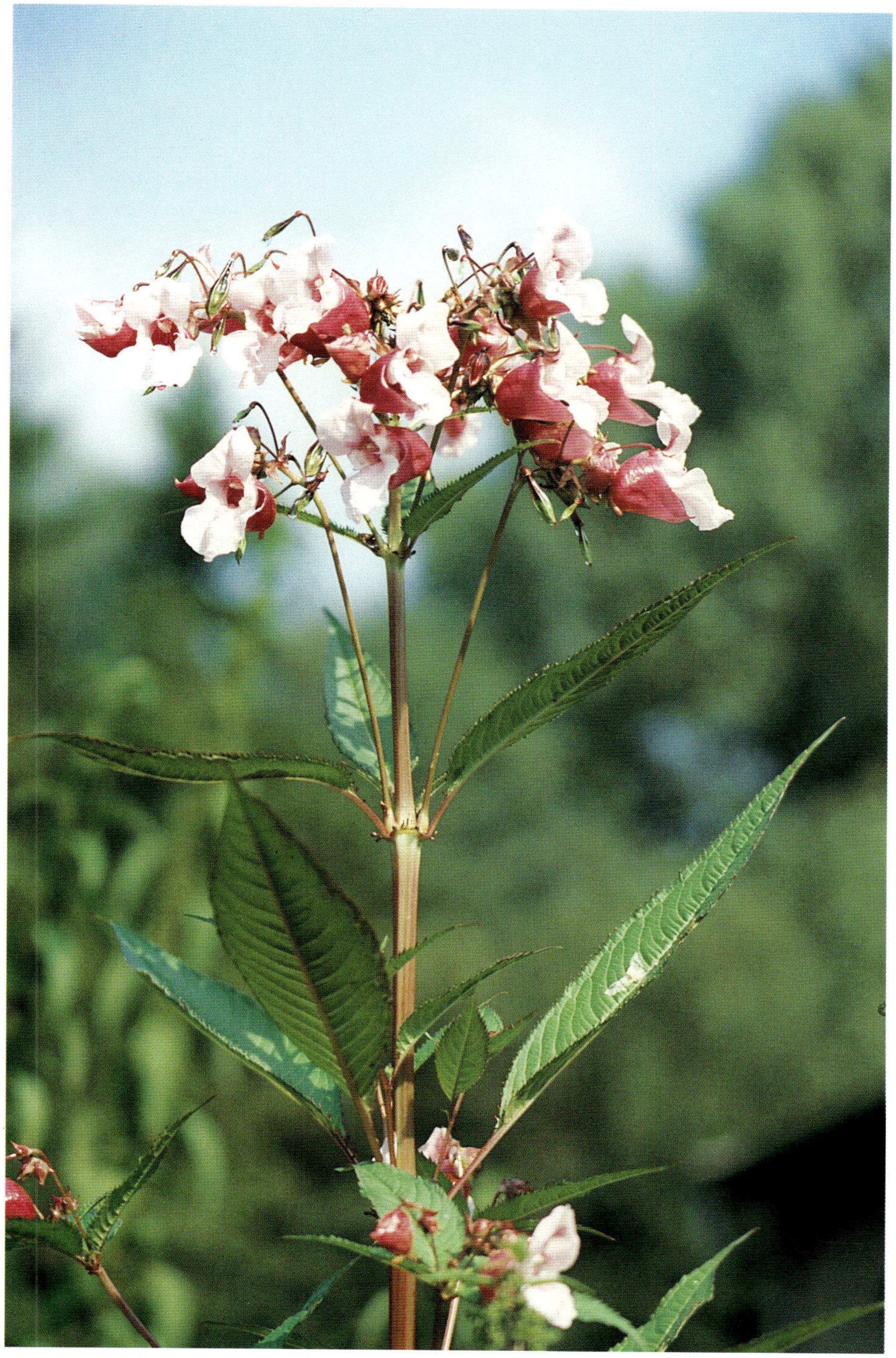

Impatiens
Geduld

kraut, welches einige Bitterstoffe und Gerbstoffe enthält, als ein eher minderwertiges, Brechreiz erzeugendes, harntreibendes und abführendes Mittel. Es überwindet, gemäß seiner merkurialen Signatur, Flüssigkeitsstauungen im Leib. Äußerlich verwendete man es bei wässerig aufgeschwollenen, juckenden Insekten- und Nesselstrichen frisch, und als Aufkochung gegen Hämorrhoiden.

Ähnlich benutzten die Indianer das in den Wäldern Nordamerikas einheimische Springkraut *(Impatiens biflora)*, indem sie das saftige Kraut zerdrückten und auf entzündete, irritierte Hautstellen und auf die juckenden, wässerigen Blasen, die der giftige Sumach *(poison ivy)* verursacht, auftrugen.

Auch in China verdienen die Balsaminengewächse ihren Namen. Balsamisch wirken die am Nachmittag gesammelten Blüten der »Phönixfeenpflanze« *(Impatiens balsamina)*, die ebenfalls *Jixingzi* (Ungeduld) genannt wird. Abkochungen der Blüten oder des Krautes finden innerliche oder äußerliche Anwendungen bei vielen Leiden, darunter Rheuma, Erkältungen, Drüsenentzündungen, Furunkeln und Hautkrankheiten. Mit den frischen Blüten behandelt man Pilzinfektionen der Hände. Chinesische Forscher haben inzwischen nachweisen können, daß *Impatiens*auszüge tatsächlich Bakterien hemmen.[100]

Weil die Springkräuter nie verholzen, schnell wachsen und ihre Samen wegschleudern, wobei die Fruchtblätter blitzschnell schlangenartig zurückrollen, galten sie in der alten astrologischen Kräuterkunde als Merkurpflanzen. Merkur ist der planetarische Gott blitzschneller Verwandlungen; sein Stichwort ist »Ungeduld«, Quecksilber sein Metall.

Edward Bach spürte die merkuriale Natur, die der Pflanze anhaftet, als er sie, auf seiner Wanderung am Ufer der Usk, zum erstenmal sah. In präparierter Form vermag ihre Blüte die negativen merkurialen Eigenschaften wie Ungeduld, Voreile und Gereiztheit, in positive umzuwandeln, so daß schnelles Handeln und Denken mit Geduld, Zartheit, Vergebung und Sanftmut einhergehen.

Clematis – weisse Waldrebe

Die weiße Waldrebe *(Clematis vitalba)*, die dritte Heilpflanze, die Edward Bach entdeckte, ist eine kräftige, holzige Kletterpflanze, eine echte Liane, wie man sie sonst nur in tropischen Urwäldern findet. Bis zu 12 Meter windet sie sich vom Waldboden über Gebüsche, Hecken und Bäume empor, dem Licht entgegen.

Ihre Blüten, ganz anders als die bunten, eher protzigen Gebilde des Springkrauts oder der Gauklerblume, muten einzeln betrachtet recht bescheiden an. Aus vier unscheinbaren, grünlich weißen, zottig behaarten Kelchblättern – Blütenblätter fehlen – quellen zahlreiche weißliche Staubblätter und Fruchtblätter hervor, so daß jede Blüte wie ein verpuffendes Wölkchen aussieht. Diese strahligen Köpfchen gruppieren sich zu doldigen Blütenständen, die aus den Achseln der oberen Laubblätter hervorwachsen. Das Ganze hat etwas Sanftes, Verträumtes an sich, etwas Wolkiges. Ein leichter Duft, der an Weißdorn erinnert, lockt die Insekten zur Befruchtung. Mit dem Reifen der winzigen Nüsse werden die Griffel silbrig-weiß. Die Blütenstände verwandeln sich zu federigen, wolligen Büscheln, derentwegen der Volksmund die Pflanze als »Greisenbart« bezeichnet. Den Winter überdauern die Samen an der Mutterpflanze, bis stürmische Frühlingswinde sie von den nackten Stengeln befreien und ihrem Schicksal preisgeben.

Die Blüten sind recht unschuldig anmutende, radialsymmetrische Gebilde, in denen man kaum einen »tierischen« astralischen Einschlag vermutet. Das Tierhafte hat sich jedoch hinunter in Blatt und Stengel verlagert. Fast schlangenartig kriecht die Pflanze über das Gezweig anderer Waldbewohner und windet sich linksdrehend um ihre Träger. Die Blattstiele, ja sogar die Stiele der Fiederblätter vermögen sich überall festzuwinden, wo sie Widerstand spüren.

Die Waldrebe ist eine der über 1200 Arten der Hahnenfußgewächse. Die Hahnenfußfamilie – oder ihre Deva – ist äußerst schöpferisch und phantasievoll. Wie ein Künstler, der seinen Stil sucht, hat sie fast jede Blattform, Blütengestalt und -farbe ausprobiert. Wie im Flug überschwenglicher Imagination scheint diese Vielfalt entstanden zu sein: der blaue Helm des Eisenhuts, die gespornten, azurblauen Akeleiblüten, die bunten Pfingstrosen, die einfachen, schwefelgelben Wiesenhahnenfüße, die anmutigen, zart weißen Windröschen und viele andere mehr. Die Blattformen sind ebenso vielfältig: Neben den vorwiegenden »hahnenfüßigen« Formen, variieren sie von den fleischi-

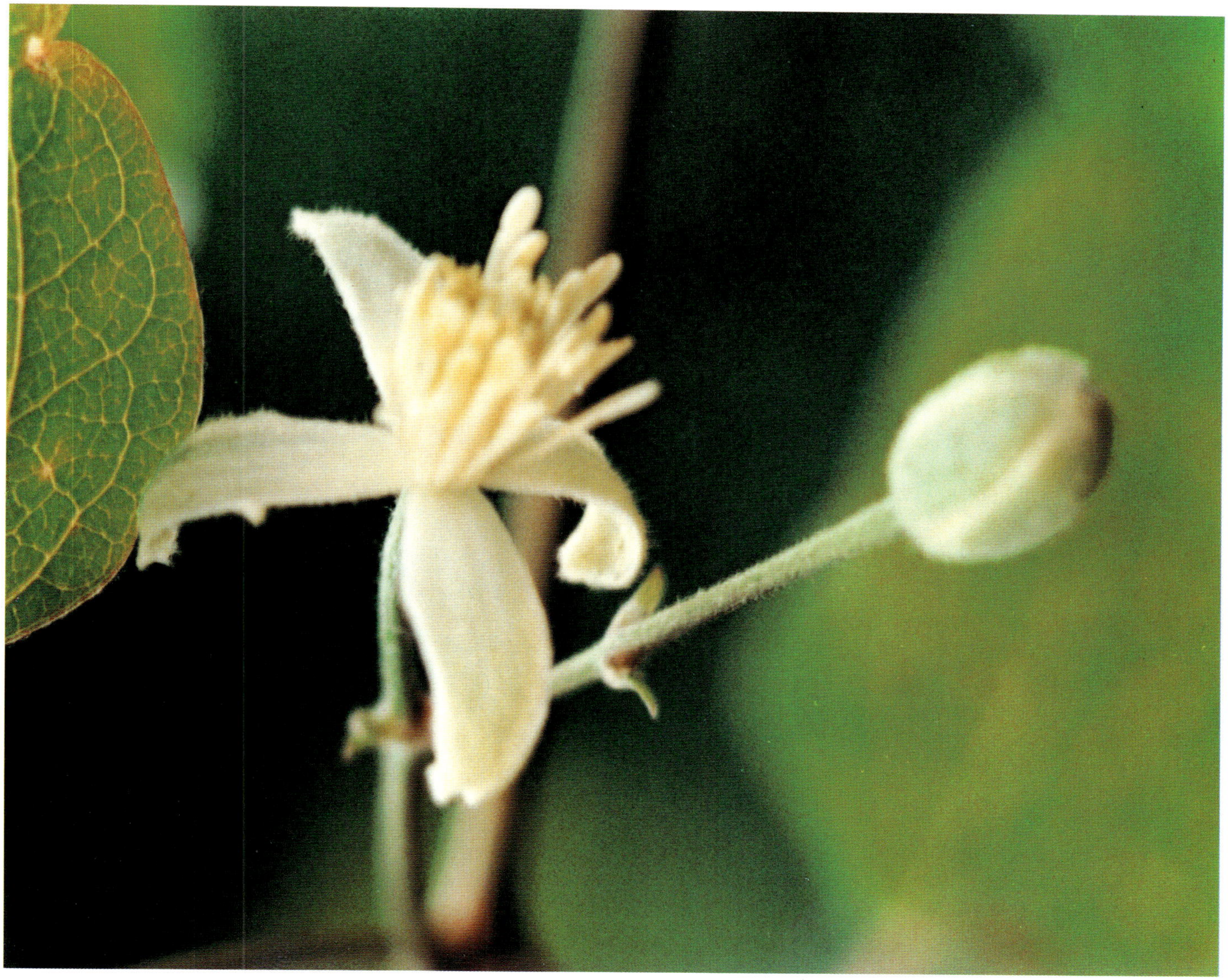

Clematis
Gegenwartsbewußtsein

gen herzförmigen Sumpfdotterblumenblättern bis zu den haarsträhnigen Unterwasserblättern des Wasserhahnenfußes. Manchmal, wie bei der gewöhnlichen Butterblume, erscheinen alle Blattformen von den rundlichen bis zu den gefiederten innerhalb der Wachstumsmetamorphosen ein und derselben Pflanze.

Auch in der Blütezeit zeigt sich die Plastizität dieser Familie. Die Waldrebe blüht von Ende Juni bis Anfang September, während andere Arten vom frühesten Frühling bis in den spätesten Herbt blühen.

Die Hahnenfußgewächse sind allesamt krautige Pflanzen, die kühle Luft und viel Feuchtigkeit mögen – auf letzteres deutet ihr lateinischer Name *Ranunculaceae*, »Fröschlein«. Vor Kälte haben sie keine Angst; die Christrose oder der Winterling blühen sogar im Schnee. Die Waldrebe fällt jedoch in dieser Hinsicht aus dem Rahmen. Sie ist die einzige der Familie, die bis in die Tropen vordringt und sich der Wärme hingeben kann. In ihrer Sehnsucht nach Licht und Höhe könnte man sie den Idealisten unter den Hahnenfüßen nennen.

Viele Hahnenfußarten bergen einen ungenießbaren, brennenden Saft in sich. Im Zeitalter der »heroischen« Medizin (siehe Teil I, Kap. 3) bereitete man aus verschiedenen *Ranunculazeen* hautreizende, blasenziehende Mittel. Das Christophskraut wurde von Bauern sogar zum Ausbrennen eitriger Wunden beim Vieh verwendet. Die Waldrebe ist in dieser Hinsicht keine Ausnahme. Einst benutzten Bettler den ätzenden Saft der Waldrebe, um gräßliche Geschwüre vorzutäuschen – weswegen die Franzosen die Pflanze noch immer als *herbe-aux-gueux* (Bettler- oder Schurkenkraut) bezeichnen. In der Homöopathie wird *Clematis* folglich bei allen Hautentzündungen, aber auch bei Lympherkrankungen und bei Leiden des männlichen Genitalsystems angewendet. Die Indianer behandelten ebenfalls Krätze und Ekzeme mit schwachen Aufgüssen dieser Pflanze.[101]

Die astrologische Kräuterkunde ordnet *Clematis* seiner Hitze wegen dem Mars, seiner Holzigkeit wegen dem Saturn zu. Andererseits hat es als linksdrehende Kletterpflanze (wie die Winde) einen mondhaften Aspekt, im Gegensatz zu »sonnenhaften« Rechtsdrehern wie dem Hopfen. Rechtsdrehende Kraftfelder, ob sie sich nun in den Erdstrahlen oder in den Lebensfeldern der Pflanzen äußern, bewirken Verdichtung, Verstofflichung, Inkarnierung und Verhärtung. Linksdrehende Kraftfelder wirken dagegen auflösend, entstofflichend und exkarnierend – das behaupten wenigstens Sensitive, die sich mit solchen Phänomenen beschäftigen.[102]

Vielleicht war das auch eine der Eigenschaften, die Bach spürte, als er in der *Clematis*blüte ein Mittel für Tagträumer, Realitätsflüchtlinge und Menschen mit wenig Lebenswillen entdeckte. Wie die Waldrebe, die sich dem dunklen Waldboden entwindet (sie bevorzugt »mondhafte« Kalkböden) und ihre Blüten ins Licht hebt, so hebt die Blütenessenz das dumpfe, mondhafte Gemüt und läßt es zu einem neuen, lebhaften Interesse am Hier-und-Jetzt erblühen. Ohnmächtige Verträumtheit weicht einem schöpferischen, praktischen Idealismus.

Agrimony – Odermennig

Agrimony (Agrimonia eupatoria) war die erste Pflanze, die Edward Bach entdeckte, als er sich 1930 in Cromer, einem kleinen Fischerdorf an der Ostküste Englands, niederließ. Odermennig, Königskraut, Ackermennig, Hagamundiskraut, Leberklette, Leberklee, Steinwurz, Bruchkraut – jedes Land, jede Provinz hat ihren eigenen Namen für diese Pflanze. Schon die vielen Bezeichnungen deuten an, wie beliebt das freundlich gelbblühende Kräutlein unter der Landbevölkerung war und noch immer ist. Ebenso vielfältig wie seine Namen ist sein Nutzen. Manch eine Bäuerin kocht einen Odermennigtee bei Milzleiden, Leberverhärtung und Durchfall, bereitet einen Badezusatz für Wunden, Krätze oder auch krebsige Geschwüre und braut ein wirksames Gurgelmittel bei hartnäckiger Halsentzündung. Bei den Pennsylvania-Deutschen gehört Odermennig zusammen mit Beifuß, Wermut, Fieberkraut *(Chrysantemum parthenium)*, Kamille und Minze zu den geschätzten »Schwitzgekreider«, mit denen sich Unreinheiten ausschwitzen lassen. Wahrscheinlich haben sie das den Indianern abgeschaut, die diese Pflanze ebenfalls zu den Schwitzkräutern zählen.

Schon seit der Antike findet Odermennig Anwendung bei Leberleiden. Das Goldgelb der Blüten galt bei den alten astrologischen Kräuterärzten als untrügliches Zeichen

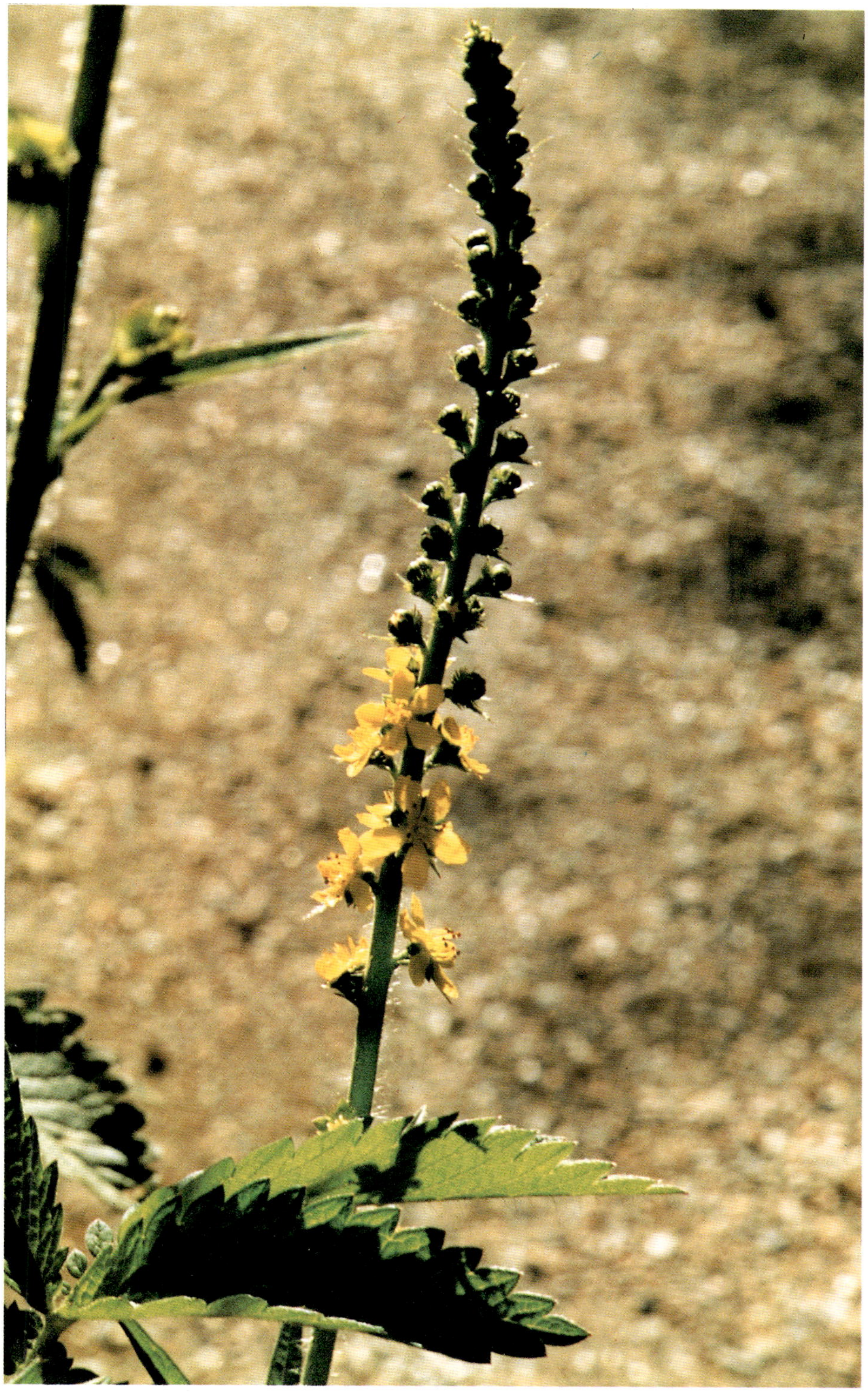

Agrimony
Bereitschaft zur Auseinandersetzung

dafür, daß sie es mit einem Jupitergewächs zu tun hatten. Im menschlichen Körper regiert Jupiter die Leber; daher ist es nur logisch, diese Pflanze bei Leberleiden (Gelbsucht) einzusetzen. Dem menschlichen Gemüt, so meinte man, vermittelt Jupiter echte Fröhlichkeit, Lebensfreude, Urteilsfähigkeit und ein klares Gedächtnis. Also verschrieben jene Ärzte das Tragen oder Einnehmen dieses Krautes, wenn jemandem »etwas über die Leber gekrochen war«, oder wenn er an Gedächtnisschwund litt.

Der lateinische Artname *eupatoria* erinnert an Mithridates Eupator (123–63 v. Chr.), König von Pontes (Kleinasien), den Erfinder des fabelhaften »universellen Gegengiftes« *(Mithridatum)*. Er gilt als Entdecker der Heilkraft des Odermennig, mit dem er seine Leber behandelte. Guten Grund dazu hatte er allerdings, denn seit Kindheit trank er täglich das Blut vergifteter Enten, um sich gegen Giftmord zu feien. Kein Wunder also, daß dabei seine Leber, das Entgiftungsorgan des Leibes, streikte.

Wie zu erwarten, verbindet auch der Londoner Kräuterarzt Culpeper dieses Kraut mit dem Jupiter und mit dem Sternbild des Krebs, welches die Jupiterwirkung erhöht. Er schreibt: »Allen Körperteilen, die unter diesem Planeten und Zeichen stehen, nimmt *Agrimony*, mittels sympathischer Wirkung, ihre Leiden, und vertreibt auch jene Krankheiten, die von Saturn, Mars oder Merkur herrühren.«[103]

Der Gattungsname *Agrimonia* bedeutet schlicht »Feldbewohner« (griech. *agros* = Feld, *mone* = Wohnort). Auf brachliegenden Feldern, mageren Lehmböden, an Wegrändern und unter Hecken fühlt sich diese Pflanze am wohlsten. Von der Frühlingssonne erweckt, läßt sie einen aufrechten, rauhaarigen, wenig verzweigten Stengel aus der Winterrosette emporwachsen, der im Hochsommer, im Juli und August, als langgestreckte Blütenähre von unten nach oben mit kleinen, gelb leuchtenden, angenehm duftenden Blüten aufblüht. Die einzelnen Blüten sehen wie winzige gelbe Wildrosen aus – was nicht verwundert, denn schließlich handelt es sich um eines der Rosengewächse *(Rosaceae)*. Die Röschen reifen zu Klettenfrüchten aus, die die Welt bereisen, indem sich die hakigen Kelch-Borsten an vorbeistreifenden Tierfellen oder Beinkleidern festkrallen. Der englische Kräutergelehrte John Gerard, dessen *Herbal* 1597 erschien, nennt die Pflanze *Philanthropus* (Menschenfreund). Die Kletten, meint er, haften sich nur den Menschen an, weil *Agrimony* diese so liebt und ihnen Gutes tun möchte. Auch in der Blumensprache kommt die Güte der Pflanze zum Ausdruck. »Nimm meine Dankbarkeit an!« sagt man, indem man jemanden einen blühenden Odermennigstengel zusteckt.[104]

Wie alle Rosengewächse scheut Odermennig weder Licht noch Dunkel. Ihr helles Erblühen auf luftigem Stengel gleicht sie durch kräftiges Durchwurzeln des Erdbodens aus. Sie entflieht nicht dem dunklen, harten Element wie das Springkraut. Wie andere Rosengewächse hat sie etwas Herbes, Zusammenziehendes an sich, das der Fäulnis entgegenwirkt. Mittels ihrer Gerbsäure verhindert sie »mondhafte« Entgleisungen der Physiologie. So vermag sie Durchfall zu trocknen oder Gifte zu neutralisieren. Sind es die Bitterstoffe, die die pharmakologische Grundlage ihrer Leberwirksamkeit bilden, so sind es die Gerbstoffe, die ihr zu Ruhm als Wundheilkraut verholfen haben. Als *garclive* (»Speer-zerklafft«) kannten es die Angelsachsen und behandelten klaffende Speerwunden mit dem Kraut. Französische Wundärzte brauten daraus das *eau d'arquebuscade*, zur Heilung von Verwundungen durch Hakenbüchsengeschosse. Überhaupt scheint die Pflanze ein antagonistisches Verhältnis zu Eisen zu haben und zu den Wunden welche Eisen schlägt. Wie andere uralte Heilkräuter, deren Gebrauch bis in die Altsteinzeit zurückreicht, sollte man diese Pflanze nie mit Eisenwerkzeugen ausgraben.[105]

Auch Edward Bach erkennt – obwohl er es in ganz andere Worte faßt – das Jupiterhafte des *Agrimony* an. In der Heilpflanze entdeckte er ein Mittel für Menschen, die Sorge, Kummer und innerlichen Schmerz hinter einer oberflächlichen Fröhlichkeit vor anderen verbergen. Fröhlichkeit, die Fähigkeit das Leben zu genießen, Optimismus und ein kluger, urteilsfähiger Geist sind die Merkmale eines positiven Jupiterzustandes. Ist jedoch die Lebensfreude durch inneren Kummer und Qual vergiftet, oder künstlich und vorübergehend durch Alkohol und Drogen (Lebergifte) angefacht, dann hat man es mit einem belasteten Jupiterzustand zu tun. Hier ist *Agrimony* angezeigt. Auf der nicht-stofflichen, seelischen Ebene wirkt die Essenz straffend, harmonisierend und entgiftend, damit der Mensch wieder »jovial« sein kann.

Chicory – Wegwarte

Wer kann an der Wegwarte, der wilden Zichorie *(Cichorium intybus)* vorbeigehen, ohne sie zu bewundern? An sonnigen Weg- und Feldrändern, auf harten, ausgetrockneten Böden steht sie, reckt sich über einen Meter in die Höhe und richtet ihre zarten, himmelblauen Blüten der Morgensonne zu. Manch einer hat sich ein Sträußchen im Vorbeigehen gepflückt; als er aber zu Hause ankam, waren die schönen Blüten allesamt verschwunden. Der Blumenfreund hätte wissen müssen, daß die Wegwarte einen ganz bestimmten Zeitrhythmus einhält: morgens, gegen sechs Uhr öffnet sie ihre kurzlebigen Blüten; gegen elf Uhr schließt sie diese wieder. Bedecken dunkle Wolken die Sonne, dann öffnet sie ihre Blütenköpfchen überhaupt nicht. Sie fängt nach der Sommersonnenwende zu blühen an, wenn die Tage wieder kürzer werden. Um die Herbst-Tagundnachtgleiche, wenn die Sonnenkraft schwindet, haben die letzten Blüten ausgeblüht.

Die Pflanze gibt sich völlig der Sonne hin. Der Alchemist Albertus Magnus nennt sie mit Recht die »Sonnenbraut«. Die Volkssage macht sie zur verwunschenen Prinzessin, die mit ihren blauen Augen ständig nach Osten hin Ausschau hält, den Weg hinunter, den ihr Ritter nach Jerusalem zog. Eine andere Sage erzählt von einer Jungfrau, die sieben lange Jahre um ihren im Krieg gefallenen Freund trauerte. Als man sie drängte, endlich einen anderen zu wählen, erwiderte sie:

> Eh als ich laß das Weinen stehn,
> Will ich lieber auf die Wegscheid gehn
> Eine Feldblum' dort zu werden![106]

Diese Blume erzählt also von Liebe, die nicht losläßt – im gewissen Sinn aber auch von Selbstmitleid oder gar Egozentrik. Die sparrigen, dürren, fast blattlosen Stengel, an denen die Blütenköpfe unmittelbar sitzen, bringen auch die ausgezehrten Gestalten jener Menschen in den Sinn, die vor lauter Sehnsucht dahinschmachten.

Erscheinen die blauen Blüten auch wie ein Sinnbild langmütiger Geduld, so steckt in ihnen dennoch eine unerwartete Regsamkeit, eine gespannte Ungeduld. Bei der leichtesten Berührung durch ein Insekt verkürzen sich augenblicklich die Staubfäden. Der Blütenkelch ist so eng, daß durch diese Reaktion die Pollenkörner aus den Staubbeuteln herausgedrückt werden. Ein wenig »animalische« Sensitivität finden wir also auch in dieser Blüte.

In der altüberlieferten Blumensprache heißt es: »Wie die Wegwarte immer zur Sonne dreht, so lasse ich mich durch nichts von Dir ablenken, mit Herz, Leib und Seel Dir die Liebe schenken!« Eine Augsburger Nonne aus dem 15. Jahrhundert schreibt, daß derjenige, der Wegwarte trägt, damit sagen will, »daß er nicht auf den Weg kommen kann, der seinem Lieb gefällig sei, und daß er begehret, diesen gewiesen zu werden.« Wer aber einen Wegwartestengel schenkt, der spricht vom Eifer seiner selbstlosen Liebe: »Die Wegwarte kehrt sich allezeit zum besten gegen die Sonne, ob sie wohl darunter leidet, doch tröstet sie sich, daß sie es recht macht.«[107]

Die astrologischen Kräuterärzte erkannten in der Zichorie die Signatur des Jupiter und Saturn. Aufgrund der löwenzahnähnlichen Blätter und der milchhaltigen Pfahlwurzel glaubte man einst, sie sei ein verwandelter Löwenzahn (eine Jupiterpflanze par excellence) – tatsächlich gehört dieser zur gleichen Unterfamilie, den *Cichorioideae.* Culpeper schreibt: »*Chicory* bewegt die phlegmatischen Humore, treibt Blockierungen von Leber (Jupiterorgan), Galle und Milz (Saturnorgan).«[108] Tatsächlich ist ein Aufguß des Krautes ein nicht zu übertreffendes Lebermittel. In der Homöopathie ist *Cichorium* als Leber-, Milz- und Blutreinigungsmittel angezeigt, und in der *Spagyrik* – eine aus der Alchemie hervorgegangene Medizinrichtung – gelten *Cichorium*-Präparate ebenfalls als Heilmittel bei Leber-, Milz- und Magenstörungen, sowie bei Gallensteinen.

Aber noch stärker als Jupiter wirkt Saturn in dieser Pflanze. Der Planet offenbart sich in der blauen Blüte, in den sparrigen Stengeln, deren Grün leicht grau getönt ist, und in dem bitteren Geschmack, der die Wurzeln und Blätter durchzieht. Das Bittere schmeckt man noch in dem aus gerösteten Zichorienwurzeln hergestellten Ersatzkaffee. Dem Wintersalat, dem Brüssler Chicorée (Witloof), der nichts anderes ist, als die sprossende Hauptknospe der Wegwarte im Winterstadium, hat man die Bitterkeit durch Lichtentzug genommen. Die jungen weißen Blätter verharren noch in einem zarten »mondhaften« Zustand; sie haben ihre saturnische Eigenart noch nicht entwickeln können.

In der Menschenseele drückt sich der Saturn – wenn er negativ aspektiert ist – als Hartherzigkeit, Lieblosigkeit, Herrschsucht und Egozentrik aus. Auch diesen Aspekt erkannte die Volksimagination in der Wegwarte. Vor allem in katholischen Gebieten nannte man sie die »Armesünderblume«. Man sah in ihr nicht das Mädchen, das am Wegrand auf ihren Liebsten wartet, sondern ein selbstsüchtiges Luder, welches dem Heiland, als er müde und durstig vorbeiwanderte, einen Schluck Wasser verweigerte. Zur Strafe muß sie nun als Wegwarte am Wegrand verharren, bis zu ihrer Erlösung am Jüngsten Tage.[109]

Psychoanalytiker haben beobachtet, daß bestimmte Persönlichkeitstypen ihre unbewußt in sich getragene Herrsucht oder Hartherzigkeit nicht wahrhaben wollen und diese durch manipulative Überfürsorglichkeit und Überbesorgtheit anderen gegenüber zu kompensieren suchen. Physiologisch schlagen sich diese negativen Seelenzustände oft auf das Verdauungssystem nieder: Chronische Magen- und Darmbeschwerden sprechen von dem in frühester Kindheit veranlagten Wunsch, geliebt und gefüttert zu werden und die anderen dazu zwingen zu können. Die »harten Gefühle«, das unterschwellige Selbstmitleid und der Wunsch festzuhalten, können sich ebenfalls in Darmverstopfung und hartem Stuhl Ausdruck verleihen.[110] Auf physischer Ebene hilft hier diese saturnisch bittere Heilpflanze; auf seelischer Ebene hilft die himmelblaue Blüte, wie Edward Bach entdeckte. Man braucht die Blüte nur anzuschauen, und man vergißt wenigstens für einen kurzen Moment die Enttäuschung und das Selbstmitleid, welche einen negativen Saturn kennzeichnen.

Der Mond – weich, träumend, fruchtbar, empfänglich – ist der Gegenspieler zum Saturn. In der Landwirtschaft kommt das zur Geltung, wenn die Bauern Zichorienwurzeln im Wechsel mit Rüben anbauen. Die saturnischen Wegwarten vertreiben die »mondhaften« Fadenwürmer, die die Rüben oft verderben. Und wenn die oben erwähnte Augsburger Nonne das Umhängen einer Wegwartewurzel zur Empfängnisverhütung verschreibt (eine Art vorindustrielle Pille), dann bezieht sich das ebenfalls auf die Lebensfeindlichkeit des alten Planeten, des »Kindlifressers«, der weder das keimende Leben noch die Gedanken und Gefühle anderer duldet oder gelten lassen möchte.

Die Wegwarte ist ein Korbblütler *(Compositae)*. Das bedeutet, daß das schöne Gebilde, das uns jeweils als eine einzelne Blüte erscheint, in Wirklichkeit ein ganzer Blütenkorb ist, ein winziges Blumenbeet, auf dem sich mehrere Blüten, dicht auf dicht zusammengerückt, zur symmetrischen »Überblüte« gruppieren. Wie sich ein menschliches Individuum in die Gemeinschaft einordnet, so fügt sich die unscheinbare Einzelblüte harmonisch in eine übergeordnete Ganzheit ein. Die scheinbare »saturnische Eigensucht« der Wegwarte wird also in ihrer Blüte wieder überwunden.

Wie der Löwenzahn, der Lattich, der Gartensalat, die Schwarzwurzel oder der Wiesenbocksbart gehört die Wegwarte zur Untergruppe der Zungenblütler *(Liguliflorae)* – jede Blüte im Körbchen hat eine »Zunge« als Blütenblatt. Diese Zungenblütler enthalten häufig weißen Milchsaft in Stengel und Wurzel, der beruhigend und leicht einschläfernd wirkt. Die astrologischen Kräuterärzte sprechen von einem »Mond-Einschlag« und erkennen darin die Signatur einer egolosen Liebe: die wahre mütterliche Liebe.

Die Folklore weiß noch viel Wunderbares über diese Pflanze zu berichten. Man hängte sie als Schutz gegen Gewitter oder Hexerei an den Firstbalken. Wer die Wurzel stillschweigend am Jakobstag (25. Juli) mit einem Goldstück – niemals Eisen – ausgrub und immer bei sich trug, wurde stich- und hiebfest. Um die Liebe eines anderen Menschen zu erzwingen, grub man die Wurzel mit einem Hirschgeweih aus, dem Hauptattribut des keltischen Herrn der Tiere, *Cernunnos,* dem Gefährten der weißen Göttin.

Das müßte um die Sommersonnenwendzeit geschehen oder, um ganz genau zu sein, um zwei Uhr nachmittags, drei Tage vor Petri und Pauli (29. Juni). Rituale dieser Art deuten auf uralte, kaum mehr verständliche Zusammenhänge hin, deren Ursprünge in keltischen und vorkeltischen Zeiten liegen, und deren Erörterung unseren Rahmen sprengen würde.

Die Signatur der Wegwarte und die Vorstellungen, die sich in den Sagen und Anekdoten niedergeschlagen haben, deuten alle auf die Eigenschaften, die Edward Bach in der Blume entdeckte. *Chicory* hilft Menschen, mit einer besitzergreifenden Persönlichkeitshaltung fertig zu werden und diese negativen Aspekte in wahre selbstlose Liebe umzuwandeln.

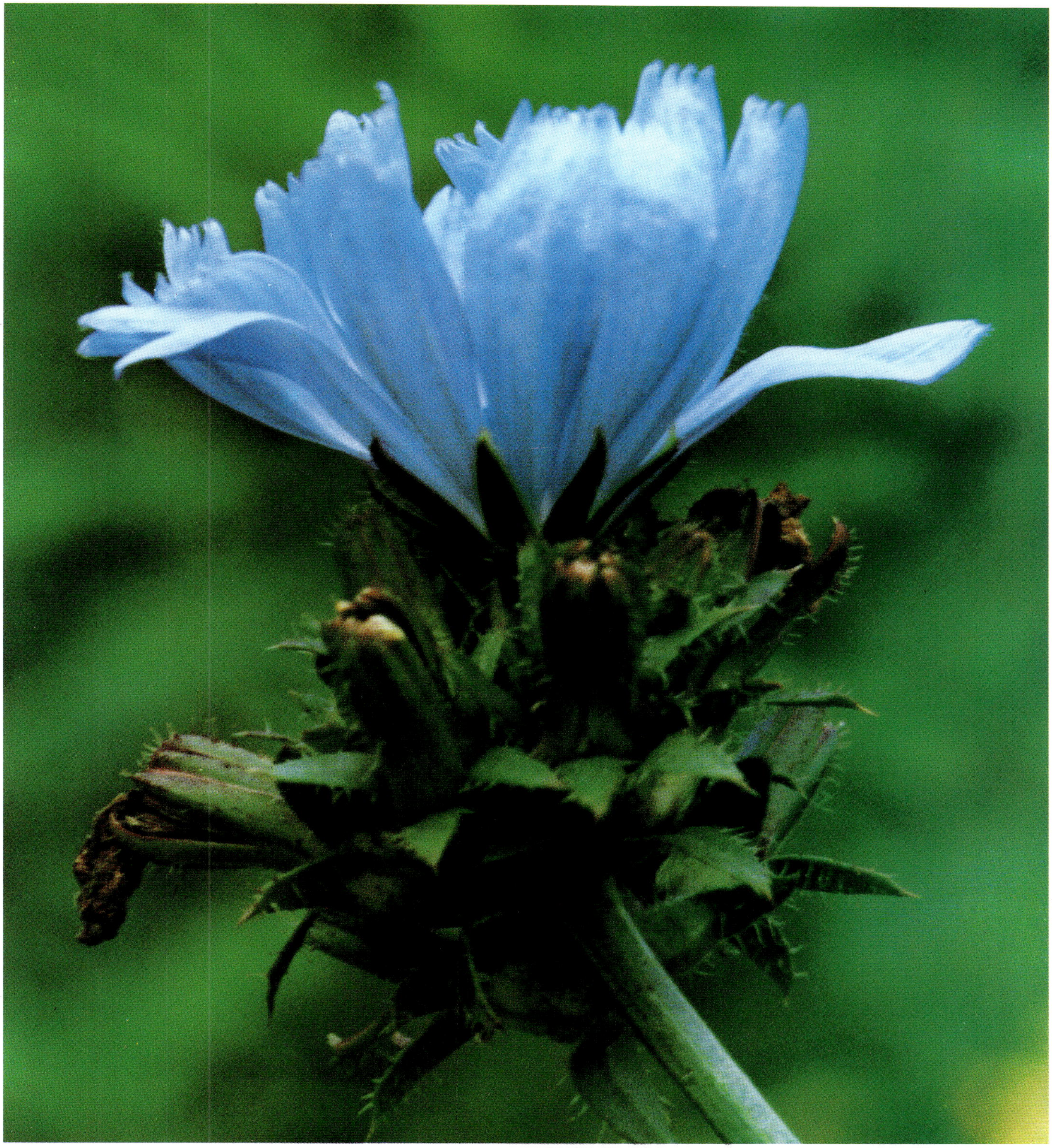

Chicory
Uneigennützigkeit

Vervain – Eisenkraut

Das bis zu einem Meter hohe, zähstengelige Eisenkraut (*Verbena officinalis*) blüht von Johanni bis zur Herbst-Tagundnachtgleiche auf trockenen Wiesen, magerem Brachland, felsigen Hängen, Schutthaufen und an sonnigen Wegrändern. Die winzigen blaßlilafarbenen Blüten, auf schlanken Ähren aufgereiht, sind recht unscheinbar. Die vierkantigen Stengel erinnern an die der Minze, aber weder sie, noch die grob gekerbten Blätter enthalten ein bemerkenswertes Aroma. Das stark duftende »Eisenkraut«, das man als Teezubereitung kaufen oder im Sommergarten züchten kann, ist eine verwandte Art – die *Verbena odorata* oder *Lippia citriodora* aus Südamerika.

Das einheimische Eisenkraut ist wirklich keine aufsehenerregende Pflanze. Um so mehr erstaunt es, welche Begeisterung dieses bescheidene Unkraut schon seit der Antike hervorrief. Was traute man dem Eisenkraut nicht alles zu! Bauern steckten es in den Acker, um Unwettern vorzubeugen und sich eine reiche Ernte zu sichern. Gleichzeitig rührten es die Hexen mit in ihre Gewitterkessel oder auch in ihre Flugsalben. Pferden band man es in den Schweif, damit sie schneller liefen. Kindern gab man davon zu essen, um sie klug und verständig zu machen; oder man gab es ihnen ins Bad, damit sie stark wie Eisen würden. Rieb man es in die Hände, konnte man Giftnattern aufheben. Man glaubte, eine als Amulett getragene Wurzel vertreibe Gespenster und Zauberspuk, schütze vor fallender Sucht, Kröpfen, Mißgeburten und Pest. Um den Hals getragen, sollte Eisenkraut Kummer vertreiben und als Kranz im Haar bei Kopfschmerzen helfen.[111]

Aber ganz so leicht kam man nicht in Besitz dieser Wunderkraft. Nur durch ein sorgfältig ausgeführtes Ritual, zur rechten Zeit und mit dem richtigen Spruch, konnte man die im Eisenkraut schlummernden Kräfte wecken. Um verborgene Schätze zu finden, grub man die Wurzel in der Nacht des heiligen Ritters Georg (23. April), denn dieser eisenbewappnete Streiter konnte den schatzhütenden Drachen in dunklen Tiefen überwinden. Als günstigste Zeitpunkte, die Wurzel zu graben, galten ebenfalls Maria Himmelfahrt (15. August) und Johanni, wenn sich der Jahresring öffnet und die Sonne für einen Augenblick still steht. Am allerbesten eigenten sich jedoch die finsteren Nächte im abnehmenden, dritten Viertel des Mondes, in den herbstlichen Hundstagen, wenn Sirius über den Horizont steigt. Dabei galt es, ein bestimmtes Ritual zu befolgen: Man gebe acht, das heilige Kraut nie mit Eisen zu berühren und nehme also goldenes oder silbernes Werkzeug, um die Wurzel zu heben. Zuvor spricht man einen beschwörenden Spruch, wie zum Beispiel diesen aus dem 14. Jahrhundert: »Ich gebiete Dir edle Wurzel Verbena im Namen des Vaters, des Sohnes und des Heiligen Geistes und bei den vier Engeln und bei den vier Evangelisten ...«[112] Man lasse das Kraut samt Wurzel unberührt liegen, bis der frische Morgentau es benetzt – ohne diese himmlische Feuchte wäre die Kraft verloren. Nun erst kann man es verwenden.

Ausgrabungsrituale dieser Art sind uralt und lassen sich in fast allen Kulturkreisen belegen. Der römische Gelehrte Plinius berichtet, daß die keltischen Druiden die *Verbena* zum Losen, Wahrsagen und »ähnlichem Unfug« benutzten. Er schreibt: »Wenn man sich damit salbe, erlange man alles was man wolle. Die Pflanze vertreibe Fieber, stiftet Freundschaft und heilt alle Krankheiten. Man müsse sie beim Aufgang des Hundssterns sammeln, wenn weder Sonne noch Mond scheine, zuvor aber die Erde mit Wachs- und Honigopfer versöhnen. Mit Eisen (!) müsse man einen Kreis um die Pflanze ziehen und sie dann mit der linken Hand herausgraben.«[113]

Der Gattungsname *Verbena* ist keltischen Ursprungs und bedeutet »Steinfeger« (*fer* = säubern; *faen* = Stein). Das hat jedoch nichts mit dem Auflösen von Nieren-, Gallen- oder Blasensteinen zu tun, wie manche es glauben. Das Kraut erhielt seinen Namen, weil es in uralten indogermanischen Zeremonien benutzt wurde, um Altar- und Opfersteine mit geweihtem Wasser oder Blut zu besprengen und zu säubern, damit das Heilige, das Numinöse sich manifestieren konnte.[114] Mit Eisenkrautruten sprengten die Römer Wasser auf die Altäre des blitztragenden Göttervaters Jupiter. Da dieser Gott die Staatsmacht verkörpert, ist es folgerichtig, daß römische Abgesandte *Verbena* bei sich trugen, wenn sie mit anderen Völkern über Krieg oder Frieden verhandelten.

In Wales, wo keltische Tradition nahtlos in das Christentum überging, heißt die Pflanze *Devil's Bane* (Teufelsbann). Bis vor kurzem wurde sie in mondlosen Herbstnächten gesammelt und in den Kirchen als Sprengwedel für Weihwasser benutzt. Wie die Druiden, die Eisenkrautkränze in den Haaren trugen, um Zaubereien (*enchantments*) abzuwehren, glaubten die Christen ebenso, daß

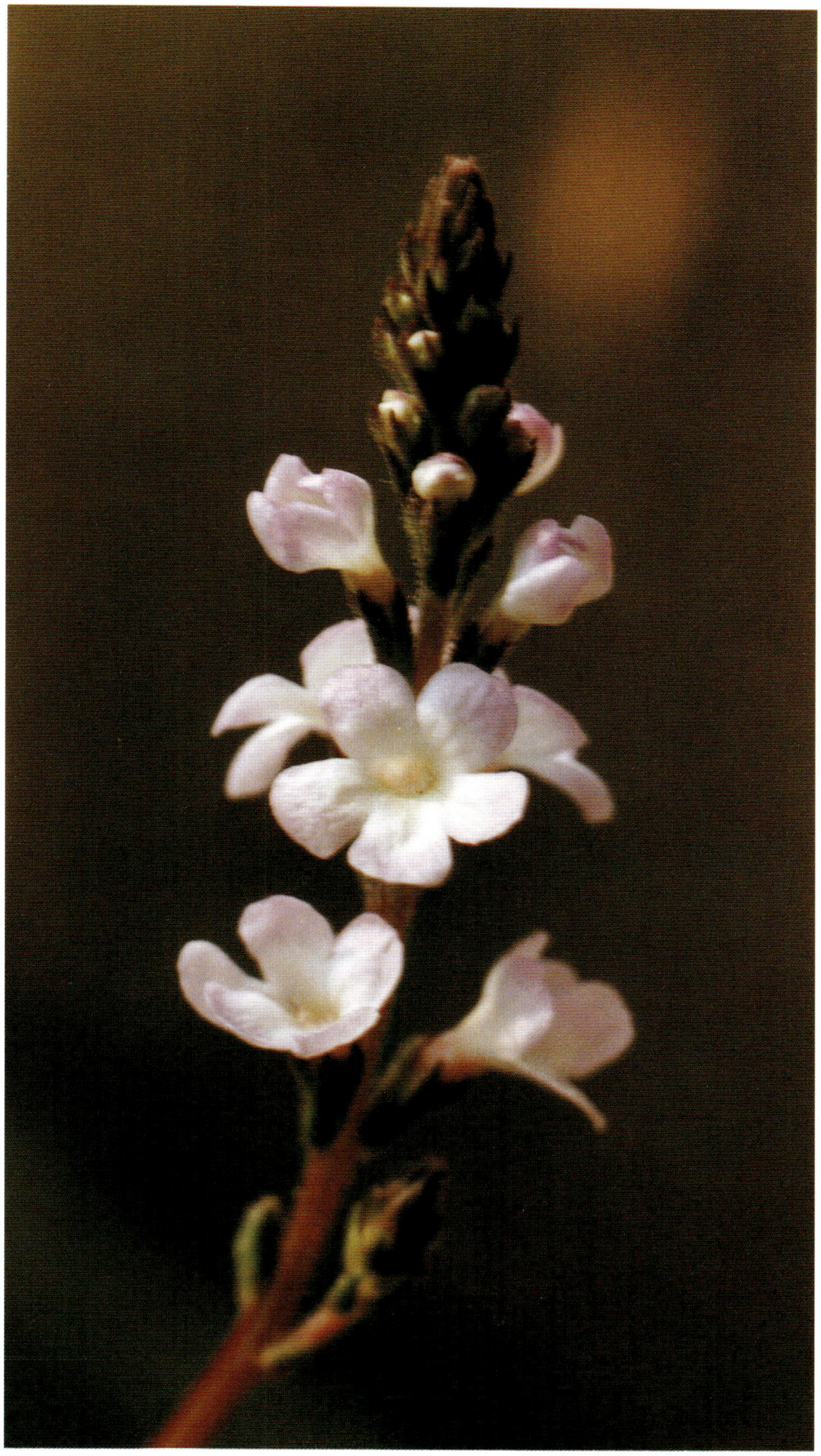

VERVAIN
Begeisterungsfähigkeit

diese Pflanze dämonisches Blendwerk abwehren könne.[115] Das walisische Landvolk glaubt, man müsse die Flinte mit Eisenkraut einreiben, oder es dem Schrot beimischen, um die Hexen zu erlegen, die in Hasengestalt die Euter der Milchkühe aussaugen. Noch immer mischen die *Meddygion Myddfai* Eisenkraut mit rotem Klee, Heidekraut, Geißblatt und Kerbel, um den Unsterblichkeitstrunk (*Diod Anfarwoldeb*) zu brauen.[116]

In der astrologischen Kräuterkunde gehört das Kraut, seiner zarten pastellfarbenen, lila-rosa Blüten wegen, zur Venus und der drahtigen Stengel wegen zu Mars. Die Bezeichnung »Isisträne« oder »Taubenkraut« deutet auf die Zugehörigkeit zur großen Göttin, denn die Taube ist der Vogel der Venus. Nach Culpeper hilft eine mit Schmalz hergestellte *Vervain*-Salbe »bei Geschwülsten und Schmerzen in den geheimsten Teilen der Anatomie«, also in den von der Venus beherrschten Geschlechtsorganen. Als Venuspflanze schützt sie Neugeborene und Wöchnerinnen; wer ein Gewinde oder einen Zweig dieser Pflanze trägt, wird beim anderen Geschlecht beliebt und begehrt. Da aber der stürmische Liebhaber der Venus, der harte Mars, Gott des Eisens und des Blutes, ebenso stark im Eisenkraut zur Geltung kommt, ist die Liebe, die dieses Gewächs entfesselt, eine »brennende« Liebe, eine Liebe »wie glühendes Eisen«. Dabei ist es egal, auf welcher Ebene diese übereifrige Liebe sich äußert, ob im physischen Drang oder im geistigen Fanatismus. Das Tragen eines Eisenkrautumhängsel macht zäh wie Eisen und verleiht Kraft und Ausdauer – physische Zeugungskraft sowie geistige Überzeugungskraft. Also überrascht es nicht, wenn man erfährt, daß man es einst mit in den Liebestrunk mischte, »damit das Glied eisenhart werde.«[117]

Wahrscheinlich geht die Benennung Eisenkraut – ebenfalls Isenbart, Eisenhart, Stahlkraut – auf die Verwendung der Pflanze beim Härten des Eisens zurück. Der oben erwähnte Umstand, daß die Kelten es beim Ausgraben mit Eisen umkreisten, deutet auf archaische Schmiederituale hin. Der Schmied – wie z. B. Wieland in der nordischen Sage – galt in archaischen Gesellschaften immer als Zauberer, der mit unvergleichlicher Willensstärke der Erde ihre Metalle entreißt und sie mit Hilfe von Wind (Blasebalg), Feuer, Donner und Blitz gefügig macht.[118]

Eine christliche Legende bringt das Metall ebenfalls mit dem Kraut in Verbindung. So entstand die Pflanze, als sich der heilige Josef von seiner Arbeit ausruhte und einschlief. Da flocht ihm der Jesusknabe spielerisch einen Draht um den Kopf und als der Zimmermann erwachte und sich an die Locken griff, hatte sich der kalte Eisendraht in ein blühendes Eisenkrautgewinde verwandelt.

Die Familie der Eisenkrautgewächse *(Verbenaceae)* ist in den Tropen und Subtropen zu Hause; das einheimische Eisenkraut ist eine Ausnahme. Viele, wie die hübsche *Lantana*, haben eine äußerst strenge, gezügelte Wachstumsform und duftendes Laub. Ein Riese unter ihnen ist der Teak-Baum Südostasiens, dessen Holz besonders schwer und haltbar ist.

Das gewöhnliche Eisenkraut ist ein ausgezeichnetes Wundheilmittel, das durch seine zusammenziehende Wirkung alle klaffenden Wunden heilt, die Mars zu schlagen vermag. In den Apotheken war das Kraut als Heilmittel anerkannt, daher der Artname *officinalis* (»Offizin« = alte Bezeichnung für Apotheke). Als Heilkraut zügelt und diszipliniert es alles Weiche, Auseinanderfließende, sich Auflösende. Hildegard von Bingen empfiehlt warme Eisenkrautkompressen bei Zahnschmerzen, Wundeiterungen und Abszessen. Die Homöopathie verschreibt Eisenkrauttinktur bei Erschöpfung, Blutarmut, Gallensteinen – alles negative Marszustände. Da jedoch auch Venus mit im Spiel ist, kann die homöopathische Tinktur auch bei Nierensteinen und Wassersucht angewendet werden – die Harnorgane unterstehen der Venus. Ein Tee aus dem Kraut wirkt beruhigend, krampflösend, nervenstärkend und harntreibend. Als Frauenkraut ist es milchsekretionsfördernd und regt die Monatsblutung an.[119]

In der Blumensprache melden sich beide Planeten noch einmal zu Wort. Wenn man dem oder der Geliebten Eisenkraut gibt, dann sagt man: »Du bist bezaubernd«, »Du hast mich bezaubert« – das ist die Macht der Göttin.[120] Andererseits bedeutet Eisenkraut »reinste Begeisterung« bis hin zur religiösen Raserei.[121] Unter den Planetengöttern ist es der stürmische Mars, der archetypische Krieger, der sich zwischen den Polen der Selbstdisziplin und der rasenden Begeisterung offenbart.

Im Herbst 1930, zur Jahreszeit, in der der Hundsstern über den Horizont steigt, offenbarte sich Edward Bach die *Vervain*-Deva und ließ ihn erkennen, daß sie für intensive, überzentrierte, impulsive, überaktive Persönlichkeiten die richtige Heilpflanze ist. Sie temperiert einen überspannten Marscharakter mit der milden Venus, so daß sein Fanatismus sich zu maßvollem Idealismus wandelt, und »er seine große Energie gezielt und liebevoll für eine lohnende Aufgabe einsetzen kann.«[122]

Centaury – Tausendgüldenkraut

Die siebente Heilpflanze (*Centaurium umbellatum*, oder auch *Centaurium erythraea*), die Edward Bach im Herbst 1930 fand, ist ein bescheidenes Kräutlein, das auf trockenen Wiesen und an Feldrändern zwischen dem Gras wächst. Nur an warmen, sonnigen Tagen im Hochsommer – von Juni bis September, je nach Standort – öffnet es seine auf Trugdolden sitzenden, zart rosafarbenen fünfsternigen Blüten und bietet sich Schmetterlingen und Faltern an.

In dieser Pflanze entdeckte Bach Schwingungen, die denjenigen helfen können, deren Eigenwille zu schwach ausgebildet ist und die von stärkeren Persönlichkeiten leicht ausgenutzt werden. Schon die großen Ärzte der Antike, Dioskorides und Galen, kannten das bitter schmeckende Enziangewächs (*Gentianaceae*), nutzten es aber anders. Mit dieser »Erdgalle« trieben sie die »galligen Säfte« aus, beschleunigten stockende Monatsblutung und heilten Augenleiden. Auf die Anwendung als Wundkraut und Gegengift deutet schon die Bezeichnung *Centaurium* (griech. *Kentaurion*). Zentauren sind willensstarke und gleichermaßen menschenscheue Wald- und Bergbewohner, die als Pferdemenschen, mit einem menschlichen Oberkörper und dem Unterleib eines Pferdes, durch die Sagenwelt Griechenlands galoppierten. Ein Archäologe wird in seinen Ausgrabungen natürlich nie auf Überreste derartiger Wesen stoßen. Aber eine seelische Archäologie wird immer wieder mit vorzivilisatorischen Seelenzuständen konfrontiert, in denen der Kopf noch harmonischer mit dem tierischen Willen, der unteren »Pferdenatur« (Instinkt) verbunden ist. So glaubte man, die Zentauren seien so instinktsicher, daß sie in allen Kräutern, die Mutter Gaia zu bieten hat, die Heilkräfte sofort erkennen können. So habe der berühmteste Zentaur, *Chiron*, zuerst die hier besprochene Pflanze entdeckt und verwendet – daher der alte Gattungsname *Chironia.*

Im Gegensatz zu seinen rohen Genossen war Chiron sanft, geduldig, menschenfreundlich und so weise, daß Könige ihm ihre Söhne zur Unterweisung anvertrauten. Vom Sonnengott Apollo selbst inspiriert, zeigte er den Helden Achilleus und Iason, wie man Wunden heilt, dem blinden Phoinix gab er das Augenlicht wieder, und sogar der Heilgott Asklepios (Aesculapius) mußte zu ihm gehen, um zu lernen, wie man lindernde Salben bereitet, heilende Getränke braut und die notwendigen ärztlichen Handgriffe ausführt. Aus Versehen verwundete Herkules den edlen Zentaur mit einem Pfeil, der mit dem giftigen Blut des Wasserschlangenungeheuers Hydra bestrichen worden war. Einige Erzähler behaupten, Chiron habe die tödliche Fußwunde mit dem Tausendgüldenkraut wieder ausgeheilt. Andere erzählen jedoch, daß die schwärende Wunde derart schmerzte, daß er auf seine Unsterblichkeit auf Erden verzichtete und von den Göttern in den Himmel, ins Sternbild Schütze, versetzt wurde. Eine schwache Erinnerung an den Pferdemenschen lebt im Volksglauben weiter, wenn von jedem Berittenen verlangt wird, daß er beim Anblick eines blühenden Tausendgüldenkrauts vom Pferd steigen und es pflücken müsse, um Glück zu haben.

Die deutsche Bezeichnung Tausendgüldenkraut beruht auf einem Übersetzungsfehler. Irrtümlich dachten die gelehrten mittelalterlichen Mönche an *Centum* (Hundert) und *Aurum* (Gold), als sie auf das Wort *Centaurum* stießen. Da das Heilkraut schon lange als wertvolle, bittere Bierwürze, als Fiebermittel, Magenmittel, Wundheilmittel, Wurmmittel und als Gegengift bei Bissen von Schlangen und tollwütigen Hunden benutzt und geschätzt wurde, ist es verständlich, daß die Volksimagination aus hundert Goldstücken (Gulden) gleich Tausend machte. Aus dem *Aurum* (Gold) wurde Aurinkraut, Goldkraut und, in Erinnerung an den schätzehütenden Zwergenkönig Laurin, das Laurinkraut. In Baden heißt es dann schon Hunderttausendgüldenkraut, und die armen Thüringer (Eichfelden) haben es zum Milliontausendguldenkraut gemacht. Von da ist es ein leichter Schritt zu dem Glauben, daß demjenigen, der Tausendgüldenkraut am Johannistag beim Mittagessen pflückt, das Geld im Beutel nie ausgeht.

Wegen der rötlichen Blütenfarbe weihten die germanischen Völker diese Pflanze ihrem rotbärtigen Donnergott *Donar (Thor)*, dessen Hammer den Schädel der giftigen *Midgart*schlange zermalmte. Da sie fast alle Krankheiten sichtbarem oder unsichtbarem Gewürm zuschrieben, das an den Organen nagte und den Lebenswillen der Betroffenen schwächte, verwendeten sie dieses Kraut bei allen Eingeweidewürmern, Schlangenbissen und bei allem »was wurmt«. Wegen der Verbindung mit dem Blitzgott rieben sie ihre Waffen mit der Pflanze ein, viel später dann auch die Feuerwaffen. Hier und da benutzt man die Pflanze noch immer zur Abwehr von Gewitter und Blitzgefahr, indem man wie in der Lausitz den Herd damit räuchert oder ein Zweiglein in die Glut wirft.

Culpeper, der das Tausendgüldenkraut unter die Regentschaft der Sonne stellt (Gold ist das Sonnenmetall), verschreibt es, wie seine altsächsischen Vorfahren, gegen »böse Würmer», bei frischen sowie alten Verwundungen und bei Verdauungsstörungen. Andere astrologische Kräuterärzte erkannten im galligen Geschmack und den rötlichen Blüten die Signatur des hitzigen Planeten Mars und benutzten es – Gleiches heilt Gleiches – als Fiebermittel. Die ganz Mitteleuropa durchreisenden Thüringer Buckelapotheker vertrieben die Bitterpflanze als billigen Ersatz für die importierte fiebertreibende Chinarinde.[123] Tausendgüldenkraut enthält verschiedene Bitterstoffe. Moderne Phytotherapeuten bereiten Auszüge und Aufgüsse bei Verdauungsstörungen, Magenschwäche, Appetitlosigkeit, Erschöpfungszuständen, Blutarmut und hohem Fieber. Pfarrer Kneipp schätzte es vor allem als Magenmittel. Als spagyrische Essenz findet es bei Leberstau, Sodbrennen, Verstopfung, leberbedingten Hautleiden und chronischen Katarrhen Anwendung. An derartigen Beschwerden leiden oft jene Menschen, die im Umgang mit anderen viel »herunterschlucken« müssen, die nicht nein sagen können, der Volksmund nennt sie deshalb »arme Schlucker«. Heruntergeschlucktes, das seelisch nicht verdaut werden kann, wird zum seelischen Gift, das in den Eingeweiden »wurmt«. Da sie rein Physisches und rein Psychisches noch nicht analytisch trennten, benutzten die alten Heilkundigen das Kraut in diesem Sinn als »Wurmmittel«.

Ein übersensibler Magen bedeutet immer eine Art Ich-Schwäche. Der Organismus nimmt stoffliche Nahrung sowie seelische Eindrücke von der Außenwelt in sich auf. Nun muß er die Willenskraft aufbringen, diese zu verdauen, sie aufzulösen, umzubilden und zu nutzen. Ist er dazu zu schwach, oder kann er nicht gelegentlich auch nein sagen, dann treten Störungen auf, die von mangelnder Eßlust und Blutarmut bis hin zu Passivität und Selbstaufgabe reichen. In derartigen Zuständen sind Bitterstoffe angezeigt. Man weiß, daß der bittere Geschmack über einen vegetativen Reflex alle Verdauungsdrüsen anregt. Rudolf Steiner meint, »Bitterstoffe machen die inneren Organe hungrig.« Mit ihrer Hilfe kann der Astralleib den Ätherleib durchdringen und den Organismus mit Lebenshunger und Selbstbehauptungswillen erfüllen.[124] Einfacher gesagt, Bitterstoffe erlauben der Seele, sich stärker mit dem leiblichen Dasein zu verbinden. Manch einer wurde schon mit einem bitteren Schluck vom Rande des Todes ins Leben zurückgerufen. In diesem Sinn verbindet das Tausendgüldenkraut das Oben mit dem Unten, das Bewußtsein mit dem unbewußten Willen, den oberen Menschenkopf mit der unteren Pferdenatur, den himmlischen *Donar* mit der sich windenden Urschlange. Auch in seiner Eigenart als Fiebermittel deutet die Pflanze in diese Richtung. Fieber entsteht immer, wenn das höhere Prinzip in die ihr zu entgleiten drohende Physis eingreift und mit hitziger Glut diese wieder an sich reißt.

In seiner Erscheinung macht das Tausendgüldenkraut einen schüchternen, selbstverleugnenden und höchst sensiblen Eindruck. Die Blüten öffenen sich nur vormittags, wenn es warm und sonnig ist. Ist es bedeckt, feucht, zu heiß oder zu kalt und windig, dann schließen sie sich wieder; das Pflänzlein wird unsichtbar und ist kaum vom Gras zu unterscheiden. Sensibel erscheinen auch die Staubbeutel, die sich erschöpft zurückbiegen, wenn sie den Pollen abgegeben haben. Und dennoch ist, wie wir gesehen haben, das Tausendgüldenkraut eine mächtige Pflanze, deren Eigenschaft Bach richtig erkannt hatte. Die Blütenessenz gibt dem Menschen die Kraft – oder *guts*, wie man im Englischen sagt, d. h. den »Bauch« – nein zu sagen, wo ein Nein am Platz ist.

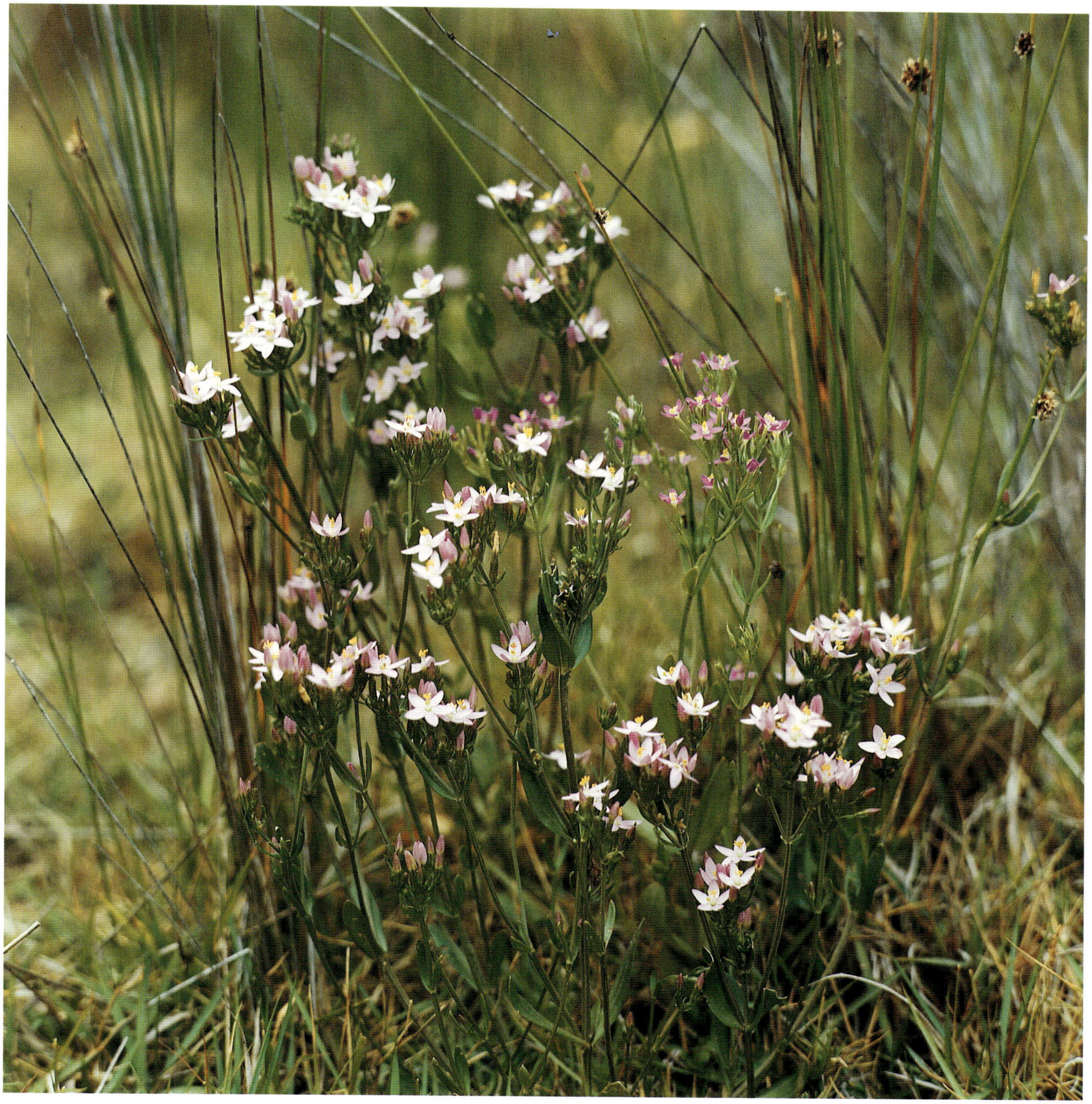

CENTAURY
Willenskraft

Cerato – Bleiwurz, Hornkraut

In jenen Herbsttagen, in denen er auch das Tausendgüldenkraut fand, spazierte Edward Bach durch ein benachbartes Küstendorf und erblickte in einem Garten eine in England äußerst seltene Pflanze. Die kleine Staude hatte kantige, rötliche Stengel und ungestielte, wechselständige, borstig behaarte Blätter mit ausgezogener Spitze. An den Enden der Triebe prangten Trauben hellblauer, tubenförmiger Blüten, mit fünf Blättern, aus denen kleine weiße Staubfäden hervorschauten. Die Schönheit dieses Gewächses beeindruckte Bach derart, daß er um Erlaubnis bat, einige Blüten pflücken zu dürfen.

Die Blume, die ihn da ansprach, heißt *Leadwort* oder *Cerato (Ceratostigma willmottiana)*, zu deutsch: Bleiwurz oder Hornkraut. Ihre Heimat ist das ferne Tibet, das mysteriöse Land der Mönche, die in stillen, abgeschiedenen Bergklöstern den Tiefen des Kosmos und der eigenen Seele lauschen. Dort überwächst sie, als 1,20 m hoher Strauch, das Steingeröll und die trockenen, sonnigen Hänge und widerspiegelt in ihrer Blüte den azurblauen, leicht violetten Himmel des Himalaya. Erst im Jahre 1908 war die Blume infolge einer Asien-Expedition nach England gelangt. Sie wurde zu Ehren von Ellen Willmott, einer wohlhabenden, bekannten Gartenliebhaberin benannt.

Am gleichen Tag, als Bach die *Centaury*-Blüte mittels der Sonnenmethode »potenzierte«, präparierte er auch den Bleiwurz. Mit dem Ergebnis war er zufrieden; nun hatte er ein Mittel für jene gefunden, die ihrer eigenen Intuition nicht trauen. Jene, »die an ihrer Fähigkeit zweifeln, Entscheidungen und Urteile zu fällen. Sie fragen ständig andere um Rat und sind oft schlecht beraten.«[125] Bei dieser Pflanze machte Bach eine Ausnahme von dem Prinzip, nur einheimische, wildwachsende Kräuter zu verwenden. »Vielleicht findet sich später einmal ein einheimischer Ersatz«, notierte er in seiner Schrift »Die Zwölf Heiler«. Aber ein Ersatz ließ sich nicht finden, denn diese Pflanze erfüllte ihre Aufgabe wie keine andere.

In der europäischen Volksheilkunde ist Bleiwurz weitgehend unbekannt. Nur in einigen Gegenden Frankreichs, dessen Klima der Pflanze zusagt, findet die beißend herbe Wurzel Anwendung bei Zahnschmerzen – Zähne stehen wie Knochen und Verhornungen unter der Herrschaft des Saturns. Aus dieser Verwendung ergibt sich der französische Name der Pflanze, *Dentalaire*. Bleiwurz hat obendrein erwiesene keimhemmende Eigenschaften.[126]

Die ayurvedische Heilkunde Indiens bereitet von nahe verwandten Bleiwurzarten (*Plumbago indica* und *Plumbago Zeylanica*; Sanskrit *Chitrakam*) eine ganze Reihe von Heilmitteln. Die trocknenden, erhitzenden und adstringierenden Eigenschaften der Pflanze werden unter anderem bei Verdauungsschwierigkeiten, Würmern, Tumoren, Fettsucht, Ödemen und als blasenziehende Hautreizmittel verwendet.[127]

Welche Rolle dieses Bleiwurzgewächs *(Plumbaginaceae)* in der tibetischen Heilkunde und Folklore spielt, ist noch wenig bekannt. Aber auch ohne die Hilfe eines Ethnobotanikers vermag der Kräuterkundige, anhand der Physiognomie und dem Habitus dieser Pflanze, allerlei zu erfahren. Schon die himmelblaue Blüte, mit ihren braunen, stachelig »verhornten« Tragblättern, der beißend herbe Geschmack der Wurzel und der von der Pflanze bevorzugte steinige, trockene Standort, verraten eindeutig den Siegelabdruck des Saturn.

Am untersten Ende der Planetenleiter markiert der Mond die Grenze zwischen dem irdischen Lebensbereich und dem astralischen (seelenhaften) Bereich der Planeteneinwirkungen. Ebenso stellt Saturn, der äußerste sichtbare Planet, am oberen Ende der Leiter, jene Übergangszone dar, die von den Planeten in den Bereich der geistigen Urbilder führt, die in den Fixsternen zu Hause sind. Saturn stellt den äußersten Posten des Diesseits dar, der die Schwelle zum Jenseits hütet.[128] Er erscheint den vergänglichen irdischen Wesen als grausamer Schnitter, als Knochenmann mit Sanduhr, der alles Erschaffene wieder hinwegrafft.

Zugleich ist er auch der abgeklärte Meditierende, der in die jenseitige Leere hineinlauscht und dort die innere Stimme vernimmt, die aus kosmischen und geistigen Tiefen ertönt. Von den Urbildern nimmt er die Intuitionen entgegen, die Samen des Geistes, die in der Materie neue Gestalt annehmen werden.

In mittelalterlicher Symbolik umfaßt die Saturnsphäre, als blauer Mantel der Himmelsgöttin Maria, das ganze Sonnensystem. Blau ist die Farbe der Tiefe des Raums, der Ferne, des Mysteriums, das sich nicht mit irdischer Vernunft ergründen läßt – das »blaue Wunder«. Man ist »blau«, wenn man seiner irdischen Sinne nicht mehr mächtig ist. Blau ist saturnischer Schwermut und hier und da auch die Farbe der Trauer und des Todes.

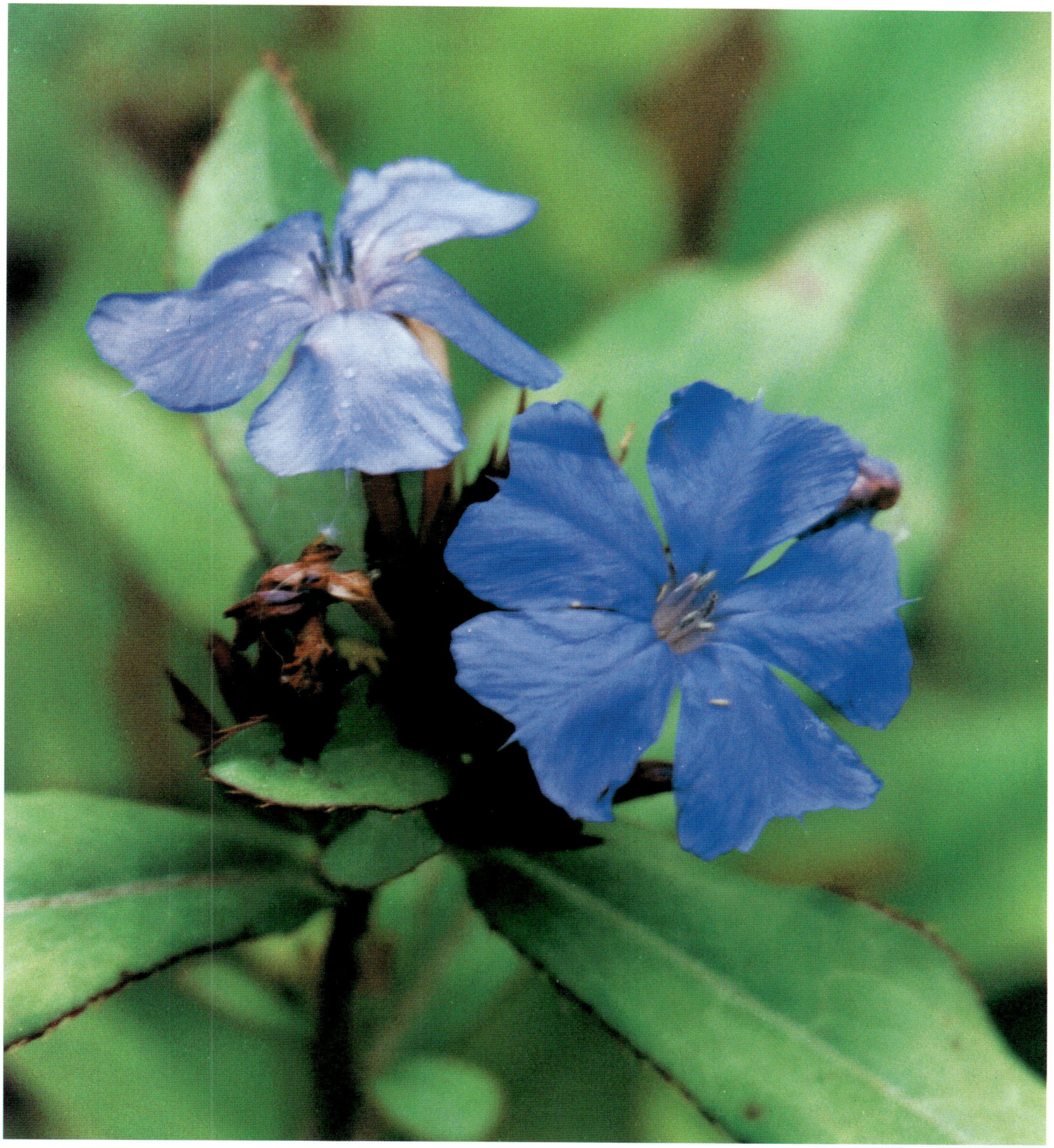

CERATO
Intuition

Bleiwurz oder *Plumbago* (lat. *plumbum* = Blei; *ago* = ich führe) ist die in jeder Hinsicht passende Benennung dieser saturnisch blau blühenden Pflanze, denn Blei ist das Metall des Saturn. Noch immer gießt man Blei, wenn die Tage am finstersten und die Nächte am längsten sind, wenn das alte Jahr vergeht und ein neues, unbekanntes entsteht. In den erstarrten Gußformen hofft man, Künftiges zu erkennen und die gestaltenden Schicksalseinflüsse sichtbar werden zu lassen. In diesen Tagen am Jahresende, nachdem sämtliche Ernten eingebracht waren, feierten die Römer die Saturnalien, ihre »närrischen Tage«, in denen irdische Vernunft ausgeschaltet war.

In der Saturnsphäre, wo Vergehen ins Werden übergeht, begegnen sich auch Narretei und Weisheit. Eine Seele im Saturnbereich, welche sich nicht den eigenen geistigen Tiefen, den Intuitionen öffnen kann, ist töricht. Der negative Saturn ist verschlossen, starrsinnig, spröde, voller Geiz und Nörgelsucht. Ihm eigen ist ein übereifriger Verstand, der mit unsinnigem Fleiß Fakten und Informationen sammelt und dabei die höhere, spirituelle Eingebung blockiert und die innere Stimme in seelischer Schwerhörigkeit nicht vernimmt. In diesem negativen Saturnzustand ist es, als ob sich das geistige Auge mit Hornhaut überzieht, so daß es das Sternenfunkeln nicht wahrnehmen kann. Negative Saturneinflüsse lassen sich in allen ungesunden Verkapselungen, Verhärtungen und Verhornungen erkennen. Die cleveren, aber von der höheren Vernunft ausgeschlossenen Dämonen – von den armen Teufeln Europas bis zu den *Rakshasas* Indiens – werden immer mit langen Klauen, krummen Hörnern und Hufen dargestellt. Dieser Aspekt saturnischer Verhärtung wird auch in der Bezeichnung *Cerato* (griech. *Kéras* = Horn) oder Hornkraut angesprochen.

Edward Bach sah als Sensitiver sofort das stark Saturnische dieser Pflanze. Er erkannte, daß ein Präparat aus ihrer Blüte vielen Menschen helfen könne, diese negative Saturnqualität zu überwinden, auf daß sie die innere Stimme wieder vernehmen und ihr geistiges Urbild verwirklichen mögen.[129] Er schreibt: »Die *Cerato*-Menschen sind *töricht*. Sie sollten weise Lehrer und Ausbilder sein, aber sie scheinen zuviel auf die Meinungen anderer zu geben und lassen sich zu leicht von äußeren Umständen beeinflussen.«[130] Der Narr hört eben nur auf die Stimmen der Außenwelt, er strebt die Oberfläche an und nicht die Tiefe; *Cerato* kann ihn umpolen.

Scleranthus – einjähriger Knäuel

»Inzwischen war es Ende September geworden, die Tage wurden allmählich kürzer, und die Sonne hatte bereits einen Großteil ihrer Kraft verloren. Bach hatte sich schon damit abgefunden, daß er in diesem Jahr kaum mehr neue Heilpflanzen finden werde. Aber eines Tages entdeckte er auf einem Weizenstoppelfeld einige Exemplare des buschig-verflochten wachsenden *Scleranthus*, und zwar genau an der Stelle, wo die Säcke der Frühjahrsaat gelagert waren. (...) Bach fand heraus, daß diese Pflanze das geeignete Heilmittel gegen Unentschlossenheit und die organischen Folgen dieses Seelenzustandes sei.«[131]

Scleranthus oder der einjährige Knäuel *(Scleranthus annuus)*, das letzte Heilmittel, das Bach im Jahre 1930 fand, ist ein kleines Hungerunkraut, das sich auf armen, sauren, sandigen Ackerböden, Triften und Heideböden ausbreitet. Die winzigen Blüten ziehen sich knäuelartig in die Blattachsen zurück, als wagten sie sich nicht ins Dasein hervor. Auch Farbe wollen sie nicht bekennen – bunte Blütenblätter fehlen ihnen. Keine Kronblätter umhüllen Stempel und Staubgefäße, sondern nur rauhe, trockenhäutig berandete, grüne, manchmal bräunlich oder rötlich angehauchte, spitze Kelchblätter. Aus dieser Eigenschaft ergibt sich auch die Bezeichnung *Scleranthus*, aus dem griechischen *skleros* (hart, rauh) und *anthos* (Blüte). Keine Eleganz zeigt sich da, keine prunkvolle Darbietung, die das ästhetische Auge oder Insekten anziehen könnte. Die *Scleranthus*-Blüte wehrt sich gegen den Eingriff des höheren, astralen Prinzips. Das erstaunt um so mehr, wenn man bedenkt, daß man es mit einem Nelkengewächs (*Caryophyllaceae*) zu tun hat, einer Pflanzenfamilie also, deren duftende Blütenpracht mit den Rosen mithalten kann, und die so ausdrucksfreudig ist, daß sie in der Blumensprache zum Symbol der Freundschaft und Zuneigung wurde. »Um den ganzen Blumenhaufen zu krönen, bringt die Natur die Nelke hervor, die jedes Auge mit Anmutigkeit einnimmt und noch einen weiteren Sinn mit ihrem süßen

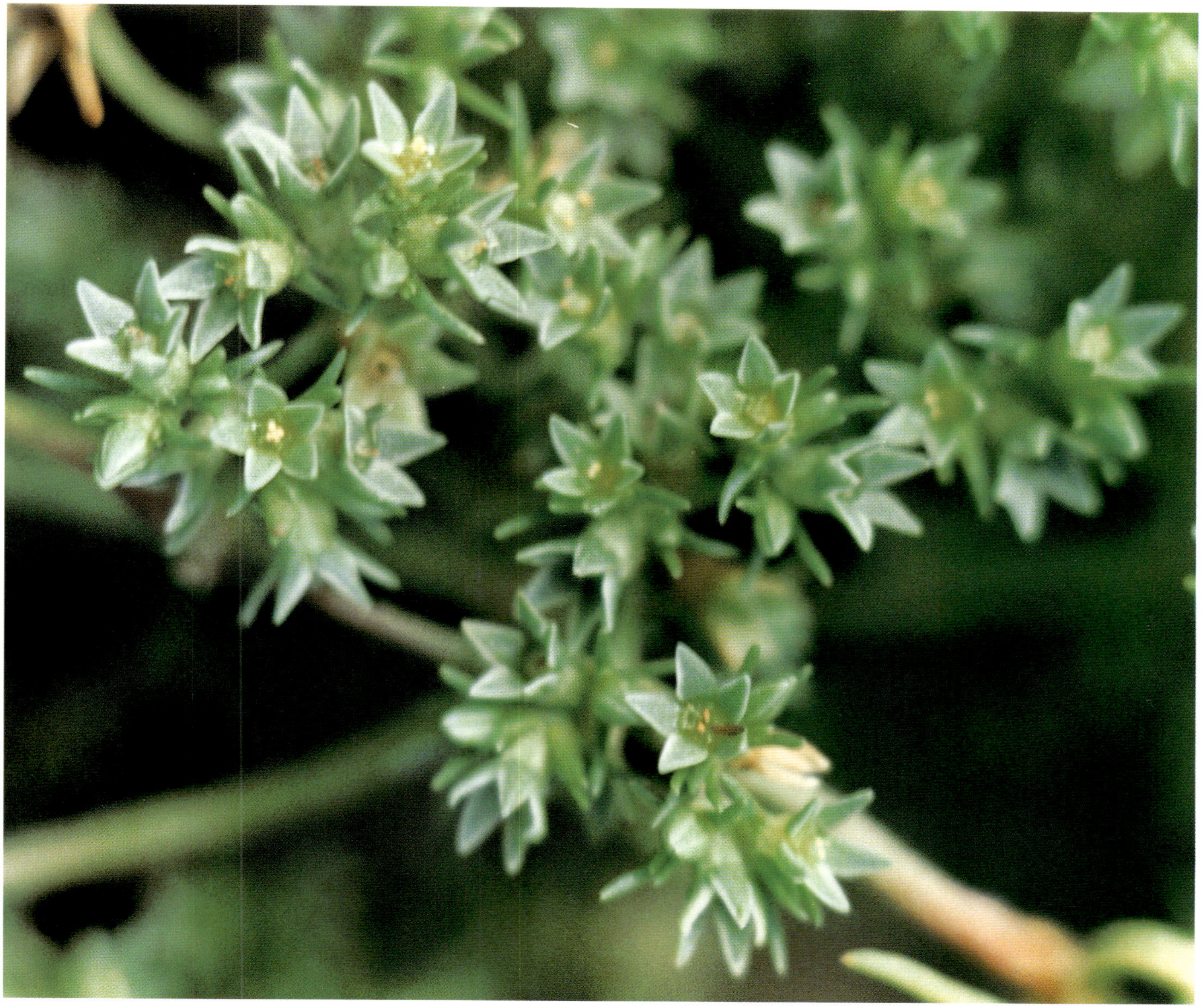

Scleranthus
Entscheidungskraft

Duft bezaubert.«[132] Dies trifft auf den Knäuel keinesfalls zu. Wie ein unverbindlicher Geselle, der den Kopf zwischen die Schultern einzieht, macht das Kräutlein in seiner Blüh- und Wachstumsgestik einen unentschlossenen, unsicher zögernden Eindruck.

Nelkengewächse sind stengelige Pflanzen; rhythmisch wachsen die Stengel von Knoten zu Knoten, wobei sie sich gelegentlich teilen oder auch schmale Blättchen hervorsprießen lassen. Es sind meist grasähnliche Blättchen, die sich nicht breit ausfalten oder fiedern, sondern eher den Modus des Stengels beibehalten. In seinen kleinen, nadelartigen Blättern unterscheidet sich der sparrig verästelte Knäuel nicht so sehr von dem Rest der Familie. Auch hier kommt seine Unverbindlichkeit zum Ausdruck. Seine gegenständigen, spitzen Blättchen geben sich ebensowenig den plastizierenden, wäßrig-ätherischen Bildekräften hin, wie seine Blüten den lichthaften, astralischen Einflüssen. Wie andere Nelkenarten wächst der Knäuel von Knoten zu Knoten, aber anstatt den Rhythmus in einer bunt leuchtenden Blütenmetamorphose ausklingen zu lassen, stockt er, verknäult sich und macht dabei einen gestauchten Eindruck. Was der einjährige Knäuel jedoch an Pracht verliert, das gewinnt er an Lebenskraft. Er ist ein zähes, anspruchsloses Unkraut, welches auch den magersten Sand- und Kieselböden trotzt. Ausdauernd blüht er in die kürzer werdenden Tage bis in den Spätherbst (Oktober) hinein, und wirft unzählige Samen ab.

Der Knäuel ist eine Saturn-Pflanze. Den Saturncharakter kann man bereits an den gedrängten, spröden Blütenteilen ablesen. Saturnisch ist seine Vorliebe für Quarzsandböden; er meidet Kalkböden, die wie Muscheln und Schnecken dem Mond gehören. Wird der Knäuel dem Landmann zu lästig, kann er ihn leicht mit einer Kalkung vertreiben. Saturn, der Wahrer der Saaten im niedergehenden Jahreskreis, findet in allen Samenunkräutern seinen Ausdruck; der Knäuel ist hier keine Ausnahme.

Als Heilpflanze ist der Knäuel unbekannt. Sicherlich enthält er Schaumstoffe (Saponine) wie alle anderen Nelkengewächse. Aber diese Substanzen, die an sich auswurffördernd und blutreinigend wirken, sind viel einfacher aus anderen Pflanzen zu gewinnen. Im Volksglauben findet das leicht zu übersehende Kräutlein dennoch Beachtung. Zu Mittag, am Sommersonnenwendtag – dem Zeitpunkt, an dem das Jahr in zwei Hälften zerfällt – grub man vielerorts seine Wurzeln aus. Man hoffte, darunter gewisse erbsengroße, karminrote Körner zu finden, von denen man annahm, sie seien Blutstropfen des enthaupteten Täufers. Wer solche »Johanniskohlen« fand und diese vor der Herzgrube unter dem Hemd bei sich trug, dem blieb manches Leid und Unglück erspart.[133] Inzwischen sind auch diese wundersamen roten Körner der Entmythologisierung anheimgefallen; es handelt sich lediglich um die Larven der polnischen Kermesschildlaus. Dabei ist es, als ob die Pflanze ihre mit den Insekten verbundene Astralität unter den Wurzeln versteckt hält und sich nicht entscheiden kann, sie frei und offen in der Blüte in Erscheinung treten zu lassen.

Unentschlossenheit ist auch das Stichwort, mit dem Edward Bach den negativen *Scleranthus*-Zustand beschrieb. *Scleranthus* ist für jene, die sich nicht zwischen zwei Dingen entscheiden können, deren Neigungen, wie die gegenständigen Blätter und verzweigten Stengel dieser Pflanze, in entgegengesetzte Richtungen streben. Es ist auch, wie Bach erkannte, für »stille Menschen, die ihre Schwierigkeiten allein tragen, da sie nicht geneigt sind, mit anderen darüber zu reden.« Die Entscheidungskraft, Entschlossenheit und Zielsicherheit des roten Mars soll aus dem Versteck unter den dunklen Wurzeln herausgeholt werden: Dann erfährt die Persönlichkeit sicherlich das Glück, das man einst dem Auffinden der »Johanniskohlen« zuschrieb. Gerade diese von saturnischen Einflüssen geprägte Pflanze vermag der Seele den Anstoß zu geben, mit dem die Unschlüssigkeit in positive saturnische Qualitäten wie innere Ruhe, Eindeutigkeit und weises Entscheidungsvermögen verwandelt werden kann. Mondhafter Wankelmut und merkuriales Hinundherschwanken zwischen Extremen werden durch dieses Nelkengewächs wieder in einen gedeihlichen Rhythmus gebracht.

Water Violet – Sumpfwasserfeder

Im Frühling 1931 erwachte erneut Bachs Verlangen, nach Wales zu fahren. Mit dem Gedanken, die drei noch fehlenden der vorgesehenen zwölf Heiler zu finden, wanderte er tagelang durch die walisischen Berge und sprach nur mit den Schafhirten. Aber nicht in seinem Heimatland, sondern in Südengland, in Sussex, offenbarte sich die nächste Pflanze. Während er an einem Junimorgen an einem Flußufer entlang schlenderte, dachte er unwillkürlich an eine Bekannte, eine stille und freundliche Frau, die aber gelegentlich in eine verschlossene und ein wenig hochmütige Stimmung verfiel. In diesem Zustand begann sie auch körperlich zu leiden, wobei, wie bei einer beginnenden Gicht, ihre Hände, Schultern und Knie steif wurden. An jenem Tag befand sich der feinfühlige Arzt in einem ähnlich unangenehmen Zustand. Plötzlich erblickte er eine Wasserpflanze, die mit souveräner Geste einen mit blaß-lila Blüten geschmückten Stengel über das langsam dahinfließende Wasser in die Höhe hob. In diesem Moment erkannte er einen weiteren seiner zwölf Heiler und das geeignete Mittel für die Frau, der er so gerne helfen wollte. Mittels der Sonnenmethode potenzierte er die edlen Blüten und spürte, daß ihre Ausstrahlungen jenen zugute kommen würden, bei denen Gefühle der Überlegenheit, des reservierten Stolzes und der Zurückhaltung die volle Entfaltung ihrer Persönlichkeit und ihrer Genugtuung blockieren.

Water Violet (Hottonia palustris) – zu deutsch die Wasserfeder, Wasserprimel oder auch Sumpfwasserfeder – wurde nach dem Leidener Botaniker Peter Hotton (1648–1709) benannt. Ihren wissenschaftlichen Artnamen *palustris* (lat. *palus* = Sumpf) verdankt die zarte Pflanze dem Umstand, daß sie sich in sauberen Teichen, langsam fließenden Gewässern und an sehr feuchten, sumpfigen Ufern wohlfühlt. Wie beim flutenden Hahnenfuß, dem Tausendblatt und etlichen anderen aquatischen Gewächsen, bestehen die im Wasser schwimmenden Blätter aus feinen kammförmigen Fiedern. Manchmal löst sich die Pflanze vom Grund und treibt den Sommer über an der Wasseroberfläche, um sich dann im Herbst mit Hilfe der weißen Fadenwürzelchen, die aus den Blattachsen sprießen, wieder im Schlamm zu verankern. Im Einklang mit der immer höher steigenden Frühlingssonne treibt die Wasserfeder einen kahlen, schlanken, aufrecht stehenden Schaft empor, aus dem in Quirlen angeordnete, sehr hübsche, weiß bis lilafarben blühende Blüten mit gelbem Grund erscheinen. Wenn die Blühzeit (Mai, Juni) vorbei ist und die Befruchtung stattgefunden hat, zieht sich der Blütenstengel mit den reifenden Fruchtkapseln unter die Wasseroberfläche zurück.

An der fünfzähligen Blüte, dem oberständigen Fruchtknoten, den schlanken, blattlosen Blütenstengeln und den runden Fruchtkapseln erkennt der Botaniker sofort, daß es sich bei der Wasserfeder um ein Primelgewächs (*Primulaceae*) handelt. Die Primelgewächse – Schlüsselblumen, Gauchheil, Pfennigkraut, Gilbweiderich – lieben allesamt das feuchte, kühle Element, die nassen Wiesen, die Bach- und Teichufer. Die Wasserfeder ist einen Schritt weiter in diese Richtung gegangen und hat sich ganz in das Wasser zurückgezogen. Wenn aber der Wasserspiegel sinkt, kann sie durchaus eine terrestrische Form annehmen und eine Rosette bilden.

Die *Primulazeen* sind so benannt, weil sie mit zu den ersten (lat. *primus* = der Erste) der Frühjahrsblumen gehören. Sie sind wie Schlüssel, die der Sonne das Tor zum Widder, dem ersten Tierkreisbild aufschließen, damit sie mit zunehmender Wärme herabstrahlen kann. Die Himmelsschlüsselgewächse haben an jenem alljährlichen kosmischen Geschehen teil, wenn die Erde wieder lebendig wird und frei zu atmen beginnt. Es ist die Zeit, in der die Kräfte des Merkur die Natur aus ihrer winterlichen Erstarrung befreien, das saturnische Stocken der Lebenskräfte und -säfte überwinden, und alles wieder zu fließen beginnt. Auch im menschlichen Mikrokosmos gelingt es den Himmelsschlüsselgewächsen, Erstarrtes wieder zu lösen und in Fluß zu setzen. Sie enthalten viele schäumende, Molekularverbindungen (Saponine), also Wirkstoffe, die merkurielle Bewegung in alle Stoffwechselvorgänge bringen und daher bei Blutreinigungs- und Frühjahrskuren eine Rolle spielen. Saponine wurden gelegentlich als »pflanzlicher Merkur« bezeichnet.[134] Im Darm fördern sie die Aufnahme (Resorption) der Nahrungsstoffe in die Blut- und Lymphbahnen; in den Lungen, die traditionell als Sitz des Merkur im Körper gelten, wirken sie schleimlösend und erleichtern den Luftaustausch; die Drüsen regen sie durch Reizung zur Aussonderung an. Wie man es vom Heilgott Merkur nicht anders erwarten kann, beschleunigen und erhöhen die Saponine die Aufnahme anderer Wirkstoffe im Organismus. Merkur ist ja der Auslöser, der Erstarrtes, Zurückgehaltenes wieder in den Lebensfluß integriert.

Die englische Volksheilkunde benutzte die Sumpfwasserfeder als Heilmittel bei lymphatischen Beschwerden. Wie allgemein bekannt, stehen auch die Lymphe und Schleime unter der Herrschaft des Planeten Merkur. Besonders bei den früher häufig auftretenden, seit dem Rückgang der Rindertuberkulose selten gewordenen Skrofeln bot sich die Pflanze als probates Mittel an. Als Skrofeln bezeichnete man die geschwollenen Lymphknoten an Hals, Nacken und Unterkieferwinkeln, die oft mit üblen Hautausschlägen und Dauerschnupfen auftreten. Auch bei anderen negativen Merkurzuständen, in denen, wie beim vaginalen Weißfluß (*Leukorrhoe*), unkontrolliertes Fließen überhand nimmt, benutzte die britische Naturheilkunde dieses Kraut. Selbstverständlich rühren Beschwerden wie Weißfluß, Ekzeme oder Skrofeln von bakteriellen Infektionen her; aber als Organsprache der Seele sprechen Ekzeme vom Ungewilltsein, mit anderen in Berührung zu kommen, Lymphdrüsenschwellung von Gift, das nicht als Tränen von der Seele gewaschen werden kann, und Weißfluß deutet oft auf eine Geschlechtsgemeinschaft ohne rechte Freude und ohne wahre Hingabe.[135]

Culpeper, der die Wasserfeder unerklärlicherweise dem Saturn zuordnet, verschreibt *Water Violet*-Abkochungen bei Weißfluß und bei dem *King's Evil* (des Königs Übel) – eben jenen Skrofeln, von denen man glaubte, das Auflegen eines gekrönten Königs Hand könne sie heilen. Es war demzufolge auch Brauch, daß der britische Monarch jedes Jahr an einem bestimmten Tag seine skrofulösen Untertanen empfing und sie mit der Hand berührte. Die Heilungen waren so erfolgreich, daß man erst während der Aufklärung, unter den Hannoveranern, von diesem Brauch abließ.

Die Wasserfeder hat auch etwas Aristokratisches an sich: eine Feinheit, die sich in den in zarte Fäden aufgelösten Blattspreiten und in den eleganten Blütenfarben kundtut; eine Aufrichtigkeit, die sich in dem blütengekrönten Schaft zu erkennen gibt, der wie ein Zepter aus dem Wasser empor ragt. Der Fruchtknoten schließlich hebt sich oberständig über den Blütenblätteransatz, anstatt sich in den Stengel hineinzuversetzen und drückt damit aus, daß er mehr den kosmischen Einwirkungen als den irdischen hingegeben ist.

Das vornehme, stolze Antlitz der zarten Pflanze offenbarte sich auch Edward Bach. *Water Violet*, entdeckte er, kann der Persönlichkeit helfen, das isolierte Überlegenheitsgefühl in echtes Mitgefühl und Demut zu verwandeln. Mit diesen positiven Seelenqualitäten vermag der Mensch auch dem wirklichen König seiner Seele, dem höheren Selbst zu begegnen und ihn im Miteinander zu erleben.

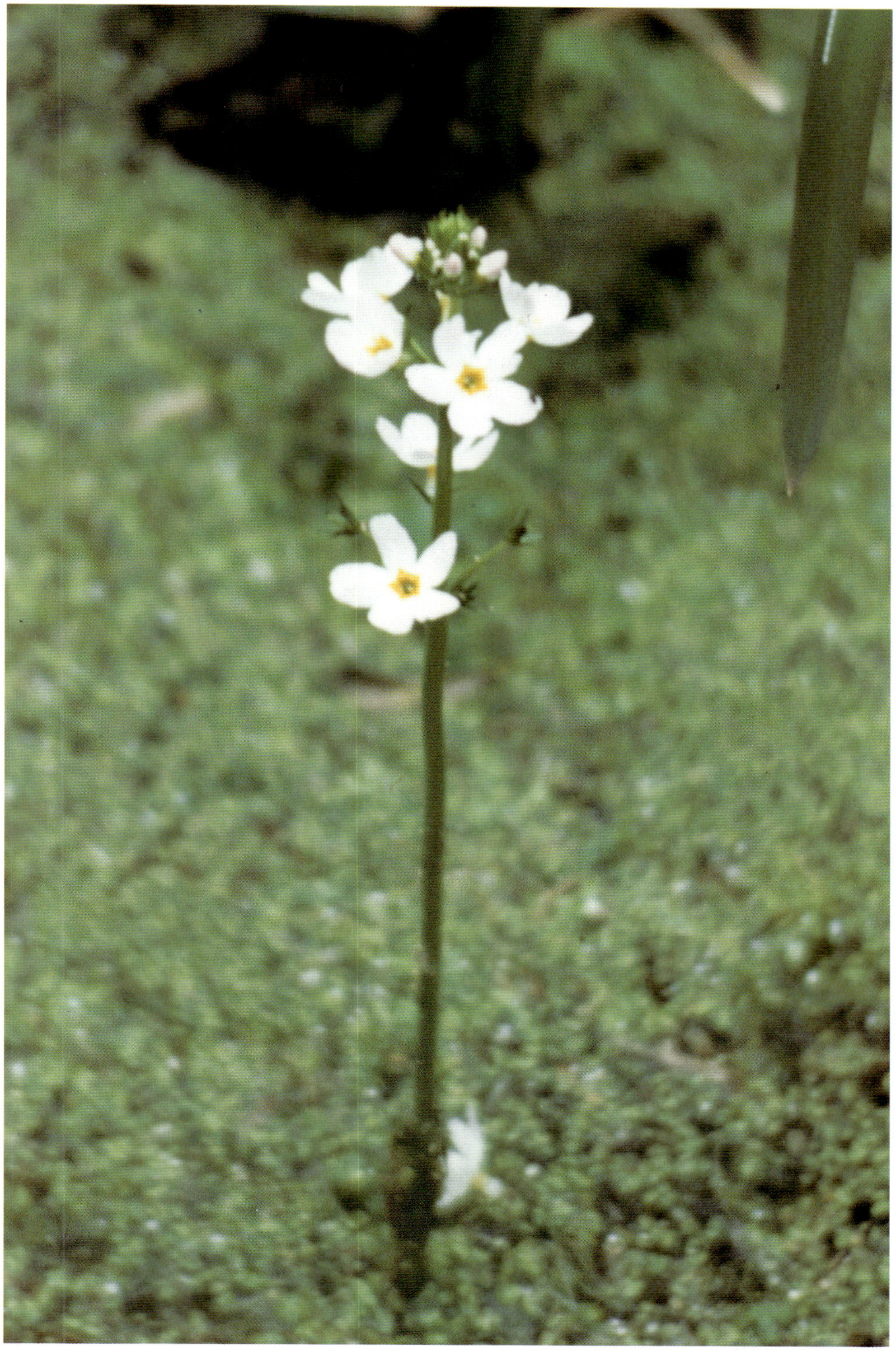

WATER VIOLET
Miteinander-Gefühl

Gentian – Herbstenzian

Nachdem er im frühen Juni (1931) *Water Violet* entdeckt hatte, spürte Bach, daß die nächste Heilpflanze sicherlich ein Enzian sein würde. Er mußte aber bis Ende September warten, bevor er die purpur-violetten Blüten des einheimischen Herbstenzians *(Gentiana amarella)* zu Gesicht bekam. Auf den karstigen, kalkigen Wiesen des kentischen Hügellandes fand er die hübsche Blume, deren trichterförmige Blüten sich fünfsternig öffnen, wenn die helle Herbstsonne aus der Region des Löwen oder der Jungfrau ihr Licht zur Erde sendet.

Die Gattung der Enziane besteht aus rund 180 Arten, die einander oft derart ähneln, daß nur ein erfahrener »Gentianologe« sie eindeutig auseinander zu halten vermag. Im allgemeinen gedeihen Enziane in höheren Berglagen. Sie blühen in allen möglichen Schattierungen der Farbe Blau, selten auch Gelb. Von der Wurzelspitze bis zu den Blüten ist ihnen ein äußerst bitterer Geschmack eigen. Der astrologische Kräuterkenner erkennt in diesen Merkmalen sofort die untrügliche Signatur des Saturns. Saturnisch ist das Bittere, das bei manchen Arten selbst bei einer Verdünnung von 1:50 000 noch zu schmecken ist. Betrachtet man eine Enzianwiese an einem sonnigen Tag, so scheint es, als hätte sich etwas vom tiefen Blau des Himmels auf die Erde gesenkt. In kräftigen Zügen saugt die Pflanze das Himmelsblau in ihre tief eingestülpten Blütenkelche hinein. Alle Farbtöne, vom weißlichen Blau eines mit Hochnebel verschleierten Himmels, bis zu dem tiefen Dunkelblau, das man nur auf Berggipfeln zu sehen bekommt, sind bei der Gattung vertreten. Im Herbstenzian, den Bach entdeckte, erkennt man das violett-rötliche Purpurblau des herbstlichen Morgen- und Abendhimmels wieder. Saturnisch sind ebenfalls die riesigen Mengen winziger Samen, welche die Enziane erzeugen. Sie sind so leicht, daß sie ohne Hilfe von Flügeln oder Härchen vom Wind getragen werden. Sie keimen nur im Licht und nachdem sie den Kristallkräften eines strengen Frosts ausgesetzt waren. Saturnisch ist auch die starke Verwurzelung, die von einer Auseinandersetzung mit den Kräften des harten, kalten, dunklen Mineralreichs zeugt. Saturnisch ist gleichfalls das Alter, das viele Enziane erreichen; der Gelbe Enzian kann fünfzig Jahre alt werden und erst im zehnten Jahr seine ersten Blüten treiben.

Ganz so streng saturnisch, wie die auf entlegenen Berghöhen wachsenden Enziane, gibt sich der von Bach ins Visier genommene Herbstenzian jedoch nicht. Der von August bis Oktober blühende Herbstenzian ist nur zweijährig, seine gelben Wurzeln überdauern nur einen Winter. Er kann auch niedere Höhenlagen vertragen. Dennoch steht ihm die ganze Macht seiner Gattung zur Verfügung. Saturnischer Pessimismus, bleierne Schwermut, Zweifel und Schwarzseherei wird, so Bach, von seinen Ausstrahlungen harmonisiert.

Bachs berühmter Landsmann, der astrologische Kräuterarzt Culpeper, erklärte seinen Zeitgenossen, daß der in England einheimische *Gentian*, dem eingeführten Bergenzian »nicht um einen Deut« an Heilkraft für chronisch physische Beschwerden nachstehe. Außerdem, so meinte dieser Lokalpatriot, sei es sowieso besser, daß »englische Leiber englische Kräuter« benutzten.[136] Von den archetypischen, länderübergreifenden Seelenwirkungen, wie Bach sie erkannte, wußte Culpeper freilich noch nichts. Im Herbstenzian, den er als *Gelwort* oder *Felwort* (Gallwurz) bezeichnet, erkannte er vor allem die Wirkung des Mars. Um ganz präzise zu sein, sollte man die Signatur als einen vom Mars gefärbten Saturn bezeichnen. Martial ist der rötliche Einschlag in der Blütenfarbe, die Fähigkeit der Wurzel, Fieber (Hitze = Mars) zu senken, den Gallenfluß (Galle = Marsorgan) anzuregen und, wenn in Wein getrunken, Schlappheit, Magenverstimmung, Kälte und Seitenstiche zu vertreiben. Culpeper verschrieb das bittere Kraut bei Ohnmachtsanfällen und das Wurzelpulver bei Bissen tollwütiger oder giftiger Tiere.

Der Gattungsname *Gentiana* geht – so berichtet Dioskorides – auf den heilkundigen illyrischen König Gentius zurück, der mit Hilfe des Enzians im 2. Jh. v. Ch. einen Pestausbruch in Kleinasien bekämpfte. Diese Anwendung scheint keinesfalls abwegig, denn der Enzian wirkt unter anderem antiseptisch. Als Magenmittel, Gegengift, Fiebermittel, wurmtreibendes und die Monatsblutung anregendes Mittel waren die Enziane seit der Antike so sehr begehrt, daß man sie in manchen Gegenden fast ausgerottet hat – in den Alpen nicht zuletzt wegen der Schnapsbrennerei.

Hildegard von Bingen verschreibt eine mit Enzianpulver gewürzte Dinkelgrießsuppe für denjenigen, der »solche Herzschmerzen hat, als ob sein Herz nur noch an einem Faden hinge«. Bei »Fieber im Magen« empfiehlt die weise Frau im Nonnengewand Enzianpulver in warmem

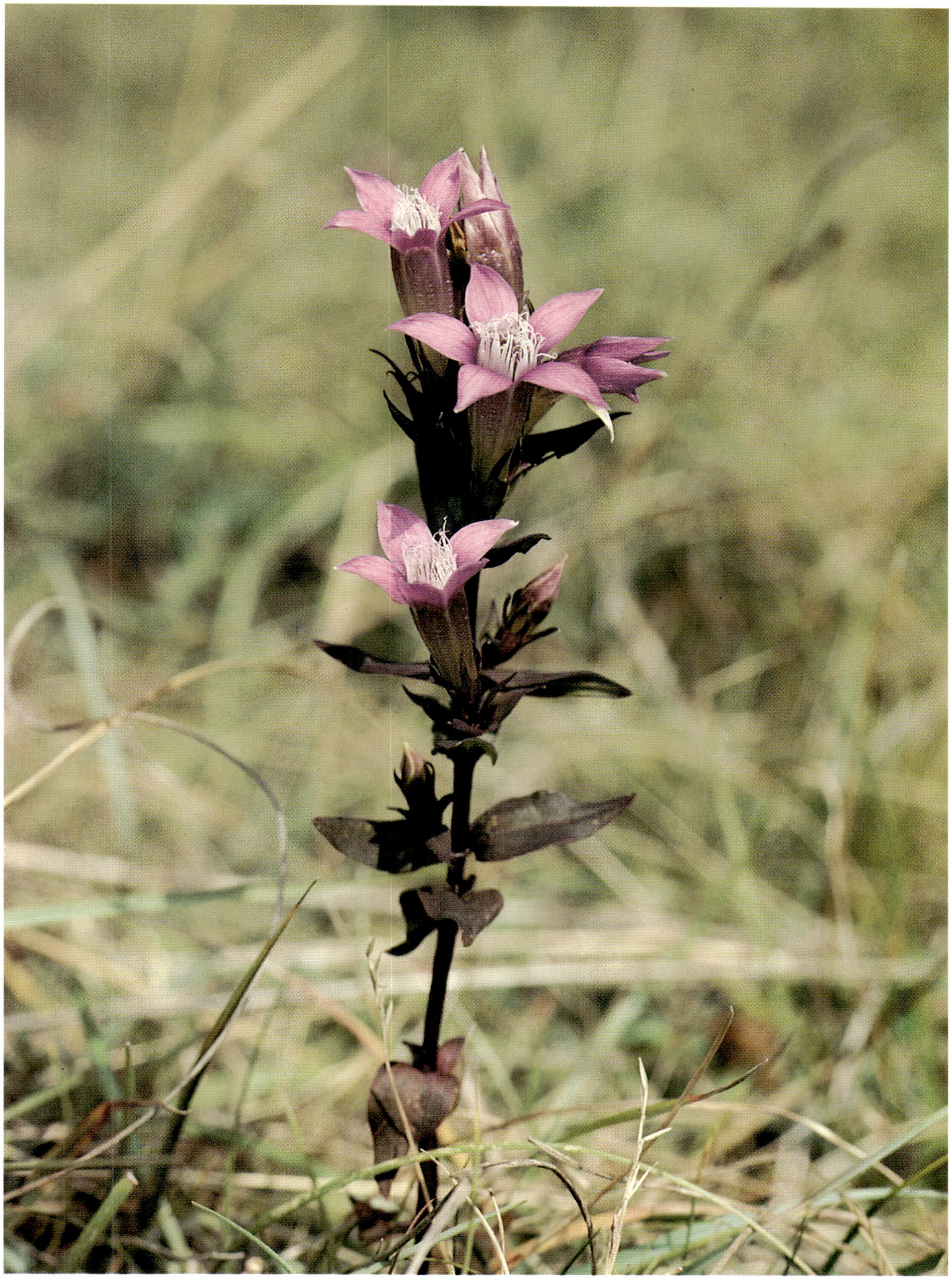

GENTIAN
Selbstvertrauen

Wein getrunken.[137] Und zu ihrem »Luterdranck« (luter = klar, lauter) gehörte (gelber) Enzian, wie auch Wacholder, Schlehe, Alant und Galgant.[138]

Das ganze Mittelalter hindurch galten die Enziangewächse als Gegengifte, welche giftige *Humore*, wie Eiter oder schwarze Galle, zum Abfließen bringen konnten. Man glaubte, daß der milchige, mondhafte Eiter gegen den kalten, trockenen Saturn der Pflanze keine Chance habe. Bittere Enziane halfen auch als Antidotum bei faulem Liebeszauber. Die verschwommene, lunatische Verträumtheit eines derart Bezauberten erfährt durch dieses Mittel eine bittere, aber notwendige Ernüchterung. Auch den weichen, mondhaft-weißen Eingeweidewürmern bereitet der Enzian eine stürmische Abfuhr. In jedem Fall werden Leib und Seele wieder in ein vernünftiges Verhältnis zueinander gebracht.

Auch bei anderen Völkern umkreisen ähnliche Überlegungen diese bitteren Gewächse. Die Indianer benutzten ihre Enzianarten ebenfalls gegen Fieber, Vergiftungen und Magenbeschwerden; die Catawba rieben »schwache Rükken« mit Enzianwasser ein.[139] Die Art *Gentiana catesbaei* erhielt den Namen *Sampson's Snakeroot*, nach dem Negersklaven Sampson, der mit dieser »Schlangenwurzel« sämtliche Schlangenbisse erfolgreich behandeln konnte.

Auf der anderen Seite des Globus, in den Himalayaregionen, wird Enzian als Erscheinung des Gottes Shiva verehrt. Wie der göttliche Herr aller Seelen, der auf dem Gipfel des Weltenberges Kailash wohnt, leben auch die Enziane in ätherischen Höhen. In Nordindien und Kashmir trägt das Kraut den Namen *Nilkantha* oder »Blauhals«. *Nilkantha* ist ebenfalls ein Beiname Shivas.

Als die Götter und die Dämonen am Anfang der Zeiten im Wettstreit das Weltenmeer quirlten, um den Trank der Unsterblichkeit zu gewinnen, da quoll zuerst das tödliche Weltengift aus dem Abgrund. Kein Gott vermochte das abscheuliche Gift, das alle Geschöpfe zu vernichten drohte, aufzuhalten. Da erwachte der Gott der Götter aus seiner Meditation und rettete die Welt, indem er es in einem Zug heruntertrank. Das Gift war aber so ätzend, daß sich sein Hals dabei blau färbte. Einige Tropfen fielen beim Trinken zur Erde, wo sie sich in Giftnattern verwandelten. Andere jedoch wurden zu schönen blauen Blüten, die, wie der gnädige Shiva, jedem Gift widerstehen können.

In der ayurvedischen Heilkunde gelten Enziane als »windig« *(Vata)*. Sie wirken »trocknend« auf Magen und Unterleib; sie reinigen die feinen Kanäle, in denen die Lebensenergien fließen; sie treiben Giftsubstanzen aus dem Blut, senken Fieber, entfernen Eiter, vertreiben Würmer und überwinden Appetitlosigkeit. Ayurvedische Ärzte verschreiben Enzian ebenfalls bei seelischer Appetitlosigkeit, bei Niedergeschlagenheit und Bewußtlosigkeit. Die Bitterstoffe erlauben es dem *Shiva* – der auch kein anderer ist als unser höheres Selbst –, sich unter Aufrechterhaltung eines klaren Bewußtseins in einem stofflichen Körper zu inkarnieren und mit der Schwere des Erdendaseins fertig zu werden.

Als Verdauungsmittel wird der Enzian – hauptsächlich der gelbe – noch heute in der Phytotherapie geschätzt. Edward Bach konnte zeigen, daß diese Pflanze nicht nur mit der physischen Verdauung zu tun hat, sondern daß sie als Blütenessenz auch der Seele helfen kann, schwere, saturnische Entmutigungen und bittere Schicksalsschläge zu verdauen, die sonst die Lebensfreude vergiften und die Seele mit schwarzer Galle *(Melancholia)* überfluten würden. Der englische Herbstenzian mit seinem martialischen Einschlag ist in der Lage, Skepsis, Zweifel und Mutlosigkeit zu besiegen.

Rock Rose – gelbes Sonnenröschen

Was bei Bachs zwölfter Heilpflanze, dem Sonnenröschen *(Helianthemum nummularium)* vor allem auffällt, sind die schönen gelben Blüten. Wer sich ihrer sonnenhellen Ausstrahlung seelisch öffnet, dem fallen unwillkürlich alle Ängste und Verzweiflung vom Herzen. Die flachen, intensiv hellgelb leuchtenden Blütenkronen sehen aus wie der Lichtschein, der die Häupter der Helden und Heiligen umstrahlt.

In der planetarischen Kräuterkunde steht die Pflanze auch ganz und gar im Zeichen der Sonne. Der Gattungsname *Helianthemum* bedeutet nichts anderes als »Sonnenblüte« oder »Blüte des Sonnengottes Helios« (griech. *hélios* = Sonne, *anthos* = Blüte). In der Astrologie versinnbildlicht die Sonne Mut, Aufrichtigkeit und schöpferische Ordnung. Das Gestirn ist das Zentrum des Planetensystems, das gütige Herz der Schöpfung, die Offenbarung des göttlichen Geistes in der äußeren Erscheinungswelt. Ihr Licht erinnert uns an das innere geistige Licht, aus dem wir geschaffen sind und in das wir – wie uns jene berichten, die von der Todesschwelle wieder zurückkehrten – nach unserem Erdendasein wieder eintreten. Das Sonnenröschen kann uns dieses Licht, in das sich unser höheres Selbst hüllt, in extremen Notsituationen wieder in Erinnerung rufen – das wenigstens empfand Bach, als er diese Blüten im klaren Quellwasser in der Sonne präparierte.

Lange hatte er nach diesem, dem letzten seiner zwölf Heiler gesucht. Er wußte, daß diese Zwölfte eine sehr wichtige Heilpflanze sein würde. Nachdem er im Herbst 1931 *Gentian* gefunden hatte, verbrachte er den Winter in Cromer, wo er viele Patienten mit den schon entdeckten Mitteln erfolgreich behandelte. Freunde drängten ihn, seine Praxis in London wieder aufzumachen, aber der Heiler befand sich in einem derart sensibilisierten Zustand, daß er die Enge, den Smog und das Gedränge der Großstadt kaum ertragen konnte. Nur unter freiem Himmel, unter den Baumriesen des Regent's Park, fand er Erholung und konnte dabei sein Büchlein *Befreie Dich selbst* schreiben. Während dieser Zeit wurde er eines Tages zu einer Patientin gerufen, die gerade einen Blutsturz erlitt und völlig außer sich vor Panik war. Als er ihr die Hand auf die Schulter legte, beruhigte sie sich sofort, und die Blutung kam zum Stillstand. Allzugern hätte er eine Blütenessenz gefunden, die Ähnliches bewirken können würde, wie die allzu seltene Gabe des heilenden Handauflegens; ein Mittel, das Menschen ihren Schrecken und ihr Entsetzen nehmen würde, damit sie wieder zu sich kommen und sich ein Herz fassen könnten. Er suchte ein Blütenmittel, welches die erschütterte Persönlichkeit augenblicklich an das Gold der göttlichen Liebe erinnert, das unter dem Pech verborgen liegt. Im frühen Herbst fand er es dann auch, und zwar auf derselben kalkigen Karstwiese in der Grafschaft Kent, auf der er im Jahre zuvor den Herbstenzian gefunden hatte.

Die anmutige Pflanze, die Bach dort erblickte, ist ein ausdauernder Halbstrauch mit niedrig liegendem Wuchs. Die kleinen, ganzrandigen, elliptischen Blätter sind gegenständig angeordnet und auf der Unterseite samtig weiß. Die Pflanze blüht mit dem Höhenflug der Sonne von Mai bis Anfang September, also in der Jahreszeit, in der die Tage länger sind als die Nächte.

Auch die Blumensprache würdigt die Sonnenverbundenheit dieser Pflanze. Das Sonnenröschen ist der heiligen Elisabeth geweiht, »weil es die Blüte auf dem feinen Stiel immer zur Sonne wendet, wie Elisabeth Sinn, Herz und Augen dem Heil zugewendet hat.«[140]

Die fünf Blütenblätter formen eine leuchtende, flache Scheibe. Dieser Erscheinung verdankt die Pflanze ihren Artnamen *nummularium* (münzenartig), denn man kann beim Anblick ohne weiteres an eine polierte Goldmünze denken. Die Benennung ist sehr passend, denn Gold – sei es das Gold der Weisheit oder das glänzende irdische Metall – steht in jedem Fall unter der Herrschaft des Sonnenplaneten. Die münzenartigen Blüten erscheinen offenherzig und unkompliziert; keine tiefen Schlünde oder Einstülpungen verraten animalische Eigenschaften. Dennoch zeigen die vielen Staubblätter, die aus der Mitte der goldgelben Scheibe herausstrahlen, eine überraschende Senisitivität. Bei Sonnenschein spreizen sie sich nach außen, bei trübem Wetter bündeln sie sich aufrecht.

In der Heilkunde fand das Sonnenröschen einst wegen seiner Gerbstoffe Verwendung als adstringierendes, keimhemmendes Wundheilmittel. Das sehr nah verwandte kanadische Sonnenröschen *(Helianthemum canadense)* stillte früher ebenfalls das Blut und heilte die eitrigen Wunden der Indianer und der weißen Siedler. In der Phythotherapie, sowie in der Homöopathie und Spagyrik findet es gelegentlich noch Verwendung als Erkältungs- und Lymphdrüsenmittel[141], also bei jenen Zuständen, in denen das Immunsystem geschwächt ist und der Kraft der Sonne bedarf. Wie das Sonnenlicht selbst, wirken die Gerbstoffe zusammenziehend, trocknend (mumifizierend) und erhaltend; sie beherrschen und ordnen wäßrige, entzündliche Auflösungsprozesse in den Geweben.

Das gelbe Sonnenröschen ist der einheimische Vertreter der Zistrosengewächse *(Cistaceae)*, einer sonnenliebenden Familie, die den kalten, grauen Norden meidet und sich vor allem in den milden mediterranen Klimazonen auslebt. Ihnen nahe verwandt sind die Johanneskräuter (*Hyperiaceae*) und die Teegewächse (*Theaceae*) – alles Gewächse, die ihre Liebe zum Licht in großblütigen, hellfarbenen Blütenständen ausdrücken. Betrachten wir diese Verwandten etwas näher, so werden wir auch das Sonnenröschen besser verstehen können.

Das Johanniskraut *(Hypericum perforatum)* – auch Hartheu, Herrgottsblutkraut oder Teufelsflucht genannt – hat ähnliche, leuchtend gelbe, mit zahlreichen Staubblättern versehene Blüten, wie das Sonnenröschen. Es blüht ebenfalls, wenn die Sonne die höchsten Tierkreiszeichen durchmißt, und wirkt, dank seiner Gerbstoffe, blutstillend und wundheilend. Sein besonderes Verhältnis zum Licht wird evident, wenn hellhäutige Tiere (Schafe oder Rinder) davon fressen; sie entwickeln entzündliche Hautreaktionen, wenn sie sich beim Fressen im direkten Sonnenlicht befinden. Beim Menschen jedoch verlagert sich die Lichtwirkung nach innen (man kann es im Dunklen sogar mit geschlossenen Augen wahrnehmen), es beruhigt Wahn und Depression und schlichtet und ordnet ein aufgewühltes Gemüt. Paracelsus verschreibt die Pflanze gegen dunkle »Phantasmata« (krankhafte Einbildungen). Einst glaubte man, daß Johanniskraut Gewitter stillen könne. Auf seelischer Ebene trifft das durchaus zu, denn es kann plötzliche, chaotische Energieentladung abfangen und harmonisieren.

Auch der Teestrauch *(Camellia sinensis)* bringt ähnlich gestaltete Blüten wie das Sonnenröschen hervor. Tee enthält Gerbstoffe, die bei Verbrennungen und Hautausschlägen das entzündete Gewebe entwässern und innerlich Ruhr, Cholera und Darmentzündungen beruhigen können. Wie der Johanniskrauttee, weckt auch der Schwarztee die »guten Lebensgeister« und vertreibt die düsteren. Das wenigstens glauben die Buddhisten und auch der Methodistengründer John Wesley, der ihn als »wahren Christentrunk« anpries. Bei den Taoisten gilt die Teepflanze als heiliges, lebensverlängerndes Gewächs.

Das hübsche Sonnenröschen befindet sich also in bester Gesellschaft! Es hat eine Aura, die auf den heiligen Licht-Urquell hinweist und dessen Signatur in ihrer Blüte trägt. Die *Rock Rose*-Essenz scheint also genau das Mittel zu sein, das in allen Notfällen, bei Unfällen und plötzlichen Erkrankungen angebracht ist.

Einige Bach-Therapeuten empfinden *Rock Rose* als eine Art Schutzschild für das Sonnengeflecht (*Solarplexus*). Das unter dem Zwerchfell liegende Geflecht sympathischer Nervenknoten reagiert als erstes bei plötzlichem Schock oder Panik. Das Gefühl kann als »Schlag in die Magengrube« beschrieben werden. Umgekehrt kann es auch als plötzliche Energieentladung erfahren werden, wobei der Erschrockene reflexartig reagiert – blitzschnell den übermächtigen Feind überrumpelt oder durch mutigen Zugriff dem Freund das Leben rettet – eine Reaktion, die oft »heldenhaft« erscheint. Nach indischer Auffassung befindet sich das Sonnengeflecht beim »Bauch-Energiezentrum«, dem *Manipurna-Chakra*, welches mit Kampf und Selbsterhaltungstrieb zu tun hat und dessen Element das Feuer ist.

Spiritistische Medien erleben in ihren AKE-Zuständen (außer-körperliche Erfahrungen) und in Trance, daß sich dabei das Sonnengeflecht »öffnet«. Der »geistige Leib«, so ihre Beschreibung, schwebt an einer hauchdünnen »Silberschnur« aus diesem Energiezentrum heraus und erfährt nicht-sinnliche Dimensionen. Dazu ist eine friedliche, stille Umgebung notwendig. Wird diese ruhige Atmosphäre durch irgendeine plötzliche und heftige Störung erschüttert, dann befindet sich das schutzlose Medium in äußerster Gefahr. Es kann vorkommen, daß die »Silberschnur« zerreißt und der Betroffene den Weg zurück zu seinem Körper nicht mehr findet; das heißt, er stirbt.[142]

Bei jedem Unfall, jäh ausbrechenden Krankheiten, Naturkatastrophen und ähnlichen Ausnahmezuständen, die den Menschen in plötzliche Panik, Entsetzen oder Schock versetzen, kann sich das Leib-Seele-Gefüge lokkern: Die »Silberschnur« droht zu reißen. *Rock Rose* kann den »außer sich« geratenden Menschen wieder zu sich bringen und die feinstoffliche Verbindung zwischen Leib und Seele wieder stärken. Bachs Erfolg mit der *Rock Rose*-Blütenessenz war so überwältigend, daß er sie zum Bestandteil seiner Notfall-Tropfen *(Rescue)* machte.

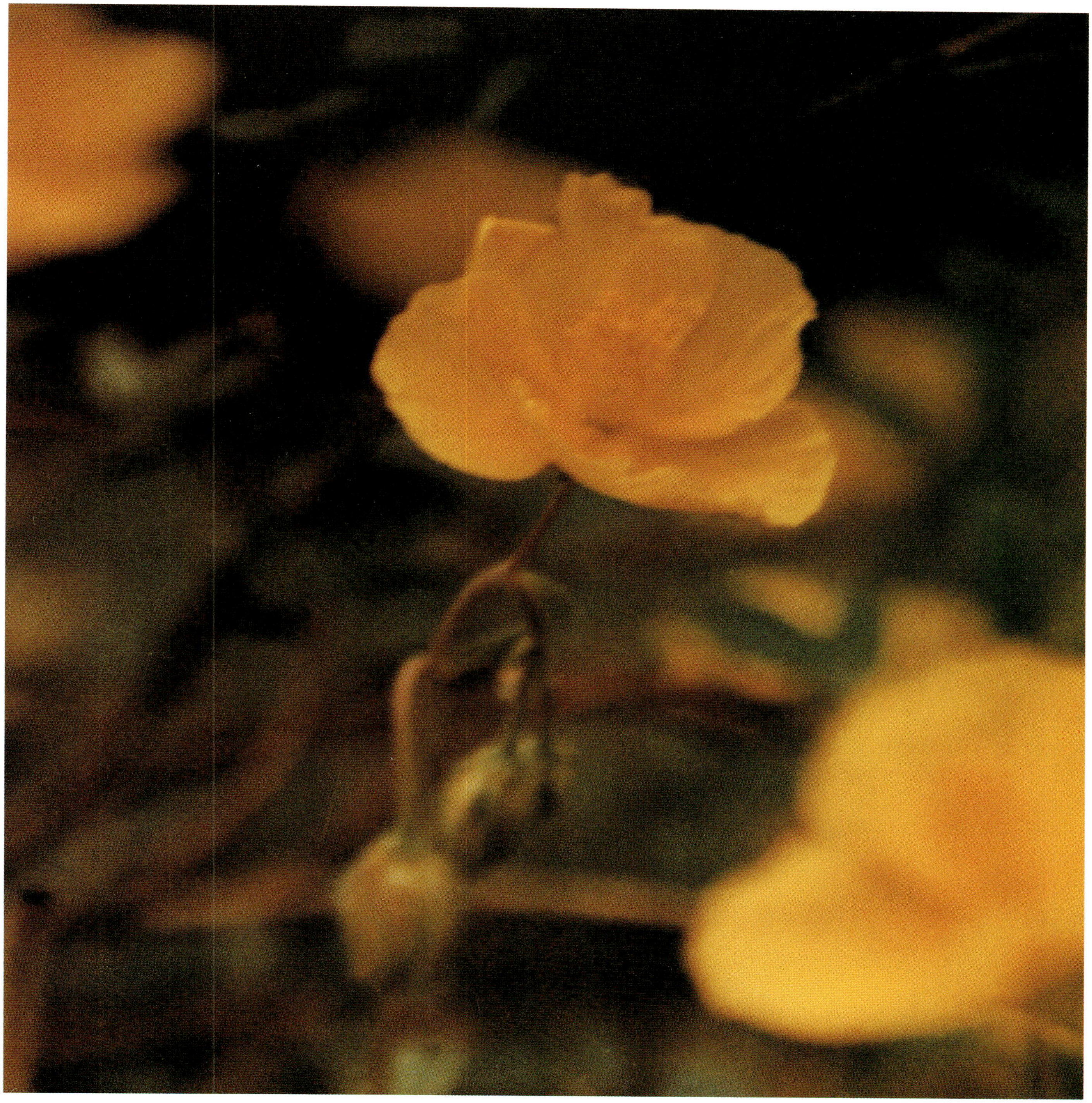

Rock Rose
Heldenmut

2. DIE SIEBEN HELFER

Endlich hatte Bach die von ihm gesuchten zwölf Heilmittel zur Harmonisierung der grundlegenden zwölf Persönlichkeitstypen gefunden. Gleichzeitig wurde ihm klar, daß es hartnäckige Fälle gibt, bei denen keiner der zwölf Heiler zum Erfolg führt. Gibt es doch Menschen, die sich ihren Beschwerden weitgehend angepaßt haben, die ihr ganzes Leben entsprechend eingerichtet haben und ihre Leiden als unvermeidliches Schicksal ansehen. Oder solche, die da glauben, ihre verbissen pessimistische oder resignierte Gemütshaltung sei einfach Ausdruck ihres angeborenen Charakters.

Bach erkannte, daß derartige Patienten stärkere Heilmittel brauchen, und zwar von solchen Pflanzen, die in großen geschlossenen Ständen ganze Landschaften dominieren, oder solche, von so stattlichem Wuchs oder Farbenpracht, daß sie es vermögen, verstockte menschliche Seelen wachzurütteln und mitzureißen. Wie für alle großen Heiler, gab es für ihn keine hoffnungslosen Fälle. Am eigenen Leib hatte der Arzt »Wunder« erfahren, welche orthodoxe Verfechter der Schulmedizn verstummen lassen. Bach glaubte nicht, daß ein Mensch dazu verdammt ist, sein Leben in Trübsal und Resignation zu verbringen, sondern daß jedem auf Erden eine wichtige Aufgabe zugeteilt ist, die, wenn er sie mit Hilfe des höheren Selbst anpackt, echte Lebensfreude aufkommen läßt.

Also suchte er weitere Heilpflanzen. Vier müßten es sein, meinte er, denn diese Zahl entspricht den vier Kardinalpunkten des zwölfgliedrigen Tierkreises, die als stabiles Kreuz, die Höhe und die Tiefe, das Rechts und das Links verbinden und als Sonnenwenden und Äquinoktien das Jahresrad vierteilen. Diese Kardinalpunkte haben ihre Entsprechungen im menschlichen Mikrokosmos, auch in der menschlichen Persönlichkeit.

Als die Sonne am Frühlingspunkt stand, es war im Jahr 1933, fand Bach das erste Heilmittel dieser Serie, den Stechginster *(Gorse)*. Im altkeltischen Baumkalender symbolisiert der hellgelb blühende Strauch die siegreiche Sonne, die den Frühlingspunkt überschreitet. Später im Mai, als die Sonne ihrem höchsten Stand in den Zwillingen zueilte, fand er in den winzigen weiblichen Blüten der Eiche das nächste Heilmittel *(Oak)*. Die Eiche, der Inbegriff des Druidenbaumes, war einst Mittelpunkt der Mittsommerfeiern. Aus ihrem Holz speiste man das keltische Sonnenwendfeuer; der »Eichenkönig« wurde an diesem Kardinaltag geopfert.[143] Im Herbst, als er kurz seine walisische Heimat besuchte, fand Edward Bach das nächste Heilmittel der Serie, das Heidekraut *(Heather)*. Er entdeckte es unweit von der Stelle, an der sich ihm die allerersten seiner Heilpflanzen, das Springkraut und die Gauklerblume, gezeigt hatten. Das edele Heidekraut, das ganze Landschaften in einen herrlichen Purpurmantel hüllt und im Blühen das bevorstehende Herbstäquinoktium ankündet, entsprach völlig seiner Forderung, daß die Pflanzen der neuen Serie eine kräftigere Ausstrahlung haben müßten.

Gorse

Oak

Heather

In dem alt-walisischen Rätselgedicht »Die Schlacht der Bäume und Sträucher«, wahrscheinlich als verschlüsselte Aussage einer walisischen Druidenschule niedergeschrieben, werden alle drei Pflanzen in einem Atemzug erwähnt:

> Der *Stechginster* benahm sich wüst,
> Bis er gezähmt ward.
> Das *Heidekraut* spendete Trost,
> Die anderen versöhnend.
> Der Schwarzkirschenbaum nahm die
> Verfolgung auf.
> Die schnell schreitende *Eiche*,
> Vor ihr zittern Himmel und Erde.

In Wales fand Bach, gleichzeitig mit dem Heidekraut, auch das vierte Heilmittel – das lautere Wasser eines abgelegenen, längst vergessenen Brunnens, dessen Wasser einst als heilkräftig bekannt war; *Rock Water* nannte er es. Das mineralische Wasser entspricht dem Kardinalpunkt der Wintersonnenwende, denn das ist die Zeit, in der das Blühen und Grünen weitgehend verschwunden ist, die irdisch-kristalline Natur in ganzer Strenge herrscht.

Rock Water

Im Gegensatz zu den ersten zwölf Heilpflanzen, die – mit Ausnahme des Eisenkrauts – in keltischem Brauchtum und Überlieferung kaum eine Rolle spielten, galten Stechginster, Eiche und Heidekraut als überaus heilig. Quellwasser galt ohnehin als Ausdruck des Numinosen, als Brücke zur Anderswelt. An der Wahl dieser Mittel erkennen wir die fortschreitende seelische Entfaltung des Heilers. Je länger er furchtlos seinen Intuitionen nachgeht, um so mehr kommt er in Kontakt mit den tieferen Schichten des kollektiven Unterbewußtseins, mit der in eigenen Seelentiefen lebenden Volksseele. Er kommt zunehmend mit den Pflanzendevas in Berührung, die seine cymrischen Vorfahren schon kannten und verehrten. Sicherlich hat Bach nicht absichtlich, anhand irgendeines vorgeprägten Schemas oder esoterischen Dogmas, auf die vier Kardinalpunkte Bezug genommen. Als Sensitiver hat er einfach die inneren Qualitäten der Pflanzen (und des Wassers) wahrgenommen, ähnlich wie seine Vorfahren, die naturverbunden in den Wäldern wohnten und deren Wahrnehmungen imaginativ in Brauchtum und Kalender einflossen.

Die vier neuen Mittel ermöglichten es Bach, den zahllosen chronisch Kranken, die ihn in Cromer aufsuchten, zu helfen. Aber die »Vier Helfer«, wie er sie in der Schrift *Die zwölf Heiler und die vier Helfer* (1933) nennt, sind noch nicht das Ende des langen Weges. Noch immer begegnet er Menschen, denen es an Lebensbejahung und Gesundungswillen fehlt, auch solchen, die einfach zu erschöpft sind, oder jenen, deren dominierender Eigenwille ihnen das Glück verbaut – alles Leidende, die auf keines der bisherigen Mittel ansprechen. Deshalb entschied er sich, seine vier Helfer auf sieben auszuweiten. Dabei fiel sein Blick auf bedeutsame alte Kulturpflanzen, Geschenke der antiken Zivilisation an die Menschheit: den Olivenbaum und die Weinrebe. Er bat Freunde in Italien und in der Schweiz, ihm die Blüten dieser Pflanzen nach der Sonnenmethode zu präparieren und zu senden. Wieder einmal erwies sich seine Intuition als richtig. In der Olivenblüte *(Olive)* hatte er nun das Mittel für die Ausgelaugten und Erschöpften; in der Rebenblüte *(Vine)* dasjenige für den tyrannischen, schwer zufriedenzustellenden Menschentyp.

Olive
Vine

Das letzte Heilmittel der Serie entdeckte Bach im April 1934. Er war schon in das Dorf Sotwell umgezogen, da lenkte ein überall unter den Hecken wachsendes Wildgras, die Waldtrespe *(Wild Oat)* seine Aufmerksamkeit auf sich. An einem sonnigen Maitag präparierte er die Blüte. Zu dieser Zeit entwickelte er auch die »Notfall-Tropfen« *(Rescue)*, die er bei allen akuten Notfällen, bei Schock, seelischer Erschütterung und starken Schmerzen als Erste Hilfe einsetzte. In diesem Präparat kombinierte er die Kräfte des Sonnenröschens, der Waldrebe und des Springkrauts. Später fügte er noch die Kirschpflaume und den Dolden-Milchstern hinzu.

Wild oat

Gorse – Stechginster

Um die Wirkung der zwölf Heiler zu unterstützen, suchte Bach starke Helfer; Pflanzen, die sich in geschlossenen Gruppen zu einem großem Kraftfeld vereinen, Pflanzen, deren wuchtiges Wachstum oder deren Schönheit auch die abgehärtetsten, dumpfesten Seelen zu bewegen vermögen. Auf einem Spaziergang sprang ihm der Stechginster *(Ulex europaeus* oder *Genista spinosa)* ins Auge. Die Fülle der goldgelben Blüten, die in die noch recht karge, graue Märzlandschaft hineinplatzte und die Luft mit mandelähnlichem Duft betäubend würzte, beeindruckte ihn sehr. Er pflückte Blüten vom Rand und von der Mitte der Pflanzengruppe, und fand in der daraus gewonnenen Essenz ein Mittel für jene, denen es vorkommt, als seien sie vom höheren Selbst abgetrennt, für jene, die resigniert und hoffnungslos dahinvegetieren.

Wer könnte sich der Schönheit dieser Pflanze entziehen, die im Frühling wie irdisch gewordenes Sonnenlicht auf armen, sandigen Moor- und Heideböden aufflammt? Von Carl von Linné (1707–1778), dem Begründer der modernen Botanik, wird berichtet, daß der Stechginster einen derartigen Eindruck auf ihn machte, daß er auf die Knie fiel und Gott dankte, als er diese Pflanze in England zum ersten Mal zu Gesicht bekam. Es betrübte ihn sehr, daß es in Schweden zu kalt für dieses herrliche Gewächs ist.[144]

Schon die alten Kelten schätzten den von Februar bis Anfang Juni blühenden, stacheligen Busch sehr. Sie sahen in ihm das Abbild des siegreichen, jungen Sonnenhelden, dessen spitze Waffen den harten, eisigen Winterriesen besiegt hatten. In dem walisischen Epos, *Cad Goddeu*, besingt Taliesin, der einstige Zauberlehrling Gwion Bach (siehe S. 46), mehrfach die Eigenschaften des Stechginsters: »Groß ist der Stechginster in der Schlacht!« heißt es da, und »Der Stechginster ist gesegnet.« Die Zeilen »der Stechginster benahm sich wüst, bis er gezähmt ward« beziehen sich wahrscheinlich auf den Brauch, die sparrigen, stacheligen Büsche im Frühjahr abzubrennen, da die nachwachsenden Triebe für Schafe genießbar sind und die alkalische Asche das junge Futtergras kräftig düngt.

Im alten keltischen Baumkalender markiert der gelbblühende Busch die Frühlings-Tagundnachtgleiche, wenn die Tage anfangen länger zu werden und die dunklen Nächte kürzer. Im keltischen Baumalphabet *(Beth-Louis-Nion)* symbolisiert die Pflanze den Selbstlaut »O«. In den Vokalen drückt sich die Seele unmittelbar aus; das »O« öffnet verschlossene Lippen und verschlossene Herzen, dabei kommt freudiges Erstaunen zum Ausdruck.[145]

Betrachtet man die spitzen, stechenden Stacheln, die den Busch von oben bis unten bedecken, gewinnt man kaum den Eindruck von Offenheit. Die unzähligen Dornen sind verhärtete, versteifte Blätter und Kurztriebe, die sich nicht zu Flächen ausbreiten und der Umwelt hingeben wollen. Aber im großen Ganzen der Natur hat das seinen Sinn. Der Stechginster ist – wie Brombeeren, Sanddorn, Schlehen und andere stachelige Gesellen – eine Pionierpflanze. Überall, wo die Haut der Erde verletzt, geschunden, aufgerissen oder überweidet wurde, da bilden sich solche Pflanzen, als dichtes, schützendes Gestrüpp. Wie frische Zellen unter dem Grind, können hier zartere Pflanzen vor Wildfraß und Trampelfüßen Schutz finden. Besonders unter dem Stechginster, der die mageren Böden mit Stickstoff anreichert, können junge Bäumchen gedeihen, bis sie schließlich den Ginster überwuchern und verdrängen.

In der Blumensprache sind die Stacheln des Stechginsters Sinnbild für die Sünden, derentwegen die Menschheit verdammt wurde, ihre Äcker »voller Disteln und Dornen« zu bestellen, und deretwegen der Erlöser bitter leiden mußte. In den Kreuzigungsdarstellungen werden gelegentlich Stechginsterzweige zu den Marterwerkzeugen gesellt.[146] Es ist also eine Pflanze, deren Symbolik auf schweres Schicksal (Karma) und dessen Überwindung hindeutet.

Der Stechginster ist ein Schmetterlingsblütler *(Fabaceae)*. Die große Familie mit rund 12 000 Arten hat ein ganz besonderes Verhältnis zum Stickstoff. Die chemische Grundlage des normalen Pflanzenstoffwechsels besteht hauptsächlich aus dem Zusammenspiel von Wasser (Sauerstoff/Wasserstoff), Luft (Kohlendioxid) und einigen Mineralien. Sicherlich begleitet der Stickstoffaustausch das Wachstum aller Pflanzen. Stickstoff reichert sich dort an, wo die Pflanze der Tiersphäre am nähesten steht, nämlich in der Blüte und in den proteinhaltigen Samen. Im Vergleich zum Stickstoff-Stoffwechsel in dem beseelten tierischen Organismus ist das jedoch minimal. Kein Wunder, daß Rudolf Steiner den Stickstoff als »Inkarnationsstoff astralischer Wesensbereiche« kennzeichnete: Stickstoff bildet die stoffliche Grundlage der Beseelung. Die Schmet-

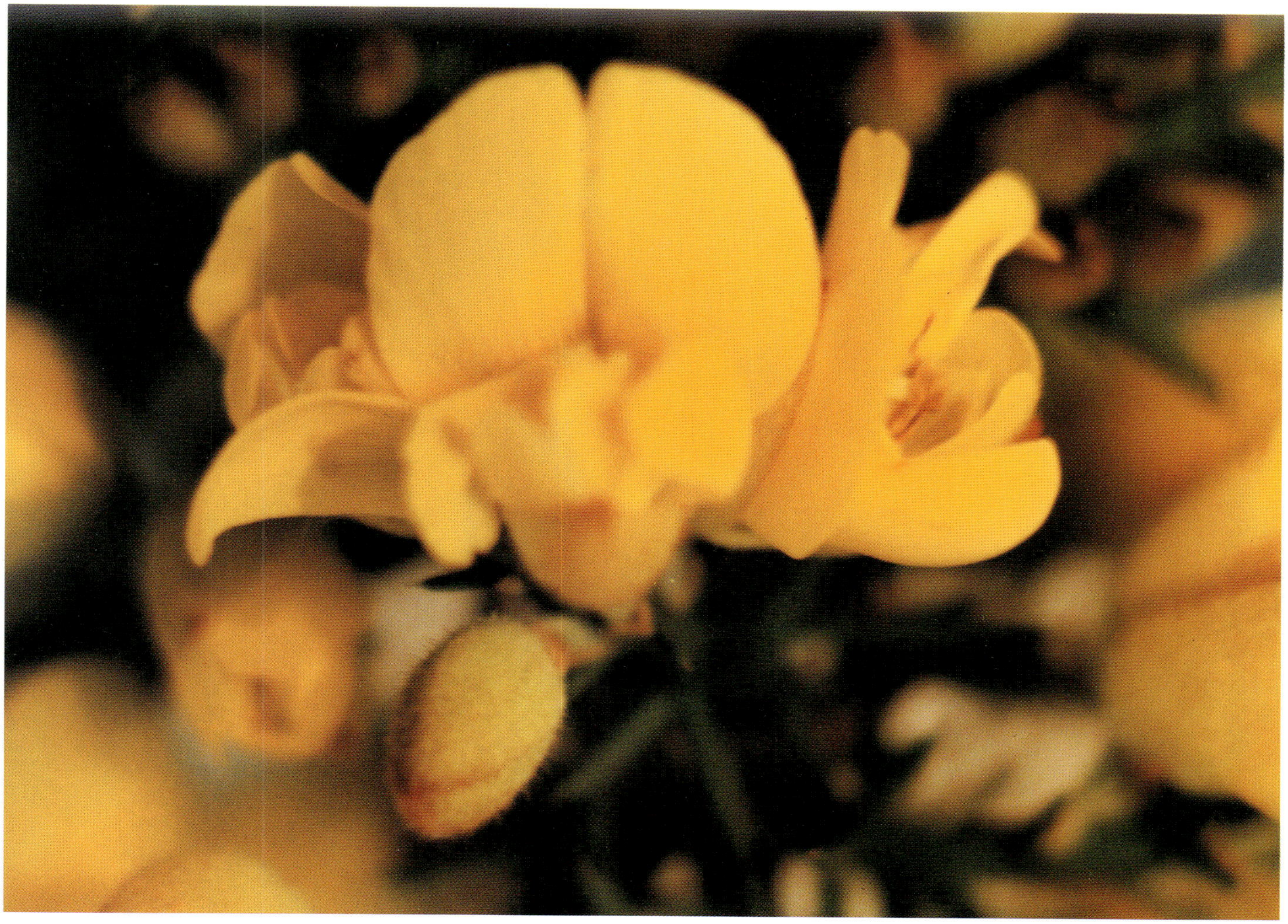

GORSE
Hoffnung

terlingsblütler, die zur Ordnung der Hülsenfrüchte *(Leguminosae)* gehören, sind Pflanzen, die problemlos mit dem Stickstoff umgehen können. Sie saugen sich förmlich voll damit; diese Stickstoffgier gibt den Schmetterlingsblütlern aber auch eine stark animalische Ausstrahlung. Ihre Samen (z. B. Bohnen, Linsen) sind so eiweißreich, daß sie ohne weiteres das Fleisch auf dem Teller ersetzen können. Wie bunte Falter sehen ihre zweiseitig symmetrischen Blüten aus. Es sind komplizierte Gebilde mit »Schiffchen«, »Flügel« und »Fahne«, deren Gestalt, wie ein Tierorganismus, den Raum in ein Vorne und Hinten, Oben und Unten einteilt. Auch duften sie stark, was wiederum einen starken astralischen Einschlag verrät. Oft staut diese Astralität das Wachstum derart zurück, daß sich, wie beim Stechginster, die Triebe und Blätter zu Dornen verhärten.

Im menschlichen Organismus können Schmetterlingsblütler (Sennes, Bohnen, usw.) bis in die Stoffwechselsphäre eingreifen.

Eine derartig tiefgreifende seelische (astralische) Wirksamkeit hat auch Bach an diesem Schmetterlingsblütler gespürt, wenngleich sie sich auf feinstofflicher Ebene vollzieht.

Volksmedizinisch hat man wenig mit dem Stechginster anfangen können. Wegen seiner goldgelben Sonnen/Jupiter-Natur fand er einst bei Gelbsucht Verwendung. Auch Bach schreibt, daß die *Gorse*-Persönlichkeit oft einen leicht gelblichen Teint und häufig dunkle Ringe unter den Augen hat.[147] Wegen seiner Mars-Natur – sie treibt die Stacheln hervor, läßt die trockenen Samenhülsen explodieren und die Samenkörner verschleudern – galt der Stechginster auch als »blutreinigend«. John Gerard schreibt in seinem *Herbal* (1597) vom Gebrauch der harten Samen bei Steinleiden und Durchfall. Im allgemeinen sah man jedoch vom Stechginster ab und griff lieber zum nah verwandten Besenginster, wenn man gesundheitliche Probleme hatte. Seine Blüten wirken blutdruckerhöhend, harntreibend und herzregulierend.

Zusammenfassend ergibt sich das Bild einer Pflanze, an der eine Wende von der Dunkelheit zum Licht sichtbar wird, eine Pflanze, die auf kärglichsten Böden eine Flut sonnenheller Blüten hervorbringt, eine Pflanze, die das Astralische tief in sich hineinzunehmen vermag, ohne dabei sehr giftig zu werden. Sie ist eine Oster- und Auferstehungspflanze – wahrlich ein Leuchtzeichen dafür, daß widrigste Umstände überwunden werden können.

Oak – Eiche

Einen mächtigeren Baum als die Eiche *(Quercus robor)* hätte Bach wohl kaum finden können, als er nach besonders starken Helfern Ausschau hielt. In den Ländern, in denen der stattliche Baum wächst, verehrte man ihn einst als Vergegenwärtigung der Weltensäule, die Himmel und Erde verbindet. Da die Eiche oft an Orten gedeiht, wo sich unterirdische Wasseradern kreuzen, schlägt häufig der Blitz in sie ein. So wird verständlich, warum die alten Völker diesen Baum dem blitztragenden Götterkönig weihten: die Balten und Preußen ihrem *Perkunos*, die Griechen ihrem *Zeus*, die Kelten dem Donnergott *(Dagda, Tanaris)*, die Römer dem *Jupiter* und die Germanen dem Bezwinger der Midgartschlange, dem *Donar (Thor)*. Dieser heilige Baum leitet das läuternde, befruchtende Himmelsfeuer auf die Erde hernieder.

Die Eiche ist der Richtbaum, unter dem der König thronte und seines göttlichen Auftrags waltete. Schicksalsträchtige Entscheidungen, Weissagungen und Gottesgerichte fanden unter den ausladenden Ästen statt. Keine Unwahrheit durfte hier gesprochen werden, denn es war der *Ding*- oder *Thing*-Baum, unter dem alles Gesprochene und Entschiedene unerbittliche Daseinsgewalt erhielt. Hier »dingten« die Freien und Edlen und schufen die festen Umrisse ihrer Wirklichkeit, die währenden Wahrheiten ihres Daseins. Hier wurden Recht und Unrecht, Sein und Schein bestimmt. Noch heutzutage gibt es in England die *Gospel Oaks*, Eichen, unter denen der Pfarrer die Wahrheiten des Evangeliums vorträgt und den Segen des Höchsten für seine Gemeinde erbittet.

Auch bei den Kelten galt die Eiche (gallisch *Druides*, walisisch *Derwen*) als Baum der Bäume. Nach ihm benannten sich die Druiden (walisisch *Derwydd*); ihre langjährige Ausbildung, ihre Einweihung und die großen druidischen Zeremonien fanden in Eichenwäldern *(Drunemeton)* statt. Hier schnitten »am sechsten Tag des Mondzyklus« weißgewandtete Magier mit goldenen Sicheln die fruchtbarkeitsspendenden Mistelzweige aus den Kronen der Bäume.[148]

Der siebente Buchstabe des keltischen Baumalphabets ist D *(Duir)*, die Eiche. *Duir* bedeutet aber auch »Tor«; aus Eichenbalken stellte man die Türschwellen und Torpfosten der Häuser her. Im druidischen Baumkalender symbolisiert die Eiche die Sommersonnenwende, das Tor zur zweiten Jahreshälfte, die Schwelle, an der das zunehmende mit dem abnehmenden Sonnenjahr auf Leben und Tod ringt. Einst galt der König, der unter der Eiche thronte, als Bürge kosmischer Ordnung auf Erden und Spender der Fruchtbarkeit. Verlor er an Kraft und Potenz, war der nächste Anwärter des heiligen Amtes zur Stelle, forderte ihn heraus und tötete ihn im rituellen Kampf. In entsprechender Weise wurde, am Tag an dem die Sonne ihren Höhepunkt überschritt, der alte »Eichenkönig« im Sonnwendfeuer rituell geopfert. Im Christentum lebte der archaische Brauch in der Legende des Johannes weiter, der um die Sonnenwende geköpft wurde.

In dem schon mehrfach erwähnten Gedicht »Schlacht der Bäume und Sträucher« heißt es:

> Unter den stampfenden Füßen der schnellen Eiche
> Dröhnten Himmel und Erde;
> »Mannhafter Wächter der Pforte«
> Heißt ihr Name in allen Sprachen.

In diesem Gesang des weisen Taliesin, wie anderswo in britischer Sage, begegnen wir dem Motiv der Eichen, die wie Krieger in die Schlacht schreiten. Auch der walisische Zauberer *Gwydion* rettet die Briten, indem er sie in kämpfende Bäume verwandelt, und in der irischen Sage vom Tod des *Cuchulainn* zaubern Hexen »das Trugbild einer Schlacht zwischen zwei Heeren prachtvoller, dicht belaubter, sich bewegender Eichen.«[149] Der kämpfende Eichenwald, der die Britischen Inseln schützt, wurde in der mächtigen Kriegs- und Handelsflotte, deren Schiffe aus dem starken, fäulniswidrigen Eichenholz gezimmert wurden, zur Wirklichkeit.[150] Der unersättliche Holzbedarf der *Royal Navy* führte zu einer verheerenden Holzknappheit. Die Engländer waren nun gezwungen, Steinkohle abzubauen, um zu heizen, und taten damit unwillkürlich den ersten Schritt in Richtung Industrieller Revolution. Somit ist die Eiche auch hier das Tor, die Schwelle zu einem neuen Zeitalter.

In vielen Aspekten drückt sich in der Eiche das zähe Ringen gegensätzlicher Prinzipien aus. Wir sehen einen Baum, der sich im Sturm nicht biegt, sondern förmlich mit den Winden kämpft. Seine gebuchteten Blätter sprechen von einem Ringen zwischen Ausdehnung und Zusammenziehung, zwischen ätherischen und astralischen Einflüssen. Auch die holzigen Teile zeugen von Gegensätzlichkeiten; Eichenholz enthält Gerb*säuren*, gleichzeitig schwitzt es *alkalischen* Kalk in die tiefrissige, dicke Borke aus.[151] Der Baum symbolisiert maskuline Härte. Willensstarke Überwinder unzähliger Schwierigkeiten, wie der griechische Held *Herakles* oder der irische *Cuchulainn*, tragen ihre Kämpfe mit Eichenkeulen aus. Aber ebenso gehört der Baum der Erdgöttin *(Keridwen, Persephone)*, denn die schweren Eicheln sind das Lieblingsfutter der ihr geweihten Schweine.

Kaum ein indogermanisches Volk, das nicht Treue, Festigkeit, Kämpfermut, Gerechtigkeit und Willensstärke mit der Eiche verband. In patriotischer Überschwenglichkeit erklärt die bekannte Kräuterexpertin M. Grieve die Eiche zum »englischsten aller Bäume«.[152] Und was ließe sich nicht alles über die »deutsche Eiche« sagen!

Der heroische Charakter der Eiche zeigt sich auch in der Blumensprache: ein Eichenkranz dem Sieger! Wer Eichenlaub trägt – und sei es eine mit Eichenlaubmuster umrandete friesische Mütze – zeigt Festigkeit und Treue.

In der astrologischen Kräuterkunde symbolisiert die Eiche die Herrschaft des gütigen und gerechten Planetenkönigs Jupiter. Nach römischer Darstellung fand dieser als neugeborenes Kind unter einer Eiche Schutz. Überall wo Jupiter mit starker Hand regiert, herrscht Lebensfreude, und die Tische sind reichlich mit Speise und gutem Trank beladen. Verständlicherweise wurde die Eiche auch zum Symbol der Gastfreundschaft und Geselligkeit. Der runde Tisch, an dem König Arthur mit seinen tapferen Rittern tafelte, bestand aus einem Stück Eichenstamm.

In früheren Zeiten rechnete man diesen Jupiterbaum zu den »fruchtbaren« Bäumen. Mit Eicheln konnte man die Schweine im Herbst mästen, und in jenen Hungerjahren, in denen die Getreideernte schlecht ausfiel, konnte man Eichenmehl mit ins Brot backen. Für die Indianer Kaliforniens bildeten die Eicheln sogar das Hauptnahrungsmittel. In einem aufwendigen Verfahren wurde der bittere Geschmack in fließendem Wasser sorgfältig ausgelaugt und ein nahrhaftes Eichelmehl hergestellt. Der Name der Pflanzenfamilie *Fagaceae* (Buchengewächse) bedeutet auch nichts weniger als »eßbar« (lat. *fagus*, griech. *phegos*). Zur selben Familie gehören die eßbaren Kastanien und die Buchen (Bucheckern). Auch in der freien Natur erweist sich der knorrige Baum als fürsorgender Gastgeber; zu seinen Kostgängern gehören Wildschweine, Siebenschläfer, Eichhörnchen, Eichelhäher, Gallwespen und Käfer (Eichenbock). Spechte zimmern sich dort Bruthöhlen, und zahlreiche Kerbtierchen und Vogelarten finden Geborgenheit in seinem Laub.

In der Heilkunde verwendet man die Blätter und die junge Rinde wegen ihrer zusammenziehenden, entwässernden, antiseptischen und fiebersenkenden Wirkung bei Wunden und als Gegengift. Man bereitet Gurgelwasser, Badezusätze und Getränke. Die Heilwirkung rührt vor allem vom Gerbstoffgehalt her. Wie wir schon bei anderen gerbstoffhaltigen Pflanzen sehen konnten, bewahren die Gerbstoffe die vom Urbild ausgehenden Gestaltungskräfte, beherrschen die Tendenz zur Auflösung oder zu formlosen Wucherungen, und entziehen den Fäulnisbakterien ihren wäßrigen, »mondhaften« Nährboden. Es ist besonders diese Eigenschaft, welche die Eichenrinde zur hervorragenden Gerberlohe macht. Biodynamische Landwirte stellen aus der Eichenrinde ein Präparat her, das parasitäre Pilzkrankheiten, Schimmel und Brand in Kulturpflanzen dämpft.

Die Eiche ist ein imposanter Baum, der bis zu tausend Jahre alt wird. Die weiblichen Blüten, die Edward Bach im Mai 1933 präparierte, sind jedoch unscheinbar, etwas rötlich, fast ohne Farbe, und ohne Duft. Eichenblüten sind getrennt geschlechtlich und einhäusig, das heißt, die männlichen Staubblüten, hängende Kätzchen, sind von den weiblichen Stempelblüten getrennt. Die winzigen Stempelblüten sitzen am Ende kürzerer oder längerer Stiele. Sie bestehen aus einem Stempel mit einer dreilappigen Narbe, der Fruchtknoten ist von einem Kranz winziger Blätter umgeben, die nach der Befruchtung den Fruchtbecher bilden.

Uns begegnet also eine Blüte, die sich gar nicht auf mondhafte Schwärmereien einläßt. Nicht einmal bunte Schmetterlinge umflattern sie; die Bestäubung vollzieht der Wind. Nichts Betäubendes, Verführerisches, Animalisches ist da am Werk. Strenge und Nüchternheit herrschen vor. Wenn sich dennoch das Astralische mit dem Ätherischen der Pflanze verquickt, dann nicht in der spartanischen Blüte, sondern im Blattwerk. Wenn Gallwespen die Blätter anstechen, dann schwillt ein roter Gallapfel wie eine Frucht, oder besser, wie ein tierisches Hohlorgan heran. Die Eiche begegnet diesem aufdringlichen astralischen Element mit verstärkter Gerbsäurebildung, um die Wucherung zu zügeln und zu beherrschen. Dabei entsteht so viel Gerbstoff, daß man aus den Gallen einst Tinte herstellte.

Wenn Bach die *Oak*-Blütenessenz für jene erschöpften Kämpfer beschreibt, die trotz aller Widrigkeiten tapfer weiterkämpfen und nie aufgeben, hat er den Charakter dieser Pflanzendeva ganz genau getroffen.

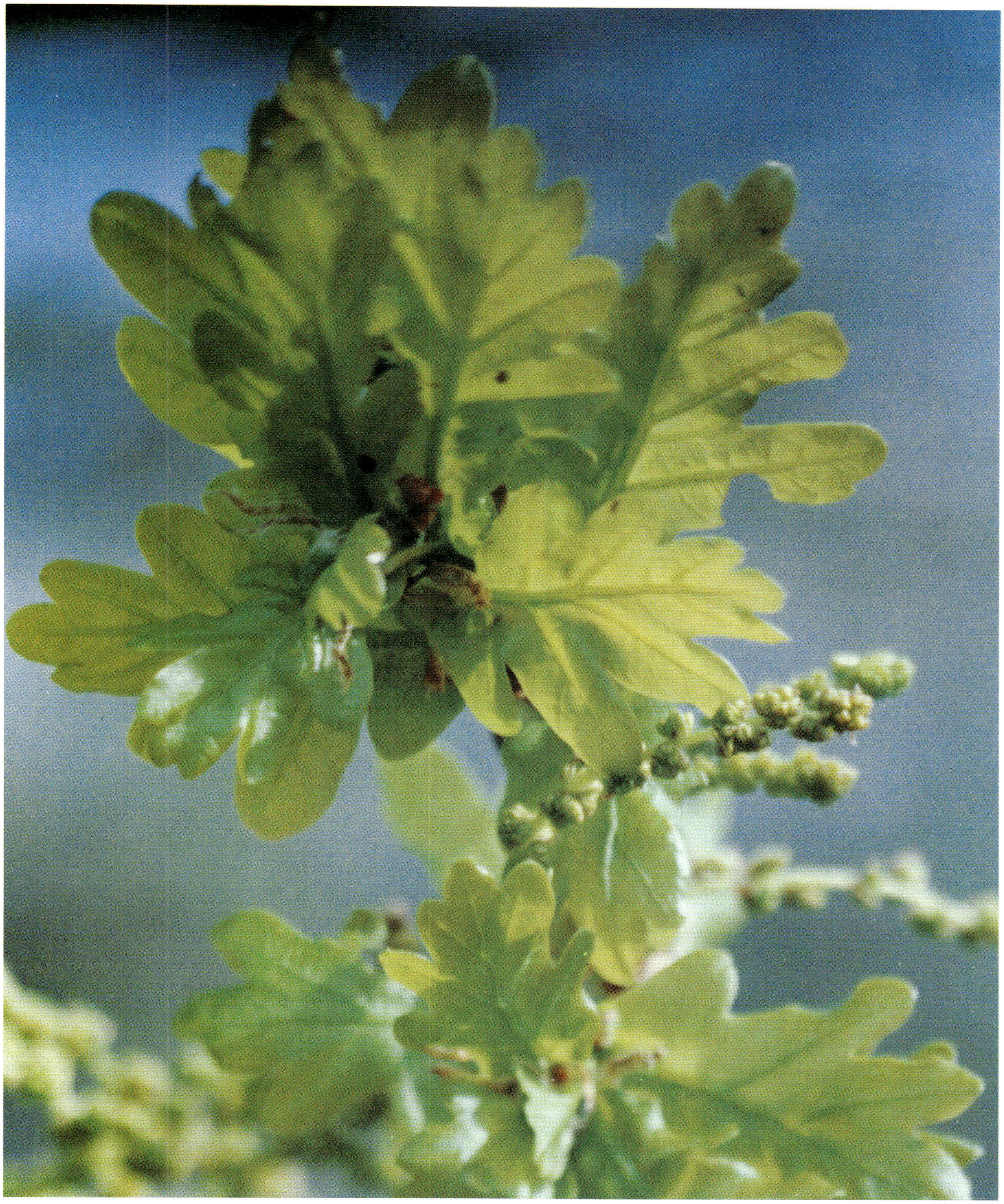

Oak
Ausdauer

Heather – schottisches Heidekraut

Das gemeine Heidekraut, die Besenheide (*Calluna vulgaris*) überdeckt als vorherrschende Vegetation ganze Landstriche von Portugal bis hoch zu den Hügeln Schottlands. Der Zwergstrauch, der nicht höher als 50 cm wächst, prägt öde, unfruchtbare Landschaften, wo sonst nur vereinzelt Wacholderbüsche, Birken, Ginster oder einige Kiefern gedeihen. In seiner Blütezeit (Juli bis Anfang Oktober) bedeckt er die mageren, sandig-sauren Moor- und Kiesböden mit einem prächtigen Königsmantel aus Purpur.

Jede Einzelpflanze treibt zahlreiche Nebenwurzeln, die sich weit verzweigen und oft eng aneinanderschmiegen, so daß sie auf der oberen Bodenschicht eine dicht verfilzte Matte bilden. So dicht ist dieser Wurzelteppich, daß Heidebauern daraus alle vier bis acht Jahre »Plaggen« stechen können, die sie dem Vieh als Einstreu geben oder dazu verwenden, die Dächer von Hütten, Ställen oder die Firstbefestigung zu decken.

Man könnte sich vorstellen, daß das Heidekraut, welches dicht an dicht mit seinen Artgenossen zum Teppich zusammenwächst, ein geeignetes Symbol für Gemeinschaftsgeist sein könnte. Doch ist dies nicht der Fall; in der Blumensprache bedeutet das Tragen von Besenheide Einsamkeit. Wer ein Zweiglein Heide trägt, der zeigt, daß er Gesellschaft nicht mag, denn die Heide »steht gerne inne der wilde, und hait ire wonnung nit gerne bei anderem krude.«[153]

Wer von uns ist nicht bezaubert von der Stille, der Einsamkeit und der klaren Helle, die eine Heidelandschaft ausstrahlt? Wandert man durch die großen Heiden, wird man selbst schweigsam, wie die wortkargen Menschen, die hier und da abgelegene, von Eichen umsäumte Höfe bewohnen und Bienen und Schafe züchten. An keinem anderen Ort, es sei denn auf der Alm oder auf hoher See, kann der Mensch so still werden und so tief in die eigene Seele und die Seele der Natur hineinlauschen.

Die Bauern Norddeutschlands schätzten die Hilfe, die ihnen die Heideschäfer bieten konnten, wenn ihr Vieh erkrankte. Diese stillen Menschen der Heide konnten nämlich die wortlose Sprache der Tiere verstehen und sie ohne Worte fragen, was ihnen denn fehle. Außerdem wußten sie auch immer das richtige Heilkraut.

Das altgermanische Wort *Haithio*, aus dem »Heide« sowie das englische *heather* hervorgingen, bedeutet »ein wildes, ödes, unbebautes Land.« Als Heiden bezeichnete man auch diejenigen Menschen, die sich nicht zu den Schäfchen des neuen Glaubens zählen wollten und sich in solche einsamen Gegenden zurückzogen.

Der wissenschaftliche Artname *vulgaris* (lat. *vulgus* = Volk) bedeutet »gewöhnlich, allgemein«. Der Gattungsname *Calluna* (griech. *kalynein*) bedeutet »fegen, reinigen oder verschönigen«, denn aus den Heidezweiglein band man Kehrbesen. Aber auch sonst ist die Bezeichnung gut gewählt, denn diese Pflanze liebt die reine Luft, das Licht und den sauberen Sandboden, der mit nur wenig Nährstoffen angereichert ist. Wegen der innewohnenden Reinheit der Besenheide, glaubte man einst, daß ein Büschel davon giftige Nattern und böse Wölfe abschrecken könnte. Band man ein Heidebüschel in den Hofbaum, dann würde das Geschrei der Elstern vor heranschleichenden Wölfen warnen.[154]

Wegen seiner reinigenden Wirkung galt das Heidekraut auch als »Berufs-« oder »Beschreikraut«. Unter Berufung verstand man die heimliche Verwünschung oder Verzauberung durch feindlich gesinnte Menschen. Aus den Berufskräutern, die meistens gelblich bis violett blühen (auch die Farben des Neids), kochte man einen Absud, in dem man den Betroffenen wusch, um dann das Wasser samt Fluch wegzugießen.

Noch immer wird die reinigende Kraft des Heidekrauts in der Heilkunde anerkannt. Heidekrauttee gilt als blutreinigend, auswurffördernd, harntreibend und wundreinigend. Und das aus gutem Grund: Er enthält nämlich ebenfalls viel Gerbsäure, die bekanntlich adstringierend und antiseptisch wirkt. Der Tee enthält harntreibende Flavonglykoside und, wie der verwandte Bärentraubenblättertee, Spuren des harndesinfizierenden Glykosids Arbutin. Auch die Homöopathie kennt eine Heidekrauttinktur als harntreibendes, harndesinfizierndes Mittel für Niere und Blase, während die Spagyrik aus der Pflanze eine Essenz für Rheuma- und Arthritisbeschwerden herstellt.[155] Maurice Mességué bereitet aus den Blüten ein linderndes Rheumabad.

Die walisischen *Myddfai*-Ärzte bereiteten aus den blühenden Heidekrautzweigen einen Tee, der verschlissene Nerven beruhigen und die Stimmung derjenigen verbessern soll, die von einer Krankheit genesen. In der »Schlacht der Bäume und Sträucher« heißt es ebenfalls: »Das Heidekraut spendete Trost/Dem von Mühen

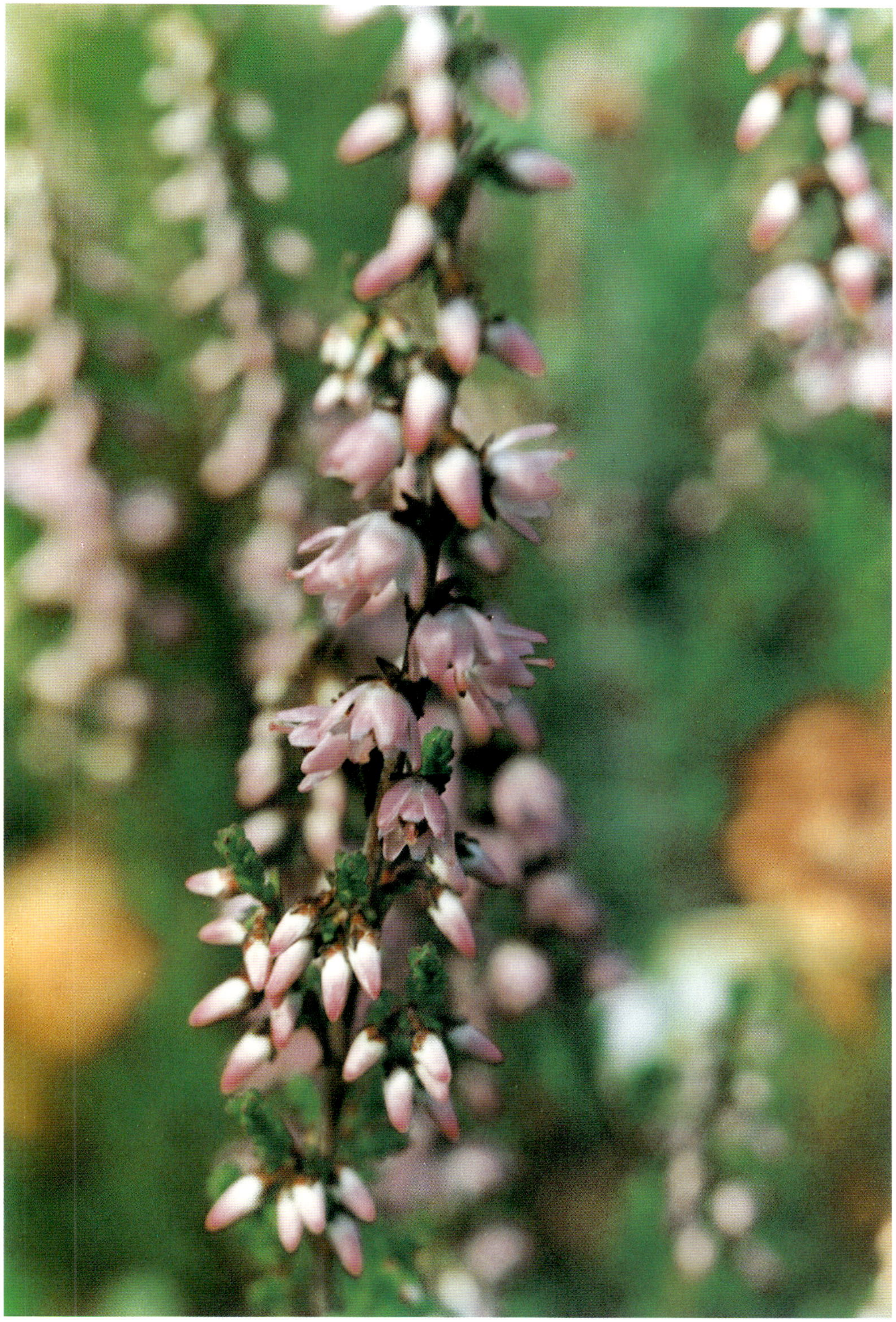

HEATHER
Einfühlungsvermögen

erschöpften Volk«. Robert Graves, der sich mit der Entschlüsselung dieses Rätselgedichtes beschäftigte, glaubt jedoch, daß sich der Vers auf das in Wales so beliebte *heather ale*, ein mit Heidekraut gewürztes obergäriges Bier, bezieht.

Der Sage nach entstand die rot-bläuliche Farbe der Blüten aus dem Blut der erschlagenen Helden, die in den Hünengräbern begraben liegen. Astrologische Kräuterärzte erkennen in der Blütenfarbe die Anwesenheit des Mars (rot) und des Saturn (blau). Aber auch Jupiter erscheint in der nektarreichen Blüte, denn alles Süße, auch der aus Blütenhonig gebraute Met, steht unter seiner Herrschaft. Als martial kann man die keimtötende Wirkung einer Heidekrautabkochung bezeichnen, welche sie in den Venusorganen (Niere, Blase, Harnleiter) entfaltet.

Saturnisch sind die Langlebigkeit der Pflanze, die vierzig Jahre lang auf den saturnisch-sauren Kieselböden ausharren kann, und die holzigen, dürren, zähen Zweige und die kleinen, lederigen Blättchen, die, wie bei den Koniferen, dicht beieinander wachsen. Die mit Harnsäureüberschüssen verbundenen arthritischen und rheumatischen Leiden sind typische saturnische Krankheiten, denen die blutreinigende, wassertreibende Wirkung des Heidekrauts zugute kommt. Die allgemeine Persönlichkeitsstruktur des Arthritiskranken ist oft von einer saturnischen Zwanghaftigkeit und Egozentrik gekennzeichnet, die der Umwelt ihren Willen aufzwingen will.[156] Saturn ist eben der harte, kalte, alte Planet, der Knochenmann. Auch das Reißen (Rheuma) hat eine saturnische Komponente. Es ist häufig ein innerer Erkältungszustand, dem mit der Wärme und dem Licht, die das Heidekraut speichert, geholfen werden kann. Die Pflanze blüht nämlich nicht nur an den Sprossenden, sondern saugt die kosmische Wärme, die sich in starker Nektarbildung und Blütenfülle kundgibt, tief in die Blatt- und Stengelregion hinein. Sei es im rauhen atlantischen Klima oder im unterkühlten, in sich verschlossenen menschlichen Mikrokosmos: Überall vermag sie sich erfolgreich mit den dunklen, naß-kalten Kräften auseinanderzusetzen.

Die Familie der Heidekrautgewächse (*Ericaceae*) besteht größtenteils aus langsam wachsenden, zähen, langlebigen, kalkfliehenden, holzigen Zwergsträuchern, die an japanische Bonsai-Bäumchen erinnern. Ihre glockenförmigen, nektarreichen Blüten neigen sich der Erde zu. Einige Heidekrautgewächse, wie die Alpenrosen, entflammen in herrlicher Blütenpracht. Bei etlichen Arten – z. B. Heidelbeeren, Preiselbeeren, Bärentrauben, Moosbeeren und Manzanita – reifen die unterständigen Fruchtknoten zu genießbaren Beeren heran. Die Bezeichnung *Ericaceae* könnte man auf das griechische *ereikein* (zerbrechlich) zurückführen. Vermutlich entlieh man den Namen jedoch der Liebesgöttin *Venus-Erycina*, der das Heidekraut geweiht war und die als Königin der Bienen ständig von Drohnen umschwärmt wird. Ihr verwandt ist die gallische Heidegöttin *Uroika*. Diese ist wiederum wahrscheinlich mit der dreifaltigen Riesin der irischen Sage verwandt, die, im Elchwagen fahrend, mit einer Meute von siebzig Hunden jagte und »ihren Sitz im Schoß der Berge zur Zeit der Heideblüte« errichtete.[157] Im keltischen Baumalphabet steht das Heidekraut für den Selbstlaut »U« (*Ura* = Heide).

An einem Herbstmorgen im Jahre 1933 legte Edward Bach die kleinen Blüten zum ersten Mal in eine Wasserschale und setzte sie der Sonne aus. Die Blüten bestehen aus vier miteinander verwachsenen Blütenblättern, die jedoch fast völlig von den ebenfalls rosa-purpurnen Kelchblättern bedeckt werden. Die Staubblätter sind versteckt, nur der Griffel mit Narbe ragt aus der Blüte hervor. Ihren Nektarschatz am Kelchgrund geben die Blüten nicht ohne weiteres her; die Biene hat sich anzustrengen, sie muß kräftig gegen die kleinen Anhängsel am unteren Ende der Staubblätter drücken, ehe sie Honig saugen kann. Dabei kommt es zu einer Erschütterung, in deren Folge der trocken-pulverige Blütenstaub den Eindringling bedeckt. Der Kelch fällt nach der Befruchtung nicht ab, sondern bietet der vierteiligen Kapsel beim Ausreifen Schutz. Die Samen sind so winzig, daß der Wind sie verstreuen kann.

Edward Bach hat in *Heather* Schwingungen entdeckt, die der hilfsbedürftigen egozentrischen Persönlichkeit Wärme bringen, so daß sie sich mit Einfühlungsvermögen und echter Hilfsbereitschaft ihren Mitmenschen zuwenden kann.

Olive – Olive

Als Edward Bach seine »Vier Helfer« (*Gorse, Oak, Heather* und *Rock Water*) gefunden hatte, wurde ihm klar, daß er noch weitere Helfer benötigte. Da gab es beispielsweise verzweifelte Menschen, die geistig, seelisch und körperlich mit ihren Kräften völlig am Ende waren, und denen mit keinem der bereits entdeckten Mittel geholfen werden konnte. Es kann sein, daß ihm dabei die Passion Christi in den Sinn kam, die Szene, als Jesus, blutschwitzend und von seinen Jüngern verlassen, im Garten Gethsemane mit seinem bevorstehenden bitteren Schicksal rang. Olivenbäume waren die einzigen Zeugen dieses ersten Schrittes, der in den Tod, aber gleichzeitig zur Auferstehung führte. Vielleicht war es die Taube Noahs, die Bach in den Sinn kam, die mit einem Olivenzweig das Ende der endlosen Wasserwüste der Sintflut ankündigte. Wie dem auch sei, Bach ließ Freunde in Italien die Blüten des Ölbaumes *(Olea europaea)* nach der Sonnenmethode präparieren. Obwohl es sich um keine in England einheimische Pflanze handelte, war er mit dem Ergebnis höchst zufrieden.

Der Baum, der uns das Wort »Öl« beschert hat, ist aus der mediterranen Kultur ebensowenig wegzudenken, wie Wein oder Schafskäse. Einige Urgeschichtler glauben sogar, daß er zur Seßhaftmachung prähistorischer Wildbeuter im Mittelmeerraum beigetragen habe. Seine Früchte und sein Öl gehörten, zusammen mit schwarzem Brot und Zwiebeln, zur täglichen Kost der antiken, aegäischen Welt. Die Hellenen verehrten den Baum als Gabe der hehren Athene, der Kriegsmaid, welche – der Stirn des Blitze schleudernden Zeus entsprungen – den besonnenen Mut verkörpert. Mit einem Olivenkranz ehrten die Griechen die Helden der Schlachtfelder und die Sieger der olympischen Spiele. Da der Sieg, den Athene verleiht, gleichzeitig den Frieden ankündigt, wurde der Olivenzweig zum Friedenszweig. In der Blumensprache hat der Olivenzweig diese Bedeutung bis heute beibehalten, man denke an das Emblem der Vereinten Nationen. Odysseus, »der vielgewanderte Mann, welcher so weit geirrt... und so viel' unnennbare Leiden erduldet«, baute sein Ehebett auf der Wurzel eines »weitumschattenden« Ölbaumes.[161] Hier, im symbolischen Mittelpunkt der Welt, der in sich alle Gegensätze vereint, findet der »herrliche Dulder« in den Armen seiner treuen Gemahlin den heiß ersehnten Frieden. Unter dem Zeichen des Ölbaumes ist das Ziel erreicht und die Leiden überwunden.

Der Olivenbaum ist ein anspruchsloser Baum, der die trockene, harte Erde mit unbändiger Lebenskraft ergreift und durchwurzelt. Mit ausgebreiteten, blaßgrauen Ästen streckt er dem blauen Mittelmeerhimmel sein grünsilbernes, immergrünes Laub entgegen. Über tausend Jahre wird er alt: Im Garten Gethsemane außerhalb der Tore Jerusalems sollen noch immer acht Bäume stehen, die schon zu Jesu Lebzeiten dort wuchsen. Die alten Stämme der Oliven sind mit »schlafenden Augen« gespickt, die, wenn nötig, ausschlagen können. Selbst wenn die alten Äste brechen oder der Stamm unter der Last der Jahre zerfällt, immer wieder vermag der Baum sich zu erneuern und junge, frische Triebe hervorzubringen.[162]

Die kleinen weiß-gelblichen Blüten wachsen in traubigen Rispen aus den Blattachsen hervor. Sie duften mild und erinnern an die Blüten des Ligusters, eine bei uns beliebte Heckenpflanze. Diese Ähnlichkeit ist kein Zufall, denn beide Pflanzen gehören zu der Familie der Ölbaumgewächse *(Oleaceae)*. Goldflieder *(Forsythia)*, Flieder, Jasmin und andere oft herrlich duftende Blütenbüsche gehören ebenfalls zu den Ölbaumgewächsen, aber auch mächtige Bäume, wie die Esche. An der Esche, die in nördlicheren Breiten ihren Vetter den Ölbaum als Weltenbaum ersetzt, hing der verwundete, leidende Gott *Odin* und fand die Runenweisheit. Aus Eschenholz war auch sein Lichtspeer geschnitzt.

Von April bis Anfang Juni steht der Ölbaum in Blüte. Danach entwickeln sich die schlehengroßen, eiförmigen Steinfrüchte, die grün, rötlich-braun oder schwarzblau geerntet werden. Sie enthalten das begehrte Baumöl. In der Pflanzenwelt bilden sich Öle sonst fast ausschließlich in den Samen – man denke an Sonnenblumen-, Kokos-, Baumwoll-, Hanf-, Raps-, Distel- oder Leinöl. Bei den Oliven ist der Ölbildedrang so stark, daß er schon in der Frucht ansetzt, dort, wo man sonst eher Zucker erwarten würde.

Normalerweise begleitet Ölbildung die Vollendung der vegetativen Wachstumsphase. Die Blütenbildung – der Höhepunkt, in dem sich eine Pflanze mit Farbenpracht, Nektarfülle, duftender Essenz und Blütenstaub ihrer Umwelt hingibt – ist dann schon längst überschritten. Auch ihre letzte Ausdehnungsphase, das Fruchten, hat die Pflanze längst hinter sich gebracht. Im Samenstadium zieht sie sich nun auf sich selbst zurück; als winziges

Samenkorn wird die Pflanze fast eindimensional. Nur so kann sie sich auf den kommenden Winter, auf das dunkle Grab in der Erde vorbereiten. Wie eine letzte Salbung umgibt das Öl den Lebenskeim, den Anker der Pflanze in der physischen Erscheinungswelt. Im gesalbten Zustand kann sie sich übersinnlichen Dimensionen öffnen und die geistigen Urbilder aus dem Kosmos aufnehmen, ehe das Öl verbraucht ist und das Wasser des Frühlings sie neu in Erscheinung treten läßt.

Im Nahen Osten salbte man die Könige und Priester mit dem Öl des Olivenbaumes, denn ihnen oblag es, das Volk mit dem Archetypus zu verbinden. Die Ölung diente ebenfalls als Sterbesakrament, das dem Sterbenden den Weg zur den Ursprüngen ebnen sollte. *Christos* ist die griechische Bezeichnung des »Gesalbten«, der durch den Tod der Auferstehung entgegen ging. Semitische Stämme salbten ihre heiligen Steine mit dem kostbaren Öl, und die Griechen die Baumstämme, aus denen Götterbilder geschnitzt wurden. Nur so würde der Geist diesen Gegenständen innewohnen können.

Ist Olivenöl nicht stoffgewordenes Sonnenlicht und -wärme? Hell brannte es einst in den Öllampen der Tempel und galt als Symbol der Versöhnung des Menschen mit dem Göttlichen. Pflanzliche Öle enthalten viele gebundene Wasserstoffatome. Das leichteste der chemischen Elemente, der Wasserstoff, bildet die äußerste Hülle der Erdatmosphäre und vermittelt eben da die Impulse, die von den fernen Sternen strahlen. Wenn das Element als Gas auftritt – wie im Zeppelin – ist es höchst entzündlich und feurig explosiv. Eigentlich sollte man es »Feuerstoff« nennen.[163] In diesem Sinn kann die Ölbildung in pflanzlichen Samen und in der Olivenfrucht als ein vegetabiler Feuerprozeß begriffen werden, der die Pflanzen von allem Alten, Verhärteten, Verbrauchten reinigt und die völlige Erneuerung ermöglicht. Bezeichnenderweise deuteten die Alchemisten die Inschrift *I.N.R.I.*, die über dem gekreuzigten Heiland angebracht wurde, als »Igne natura renovatur integra« (Im Feuer wird die Natur vollständig erneuert). Auch auf der stofflichen Ebene der Emulsion (Öl in Wasser) kommt das Reinigende zum Ausdruck: aus Olivenöl wird schmutzlösende Seife hergestellt.

Die astrologische Kräuterkunde erkannte im Ölbaum die Signatur des reichen, wohltätigen Götterkönigs Jupiter. Da ihm unter anderem die Leberleiden unterstehen, verwendete man das Olivenöl bei Leberbeschwerden. Tatsächlich hat das Öl eine indirekte Leberwirkung, indem es den Gallenfluß anregt. Im übrigen bereitete man seit dem Altertum kostbare Heilsalben aus Olivenöl, welche man zu diesem Zwecke mit Bienenwachs und Kräuteressenzen verrührte. Der hohe Vitamin-A-Gehalt des Baumöls hilft bei Mangelerscheinungen wie Schleimhautaustrocknungen, Nachtblindheit und Knochenerweichung (Rachitis). Bei Erschöpfungszuständen massierten die Römer den ganzen Körper mit dem Öl. Um die Narbenbildung zu fördern, mischten sie es mit Rotwein und behandelten damit alte Verwundungen. Olivenölblätter wirken antiseptisch, adstringierend, erweichend und abführend. In Wasser gekocht und getrunken wirken sie blutdrucksenkend.

Für die Blüten hatte die Heilkunde – soweit bekannt – keine Verwendung, bis Edward Bach in ihnen ein Mittel entdeckte, das helfen kann, wenn Geist und Körper sich in einem völligen Erschöpfungszustand befinden. *Olive* hilft ihnen, den Tiefpunkt zu überwinden und neue Kraft und Vitalität zu finden.

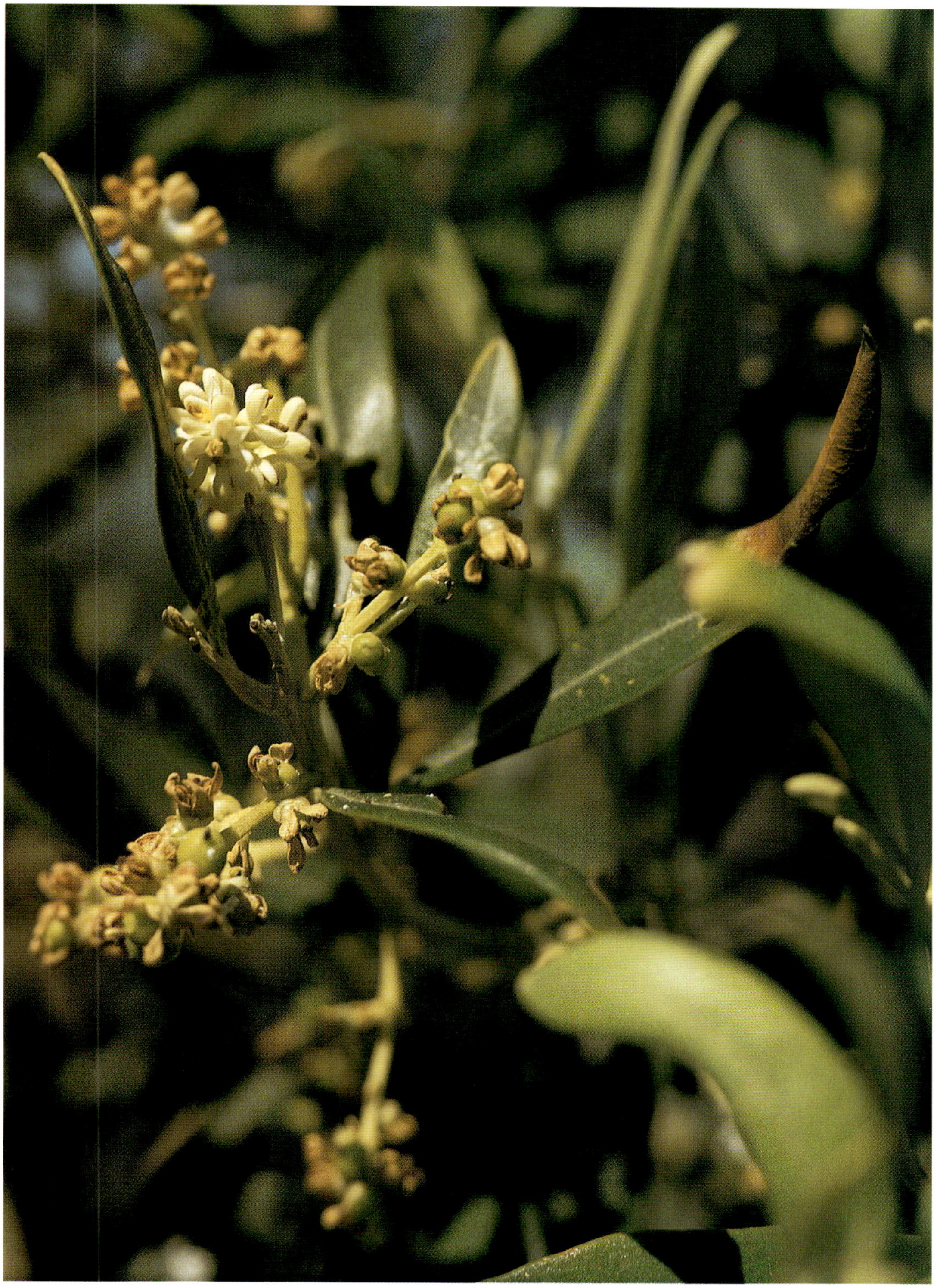

OLIVE
Lebenskraft

Rock Water – Wasser aus heilkräftigen Quellen

In jenen Herbsttagen, als der Arzt das blühende Heidekraut in den walisischen Bergen entdeckte, wurde Bach auf eine längst vergessene Heilquelle aufmerksam. Quellwasser ist natürlich keine Pflanze, und doch konnte er es nicht übergehen, denn er empfand darin ein geeignetes Heilmittel für jene Menschen, deren hohe Ideale und unerschütterliche Prinzipien sie seelisch erstarren lassen.

Das Wasser der Erdtiefen, das hier und da als Quelle hervorsprudelt, hat dennoch viel mit der Pflanzenwelt zu tun. Es ist Teil des großen, von der Sonnenenergie angetriebenen Wasserkreislaufs, welcher Atmosphäre und Erde durchpulst und an dem auch die Vegetation teil hat. Aber mehr noch: Den Naturvölkern ist es das Blut, die Milch der Erdmutter, mit dem sie alle Lebenskeime nährt. Den Kelten war jede Quelle Ausdruck des Kessels der großen Göttin, in dessen Wasser sich die von den Sternen kommenden, kosmischen Formkräfte einprägen und dann Jahr für Jahr in den Pflanzengestalten erneut ins Dasein treten. Es ist auch der Kessel, an dem sich die Seelen der Toten laben und sich mit erneuter Lust aufs Leben vollsaugen und an frischer Lebenskraft berauschen. Das lautere Wasser der Göttin löst den Staub und die Erstarrung vergangener Verkörperungen und spült es fort. Es befreit die Seelen aus dem Kerker überholter Vorstellungsgebilde und läßt sie erneut Anschluß finden an den abenteuerlichen, unberechenbaren Strom des Lebens. So wird verständlich, daß viele Brunnen und Quellen auf allen Erdteilen als Orte der Fruchtbarkeit gelten, in denen die Frauen baden, um Kinderseelen zu empfangen (z. B. das Vrenelis Loch in Aargau, oder der Lolarka-Kund in Benares).[158]

Aber auch geistige Fruchtbarkeit können bestimmte Quellen verleihen, weswegen Heilige und Seher oft an einsamen Quellen wohnen. Von dem Zauberer Merlin wird berichtet, daß er sich als Einsiedler in den wilden Bergen von Wales an einer Quelle niederließ, an der sonst nur der Hirsch, das Tier der Göttin, seinen Durst stillte.[159] Wenn Merlin von dem lauteren Wasser trank, verließen ihn die gewöhnlichen, alltäglichen Gedanken, und prophetische Inspiration überkam ihn. Die berühmte Orakelpriesterin von Delphi trank ebenfalls aus einer heiligen Quelle, ehe sie sich auf den Dreifuß über die dampfende Erdspalte setzte und im ekstatischen Zustand ihre Weissagungen hervorbrachte.

Es sind eben die gleichen Kräfte, welche die nach kosmischen Urbildern geformten Blütengestalten hervorbringen und im Menschen die geistige, wie auch die physische Fruchtbarkeit und Erneuerung bewirken – und immer ist Wasser ihr Träger. *Shakti* nennen die Inder diese sinnlich-übersinnliche Kraft, die das reine Wasser vermittelt. Und der weise Lao Tse sagt in seinem *Tao Te Ching* (78):

> Nichts in der Welt ist weicher und schwächer als Wasser
> Und doch gibt es nichts, das wie Wasser
> Starres und Hartes bezwingt;
> Unabänderlich strömt es nach seiner Art.[160]

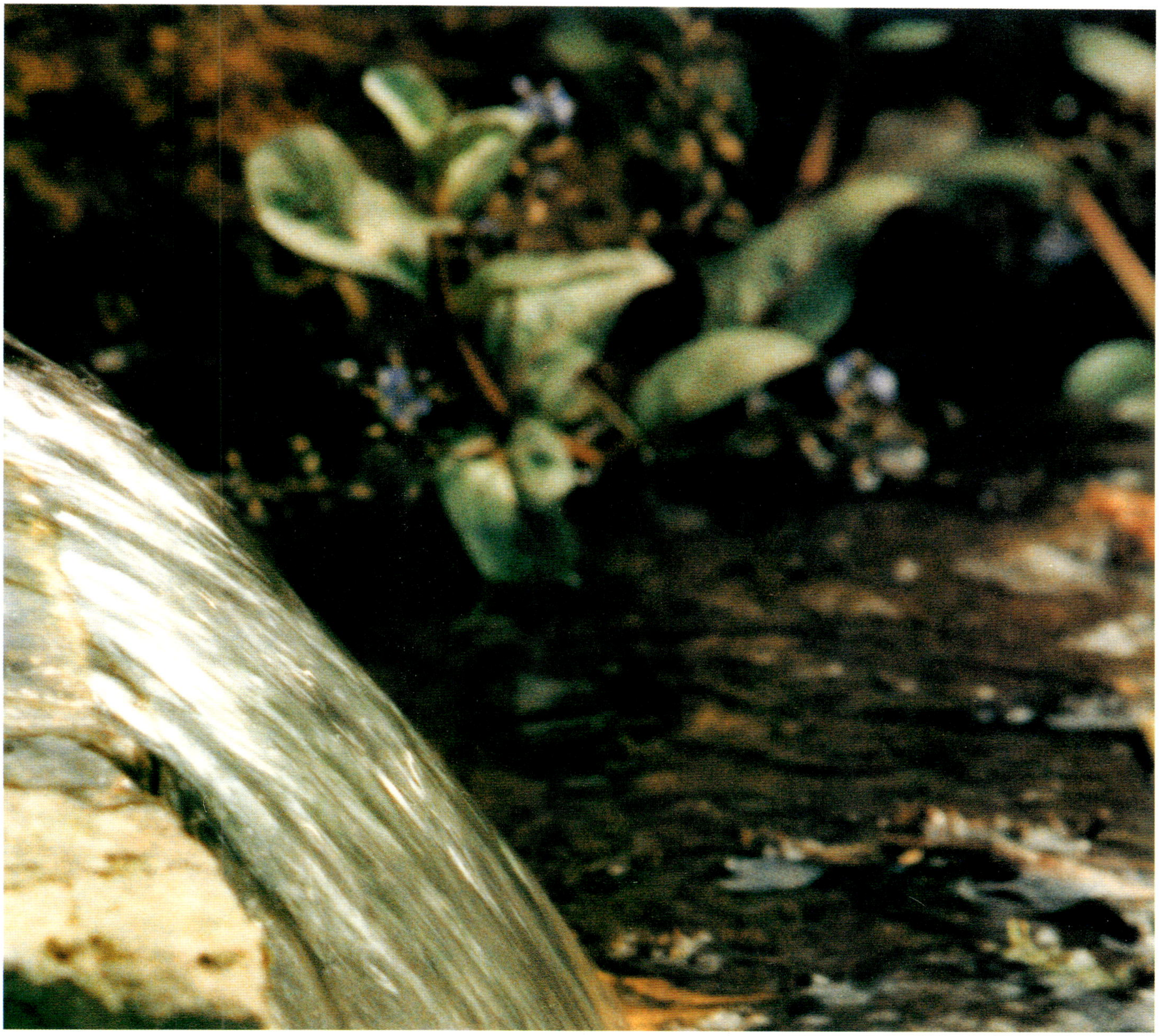

Rock Water
Anpassungsfähigkeit

Vine – Weinrebe

Bach suchte weitere Heilmittel. Auch für jene starken Persönlichkeiten, die von Ehrgeiz, Machtansprüchen und eiserner Entschlossenheit gepägt sind und an den psychischen und physischen Folgen ihrer Einstellung leiden, benötigte er einen »Helfer«. Dabei stieß er auf eine Kulturpflanze, die von den Legionen des machthungrigen, imperialistischen Rom überall in den eroberten Ländern angesiedelt wurde: die Weinrebe *(Vitis vinifera)*. Auch den Inselkelten brachten die Römer die Rebe und legten Weinberge an; langfristig erwies sich das Klima Britanniens jedoch als ungünstig. Im keltischen Baumalphabet wurde die Rebe als der zehnte Buchstabe »M« *(Muin)* bald durch die Brombeere ersetzt.[164] Nur hier und da, im Windschutz oder an der Sonnenseite alter Gemäuer, findet man in England gelegentlich noch Weinspaliere. Daher ließ sich Bach von Freunden in der Schweiz, wo der Weinstock besser gedeiht, die Rebenblüten präparieren und zuschicken. Er fand seine Vermutung bestätigt, daß die *Vine*-Blütenessenz der Seele einen Anstoß geben kann, ihren Ehrgeiz und ihre starke Durchsetzungskraft ganz in den Dienst des höheren Selbst zu stellen.

Die Weinrebe ist ein holziger Kletterstrauch, der sich fest und bis zu zwanzig Meter tief in der mineralischen Erde verwurzelt. Den Griechen schien es, als sauge die Pflanze das »Blut des Erddämons« und lagere es in seinen saftig-süßen Beeren ab. Selbst in den trockensten Sommern, wenn andere Kräuter verkümmern, findet die Rebe in tiefen Gesteinspalten noch Wasser.

Die Weinrebe ist ein langlebiges Gewächs, das leicht sechs Jahrhunderte hinter sich bringt. Eine ungeheure Wachstums- und Triebkraft steckt in ihm. Immer wieder treibt die Rebe Geize (Geiltriebe) hervor, die der Winzer zurückschneiden muß. Wilde Triebkraft teilt sich auch dem Saft der Beeren mit; stürmisch rumort der frisch gepreßte Most (Federweißer, Sauser) in Flasche oder Faß. Ebenso stürmisch wirkt er im Menschen; der Traubenzukker des frischen Saftes geht schnell ins Blut über und wird zum Sofort-Energiespender, der manchen Langläufer oder Tennisspieler in Trab hält. Auch der Alkohol im fertig gegorenen Most, dem Wein, dringt sofort ins Blut, steigt in den Kopf, verwirrt die Sinne und regt das Triebleben an. Es ist eine Triebkraft, die man in der Pflanzenwelt sonst fast nur in keimenden Samen und jungen Schößlingen beobachten kann. In der Rebe verbraucht sich diese brausende Kraft in der Frucht. In den Samen bleibt nicht viel davon übrig, sie sind nicht sonderlich keimfreudig. Darum vermehrt der Winzer seine Weinstöcke viel lieber durch Stecklinge.

Um den Charakter der Weinrebe besser zu verstehen, sollte man sie dem Getreide zur Seite stellen und ihre typischen Wachstums- und Lebensgesten vergleichen. Wein und Korn sind die Grundpfeiler der Mittelmeerkultur; in ihnen tut sich der rauschhafte dionysische sowie der nüchterne apollonische Grundzug dieser Kulturen kund. Wie ein in den Kosmos zurückgeschleuderter Lichtstrahl, aufrecht und hell, wächst der Getreidehalm in die Höhe. Die Rebe dagegen kann sich nicht aufrecht halten; schlangenartig kriecht sie über den Boden. Mit fast tierischer Bewegungsfähigkeit ergreifen ihre gabeligen Ranken – es sind umgewandelte Blätter – die Stämme und Zweige anderer Gewächse, umwinden sie und ziehen sich dann korkenzieherartig zusammen, wobei sie erstarren und fest wie Eisendraht werden. Eine Legende erzählt, daß die Rebe nur aus Dankbarkeit dem Menschen gegenüber ihre süßen Beeren hervorbrachte, weil er Mitleid mit ihr hatte und sie an festen Stöcken hochband.

Um die Sommermitte (Mai bis Juli) blühen die aufrecht stehenden Rispen. Die Knospen öffnen sich nicht wie gewöhnliche Blüten, vielmehr bleiben die Blütenblätter an den oberen Rändern miteinander verwachsen. Indem die Staubblätter darunter heranreifen, lösen sie sich als Ganzes wie eine Haube vom Blütenboden und fallen ab. Der grüne oberständige Fruchtknoten und die fünf gelbbetupften Staubblätter bieten sich nun unverhüllt nackt den Insekten an und locken diese zur Bestäubung mit einem angenehm süßen Duft. Die reifende Traube biegt sich zunehmend unter der Macht der irdischen Schwerkraft nach unten.

Wein ist eine uralte Kulturpflanze, die schon vor mindestens 5000 Jahren im Kaukasus angebaut wurde. Noah soll sie der Sage nach zuerst gepflanzt haben, nachdem er seine Arche verlassen und Fuß auf festen Boden gesetzt hatte. Im ersten Buch Mose (9:20-21) heißt es: »Noah aber fing an und war ein Ackermann und pflanzte Weinberge. Und da er von dem Wein trank, ward er trunken und lag in der Hütte aufgedeckt.« Das berauschende Getränk half ihm, die vorsintflutliche, »atlantische« Kultur, der er entronnen war, mit all ihren magischen und ätherisch-übersinnlichen Eigenschaften zu ver-

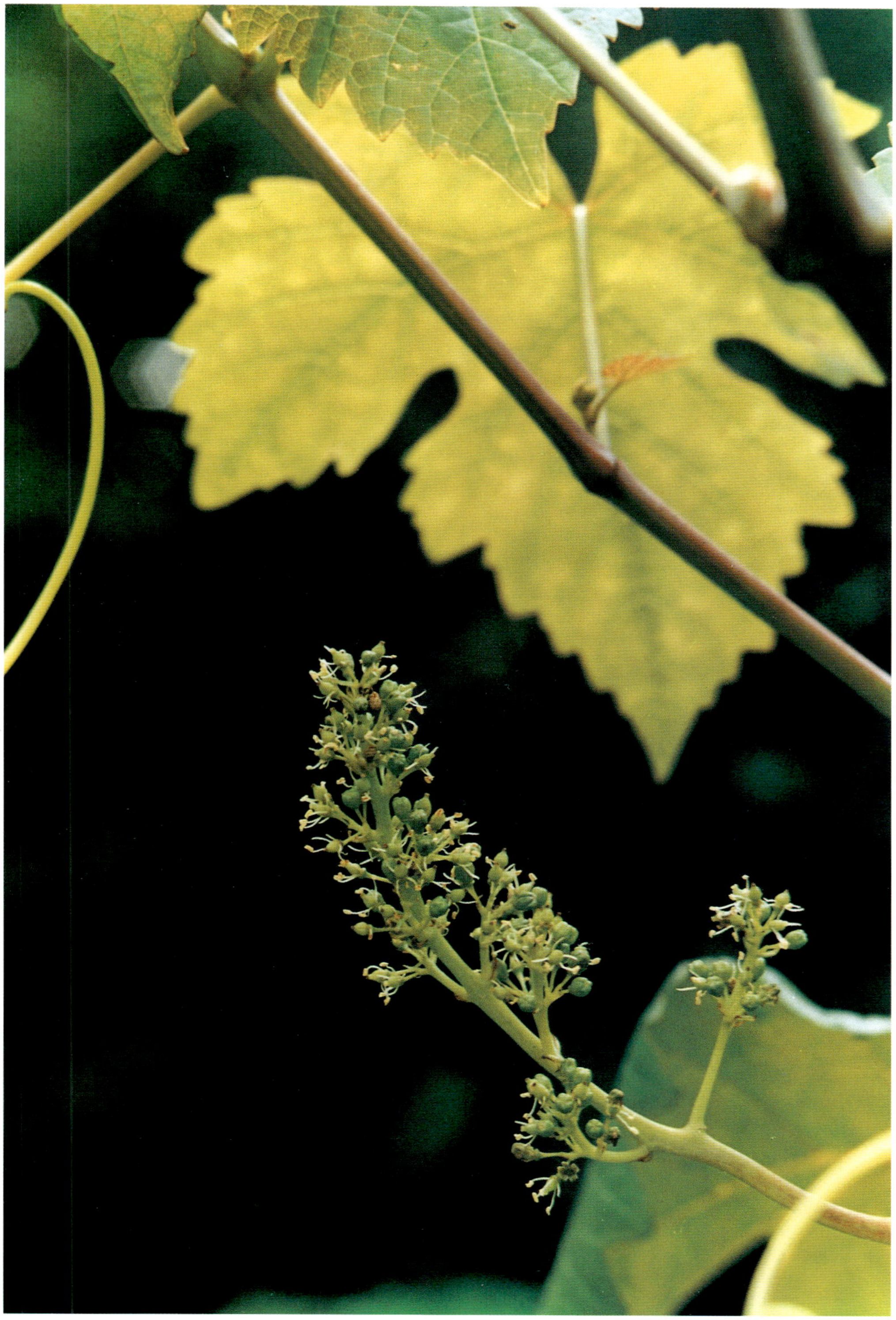

VINE
Autorität

gessen und sich der neuen irdischen Wirklichkeit zuzuwenden. Es war der Geist der materiellen Erde, eben der Erddämon, der ihn dabei berauschte.

Schon auf der Haut der reifen Weinbeeren sind Hefepilze angesiedelt, die nur darauf warten, den Saft zu vergären, d. h. den Traubenzucker zu verdauen und Alkohol als Abbauprodukt zu hinterlassen. Alkohol findet schnell Eingang ins Blut und überflutet Hirn und Nervensystem des Trinkenden. Da er ein Eiweiß- und Nervengift ist, stumpft er die feineren Sinne ab, so daß man den Härten des alltäglichen Lebens gegenüber weniger empfindlich wird. Mit dem Blut des Erdriesen in sich, kann sich Noah leichter mit der unerbittlichen Härte des nachatlantischen Daseins auseinandersetzen. Er kann härter, ja brutaler, gegen sich und seine Mitgeschöpfe sein, Tiere domestizieren und Mitmenschen unterjochen; dafür aber opfert er seine »ätherische« Feinfühligkeit.

Indem der Wein die feineren, metaphysischen Sinne betäubt, die uns mit dem Kosmos und dem höheren Selbst verbinden, lenkte die große Deva dieser Pflanze die Menschheit in die Tiefen der Stofflichkeit und der eigenen physisch-animalischen Triebe. Wie ein wilder Sturm brauste diese Deva als Weingott Dionysos mit seinen wilden Anhängern, den verzückt rasenden Mänaden und lüsternen Satyren, durch die antike Welt. Wer ihnen im Wege stand, wie z. B. der König Spartas, wurde auf brutale Weise bei lebendigem Leibe zerrissen.

Die tiefwurzelnde Weinrebe, die sich nicht in die Senkrechte erheben will, ist eine Mysterienpflanze des eisernen Zeitalters, des *Kali Yuga* (Sanskrit: das schwarze Zeitalter). Ihr gegorener Saft, der lebenshemmend und mumifizierend wirkt, verstärkt die Egokräfte und kapselt die Persönlichkeit vom Übersinnlichen ab.

Der Weinkelch ist jedoch auch innig mit dem Christentum verbunden. In Jesus von Nazareth, der mit dem Weinstock verglichen wurde und der Wasser in Wein verwandelte, fand der menschliche Archetypus (das höhere Selbst) den Weg hinunter in die physisch-sinnliche Verkörperung. Er mußte die Gottesferne durchleiden und wurde von den Römern mit eisernen Nägeln an das Kreuz der vier Elemente geheftet. Gleichsam aber wies er den Weg der Liebe, der Selbstlosigkeit, der wieder aus der dunklen Gruft des Egoismus herausführt.

Es sollte nun verständlich sein, warum gerade die Kultur, in der der Wein eine sakramentale Rolle spielt, auch diejenige war, in der sich der Mensch am weitesten von seinen geistigen Ursprüngen entfernte, und wo die Einzelpersönlichkeit, das abgekapselte Ego, wie ein kleiner Gott auf den Sockel gestellt wurde. Es sollte begreiflich werden, warum diese Kultur sich, wie keine andere, mit der Materie auseinandergesetzt und ihre Gesetze erforscht hat, wobei dem übersinnlich-geistigen Erleben nur eine Nebenrolle (als »mentaler Überbau«, wenn nicht subjektiver Wahnsinn) zugebilligt wurde. Nun aber – das glauben viele esoterisch orientierte Menschen – dämmert ein neues Zeitalter herauf. Nun, mit dem Erwachen des Wassermanns »ist die Mission des Weinstocks zuende«, wie Rudolf Steiner es formulierte.[165] Um zu überleben, müssen die Menschen wieder mit dem höheren Selbst in Verbindung treten und, wie Edward Bach es tat, die feineren Sinne entfalten. Durch Alkohol am Steuer verursachte Unfälle oder die Öltankerkatastrophe an der Küste Alaskas, ausgelöst durch einen betrunkenen Steuermann, deuten auf die zunehmenden Probleme, die der vergorene Saft und seine destillierten Abkömmlinge heute verursachen können.

Seit 1870 setzt die Reblaus der Weinrebe derart zu, daß der Weinanbau vom Aussterben bedroht ist. Es ist, als hätte sich die Pflanze in ihrer kulturgeschichtlichen Aufgabe erschöpft und wolle sich nun vom Dasein zurückziehen. Hätte man nicht den unerschöpften amerikanischen wilden Wein gefunden und als Pfropfunterlage für edle Kultursorten verwendet, gäbe es überhaupt keinen Traubenwein mehr. Dennoch, immer mehr Pilze und Schädlinge greifen die Reben an; der Winzer ist gezwungen, einen ständigen Giftkrieg zu führen.

»'s ist ein Gesetz der Teufel und Gespenster: Wo sie hereingeschlüpft, da müssen sie hinaus.«[166] Unwillkürlich erkannte auch Edward Bach diesen Grundsatz an, als er die Weinrebe wählte, um die Folgen der Überentwicklung des Egoismus, an dem diese Pflanzendeva beteiligt war, wieder zu überwinden. Indem er die eher unscheinbare Blüte der Weinrebe wählte, fand er den Punkt im Lebenszyklus der Pflanze, an dem sie, vor der Traubenbildung, noch aufrecht steht und dem kosmischen Licht zugewandt ist, eben jenen Punkt, an dem sie nicht dem Gärungsprozeß, sondern einer neuen Aufgabe zugeführt werden kann. Es scheint, als ob die welthistorische Mission der Weinrebe – Rudolf Steiner zum Trotz – noch nicht ganz erfüllt ist.

Die alte Pflanze findet vielfach therapeutische Verwendung. In kleineren Dosen wirkt der rote Landwein, dank der in ihm enthaltenen Flavonole, der Arterienverhärtung (Cholesterinablagerung) entgegen.[167] In den Mittelmeerländern legt man gekochte Weinblätter ihrer zusammenziehenden Wirkung wegen auf Wunden und Entzündungen. Schon Culpeper, der die Pflanze der Sonne unterstellt, behandelte Entzündungen aller Art mit Umschlägen aus gekochten Weinblättern, die mit Gerstenbrei gefüllt waren. Der frische Saft der Beeren ist vitaminreich, kalihaltig, wassertreibend und abführend. Er ist ideal bei Rekonvaleszenten; auch in diesem Fall stärkt er die Ich-Kräfte, aber nicht, wie beim vergorenen Saft, die niederen Egoismuskräfte. Der Rebstock, obgleich stark in der Erde verwurzelt, liebt Sonne und Wärme. Nur so kann er seine Süße entwickeln, denn Fruchtzucker ist umgewandeltes Sonnenlicht. Die Sonne ist das Zentrum des Planetensystems, das makrokosmische »Ich«. Wenn überanstrengte Arbeiter oder erschöpfte Leistungssportler zum Traubenzucker greifen, leihen sie sich die Kraft der Sonne, die im Zucker verschlüsselt ist, damit sie mit neuer Energie und Willenskraft ihren Aufgaben nachgehen können.

Traubensaft gilt im allgemeinen als blutreinigend. Den allerschwersten Krankheiten begegnen die Pennsylvania-Deutschen mit Fastenkuren, wobei sie sich ausschließlich von Weintrauben ernähren. Auch bei Nierenkrankheiten ist Traubensaft hilfreich. Die indische ayurvedische Heilkunde verschreibt eine Abkochung der Trauben bei Atembeschwerden, um Lungen und Atemwege zu reinigen und um die allgemeine Widerstandskraft zu stärken.[168] Auch Culpeper sieht in Rosinen ein Lungenmittel.

Wild Oat – Waldtrespe

Im Frühling 1934 wechselte der Kräuterarzt wieder einmal seinen Wohnort. Bach bezog ein hübsches, einfaches Bauernhaus im landschaftlich schönen Themsetal. Dieses Haus, »Mount Vernon«, ist übrigens noch heute Sitz des englischen Bach Centre. Kaum hatte er seine Habseligkeiten ausgepackt, da entdeckte er unter den wegsäumenden Hecken den siebenten seiner »Sieben Helfer«. Es war ein hübsches, schlankes Rispengras, und zwar die ästige Trespe oder Waldtrespe *(Bromus ramosus)*, die ihm ihr Geheimnis zuraunte. Ein Laie wäre sicherlich achtlos an dem Gras vorbeigegangen. An den Enden der überhängenden Rispen gruppieren sich in Ährchen jeweils mehrere unscheinbare Blüten. Weder Duft, noch Farbe, noch irgendeine Extravaganz lockt hungrige Insekten oder die Blicke der Blumenliebhaber. Wie bei allen Gräsern ersetzen dürre Spelzen die Kronblätter. Wenn sich diese »Blütenschachteln« in den Monaten von Mai bis Juli öffnen, dann läßt jede Blüte drei lange, dünne Staubbeutel heraushängen. Darüber ragen die Narben wie zwei winzige Federn hervor. Bach füllte eine Wasserschale mit diesen Blüten und setzte sie der warmen Maisonne aus. Er spürte, daß er ein geeignetes Mitel für jene gefunden hatte, die an Unsicherheit in ihren Zielvorstellungen leiden und die unzufrieden sind, weil sie trotz vielseitiger Talente nicht wissen, wozu sie berufen sind.

Unter den Bach-Blüten ist die Waldtrespe (*Wild Oat*) der einzige Vertreter der mächtigen Familie der Süßgräser (*Poaceae*). Diese Gräser sind eine wahrhaft großartige Familie; ihre Güte begleitete die Menschheit durch die gesamte Kulturentwicklung. Gräser bildeten die Futtergrundlage für die riesigen Herden der Wiederkäuer, denen die steinzeitlichen Urjäger nachpirschten. Auf den Grasmeeren der mittelasiatischen Steppen gediehen die Huftiere, die man später zähmte. Ohne die Präriegräser und die darauf weidenden Büffelherden wäre der Humusboden nicht entstanden, auf dem noch heute die Fleisch- und Getreideüberschüsse Amerikas beruhen. Gräser – Reis in Ostasien, Gerste, Weizen, Hirse in Westasien, Afrika und Europa, Mais in Mittelamerika – sind Grundlage der Zivilisation. Kein Wunder, daß man in ihnen überall eine göttliche Erscheinung sieht. Für die einfachen Burmesen ist das Sumpfrispengras Reis eine Ausstrahlung Buddhas. Den alten Griechen war Weizen die Gabe der großen Göttin *Demeter*, für die Christen ist er nichts Geringeres als der Leib des Herrn. Viele Indianervölker sehen im Mais eine vom Himmel gefallene Göttin.

In den Gräsern steckt eine unversiegelte Lebenskraft; mögen die Herden sie noch so oft abgrasen, immer wieder treiben sie nach. Grünen Speeren gleich schießen Halme und Blätter in die Höhe, wie irdische Spiegelungen der Sonnenstrahlen. Im Reifen opfern die fruchttragenden Halme ihre grüne Lebenskraft und ergießen diese ganz in die nährreichen Samen, die Vögeln, Nagern und den Menschen das Leben schenken. Dennoch sind die Gräser in der Erscheinung nie laut oder aufdringlich – auf Farbenpracht, Nektar sowie auf jegliche Giftbildung haben sie gänzlich verzichtet. Die Bestäubung besorgt der Atem des Makrokosmos, der Wind.

Das Lichtbezogene der Gräser kommt im vorherrschend senkrechten Wachstumstrieb und in den parallelnervigen Blättern und Stengeln zum Ausdruck. Breite oder gelappte oder fieder-nervige Blätter, welche eine starke Verbundenheit mit den Bildekräften des Erd- und Wasserelements verraten, kommen nicht vor. Gräser werden vor allem von den lichten, unwägbaren Elementen, dem Wind und dem Sonnenlicht (Feuer) geprägt. Sie vermitteln die Kräfte der höheren, obersonnigen Planeten (Mars, Jupiter, Saturn). Die astrologische Kräuterkunde ordnet sie der Sonne zu.

Die starke Lichtbezogenheit der Gräser findet aber auch Ausdruck in der Kieselsäureablagerung in den Zellwänden der Stengel, Spelzen und Grannen. Kiesel (Silizium) macht die Pflanzen widerstandsfähiger gegen »mondhaften« Pilz- und Mehltaubefall, sowie gegen die Saug- und Kauwerkzeuge der Insekten. Silizium vermittelt der Pflanze Licht- und Wärmekraft, hilft bei deren Verwandlung in Zucker und Stärke und läßt die Samen gut reifen.[169] Beim Menschen findet es sich vor allem im Bindegewebe, auch im Auge, dem lichtwahrnehmenden Organ, in der fühlenden Haut, in Nägeln und Haaren. Nun mag der Materialist geneigt sein, Haare als tote, abgestoßene Zellen zu betrachten, aber sie sind mehr: Man kann sie als Antennen für feinstoffliche Schwingungen ansehen. Spirituelle Sucher und Schamanen lassen oft ihre Haare ungeschoren. Nicht nur moderne Zauberer aus Silicon Valley mit ihren Computer-Chips wissen um die Strahl- und Sendekraft des Kieselkristalls.

Kiesel vermittelt Lichtkräfte, verbindet mit hohen kosmischen Vibrationen. Wahrscheinlich auch wegen dieser Eigenschaft spielten Gräser in allen Ritualen eine wichtige Rolle, in denen sich ein Stamm mit dem als Gott oder als Götter personifizierten höheren Selbst verband. Vedische Brahmanen bereiteten aus *Kusha*-Gras – ein mit der Waldtrespe verwandtes Rispengras – die Ehrensitze der Götter bei den großen Opferzeremonien *(Yashnas)*. Heiliges Gras spielt noch immer eine wichtige Rolle beim sommerlichen Sonnentanz und anderen Ritualen der Prärieindianer. Auch das Christkind wurde nach der Geburt auf Gras (Heu und Stroh) gebettet. Deutet diese Symbolik nicht an, daß sich das Göttliche mit Hilfe der lichten Süßgräser dem Menschen nähern und in ihm manifestieren kann? Andererseits bedeutete einst das Darbieten eines Grashalms den Abschluß eines Unterwerfungsrituals. Dadurch gibt sich der Unterlegene als Besiegter zu erkennen; er ist nun der Willkür eines anderen ausgeliefert. In germanischen Zeiten traten Gesandte besiegter Stämme mit Grashalmen im Mund vor ihre Bezwinger. Als Zeichen ihres »tiergleichen« Gehorsams, mußten sie »ins Gras beißen« – ein Ausdruck, der noch heute Tod oder Untergang beinhaltet.

Die meisten Grasarten lieben direkte Sonne und Wind. Das Wildgras, welches Bach fand, bildet darin eine gewisse Ausnahme. Es ist ein Waldgras, mit verzweigten (daher der Artname *ramosus* = verzweigt), weit ausgebreiteten Rispenästen, das im gedämpften Licht unter Laubbäumen, Gebüsch und Hecken gedeiht. Die Blütenstände haben nicht das Straffe der Ährengräser, wie Weizen oder Gerste, die das volle Licht bevorzugen. Obwohl ein hochwachsendes Gras, das bis zu anderthalb Meter erreicht, macht die Waldtrespe einen scheuen Eindruck. Sind die Steppen- und Präriegräser mit den großen Wiederkäuern verbunden, so die Waldtrespe eher mit dem schüchternen Reh oder dem stolzen, reizbaren Hirsch und dadurch mit der scheuen, wilden Waldgöttin, der freilebenden Diana, die sich keinen Zwängen fügen und niemandem hingeben will.

Die Engländer nennen die Waldtrespe *wild oat* (wilder Hafer). Als Rispengras ist sie weitläufig dem Hafer verwandt, daher der Gattungsname *Bromus* (griech. Hafer). Hafer, wie einige andere Getreide (z. B. Roggen) und Feldfrüchte (z. B. Erbsen), war einst ein Saatunkraut, das sich unter den Emmerweizen oder unter die Gerste geschlichen hatte, um sich im Laufe der Entwicklung zur eigenständigen, achtbaren Nahrungspflanze zu mausern. Einige andere Trespen, wie z. B. die Roggentrespe *(Bromus secalinus)* haben große Samen und zähe Ährenspindeln entwickelt und könnten eventuell noch den Sprung zur Kulturpflanze schaffen.[170] Die Waldtrespe bleibt jedoch das wilde Kind der ungezähmten Waldgöttin.

Beim Anblick von *Wild Oat* kam Bach sicherlich die gebräuchliche Redewendung »to sow wild oats« in den Sinn. Das »Aussäen des wilden Hafers« bezieht sich auf das zügellose Tun und Treiben junger Menschen, die sich den geltenden Normen nicht fügen wollen. Wie junge Hirsche »stoßen sie sich die Hörner ab« und machen dabei vieles kaputt. Einen solchen Menschen »sticht der Hafer« (engl. »to feel one's oats«); wie ein mit Hafer gefüttertes Pferd, schlägt er über die Stränge. Wer es zu wild trieb, zu unordentlich lebte und gegen die (sexuelle) Moral der Gemeinschaft verstieß, dem wurde in altgermanischen Zeiten ein Rügegericht bereitet, das Haberfeldtreiben. In

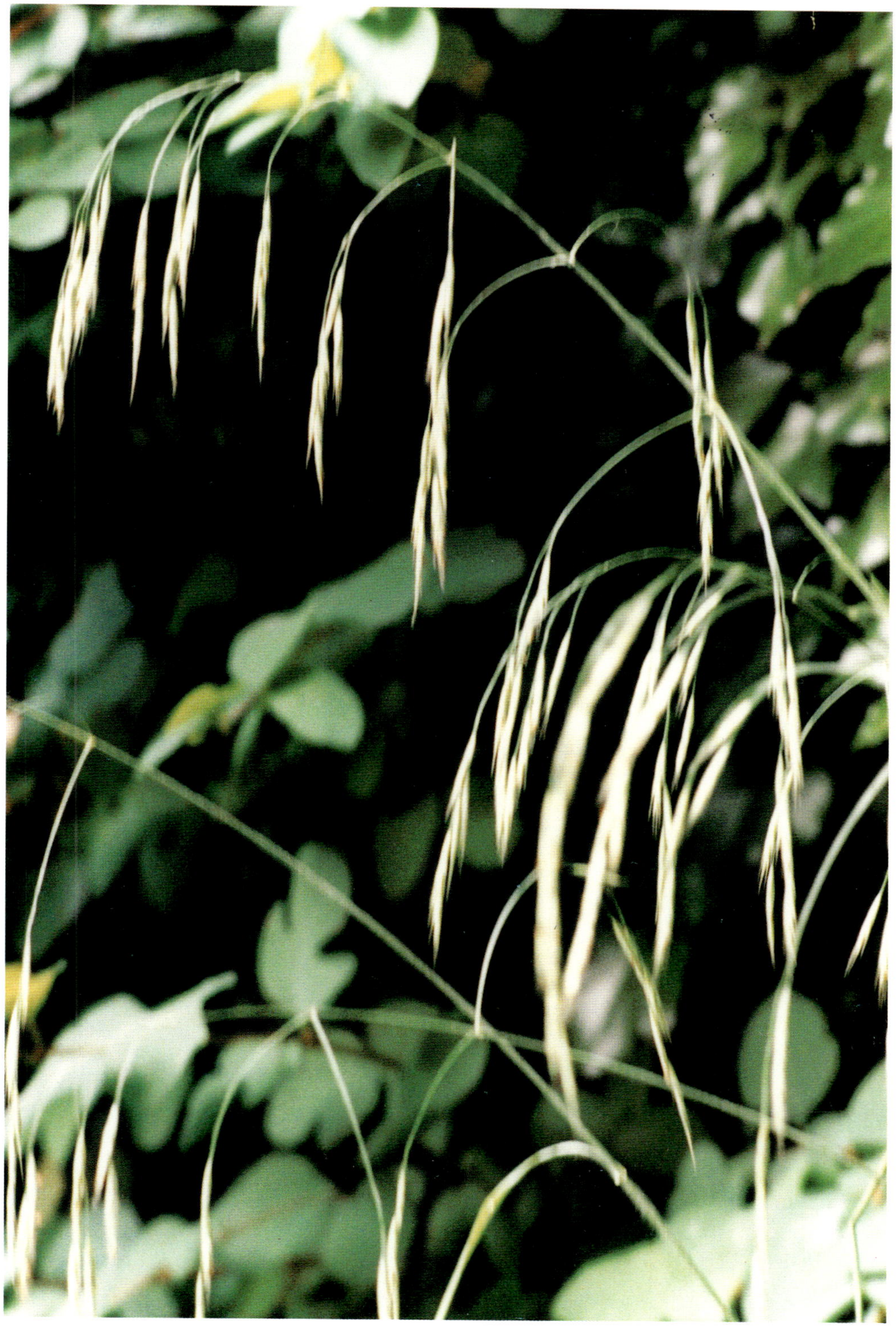

WILD OAT
Zielbewußtsein

Ziegenfelle gekleidet wurde der Angeklagte unter Hohn, Spott und Prügeln übers Haferfeld getrieben.

In der Blumensprache findet man für die Rispengräser, darunter auch die Waldtrespe, eine ähnliche Bedeutung. »Leichtfertigkeit« will das Tragen einiger dieser Grashalme besagen. Es symbolisiert auch die »›Weiberkünste‹, die das Lachen oder Weinen leichtfertig benutzen, wie sie es für nötig halten.«[171]

Ob die Waldtrespe in der Volksmedizin je eine Rolle spielte, ist nicht bekannt. Mag sein, daß hier und da ein Kräuterweiblein die Geheimnisse dieses Grases kannte. Der entfernt verwandte Hafer *(Avena sativa)* hilft jedoch bei Erschöpfungszuständen, wirkt herzkräftigend, nervenstärkend und stimulierend. Eine Abkochung aus Haferstroh ist für Haut und Nerven eine Wohltat – gerade das Richtige, wenn man es mit einer *Wild Oat*-Persönlichkeit zu tun hat: sei es ein Halbstarker oder jemand, der sich in den Wehen seiner Midlife-Crisis befindet.

3. BAUMKRÄFTE

Mount Vernon

Endlich hatte der Arzt die gesuchten Heilmittel zur Hand und konnte sich in »Mount Vernon«, seinem neuen Zuhause im Dörfchen Sotwell, dem immer größeren Andrang hilfesuchender Patienten widmen. Die Betätigung im Garten, das Graben, Jäten, Pflanzen und Gießen, ließ ihn neue Kräfte schöpfen und seine Beziehung zur Natur aufrechterhalten. Bald wurden drei Assistenten angestellt und ein weiteres Haus erworben, um allen Verpflichtungen nachzukommen. Um die Häuser bewohnbar zu machen, bewerkstelligte Bach auch eigenhändig die notwendigen Schreinerarbeiten. Aus Kiefern- und Ulmenholz zimmerte er einfache Möbel, die er nur mit Walnußsaft beizte. Anstelle von Nägeln verwendete er Holzstifte. Darin folgte er unwillkürlich den Überlieferungen der Pflanzenkundigen – die älter sind als das Wissen um Eisenbearbeitung – und deren Gefühle ihnen sagen, daß die Ausstrahlungen des Metalls die sanfteren Schwingungen der Pflanzen übertönen. Eisen vertreibt die Elfen – so formulierten es die alten Kelten.

Zu dieser Zeit wurde Bach zunehmend feinfühliger. Oft spürte er am eigenen Leib die Schmerzen, die seine Patienten plagten und das manchmal schon Stunden bevor sie das Ordinationszimmer betraten. Wieder einmal wurde ihm klar, daß es wohl noch einer weiteren Serie Heilpflanzen bedurfte. Den Weg zu diesen Mitteln zeigten ihm unerwartete negative Seelenstimmungen mit qualvollen körperlichen Begleiterscheinungen (Ausschläge, Geschwüre, Haarverlust, Blutungen, vorübergehende Blindheit), die eigentlich gar nichts mit ihm persönlich zu tun hatten. Diese Zustände hielten jeweils solange an, bis er das korrespondierende Heilmittel gefunden hatte.

Seine vertiefende Suche führte ihn diesmal zu den Bäumen. Das Schreinern von Holzmöbeln war wohl einer der Schritte, die ihn den Riesen der Pflanzenwelt näher brachte. Zunehmend spürte er ihre starken Ausstrahlungen; er vernahm in seinem Inneren ihre Stimme und wurde so allmählich zu einem echten »Baumwissenden«. Wie die einstigen Waldweisen, die Druiden, lauschte er den Bäumen und entlockte ihnen in schneller Reihenfolge ihre therapeutischen Geheimnisse. In einem der schriftlichen Fragmente, die man nach seinem Tod noch aufstöberte, schreibt Bach von einem Mann, der sich an einen Eichbaum lehnte und dabei die »Gedanken« des Baumes vernahm: »Nun, das klingt sehr lustig, aber Bäume denken tatsächlich, weißt du, und manche Menschen können verstehen, was sie denken.«[172] Dieser Mann war er selbst. Seine Hinwendung zu den Bäumen deutet auf eine weitere Reifung und Vertiefung in seiner Persönlichkeitsentwicklung. Es war nicht mehr der angespannte Stadtarzt, den man da mit einem kleinen schwarzen Hund zur Seite durch Wiesen, Wälder und über die Felder schreiten sah.[173] Nun konnte man meinen, da wandele die verkörperte walisische Volksseele selbst, der in neuer Gestalt wiedererschienene *Myrddin* (Merlin).

Ein altes Gedicht aus Cornwall schildert, wie einst der bärtige Weise in stiller Morgenfrühe – stets von seinem schwarzen Hund begleitet – durch die taufrische Natur schritt, um das magische Schlangenei zu finden, Kresse und Goldkraut zu pflücken oder einen Zweig vom höchsten Wipfel der Eiche zu schneiden.[174] »Wenn Bach in Begleitung seines Spaniels Lulu, mit einem Stock in der Hand, barhäuptig und mit einem üppigen Bart geschmückt einherschritt, war er schon eine eindrucksvolle Erscheinung, die rundum Zufriedenheit und menschliche Wärme ausstrahlte.« – So beschreibt ihn seine Assistentin und Biographin, Nora Weeks.[175]

Wie ein wahrer Druide lebte Bach äußerst einfach und vegetarisch. Die Vergütung seiner ärztlichen Hilfe überließ er dem Ermessen seiner Patienten. Er war überzeugt, daß die Blütenapotheke ein Geschenk des Schöpfers an die Menschheit sei und nicht kommerziell ausgebeutet werden sollte. Kein Wunder, daß ihm die Ärztekammer wegen dieser und anderer »Eigenheiten« mit Entzug seiner ärztlichen Zulassung drohte! Doch kümmerte ihn dies wenig; auch ohne Approbation würde er den Menschen weiterhin helfen. Mit der engen Schulmedizin hatte er längst gebrochen. Er sah sich zuallererst als *Herbalist* und stellte sich damit in die Tradition der kräuterkundigen *Myddfai*-Ärzte, der Nachfolger der Druiden.

Vollendung des Systems

Im August 1935 präparierte er das letzte seiner 38 Blütenmittel. Es ist die Zeit um Maria Himmelfahrt, dem altkeltischen *Lugnasad*, wenn die Ernten eingebracht und die nun vollständigen Heilkräuterbüschel gesegnet sind. In heidnischen Zeiten feierte man dabei den Rückzug der großen Naturgöttin, die nun die Erscheinungswelt langsam wieder verläßt.[176] Edward Bach hatte die Lebensernte eingebracht: Das Heilsystem war nun vollständig. Es deckt alle archetypischen negativen Seelenzustände und bedarf keiner weiteren Ergänzung.[177]

Im folgenden Jahr hielt Bach viele Vorträge, versorgte zahllose Kranke und schulte seine Mitarbeiter sorgfältig im rechten Umgang mit den Blütenessenzen. Im September 1936 erschien die endgültige Fassung seines Werkes über die Blüten, *Die zwölf Heiler*. Ungewöhnlich einfach geschrieben, umgeht es absichtlich die Labyrinthe des kritischen Intellekts und wendet sich direkt an die Seele. Im Oktober des Jahres verlassen ihn plötzlich die Kräfte. Zwar ist er völlig gesund, hatte sich aber in seiner Arbeit völlig verausgabt. Im November verstirbt er friedlich im Schlaf. Der Tod hatte keinen Schrecken für ihn, denn er erkannte sich als geistiges Wesen, dem die »andere Welt« nichts Fremdes ist. Er zeigte eben jene keltische Gelassenheit dem Tod gegenüber, die schon die Römer zu Cäsars Zeiten in Staunen versetzte.

Ist es Zufall, daß die erste Inspiration, die ihm den Weg zu einer neuen Heilkunde leuchtete, in die Maienzeit (*Beltaine*) fiel, die Zeit des Hochzeitsfestes des Sonnengottes mit der Quellgöttin, jene Zeit also, in der himmlische Lichtkräfte Wald und Wiese erblühen lassen, in der in jungen Herzen die zarte Liebe erwacht und in älteren frohe Gedanken aufkommen? Und ist es Zufall, daß ihn die Kräfte in jenem düsteren Monat verlassen, in dem man einst das Totenfest *Samain* feierte, wenn der dunkle Wintergott seine Herrschaft antritt und die Pflanzen sich in die Erde zurückziehen?

Bachs schöpferische Lebensperiode gleicht dem Lauf des *Llew Llaw Gyffes*, dem Sonnenhelden der walisischen Sage, dem Gefährten der Blumengöttin *Blodeuwedd*. Im Mai feiert *Llew* Hochzeit mit der aus Blüten geschaffenen Wunderfrau und begleitet sie bis in die nebelig-kalten Novembertage. Dann trifft ihn der tödliche Speer, und *Blodeuwedd* verschwindet mit dem Erdgott in die Unterwelt.

Bei denjenigen Menschen, die das psychische Chaos in sich überwunden haben und im Einklang mit ihrer inneren und äußeren Natur leben, stellen sich häufig derartige Synchronizitätsphänomene ein. Ihr Leben folgt den Rhythmen der natürlichen, sowie der übersinnlichen (mythologischen) Welt – beide sind schließlich Ausdruck der zugrundeliegenden göttlichen Einheit. Das Schaffen eines solchen Menschen wird zum Ausdruck des Wirkens höherer Mächte, der Götter und Ahnen, letztlich des höheren Selbst. Aber wenden wir uns nun den Bäumen zu, welche den Großteil der zweiten Heilpflanzenserie ausmachen.

Bäume sind viel älter als die zarten, buntblühenden Kräuter; es gab sie schon, ehe der Mensch die Erde betrat. Bäume leben lange und sind von einem mächtigen »odischen« (ätherischen) Kraftfeld umgeben. Mit ihrem eindrucksvollen Blattwerk und ihren zumeist windbestäubten Blüten geben sie sich ganz dem großen Atem der Natur hin. Ebenso wie ihre Wurzeln unaufhaltsam in den Untergrund dringen, recken sie Stamm und Äste nach oben, als wollten sie den Himmel berühren. In ihrer aufrechten Haltung erscheinen sie dem Menschen verwandt. Viele Seher erkannten in ihnen ein makrokosmisches Ebenbild des menschlichen Mikrokosmos. So erschienen sie auch den Kelten, die in den Baumriesen »Verkörperungen der Seelen toter und mit den Mächten der Natur eins gewordener Ahnen sahen.«[178] Keltische und germanische Sippen erlebten ihre Ahnengeister in den Hof- oder Dorflinden und -eichen und opferten diesen. Alte saßen unter ihren ausladenden Ästen, durchwanderten die Erinnerungen und träumten der geistigen Welt entgegen; junge Paare empfingen in ihrem Schatten die wiederkehrenden Ahnenseelen.

Baumseelen – Ahnengeister

Bei fast allen Völkern sind derartige Verbindungen zwischen Mensch und Baum bekannt. Der majestätische Pipalbaum *(Ficus religiosus),* der die indischen Dörfer ziert, ist wie der Fluß oder die Quelle eine Furt *(Tirtha)* zum Jenseits, zu den Ahnengeistern, sowie zu den fruchtbarkeitsspendenden *Nagas* (Schlangen) und den *Devas* (Götter) in himmlischen Gefilden. Der sensibilisierte Mensch, der sich meditierend in das Kraftfeld eines solchen Baumes begibt, kann sein Bewußtsein erweitern und dabei Wurzel und Krone seines eigenen Wesens erkennen. Siddhartha wurde unter einem solchen Baum zum Buddha und auch andere Heilige finden unter solchen Bäumen Erleuchtung. Aber auch einfache Menschen, Pilger, Holzträger, Frauen mit schweren Wasserkrügen auf dem Kopf, halten unwillkürlich unter dem Pipalbaum an, setzen ihre Last ab, berühren den Stamm oder verweilen nur kurz, ehe sie weiter ihres Weges gehen. Auch hierzulande sieht man, wie sich Kinder beim Baumklettern von den Strapazen der Schule und des Elternhauses erholen und wie Kranke, Erschöpfte und Alte unwillkürlich unter Bäumen verweilen und dabei Trost und frische Kraft tanken. Der »eiserne« Kanzler Otto von Bismarck war nicht der erste, der sich durch das Umarmen von Eichen und Birken von der Last seines schweren Amtes erholte.

Od-Kräfte

Positive »phyto-elektrische« Kraftströmungen und »odische« Ausstrahlung haben einige Ärzte und Wissenschaftler hier und da ausmachen können. Anton Mesmer leitete den »Lebensmagnetismus« großer Bäume mittels Hanfseilen auf seine Patienten. Der geniale sächsische Arzt Gustav Carus ließ Patienten mit bloßen Füßen den Stamm einer alten Linde berühren, um ihre Nerven zu beruhigen und zu stärken.[179] Der Schweizer Spagyriker Kurt Künzli meint, daß diese Übertragung auch umgekehrt funktioniert: Ein Mensch mit positiver Ausstrahlung kann geschädigte Bäume durch gute Gedanken stärken.

Still und edel, wie heilige *Rishis* – ganz in sich gekehrt und gleichzeitig dem All gegenüber offen – stehen die mächtigen Baumriesen und strahlen Jahr für Jahr ihre Güte aus. Alle Blätter, alle Nadeln richten sie auf ausgeweiteten Zweigen dem Himmelslicht entgegen und empfangen Impulse vom Sternenzelt, von Sonne und Mond und den Planeten. Ihr Wurzelnetz, mit seinen ungezählten Milliarden feiner Wurzelhärchen, tastet sich durch Ton, Sand und Schiefer, um Botschaften aus den Tiefen der Erde zu empfangen.

homo inversus

Der Mensch, obwohl aufrecht wie ein Baum, steht im Vergleich zu diesem dennoch in einem entgegengesetzten Verhältnis zum Kosmos und zur Erde. Der gewöhnliche Mensch ist kaum offen, sondern in den wahnvollen Vorstellungen und Ideen seiner vergänglichen Ego-Persönlichkeit befangen. Er hat sich gegen die Ganzheit gewendet und dabei die Natur zum Gegenstand gemacht. In diesem Zustand ist der sterbliche Mensch, wie Platon es lehrt, ein umgekehrter Baum. Er müßte sich seelisch wieder »umstülpen», damit er erneut die Einheit allen Seins empfinden und den Zugang zum heilenden Ursprung finden kann.

Um sich von der Verkehrtheit seiner blinden, staubgebundenen Ego-Persönlichkeit zu befreien, um erneut die Wunder und Geheimnisse der Natur zu schauen, muß der Weisheitssucher, wie einst die Druiden, bei den Bäumen in die Schule gehen. Er muß lernen, still und offen zu werden wie ein Baum und dabei seinen Geist auf den Makrokosmos ausrichten.[180] Seine Umkehr wird dabei zur Heimkehr, zur Wiedererlangung des ursprünglichen Heils. Aber diese Umkehr ist für das Ego schmerzhaft und gefahrenvoll. Der Lebensbaum ist daher ein Baum des Leidens, der Kreuzbaum Christi, gleichzeitig aber der Baum der Erleuchtung und Erlösung.[181]

In diesem Zusammenhang wird die zwölfte Tarot-Karte verständlich. Sie zeigt einen Mann, dessen Haupt von einer Lichtaura umstrahlt ist und der an einem Bein von einem T-förmigen Baum herunterhängt. Auch Odin, der die Menschen mit Mut und Weisheit berauschende Zaubergott der Germanen, hängt umgekehrt am Weltenbaum.[182] In die Weisheitsquelle unter den Wurzeln des Baumes opferte er eines seiner irdischen Augen, um »sehen« zu können, um das Runengeheimnis heben, das Raunen der Wälder verstehen und die Buchenstäbe deuten zu können. Auch dieser Gott hatte sich also unter Beibehaltung seiner kraftvollen Persönlichkeit ganz auf den Makrokosmos ausgerichtet, um die ganze Weisheit zu erlangen.[183]

Einen solchen schmerzhaften, und dennoch freudvollen Weg ist auch Edward Bach gegangen. Der Weg führte ihn zu den Devas der Pflanzen, die ganz »weit draußen« (oder tief drinnen) im Makrokosmos wesen, und zur Erkenntnis ihrer heilenden Botschaften. Von den Heilmitteln, die er bei den Bäumen fand, soll nun berichtet werden.

Cherry Plum – Kirschpflaume

Im Frühjahr 1935 litt Bach an einer schmerzhaften Stirnhöhlenentzündung, gleichzeitig war ihm zumute, als verliere er den Verstand. Als er eines Morgens hinaus ging, fiel ihm zufällig eine weiße Blüte aufs Auge und er spürte sofort, daß es sich dabei um ein weiteres Heilmittel handelte. Von dem kleinen breitkronigen, mit Blüten übersäten Baum brach er einen Zweig ab und nahm ihn mit. Aber die Märzsonne, die im Zeichen der Fische gerade im Begriff war, den Frühlingpunkt zu überschreiten, hatte noch keineswegs die Kraft, die ihr eigen ist, wenn sie von den höheren Tierkreisregionen herableuchtet. Bach konnte also seine Sonnenmethode nicht zur Anwendung bringen. So präparierte er das neue Blütenmittel, indem er den Zweig in kochendem Wasser siedete und eine Stunde ziehen ließ. Auch im brennenden Holzfeuer wird ja Sonnenenergie abgegeben, wenn gleich diejenige vergangener Sommer. Als die Flüssigkeit abgekühlt war, nahm er einige Tropfen ein und die Schmerzen verschwanden. Er hatte nun ein Mittel für jene gefunden, die sich in einem Zustand befinden, in dem sie Angst haben, innerlich loszulassen, Angst, die Kontrolle zu verlieren, Angst, daß der Verstand vor den eigenen inneren, unbewußten Kräften kapituliert.

Damit hatte er gleichzeitig die *Kochmethode* entdeckt, die er bei den meisten der noch zu entdeckenden Mittel anwenden würde. Wie bei der Sonnenmethode mischte er die gewonnene Flüssigkeit, um sie haltbar zu machen, zur Hälfte mit Branntwein.

Das blühende Bäumchen, das ihm zu dieser Entdekkung verhalf, war die Kirschpflaume *(Prunus cerasifera).* Sie blüht von Februar bis Anfang April, noch ehe die glatten, gelegentlich dornigen Zweige in Laub ausbrechen. Zusammen mit ihrer nächsten Verwandten, der Schlehe (Schwarzdorn, *Prunus spinosa*), ist die Kirschpflaume der erste weißblühende Gruß des Frühlings. Sie steht schon in Blüte, wenn es noch zu gelegentlichen Schneeschauern kommt. Den sechssternigen Schneeflocken aus kosmischen Höhen hält sie die irdisch-fünfsymmetrischen, schneeweißen Blüten entgegen. Aus der Mitte der Blüte, die etwas größer ist als die der Schlehe, erheben sich viele goldgelbe Staubblätter, aber nur ein einziger Stempel. Nach der Bestäubung reift aus dem Fruchtknoten eine eßbare, kirschenähnliche Frucht heran, die zuerst grün, dann gelb bis rötlich gefärbt ist.

Die weißblühende Kirschpflaume steht, wie auch die Schlehe, ganz im Zeichen der großen Weißen Göttin, der großen Zauberin, der Herrin der weisen Frauen und der Hexen, die im alten cymrischen Wales als *Blodeuwedd*, die Blütengeborene, gefeiert wurde. Kirschpflaume und Schlehe sind vor allem Heckenpflanzen. Einst trennte die Hecke oder der Hag das kultivierte Land von der Wildnis, die geordnete, zivilisierte Domäne von dem Wald mit all seinen wilden Tieren und Gespenstern. Die Anhängerinnen der Weißen Göttin waren »Zaunreiter« und »Heckensitzer« (ahd. *Hagazussa* = Hexen). Diese später verteufelten Hexen hatten Zugang zu den wilden Kräften der Natur, auch der inneren, gemeinhin unbewußten Natur, dem dunklen Wirrwarr der Psyche. Als *Witches* hatten sie Wissen von den ungewöhnlichen, geheimen Dingen, die den normalen Menschen mit Angst und Furcht erfüllen und die rationale Kontrolle verlieren lassen.

Die Weiße Göttin liebt diesen Baum, da er ihren Günstlingen den Bienen die erste ausgiebige Blütenweide des Jahres anbietet. An dem reichlichen Nektar und dem Blütenstaub können sich die fleißigen, vom Winter ausgehungerten Tierchen erquicken. Als *Artemis* (»die kleine Bärin«) ernährt sich die wilde, ungezwungene Göttin der Berge und Wälder, der Wildtiere und der gebärenden Frauen von dem Wildhonig.[184] Aus Honig braute man einst ja auch den berauschenden, mit Bilsenkraut und anderen Wildkräutern versetzten Wein, den man zum Frühlingsvollmond kredenzte, zu Ehren der Göttin und ihres Gehörn tragenden Buhlen. In diesen ausgelassenen, orgiastischen Gelagen wurde alles, was ängstlich ins Unterbewußte verdrängt worden war – von blutigen Grausamkeiten bis zu sexuellen Ausschweifungen – voll ausgelebt. Es waren zügellose, dionysische Feste, die nur außerhalb des Zaunes der Zivilisation gefeiert werden können. Wenn es bei Taliesin heißt: »Die Pflaume ist ein Baum/nicht beliebt bei den Menschen«, dann bezieht sich das sicherlich auf diesen wilden, unkontrollierbaren Aspekt der Weißen Göttin, der durch diesen Hexenbaum versinnbildlicht wird. Die Blüte der Wildpflaume ist sicherlich auch eine der neun Blüten, aus denen der Erzdruide *Gwydion* den Leib der »Blütengeborenen« erschuf.

Mit der Christianisierung wird die Weiße Göttin gezähmt. Sie wird zur reinen Jungfrau der Lichtmeßzeit, zur Himmelsgöttin, die sich über den Mond und über alles lunare Treiben, Gären und Gebären erhebt. Aber trotz allem bleibt die Assoziation zwischen der heidnischen Göttin und dem Pflaumenbaum erhalten. Culpeper erkennt in allen Pflaumenarten – es gibt allein über 200 Arten, welche die Kirschpflaume zum Vorfahren haben – die Signatur der Venus. Noch im Spätmittelalter bot man den Gästen der Freudenhäuser die als potenzstärkend und anregend geltende Frucht dieses Venus-Baumes als Erfrischung an.[185] Noch die heutige Psychoanlayse deutet die Pflaume als verhülltes weibliches Sexualsymbol. Sogar die sachliche geozentrische Astronomie erkennt in der Kirschpflaumblüte die Signatur der Venus.[186] Wie in der Blütensymmetrie anderer Rosengewächse *(Rosaceae)* spiegelt die Blütenform die fünf retrogressiven Schleifen, welche der Planet bei seinem synodischen Umlauf innerhalb von acht Jahren entlang der Ekliptik zeichnet.

Die Kirschpflaume stammt aus Westasien, wo sie noch heute wild wächst. Im Zuge der »neolithischen Revolution«, als die Menschen seßhaft wurden und Pflanzen und Tiere domestizierten, kreuzten persische Bauern die Kirschpflaume mit der Schlehe. Sie züchteten daraus zuerst Zwetschgen und dann immer saftigere und süßere Pflaumenarten. Noch immer dient die robustere Kirschpflaume als Pfropfunterlage für zartere Kulturpflaumen.

In Persien, wo der nüchterne zarathustrische Geist vorherrschte, wurden auch andere wildwachsende Rosengewächse, vor allem Steinobst wie Aprikosen, Pfirsiche, Kirschen und Mandeln veredelt. Zarathustra, der überragend große Moralprophet, machte die noch halbwegs durchdringbare Dornenhecke, die die Wildnis von dem kultivierten Land trennte, zur absoluten Mauer. Er teilte die Welt in Gut und Böse und verdammte die wilden, ungezügelten Götter und Göttinen ebenso wie die wilden Tiere, die Unkräuter und Giftgewächse als Geschöpfe des Teufels. Er predigte eine nüchterne Religion – die im Judentum, Christentum und im Islam weiterexistiert – und erklärte die pflichtbewußte bäuerliche Arbeit, das Hegen und Pflegen der domestizierten Tiere und Pflanzen, zur einzig gottgefälligen Lebensweise. Er zog als Erster die Grenze zwischen dem klaren, taghellen, rationalen Verstand und dem dämonischen, dunklen, magischen Unterbewußtsein.[187] Die Folgen dieser Kulturentwicklung scheinen sich sogar in den Obstsorten, die das alte Persien hervorbrachte, widerzuspiegeln. Denn eine undurchlässige, steinige Schale trennt das äußere, süße Fruchtfleisch von einem bitteren, giftigen Kern im Inneren.

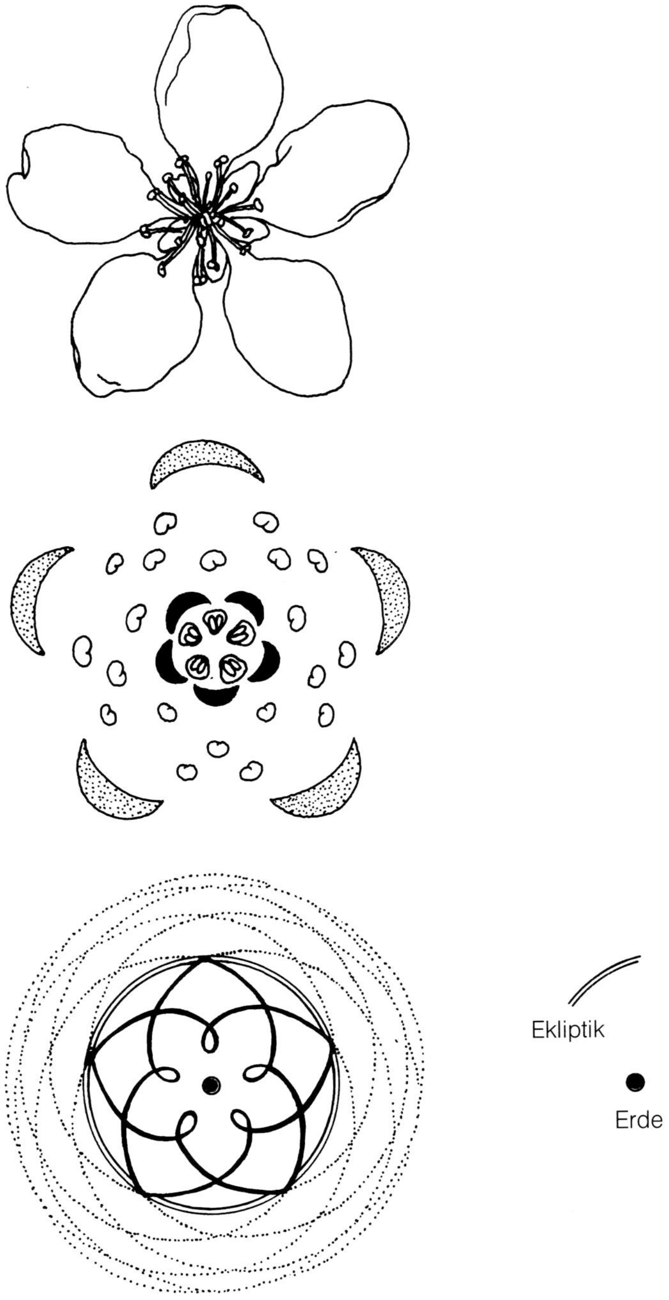

Entsprechung der Blütenform der Rosengewächse und der Umlaufbahn der Venus

Die Kirschpflaume wird vom makrokosmischen, astralischen Feuer erfaßt und bricht, noch ehe sich die Blattknospen öffnen, in einem intensiven Blütenprozeß aus. Einen solchen Einfluß können nur wenige Pflanzenarten ertragen, ohne bizarre Gestalt anzunehmen oder mit Giftbildung zu reagieren. Eine starke Gerbsäurebildung

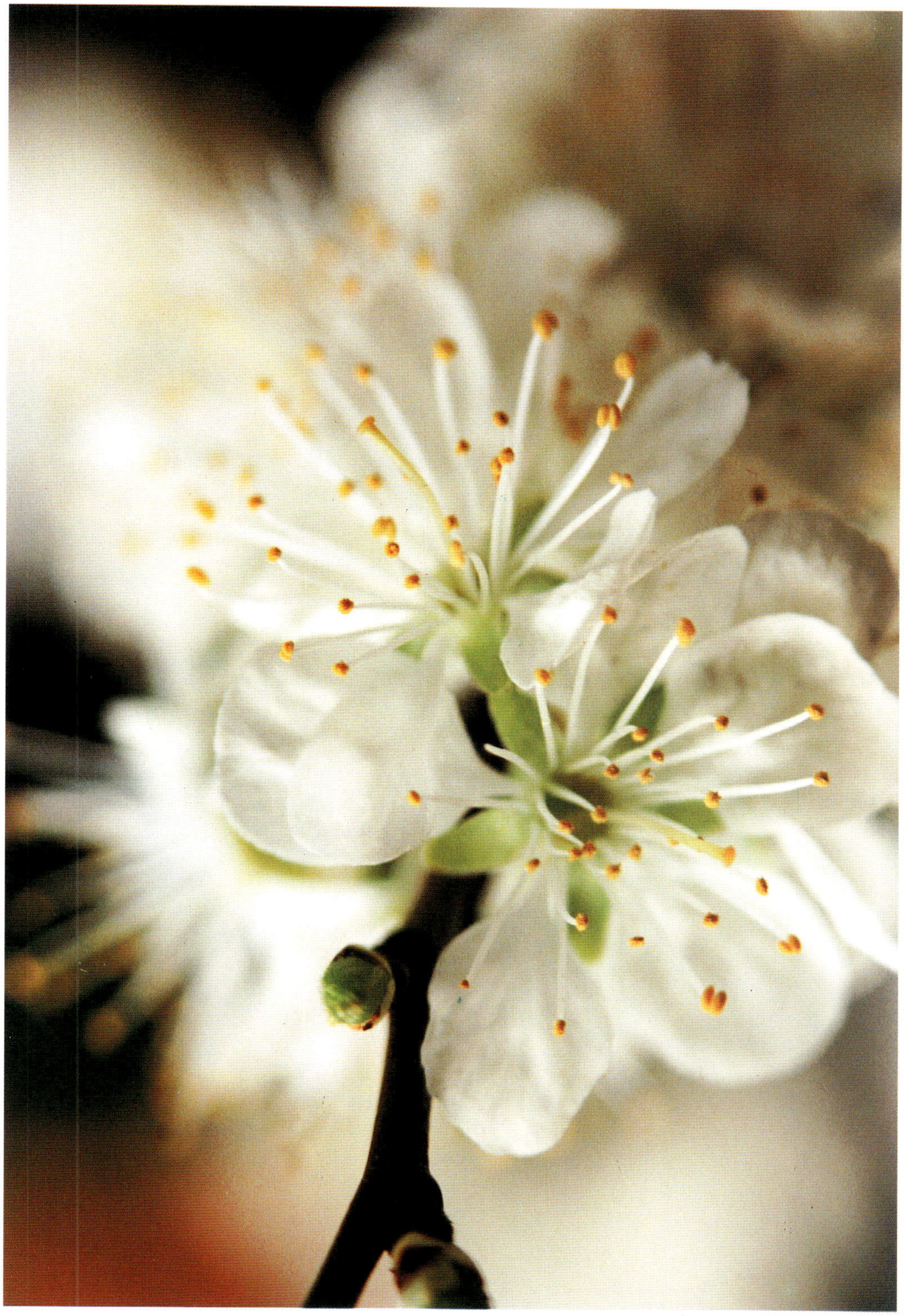

Cherry Plum
Gelassenheit

fängt jedoch das Astralische ab. Wie alle Rosengewächse enthält auch die Kirschpflaume viel von dem zusammenziehenden (adstringierenden), Giftstoffe ausflockenden Gerbstoff. Zudem wirkt von unten her ein intensiver, holzbildender Verhärtungsprozeß dem auflockernden Verblühen entgegen. Dennoch bleibt die Pflanze nicht unberührt. Ist die Frucht auch noch so bekömmlich, im Kern lauert ein tödliches Gift, ein Blausäure-Glykosid; Blausäure (Cyanwasserstoffsäure) ist eine Kohlenstoff/Stickstoff-Verbindung. Zum Glück ist der mineralische Verholzungsprozeß bis in die Frucht vorgedrungen und hat das Gift in die steinharte Kernschale verbannt – ebenso wie einst Zarathustra die unberechenbaren Götter in die tiefste Hölle verbannte.

Cyanverbindungen spielten, ebenso wie Ammoniakverbindungen, in der Uratmosphäre der Erde eine wichtige Rolle. In dieser giftigen Atmosphäre durchliefen die ersten anaeroben Bakterien, wie man sie noch im Darm bei Vergärung und Fäulnisvorgängen findet, ihre Entwicklung. Cyanverbindungen entstehen bei der Verdauung im Darm, werden aber ständig neutralisiert. In der Samenbildung wiederholt das Steinobst also einen »mondhaften« Urzustand. Sobald aber die Keimlinge die Schale durchbrechen und sich der Luft und dem Licht zuwenden, verflüchtigt sich die Blausäure.

Ißt der Mensch rasch hintereinander eine Handvoll dieser Kerne, dann reißt es ihn ebenfalls in schaudervolle Tiefen. Interessanterweise stimuliert der Genuß zuerst die Verdauung (ein gekauter bitterer Mandelkern stoppt Schluckauf), regt die Atmung an und erzeugt, wie Mandelmilch, ein gewisses Wohlbehagen. Bald aber ist die Vergiftungsgrenze erreicht: Es kommt zu Schwindel, Hitzewallungen und Erregungen, solange bis das zentrale Nervensystem völlig blockiert und die Atemlähmung eintritt.[188]

Medizinisch gilt die Kirschpflaume, wie andere Pflaumen, als abführend und kühlend. Ihre getrockneten Blätter, als Tee zubereitet, wirken darmreinigend und harntreibend. Die ayurvedische Medizin bereitet aus den Blütenknospen ein Stärkungsmittel. Pfarrer Kneipp benutzte Pflaumenblüten mit im Abführtee.

Edward Bach entdeckte in den präparierten *Cherry Plum*-Blüten ein Mittel, das den Menschen hilft, mit ihren eigenen Tiefen fertig zu werden, die innere wilde Göttin zu beschwichtigen und den Impulsen aus dem Unbewußten mit Mut, Offenheit und Gelassenheit zu begegnen – ja diese sogar als Kraftreservoir zu erkennen und zu nutzen.

Elm – Ulme

Ulmen sind breitkronige Bäume, die bis zu 500 Jahre alt werden und es an Stattlichkeit mit den Eichen aufnehmen können. Sie bilden keine geschlossenen Wälder, sondern stehen lieber einzeln oder in kleinen Gruppen. Es gibt viele Unterarten, aber es gelingt nur im Botaniklehrbuch, die zur Bastardierung neigenden Unterarten säuberlich voneinander zu trennen. Die englische Ulme *(Ulmus procera)* deren Heilkraft Edward Bach neu entdeckte, ist da keine Ausnahme. Wie andere Ulmen auch, ist die englische Ulme selten geworden. Seit den zwanziger Jahren dieses Jahrhunderts wütet das Ulmensterben unter den Baumriesen. Sie scheinen nicht mehr die Lebenskraft zu haben, schädigende Organismen – von Käfern übertragene Pilze, die die Leitgefäße verstopfen und die Zweige verhungern lassen – abzuwehren.

Wie die Kirschpflaume, blüht auch die Ulme schon vor der Frühlingstagundnachtgleiche. Je nach Wetterbedingungen, im Februar oder März, öffnen sich die kleinen büscheligen Zweige, die der Wind bestäubt. Bald darauf wird der Baum hellgrün; aber es ist noch nicht das Laub, sondern die geflügelten Früchte (Nüsschen), die der Frühlingswind bald in alle Richtungen verweht. Dann erst erscheint das richtige Laub, lauter asymmetrisch abgeschrägte, dunkelgrüne Blätter, die dennoch harmonisch wirken. Sie haben einen gezähnten Rand und eine rauhe Oberseite.

Daß die Blüte und die Frucht vor dem Laub erscheinen, ist ungewöhnlich in der Pflanzenwelt. Aber die Ulme hat es eilig; sie ist ein Baum des flinken Götterboten Merkur und trägt dessen Signatur.

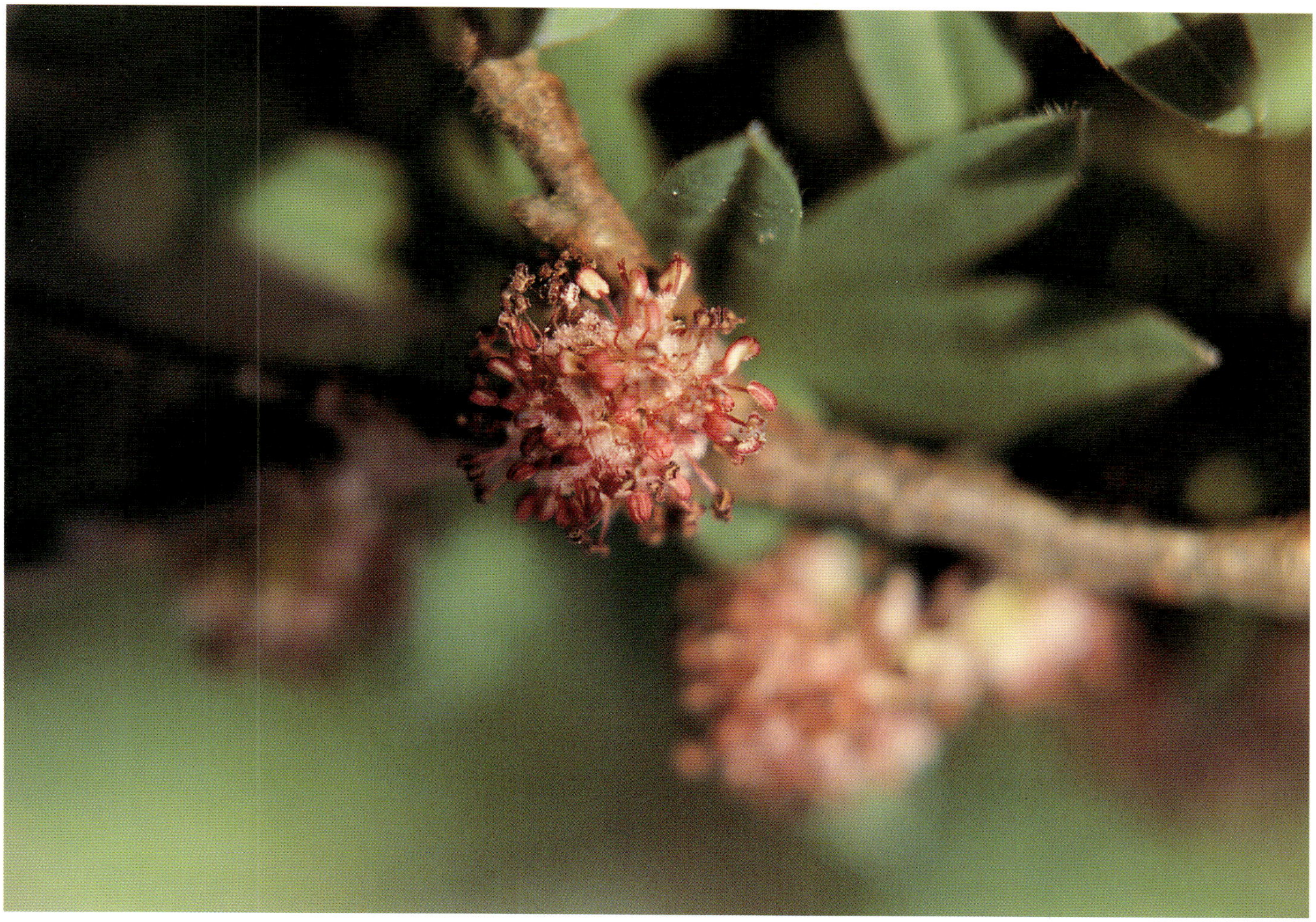

Elm
Verantwortung

Schon das hübsche Webmuster der zerklüfteten Rinde erinnert an Schlangenbewegungen, an die sich überkreuzenden Schlangen des Merkurstabes. Auch die jungen Zweige wachsen in einer Zick-Zack-Bewegung, mal rechts mal links. Diese Form entsteht dadurch, daß die Hauptachse ihr jährliches Wachstum mit einer Knospe abschließt, wobei der nächste Wachstumsschub von einer Seitenknospe weitergeführt wird. Dies entspricht dem zwittrigen Gott, der nicht unbedingt auf Geradlinigkeit beharrt. Auch der hohe Schleimgehalt in den herb schmekkenden Nüsschen und in der Innenrinde verrät die Gegenwart des Merkur. Ihm eigen sind ja alle klebrigen, schleimigen Lebensflüssigkeiten.[189] Die Innenrinde der nordamerikanischen Ulme *(Ulmus fulva)* ist so schleimhaltig, daß man sie *Slippery Elm* (schlüpfrige Ulme) getauft hat. Schon die Waldlandindianer benutzten sie als Heilmittel bei merkurialen Beschwerden wie Lungenerkrankungen, Halsentzündungen, Durchfall und Ruhr. Merkur, der Götterbote, bewegt sich auf beflügelten Sohlen in Windeseile, mit dem wehenden Wind. Seine Signatur offenbart sich in der Windbestäubung ebenso wie in den kurzlebigen, beflügelten Samen, die im Frühling, wenn Merkur am tätigsten ist, durch die Landschaft flattern.[190]

Schon die Antike erkannte die merkuriale Natur dieses Baumes. In Griechenland, wo dieser Planetengott als Hermes verehrt wurde, galt die Ulme als Trauerbaum und wurde in die Totenhaine gepflanzt. Homer, der blinde Seher, singt von bergbewohnenden Nymphen, welche die Verbrennungsstätte gefallener Helden mit Ulmen umpflanzen. (*Ilias*, 6. Gesang). Hermes, der alle Grenzen und Widerstände überwinden kann, vermag auch den Hades ungehindert zu betreten. Als Seelenführer geleitet er die Toten in die Jenseitswelt und gelegentlich auch wieder ins Reich der Lebenden. Auch die nordischen Völker sahen eine Verbindung der Ulme zu ihrem Merkur, genannt Odin. Als Odin und seine zwei Brüder am Meer entlang wanderten, fanden sie am Strand zwei angetriebene Baumstämme, der eine aus Ulmen-, der andere aus Eschenholz. Diesen Hölzern blies Odin den Lebensodem ein; seine Brüder schenkten den Stämmen Wärme und Empfindsamkeit. Daraus wurden *Askr* (Esche) und *Umbla* (Ulme) – das erste Menschenpaar.

Von der Ulme als merkurialem Baum, könnte man erwarten, daß sie besondere Heilkräfte aufweist, denn der gescheite Hermes-Merkur ist der Gott, der Ärzte und Heiler – aber auch Gauner, Lügner, Politiker und gewandte Händler – inspiriert. Der schlangenumwundene Hermesstab, Zeichen der Heilerzunft, dürfte aus Ulmenholz sein.

Tatsächlich lobt schon der berühmte griechische Kräuterarzt Dioskorides die Wirkung der Ulmenrinde beim Darmkatarrh. Die darin vorhandenen Schleimstoffe wirken darmschonend, die Gerbstoffe entwässernd. Culpeper, der die Ulme wegen ihrer »trockenen« Eigenschaft als saturnisch bezeichnet, empfiehlt eine Abkochung der Blätter und Rinde in Essig bei Lepra, Flechten und Psora. Eine Wurzelrindenabkochung – gibt er an – soll lockere Sehnen straffen und Tumore schrumpfen lassen. Die Flüssigkeit der Blattgallen verordnete er bei Augenleiden. Die Volksheilkunde kennt Rindenabkochungen für das Bad bei »skrophulöser Körperverfassung«, bei Ausschlägen, Geschwüren und anderen Hautleiden, sowie bei Gicht und Rheuma.[191] Auch die Homöopathie indiziert eine *Ulmus*-Tinktur bei Hauterkrankungen und bei rheumatischen Gliederschmerzen.

Im Mittelalter glaubte man, mit dem Bast der Ulmenrinde böse Geister fesseln zu können, so stark wähnte man die Kraft des Baumes. Im slawischen Volksglauben heißt es, man könne selbst den Teufel mit einem Knüppel aus Ulmenholz fernhalten. Dementsprechend trugen die Nachtwächter in der Slowakei Hellebarden mit Ulmenholzstielen.[192]

Auch im zwanzigsten Jahrhundert spielt die Symbolik der Ulme eine Rolle. Im Herzen des Goetheanums (Dornach, Schweiz) steht der »Menschheits-Repräsentant« als Sichtbarmachung des anthroposophischen Kerngedankens eigens von Rudolf Steiner aus Ulmenholz geschnitzt. Dieser göttliche Heiler (Christus) hält die Waage zwischen Auflösung *(Luzifer)* und Verhärtung *(Ahriman)*. Eine weitere, oft übersehene Gestalt dieser bedeutungsschweren Plastik gibt ihr Ausgewogenheit und eine gewisse Leichtigkeit zurück: es ist der »Weltenhumor«, der ja kein anderer ist als der Schalk Merkur. Was die anthroposophische Heilkunde anbelangt, so stellt man aus den auf Ulmen schmarotzenden Misteln ein Lungenkrebsmittel her – die Lunge gilt ja bekanntlich als »Merkur-Organ«.

Edward Bach entdeckte die Ulmenblüte als Heilmittel, als er selber vorübergehend an dem Gefühl litt, seiner Aufgabe nicht gewachsen zu sein. Auch den stärksten Naturen wachsen manchmal die Lasten der Verantwortung schier über den Kopf, so daß sie meinen, nicht damit fertig werden zu können. In dieser Lage bedarf es der Hilfe des Götterboten, um sich wieder mit dem höheren Selbst zu verbinden. Hermes-Merkur ist glatt wie ein Fisch, klug wie eine Schlange und geschwind wie der Wind. Für ihn gibt es keine Blockaden, keine Hemmnisse, keine vorübergehenden Schwächen. Wo sogar martialer Wille versagt und Jupiters Kraft und Würde nichts mehr zu bewegen vermag, da vollbringt Merkur mit List und Leichtigkeit die schwierigsten Aufgaben. Nichts zwingt ihn nieder! Der Gott mit geflügelten Schuhen, der alle Wege kennt, findet immer wieder neue Wege des Denkens, Tuns und Handelns. Er schafft neue Beziehungen, wo alte nichts mehr fruchten und hält alles in Fluß, was zu stocken droht.

Als man den Sarg des heiligen Zeno an einer dürren Ulme vorbeitrug, so eine Kirchenlegende, da ergrünte dieser Baum plötzlich. Deshalb wurde der Ulmenzweig neben zwei Fischen eines der Attribute, die der Heilige bei sich trägt. Die flinken, silbernen Wassertiere sind natürlich auch merkuriell. Der heilige Zeno wird als Beschützer bei Wassergefahr und Überschwemmungen angerufen, es müssen aber nicht nur Überschwemmungen elementarer Natur sein. Ein Mensch kann auch von seinen Aufgaben und Verantwortungen so überschwemmt werden, daß er darin zu ertrinken glaubt. Auch hier hilft der Heilige mit der Ulmenrute.

Eine weitere Legende ist der Erwähnung wert, denn sie bringt den positiven *Elm*-Zustand zum Ausdruck, die selbstsichere, vertrauensvolle Art einer positiven Führungspersönlichkeit. Als Martin Luther nach Worms reiste, um seine Lehre vor Kirche und Reichstag zu verantworten, da fragte man ihn, ob er nicht Bange habe. »Wenn so viele Teufel in Worms wären, als Ziegel auf den Dächern, so wollte ich doch hinein, so wahr aus diesem Reislein ein Baum wird!« entgegnete er unverdrossen und steckte ein dürres Ulmenzweiglein in den Erdboden. Daraus wurde ein mächtiger Baum, nämlich die Luther-Ulme von Pfedersheim.[193]

In den Mittelmeerländern beobachtete man seit der Antike, daß die Rebe besonders gut neben der Ulme gedeiht. Noch immer läßt man hier und da den Hauswein die Ulmenäste erklimmen. Der Baum gibt dem Kletterstrauch die notwendige Stütze; es ist als führe Merkur den torkelnden, vorübergehend trunkenen Götterkönig (die Rebe trägt vor allem Jupitersignatur) auf sicheren Wegen. Im walisischen *Cad Goddeu* heißt es wohl deswegen: »Sehr zornig war der Weinstock,/dessen Helfer die Ulmen sind.« Dem vorübergehend strauchelnden Verantwortungsträger hilft die Bachsche *Elm*-Essenz, seelisch wieder Tritt zu fassen.

Pine – schottische Kiefer

Die schottische oder norwegische Kiefer *(Pinus sylvestris)*, bei uns auch Waldkiefer, Föhre oder Forche genannt, wurde zur dritten Heilpflanze der Serie, die Edward Bach 1935 entwickelte. Die lichtliebende Konifere mit ihrer aufgelockerten Krone ist ein Feuerbaum. Diese Kiefer ist die »Kien-Föhre«, aus deren harzigem Holz man besonders hell brennende Kienspane oder Kienfackeln schnitt, ehe es Glühbirnen oder Paraffinkerzen gab. Auch Culpeper erkannte in dem Baum sogleich die Signatur des hitzigen Mars, denn die Rinde der Äste und des oberen Stammes ist von rostroter Färbung und das Holz steckt voller Harz und ätherischer Öle, die zu leicht brennbarem Öl *(Oleum pini sylvestris)* und Terpentin destilliert werden können. Terpentinöl, in heißem Wasser eingenommen oder eingeatmet, hilft bei Erkältungen und Entzündungen der Luftwege, und die »Maitriebe« der Kiefer finden bei Rheuma als Badezusatz Verwendung. Es entfaltet sich eine Hitzewirkung, die saturnischen Erkältungs- und Verhärtungskrankheiten trotzt.

Auch in freier Natur widersteht der Baum der eisigen Kälte nördlicher Breitengrade und gedeiht vor allem in den nördlichen Wäldern Nordeuropas und Sibiriens. Weiter im Süden findet man die Kiefer nur noch vereinzelt auf bergigen Höhen. Nach der Eiszeit, vor rund zehntausend Jahren, hatte der Kiefernwald seine größte Ausbreitung. Im Zuge der Klimaerwärmung wurde er auf sonnenarme Standorte im Norden und Osten abgedrängt.

Wie andere Zapfenträger *(Coniferae)*, dunkle Tannen und Nadelbäume, ist die Kiefer nicht nur ein Baum des Mars, sondern auch des Saturn. Der untere Stammteil mit seiner dicken, graubraunen Borke, trägt das Siegel des alten, kalten Planeten, als sei das martiale Feuer ausgebrannt und hätte Asche hinterlassen. Die mageren Sandböden, auf denen der Baum mit Vorliebe wächst, sind nicht minder saturnisch. Der Quartzsand leitet die Strahlungen des erdfernen Planeten in den Pflanzenwuchs, läßt dünne, kälteresistente Nadeln, zähflüssiges Harz und massenweise Pollen und Samen entstehen. Um dennoch den nährstoffarmen, trockenen Böden Leben abzutrotzen, bedarf es der Hilfe der Mondkräfte. Diese zeigen sich in der Anwesenheit symbiotischer Wurzelpilze *(Mykorrhiza)*. Sie umhüllen die feinen Wurzeln und helfen dem Baum notwendige Mineralstoffe aufzunehmen und die geringe Feuchtigkeit kurzer Schauer oder des benetzenden Taus aus dem Waldstreu aufzusaugen. Der saturnische Charakter der Kiefer zeigt sich auch in ihrer Langlebigkeit. Eine kalifornische Kiefernart, die Grannenkiefer *(Pinus aristata)*, die in der hohen Sierra Nevada wächst, ist sogar das langlebigste Geschöpf auf Erden. 4600 Jahresringe hat man an einem Exemplar gezählt – der Baum war schon alt, als das »ewige Rom« gegründet wurde. In Ostasien ist die Kiefer Sinnbild der Unsterblichkeit, in Japan Symbol der (ehelichen) Treue. Als das Inselreich 1945 kapitulierte, zeichnete der Kaiser seinem Volk eine Kiefer. Jeder verstand, was er damit sagen wollte: Harrt aus und seid treu wie die Kiefer, dann geht alles in Ordnung.

Zwischen Mai und Juni erscheinen die dem Wind ausgesetzten, duft- und nektarlosen Blüten an den Außenzweigen der Krone. Die weiblichen Samenblüten befinden sich an den Spitzen einiger Triebe, der sogenannten Maitriebe, die männlichen Staubblüten weiter unten an anderen Sprossen. Im ersten Jahr erscheinen die Samenblüten als kleine aufrecht stehende, rötliche Zäpfchen. In den Achseln der Schuppen dieser Zäpfchen warten »nackte« Samenanlagen auf Befruchtung. Nach der Bestäubung verschließen sich die Zäpfchen und verkleben sich mit Harz. Im folgenden Jahr werden sie grün und vergrößern sich, während im Inneren die Pollenschläuche mit saturnischer Gemächlichkeit langsam zu den Samenanlagen vordringen. Die eigentliche Befruchtung findet also lange nach der Bestäubung statt. Nun verholzen die Fruchtschuppen. Erst im Herbst des zweiten oder im Frühling des dritten Jahres öffnen sich die »Holzblüten« bei trockenem Wetter und lassen ihre geflügelten Samen fliegen.

Die männlichen Staubblüten sind dagegen recht kurzlebig. Jedes einzelne der zahlreichen schwefelgelben Kätzchen entläßt über eine Million Staubkörner. Jedes Körnchen ist mit zwei winzigen Luftsäcken ausgerüstet; so kann der Wind den gelben Staub leicht in höchste Höhen, zuweilen bis in die obersten Luftschichten (5000 m), hinaufwirbeln. Manchmal fällt der Pollen in solchen Mengen, daß man von »Schwefelregen« spricht. Nachdem die männlichen Blütenstände ihren Zweck erfüllt haben, fallen sie zu Boden.

Edward Bach präparierte die jungen Blüten der Waldkiefer als Heilmittel für jene, die sich mit Selbstvorwürfen quälen und hartnäckig an Schuldgefühlen festhalten. Ein Astropsychologe erkennt in solchen Gefühlen sofort den negativ aspektierten Saturn – ein Zustand, der auch als Erkältungs- oder Verhärtungskrankheit auf die somatische Ebene herabsinken könnte. In Saturns Bereich fallen Schuld und Sühne. Sein Geschmack ist bitter wie Reue; Asche ist sein Element. Am Bußtag, nachdem das Feuer der Lust ausgebrannt und das bunte Karnevalstreiben verstummt ist, wird Asche auf reuige Häupter gestreut. Mittelalterliche Büßer bestreuten ihre Glieder mit Asche und begaben sich in den tiefen (saturnischen) Wald, um Vergebung und Einsicht zu finden. Die Wandermönche und Einsiedler Indiens beschmieren ihren Körper mit Asche und kleiden sich feuerrot, als Zeichen, daß sie für die Welt gestorben sind und alle Illusionen verbrannt haben. Saturn, der älteste und entfernteste der sieben alten Planeten, ist eben der letzte Schritt zur Befreiung von Schuld und Erlösung von altem Karma.[194]

Die Zeit des Saturn im Jahreskreislauf ist der Winter, wenn das quicklebendige Wasser in Gestalt von Schnee und Eis zu Asche und hartem Stein erstarrt. Es ist die Jahreszeit, in der die Volksimagination den feuerrot gekleideten Weihnachtsmann aus dem tiefen Koniferenwald hervortreten und die Menschenwelt besuchen läßt. In einigen Gegenden bringt der unerbittliche Alte ein Buch mit, in dem alle Sünden und Vergehen aufgezeichnet sind; anderswo kommt er mit strafender Rute für die Schuldigen, und bringt Äpfel, Nüsse und Lebkuchen für die Braven; in der Lausitz kommt er als Schimmelreiter mit einem Sack Asche.

Die Mitte des Winters ist die Zeit der Urbäume, der Nadelhölzer. Schneebedeckt in winterlicher Stille, strahlen sie Weihestimmung aus. Koniferen, wie auch die Kiefer, symbolisieren die nicht zu vernichtende Lebenskraft. Im Gegensatz zu den Laubbäumen behalten sie trotz klirrender Kälte ihre grünen Nadelblätter. Vielleicht veranlaßte das den Barden des *Cad Goddeu*, folgendes über die Kiefer zu singen:

> Die Kiefer im Hof, stark in der Schlacht,
> Von mir gar sehr gepriesen
> In Gegenwart von Königen,
> Die Ulmen sind ihre Untertanen.

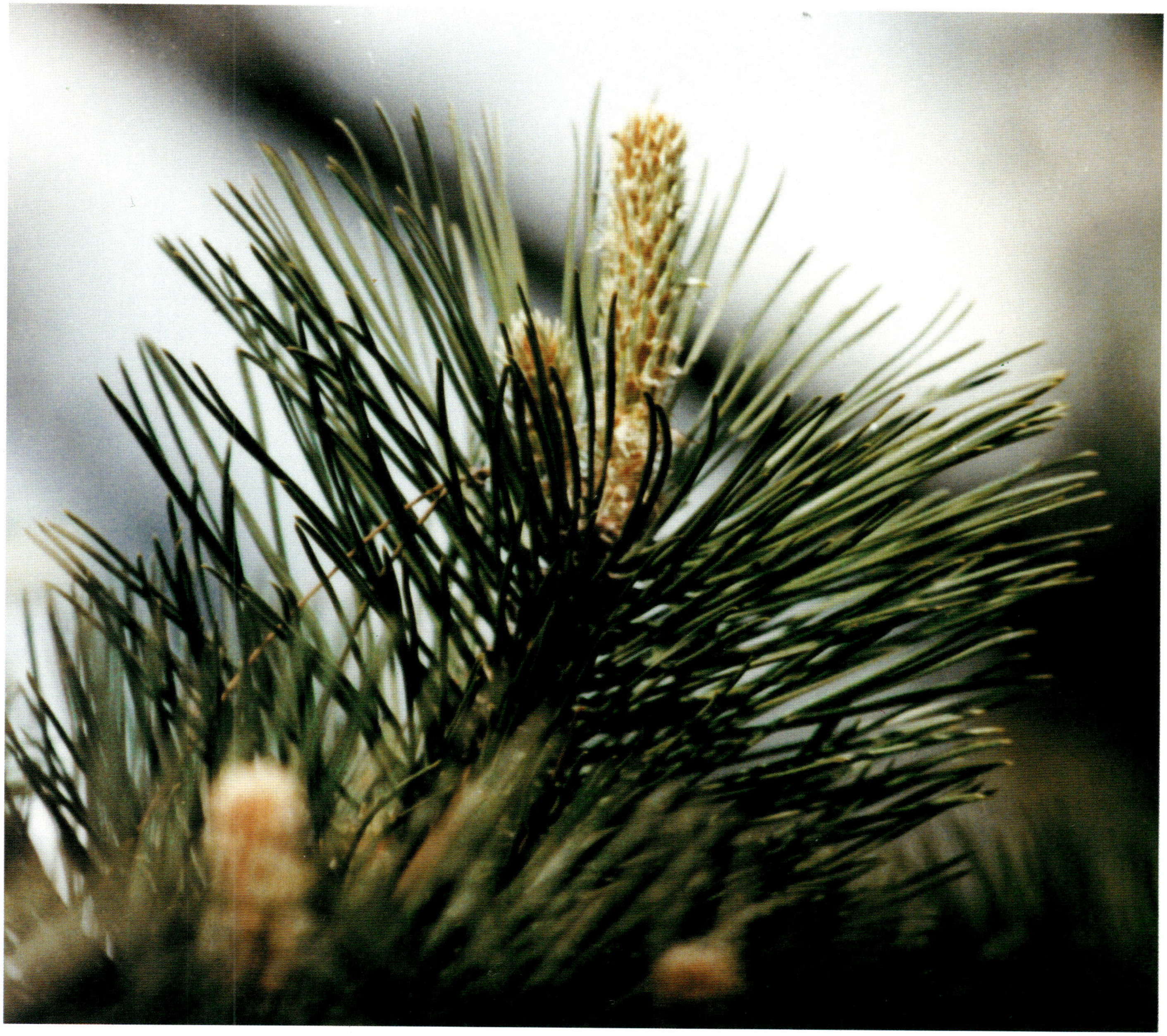

Pine
Selbstvergebung

Im keltischen Baumkalender symbolisiert die schottische Kiefer *(Ailm)* die vollzogene Wintersonnenwende.[195] Die Kiefer ist der ursprüngliche Weihnachtsbaum unter dem ein Retter, ein Überwinder des alten, negativen Saturn im Lichtkranz geboren wird. Der immergrüne Baum ist das »Saturn-Tor«, durch das der Heiland den Makrokosmos verläßt und den Mikrokosmos betritt. Unter einer Kiefer wurde *Attis*, der sterbende und auferstehende, phallische Vegetationsgott und Geliebte der großen Göttin *Kybele* geboren. Das Volkschristentum ersetzte die Kiefer durch die Tanne. Noch immer aber liegt das göttliche Kind, der Sühner aller Schuld, in einer Krippe unter dem Nadelbaum. Der Baum ist also die makrokosmische Mutter des Erlösers. Die große Göttin erscheint in dieser Symbolsprache als Weltenbaum, dessen Spitze der Nordstern ist und in dessen Zweigen die Sterne funkeln. In Skandinavien wird der Baum durch die *Luzia*, die Lichtjungfrau, mit einer Krone aus sieben Kerzen ersetzt. In keltischer Tradition ist die Kiefer der Baum der *Druantia*, der Mutter des Baumkalenders und Braut des Winterkönigs.[196]

Seit Sigmund Freud weiß die Psychologie von der Verquickung der Sexualität mit den Schuldgefühlen. Besonders die ödipalen Schuldgefühle befinden sich in saturnischen Tiefen in der Seele, denn sie entstehen im Kind, noch vor der Entwicklung eines Ich-Bewußtseins. In der Antike symbolisierte die Kiefer häufig die normüberschreitende Sexualität. So schwang der Weingott ein efeu-umwundenes, mit Kiefernzapfen geschmücktes Zepter (Thyrosstab) über die von ihm verzauberten Nymphen und Satyrn. Im Attis-Kult entmannt sich der junge Gott nach dem Liebesakt mit der kosmischen Mutter; dabei stirbt er und wird in eine Kiefer verwandelt. Im alljährlichen Frühlingsfest wird er als Kiefernstamm beweint und erlebt nach drei Tagen die Auferstehung. Dieses freudige Ereignis wurde in einem orgiastischen Fest gefeiert, wobei sich rasende, ekstatisch tanzende Priester zu Ehren der großen Mutter *Kybele* blutig peitschten und sich dabei entmannten. Wie die Kiefer ihrer kurzlebigen Staubblütenzapfen abwirft, so ließ *Kybele* die Männlichkeit ihrer größten Verehrer zugrunde gehen.

Medizinisch ließe sich noch etliches über die Kiefer sagen. Schon die alten Sumerer heilten mit Kieferharz. Verschiedene Heilrichtungen verwenden Kiefernauszüge bei schlechter Haut, Harnleiden und Lungenleiden. Die Crow-Indianer räuchern sich mit Kiefernrauch, ehe sie das heilige Schwitzbad betreten, welches als Schoß der Erdmutter gedacht wird. Aus den Nadeln stellte die Volksmedizin eine wärmende Waldwolle für Rheumakissen her. Die Homöopathen bereiten eine *Pinus sylvestris*-Tinktur bei saturnischen Gebrechen wie Abmagerung, Knochenerkrankungen und Gehbeschwerden der Greise.

LARCH – LÄRCHE

Wie die Föhre gehört auch die Lärche *(larix decidua)* zu einem der ältesten Baumgeschlechter, zur Familie der saturnischen Kieferngewächse *(Pinaceae)*. Wie diese hat sie einen Zug zum Linienhaften, zum kerzengeraden, »ichhaften« Stamm, der in gerader Linie Zenith und Nadir verbindet. Wie diese enthält sie zähfließendes Harz, welches zu Terpentin destilliert werden kann und medizinisch wärmefördernd wirkt. Wie bei anderen Nadelhölzern bestehen ihre windbestäubten Blüten aus getrennten männlichen und weiblichen Zäpfchen. In den Schuppenachseln der Samenblüten reifen nackte – also nicht von einem Fruchtknoten umschlossene – Samen heran, wobei die Zapfen auf saturnische Weise verhärten, das heißt verholzen. Saturnisch ist auch die Langlebigkeit des Baumes und seine Fähigkeit, kaltem Klima zu trotzen.

Dennoch ist die Lärche nicht nur das Kind des düsteren Saturn. Sie ist ein Lichtbaum von hellem, freundlichem Habitus, beinahe wie eine Birke. Fast spürt man das Wirken der Venus in ihr. Sie ist der einzige europäische Nadelbaum, der im Einklang mit dem Sonnenrhythmus sein Laub jedes Jahr abwirft. Im Frühling erscheinen die frischen, hellgrünen Nadeln in anmutigen Büscheln auf den Kurztrieben entlang der biegsamen Zweige. Die Nadeln sind weich und angenehm anzufassen. Sie haben nichts von saturnischer Starre und marshafter Spitzigkeit. Im Herbst nehmen sie, wie irdisch gewordenes Sonnenlicht, goldgelbe Farbe an.

Auch die Blütenzapfen weichen von der Norm anderer Nadelhälzer ab. Die sich von März bis Mai öffnenden, rosaroten Samenblüten sind hübsch, fast blumenähnlich,

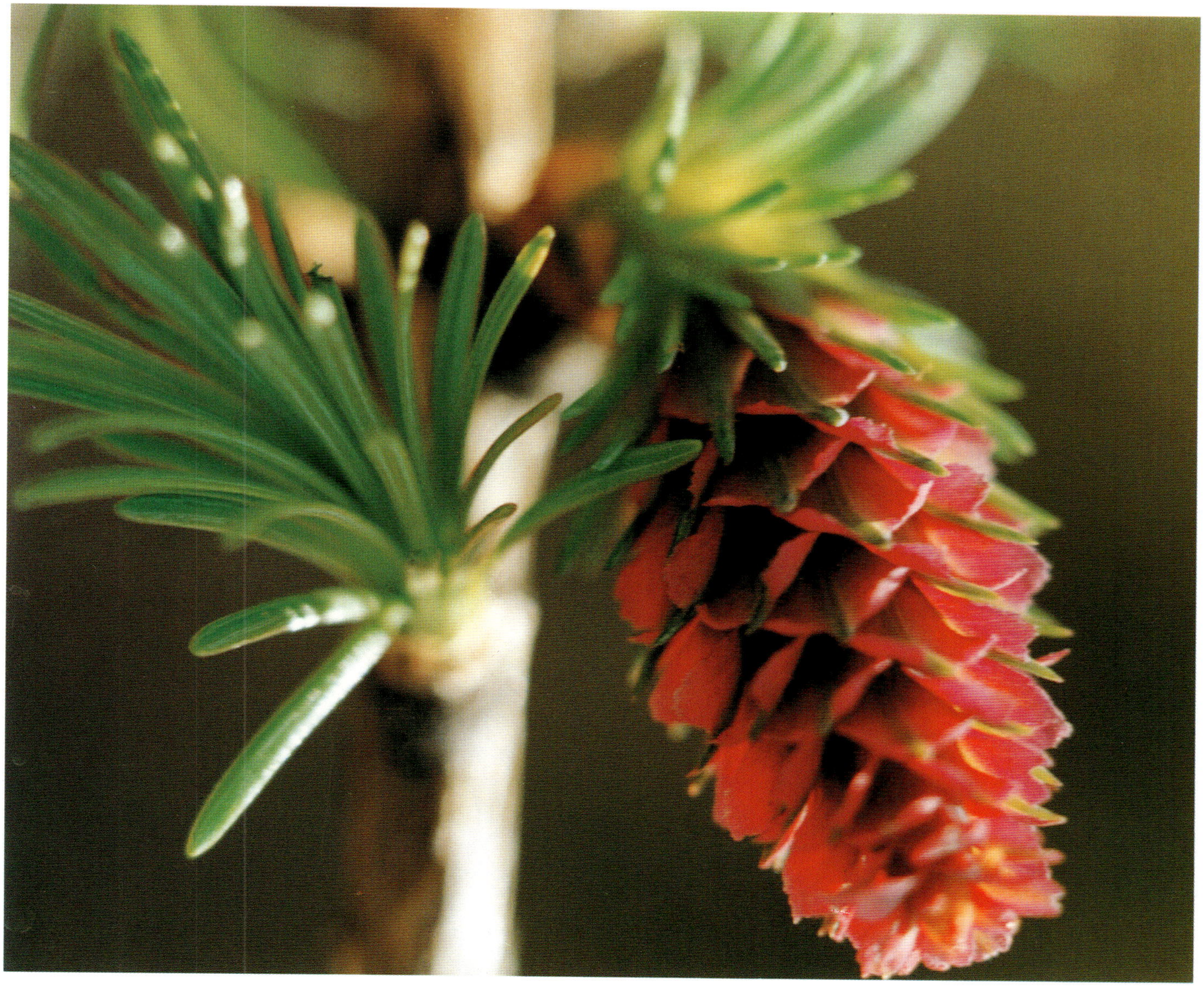

Larch
Selbstvertrauen

und befinden sich am selben Zweig, wie die kugeligen, schwefelgelben Staubblüten. Schon im Herbst des gleichen Jahres reifen die beflügelten Samen aus. Allerdings vergehen bis zu 30 Jahre (eine ganze Saturnumlaufzeit durch den Tierkreis), ehe die Lärche zum ersten Mal blüht.

Die Lärche ist harzhaltiger als die Kiefer, und das Harz ist von besserer Qualität. Das daraus gewonnene »venezianische Terpentin« ist geradezu edel. Es riecht fein-würzig, schmeckt ein wenig bitter und wirkt erwärmend, erweichend, durchblutungsfördernd, wundheilend, keimtötend und schleimlösend. Es findet Verwendung in Brustsalben, gegen Lungen- und Halsentzündungen und in desinfizierenden Wundsalben. Das keimhemmende Harz kann, wie das der Kiefer, bei Erkältungen gekaut werden; da es aber die Niere reizt, sollte man nicht zuviel davon nehmen. Abkochungen der weichen Nadeln eignen sich als Badezusatz bei Erkältungen, Haut- und Nervenprobleme. Rudolf Steiner spricht von besonders stark wirkenden »Sternenformkräften«, die in dem aus den Nadeln gewonnenen Balsamsaft vorhanden seien.[197] Einst glaubte man, Lärchenholztafeln könnten ein Haus gegen Feuergefahr schützen. Zu Walpurgis steckte man vorsichtshalber einige Lärchenzweiglein in die Fenster und über die Tür, um den bösen Blick oder den faulen Zauber fliegender Hexen abzuwehren.

Wir sehen also, der lichte, liebliche Baum hat durchaus eine fürsorgende, menschenfreundliche Ausstrahlung. Er verdrängt auch nicht, wie andere Nadelhölzer, fremde Gewächse aus seiner Umgebung. Im Gegenteil, sein herbstlicher Nadelfall düngt den Boden für Gräser, Kräuter, Pilze und Gebüsch.

Unter den dunklen Tannen und den alten, knorrigen Kiefern nahm das noch hellsichtige Landvolk vergangener Tage listige, mürrische Gnomen wahr. In den Lärchen aber sah man stets freundliche Waldfeen (süddt. *Salige*), die dem einsamen Wanderer oder dem Hirten erschienen. Wenn sich jemand in den Bergwäldern verirrte, zeigten ihm diese weiblichen Lichtgestalten den Weg. Gelegentlich halfen sie armen Bäuerinnen bei der Geburt, wenn keine Hebamme zur Stelle war. Manchmal kamen sie, ohne ein Wort zu sagen, in die Spinnstube und halfen beim Spinnen. Sie verlangten keinen Lohn, denn, wie schon die herbstliche Pracht der Lärchen anzeigt, besitzen sie Gold in Fülle. Wenn einer gut zu ihnen und ihren Bäumen war, gaben sie ihm gelegentlich auch etwas von ihrem Reichtum ab. Von Geldsäcken und Brotkästen ist da die Rede, die nie leer wurden.[198] Aber es war sicherlich vor allem das Gold der Weisheit und das Brot des Geistes, welches sie denjenigen schenkten, deren Herzen rein und gut waren.

Früher, in gemächlicheren Zeiten, gab es noch vielerorts Bäume, in denen die Waldfeen eine Herberge fanden, vor allem Lichthölzer, wie die Linden, Birken und eben auch die Lärchen. Diese Wesen sind Frauengestalten von strahlender Schönheit; jedes Volk kennt sie. In Griechenland hießen sie *Dryaden*, die Edda spricht von *Inwiedien* und die Inder kennen sie als die bezaubernd schönen *Yakshi*, die Bräute des unterirdischen Schatzhüters, die in den mächtigen Feigenbäumen wohnen. Bei den Germanen galten die Baumfrauen, die *Disen* oder *Idisen*, als Dienerinnen der *Freya*. Von den Bäumen, in denen sie wohnen, konnten Frauen sich Kinder holen, denn die Baumfeen haben Zugang zu den Orten, in denen sich ungeborene Seelen aufhalten. Noch bis zum Anfang der Neuzeit gab es in den Alpenländern solche uralten Lärchen, von denen man Kinder, vor allem Knaben holen konnte.

Einem höchst materialistischen Zeitalter, welches die Wirklichkeit nur »draußen« sucht und den wägbaren, meßbaren Oberflächen seine Aufmerksamkeit zuwendet, erscheinen diese Dinge als reinste Phantasterei. Heilige Bäume wurden längst gefällt, die Felder rationalisiert und viele Wälder zu Baumplantagen degradiert. Dort flohen die Naturgeister und Baumelfen; nur in wenigen abgelegenen Gegenden, in unwegsamen Mooren oder auf Bergeshöhen kann man sie noch erleben. Hoch im Gebirge, bis zu 2400 m Höhe, gedeiht die Lärche. Dort sind die *Saligen* und ihre Spielgefährten, die Gemsen, noch anzutreffen. In den Alpenländern wird ihre Anwesenheit oft durch Marienbilder angedeutet, die an großen, alten Lärchen angebracht sind. Aus Tirol und dem Wallis wird von Lärchen berichtet, aus deren Stämmen sich von ganz allein, auf wundersame Weise, Marienbilder formten. Diese sollen auf Vorbeigehende eine ungeheure Anziehungskraft ausgeübt haben. Fromme Bauern sägten derartige Gebilde heraus, kunstfertige Holzschnitzer brachten die Züge klarer zum Vorschein, Priester weihten die Schnitzereien der Mutter Gottes und stellten sie in Kapellen auf.[199]

Man könnte meinen, dieser zarte, lichte Venusbaum sei schwächer als andere Bäume. Das Gegenteil ist der Fall: Als suche sie das Himmelslicht, wagt sich die Lärche in schwindelnde Höhen und bis in die nördliche Tundra, wo sonst nur noch Latschenkiefer und Zirbelkiefer gedeihen. Aus diesem Grund steht der Lärchenzweig in der Blumensprache für »Kühnheit«, denn »die Lärche erhebt sich frei und kühn im Hochgebirge.«[200]

Auch das Holz ist keineswegs weich, wie vielleicht erwartet: Vielmehr ist es eines der zähesten Hölzer überhaupt, härter als das der Fichte, Kiefer oder Tanne. Dabei wächst es sechs Mal schneller als das ebenfalls harte Holz der Eiche. Harzgetränkt, ist es wurm- und wasserresistent und eignet sich für Eisenbahnschwellen, Pfähle, Stützpfeiler im Bergbau wie auch zur Herstellung von Booten, Bottichen und vielem mehr.

Selbstverständlich ist dieser Gebirgsbaum in England nicht einheimisch. Er wurde dort zuerst im Jahre 1639 eingeführt, weswegen weder Nicolas Culpeper in seinem *Compleat Herbal*, noch der Barde Taliesin im *Cad Goddeu*, etwas über die Lärche aussagen. Inzwischen hat man sie vielfach angepflanzt; sie gedeiht auch im Flachland.

Bach fand in den Blüten der Lärche *(Larch)* ein Mittel für jene feinstrukturierten Menschen, denen es an Selbstvertrauen mangelt, die sich ständig unterlegen fühlen und an Minderwertigkeitskomplexen leiden, obwohl absolut kein Grund dafür vorhanden ist. Man kann sich gut vorstellen, daß die Lärche, hätte sie eine menschliche Persönlichkeit, sich den robuster wirkenden anderen Koniferen unterlegen fühlen könnte. Dabei ist sie diejenige, die robuster und aus härterem Holz gemacht ist. Zwischen den dunklen, mächtigen Tannen steht sie wie das häßliche Entlein, das nicht weiß, daß es ein Schwan ist.

Mit ihrer Lichtaura vermag die Lärche den Menschen, der an Minderwertigkeitsgefühlen leidet, wieder mit dem Licht seines höhern Selbst zu verbinden. Die *Larch*-Blütenessenz gibt den Impuls, mangelndes Selbstwertgefühl in kühnes Selbstvertrauen zu wandeln.

Willow – gelbe Weide

Die rund 200 Weidenarten Europas lassen sich schwer eindeutig bestimmen; gegenseitige Bestäubung läßt die Grenzen der einzelnen Arten verfließen. Die gelbe Weide oder Dotterweide *(Salix vitellina)* hat lanzettenartige, dunkelgrüne Blätter und ist vor allem an den dottergelben Zweigen zu erkennen. Der lateinische Name der Art, *vitellina,* bedeutet nämlich »dotterartig«.

Wie alle Weidengewächse *(Salicaceae)* ist die gelbe Weide zweihäusig. Das heißt, die männlichen und die weiblichen Blüten wachsen getrennt auf verschiedenen Bäumen. Auf umhüllende Kelchblätter oder bunte Kronblätter haben die Weidenblüten gänzlich verzichtet. Die männlichen Staubblüten ballen sich zu silbrig-weißen Kätzchen zusammen, die sich dann, in der Blütezeit von März bis Anfang Mai, mit gelben Pollen bedecken. Gleichzeitig blühen die grünen, lockeren, weiblichen Kätzchen. Ein summendes Völkchen – Bienen, Käfer, Schmetterlinge, Fliegen – angelockt von Nektar und süßem Duft, bringt die getrennten Geschlechter zusammen, indem es den klebrigen Blütenstaub auf die wartenden Narben trägt. Im Herbst reifen dann die schnellkeimenden, mit weißem Haarschopf versehenen, leichten Flugsamen heran.

Der schnellwüchsige Baum strotzt nur so vor Lebenskraft. Abgebrochene Ruten braucht man nur in den Boden zu stecken, schon wurzeln sie wieder an. Aber ebenso schnell, wie die Weide wächst, stirbt sie auch wieder ab. Das bleiche, weiche Holz fault weg und hinterläßt hohle Stämme, in denen sich eine vielgestaltige Fauna einnistet.

Für Culpeper ist die Weide eindeutig ein Mondbaum. Wer würde ihr auch die lunare Signatur abstreiten wollen? Dem erdnächsten Gestirn gehört alles schnell Wachsende und Vergehende, alles Weiche, Faulige, Biegsame, Wässrige ud Empfängliche. Als »mondhaft« zu bezeichnen sind die morastigen Niederungen, Bachufer und Quellgebiete, in denen die Gattung *Salix* (vom keltischen *sal* = nahe, *lis* = Wasser) gedeiht. Mondhaft sind auch die biegsamen, zum Korbflechten vorzüglich geeigneten Ruten, sie entbehren jeglicher saturnischer Härte. Das Wort »Weide«, von dem indogermanischen Wortstamm »uei-« abgeleitet, bedeutet so viel wie »biegen, winden, flechten«.

Als Mondbaum gehört die Weide der schicksalswebenden weißen Göttin, der Quell- und Mondgöttin. Die Mythologie verbindet den Baum mit der Totengöttin *Persephone*, der schrecklichen Zauberin *Hekate* und den Nymphen *(Najaden)* der Quellen, Flüsse und Teiche, die als Töchter der Unterwelt das Tor zum Hades behüten, den Eingang zum gebärenden und verschlingenden Schoß der Erdenmutter. Die unheimlichen, wäßrig-nebeligen Orte, an denen die Weiden wachsen, galten in archaischen

Zeiten als Übergänge zur Unterwelt, als Schwellen zwischen den Reichen der Lebenden und der Toten, an denen sich auch Gespenster mit Vorliebe aufhalten.

Der Weidenbaum ist also ein Hexenbaum. Diesen Zusammenhang ergeben schon die miteinander verwandten Worte der englischen Sprache: *wicker* (Weidenzeug, Flechtweide, Weidenkorb), *wicked* (böse) und *witch* (Hexe). In die Mitte des keltischen Weidenmonats, vom April-Vollmond bis zum Mai-Vollmond, fiel das große Hexenfest (Walpurgis). Einst war dieses Fest *Beltaine*. Zu den Schattenseiten dieses keltischen Festes gehören die für uns unvorstellbar grausamen Menschenopfer. Symbolisch für die Erneuerung des Lebens durch Feuer und Wasser, wurden Auserwählte in Weidenkörbe gesperrt, verbrannt und ins Wasser gestürzt.[201] Die Weide (*Saille*) verkörpert den fünften Buchstaben, das »S« des keltischen Baumalphabets. Die Zahl hat einen bedeutsamen Stellenwert; es ist die Zahl der Hexengöttin, die ihr Reich mit einem Weidenzweig-Zepter regiert.[202]

Noch immer verbindet ländlicher Volksglaube den Hexenkult mit den Weiden. Märchen erzählen von jungen Hexen, die nachts in hohlen Weiden veschwinden und als Katzen wieder zum Vorschein kommen. Der Aberglaube meint, daß Rauhreif und Nachtfröste entstehen, wenn Hexen den Morgentau mit Weidenruten abstreifen. Mit Flöten aus Weidenholz vermögen diese Unholde zerstörerische Winde heraufzubeschwören. Auch rächen sie sich für das vermeintliche Unrecht, welches die Gesellschaft ihnen zufügt, indem sie Weidenzweige verknoten und dadurch den Menschen und dem Vieh Krankheit und Seuche anhexen. Eine Beschwörungsformel aus dem Fingeralphabet des irischen Hexenkults lautet:

> Weidenstab, Ohrfinger
> Durch die Kraft des Wahrsagens
> Presse Geständnisse aus dem Mund
> Eines modernden Leichnams.[203]

Immer wieder wird die Weide mit Trauer, Tod, Trennung und Schwermut in Verbindung gebracht. Die Symbolik ist uralt; sie geht in die Steinzeit zurück, als Jäger ihre Pfeilspitzen den lanzettenförmigen Blättern der Weide nachempfanden. Mit diesen töteten sie die Beute und schickten die Tierseelen zu der seelenhütenden Göttin in die Unterwelt zurück. Urgeschichtler haben sogar aus Weidenstämmen geschnitzte, paleolithische Kultpfähle entdeckt, auf die die Köpfe der getöteten Jagdtiere gesteckt wurden.[204]

Auch bei den Germanen galt die Weide als Toten- und Gespensterbaum, und das Tragen eines Weidenzweiges galt als entehrende Strafe. In der Bibel (Psalm 137) erscheint die Weide ebenfalls als Baum des Trübsinns:

> An den Wassern zu Babel saßen wir und
> weinten, wenn wir an Zion dachten;
> Unsere Harfen hingen wir an die Weiden,
> die dasselbst sind.

Weiden ziehen Lebensmüde und Selbstmörder an. Judas soll sich an einem Weidenbaum erhängt haben – seitdem werden Weiden hohl. Der Unschuldige, den er verraten hatte, wurde mit Weidenruten furchtbar gegeißelt, ehe man ihn dem Kreuzestod auslieferte. Darob wurde der Baum so betrübt, daß er die Zweige hängen ließ und zur Trauerweide wurde. Palmsonntag – der Tag an dem Jesus kurz vor seiner Passion in Jerusalem einzog – feiert man in den Kirchen Nordeuropas noch immer mit Weidenzweigen, welche hier die Palmwedel ersetzen.

Die Blumensprache bestätigt den freudlosen Aspekt der Weide. »Wer Weidenblätter trägt, der zeigt an, daß er einsam und verlassen ist«, heißt es bei der Augsburger Nonne Hätzlerin. In England bedeutet ein in den Hut gesteckter Weidenzweig abgewiesene Liebe. Als Zeichen des Liebesabschieds werden Weidenzweige gereicht.[205]

Die hier beschriebenen Assoziationen erfaßte Edward Bach intuitiv, als er in den Blüten der Dotterweide ein Mittel für jene einsamen und verbitterten Persönlichkeiten fand, die sich selbst als »Opfer des Schicksals« ansehen. Die *Willow*-Essenz gibt der Seele den Anstoß, sich aus der Rolle des Opfers zu befreien und sich allmählich als Meister des eigenen Schicksals zu begreifen.

Medizinisch hat die Weide eine lange Geschichte. Im Altertum traute man dem Baum der Hexengöttin *Hekate* zu, den männlichen Samen zu schädigen und die Empfängnis zu verhindern. Die Weide galt bei den Griechen als »kalter« Baum, als Dämpfer der Lust. Ebenso wie eine Abkochung der Rinde hohes Fieber senken kann, so würde sie auch das Fieber der Leidenschaft löschen können. Im Mittelalter galten Weidensamen und -blätter als Anaphrodisiakum. So wurde der einstige Hexenbaum für die Christen zum Baum der keuschen, reinen, unbefleckten Maria. Noch zu Beginn der Neuzeit verschrieb der Kräuterarzt Matthiolus einen Absud von Weidenblättern zur Minderung von Lust und Unkeuschheit.

Andererseits vermag dieselbe Göttin, die Leben und Fruchtbarkeit vernichten kann, diese auch wieder herzu-

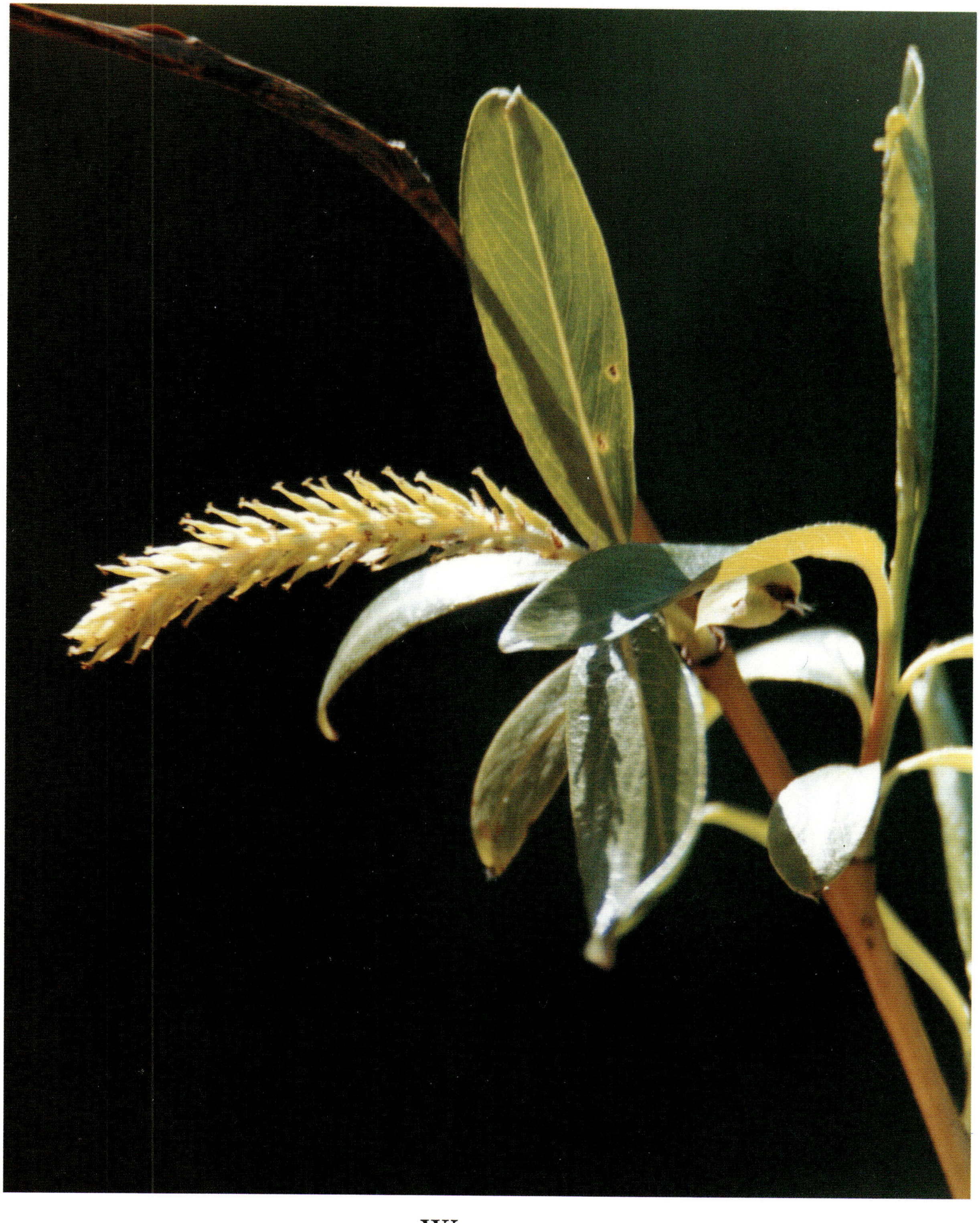

Willow

Schicksalsannahme

stellen. Mittels eines Weidenzweiges besprengt *Kuanyin*, die ostasiatische Göttin der Barmherzigkeit, ihre Anhänger mit dem Nektar des Lebens und schenkt ihnen den Kindersegen. Auch bei uns legte man Kinder gerne in Wiegen aus Weidenholz.

Mächtige Vitalkräfte leitet die Weide aus dem feuchten Untergrund nach oben. Ebenso mächtig saugt sie das astralische Feuer aus kosmischen Höhen und trägt es in einem überstürzten, überschwenglichen Blühvorgang in das naßkalte Frühjahr hinein. Das Blühen wartet nicht einmal, bis sich die grünen Blätter voll entfalten. In der Weide ringen also die oberen und unteren Elemente, Feuer und Wasser, miteinander. Im Spannungsfeld der wäßrigen Kühle und dem entzündlichen Blühprozeß entsteht auf biochemischer Ebene *Salicin*.

Salicin, ein wasserlösliches Glykosid, wird von mehreren Pflanzen gebildet (Primeln, Mädesüß, Sumpfbirke), in denen sich ein starkes, luftiges Blühen mit kühler Nässe verbindet. Salicin scheint das Blütenfeuer abzufangen und zwischen beiden Tendenzen ein Gleichgewicht herzustellen. Im menschlichen Mikrokosmos spielt Salicin, aus dem im Körper Salicylsäure gebildet wird (sozusagen ein »natürliches Aspirin«), eine ähnliche Rolle wie in der Pflanze: es fängt die Hitze ab und treibt Wasser (Schweiß und Harn). Da es überschüssige Harnsäure aus den Geweben spült und schmerzlindernd wirkt, ist eine Abkochung der Weidenrinde ein gutes Mittel bei Rheuma, Gicht und Hexenschuß (rheumatische Rückenschmerzen).[206]

Die Salicylsäure drückt das Fieber, indem sie direkt auf das Zentrum der Wärmeregulation im Mittelhirn einwirkt. Reverend E. Stone, ein englischer Geistlicher, entdeckte 1763 in der bitterschmeckenden Weidenrinde den geeigneten Ersatz für die teuere Chinarinde, zur Bekämpfung des Sumpffiebers (Malaria), welches den Patienten zwischen Hitze- und Kälteschüben hin und her schüttelt. Aber nicht in jedem Fall sollte ein Fieber unterdrückt werden. Das Fieber, das erkannte schon Hippokrates, kündet vom Kampf zwischen dem Lebensgeist und dem Tod. Es ist ein Feuer, mit dem das höhere Selbst Leib und Seele von Neuem zu ergreifen sucht, damit der Mensch seiner irdischen Lebensaufgabe nachkommen und sein Karma erfüllen kann.

Edward Bach war nicht an der Salicylsäurewirkung interessiert, die den Feuerprozeß abfängt. Ganz im Gegenteil interessierte ihn die kosmische Feuerkraft in den Blüten, die sich so mächtig mit der wäßrigen Kühle auseinandersetzt. In potenzierter Aufbereitung vermögen die Weidenblüten jene verbitterten, grollenden Seelen zu befreien, die sich in den düsteren, kalten Höllen der unheimlichen Schicksalsgöttin *Hekate* befinden. Es muß Bach viel Kraft gekostet haben, der Göttin – oder anders gesagt, den tieferen Schichten des Unbewußten – das Geheimnis der Weidenblüte zu entreißen.

Früher verwendete man Heilmittel aus der Weide nicht nur innerlich. Oft knotete man die Schmerzen und Gebrechen in ihre Zweige oder keilte sie in Weidenstämme. Gichtknoten glaubte man auf die knorrig vernarbten Gebilde am Stamm übertragen zu können. Dabei durften die richtige Einstellung und der richtige Spruch, wie z. B. der folgende, nicht fehlen:

Ach, du lieber Weidenmann,
Ich rüttle dich, ich schüttle dich,
Ich bringe dir alle meine Schmerzen,
Ich bringe dir meine sieben und siebzig Schmerzen,
Im Namen Gottes ...[207]

Unbewußt erkannte man dabei die seelische Dimension vieler dieser Leiden, erahnte, daß Gicht und Rheuma auch mit mangelnder seelischer Wärme zu tun haben könnten und Hexenschüsse mit negativen Gedanken. Der Baum mit der bitteren Rinde konnte Bitterkeit und Kälte besser verkraften als man selbst. Man gab der schwarzen Göttin das ihrige zurück.

Aspen – Espe, Zitterpappel

Der nächste Baum, den der walisische Arzt in jenem Frühjahr (1935) entdeckte, war die Espe oder Zitterpappel (*Populus tremula*), auch Flatterpappel oder Ratterbaum genannt. Wie die Dotterweide ist die Espe ein Weidengewächs *(Salicaceae)*, und wie alle Angehörigen dieser Familie ist der schlanke Baum zweihäusig. Seine rötlich-grauen, seidig-glänzenden, herabhängenden männlichen Kätzchen befinden sich auf anderen Baumexemplaren, als die eher grünlichen weiblichen Kätzchen. Noch vor Laubausbruch, von März bis Anfang April, erscheinen die duft- und nektarlosen Blüten. Sie lassen den Wind die Kurierdienste der Bestäubung verrichten.

Der lichtliebende Baum mit glatter, hellgrauer Rinde, ist eine echte Pionierpflanze. Den Spuren der schmelzenden Gletscher folgend, besiedelte die Espe, zusammen mit der Birke als erste die wüsten, steinigen Böden des Nordens. Noch immer wächst sie bis an den Polarkreis heran und auf Bergen bis zu 2000 m Höhe. Als typischer Pionierbaum steckt die Espe voll sprühender Lebenskraft. Sie wächst und vermehrt sich schnell, aus ihren oberflächlichen Wurzeln sprießen immer wieder frische Wurzelschößlinge hervor. Auf den von Wind und Regen entblößten Flächen an Berghängen sämt sie sich so gewaltig aus, daß ganze Haine gleichaltriger Bäumchen auf einmal entstehen.

Vor allem aber ist es das flatternde Laub des Baumes, welches die Aufmerksamkeit auf sich zieht. Die runden Blätter haben lange, abgeglättete Stiele, so daß sie beim leichtesten Windhauch erzittern. Oft ist der Wind gar nicht spürbar, dennoch vibriert der ganze Baum. Wenn sich das Laub im Herbst hell gelb färbt, vermag der Baum den Betrachter so zu bannen, als stünde ein schimmerndes Elfenwesen vor ihm. Doch braucht man die Espe gar nicht zu sehen, um ihrer gewahr zu werden: das zitternde Laub spricht mit abertausend Zungen. Als Baum, der auf unsichtbare Winde reagiert, galt die Espe vielerorts als Zauberbaum, in dessen Lispeln Magier und Schamanen die Stimmen der Geister vernahmen.

Die Volksimagination assoziierte den Zitterbaum, trotz seiner lichten Erscheinung, wie die nahverwandte Weide mit Andersweltlichem und Übersinnlichem. Auch mit vager Furcht wurde er in Verbindung gebracht. In der überlieferten Blumensprache bedeutet das Tragen von Espenblättern »Furcht in angehender Liebe und in einem Verlöbnis«. Und wenn einem Blätter gegeben werden, soll man sich vor Schwätzern in Acht nehmen.[208]

Bei den Griechen galt die Zitterpappel als Unterweltbaum, als Sinnbild der Totenklage. Die Sage erzählt von den Heliaden, den Töchtern des Sonnengottes, die sich wegen des Todes ihres Bruders Phaeton vor Gram schüttelten und unaufhörlich weinten. Sie hatten nämlich den Sonnenwagen ihres Vaters unerlaubt für den leichtsinnigen Bruder angespannt. Da dieser aber die feurigen Rosse nicht zügeln konnte, mißglückte sein Höhenflug. Er verbrannte fast die Erde und verunglückte tödlich. Die erschütterten Schwestern wurden in Zitterpappeln verwandelt, ihre Tränen in lauter Bernsteine. Eine andere griechische Sage berichtet von Herkules, der sein erhitztes Haupt mit kühlem Espenlaub umwand, nachdem er den bösen Riesen Kakos erschlagen hatte. Wahrscheinlich tat er dies, um die zürnende Erdmutter zu besänftigen, denn die groben Riesen gehören zu ihren Lieblingskindern.

Im alten Britannien galt die Espe ebenfalls als unheimlicher Totenbaum. So benutzten die Sargtischler in Irland und Schottland Espenzweige, um den Sarg eines Gestorbenen auszumessen. Bei den germanischen Völkern benutzte der Schreiner zu diesem Zweck gewöhnlich eine Holundergerte. Holunderzweige bestehen, wie die der Espe, aus weichem, bleichem, zerbrechlichem Holz, und können das Tor zum Reich der Hölle, der Tötengöttin, öffnen.

In dem Gedicht *Cad Goddeu* wird die Zerbrechlichkeit des Baumes angesprochen: »Die ausdauernden Pappeln, sehr oft gebrochen im Kampf«, heißt es da. Im altkeltischen Baumkalender markiert die Espe die Herbst-Tagundnachtgleiche, also jene Zeit im Jahresrad, in der es mit dem Licht abwärts geht, in der die Nächte länger werden als die Tage. Im Baumalphabet steht die Zitterpappel für den Selbstlaut »E» (*Eadha*).

Auch die christlichen Legenden, die sich um den Baum ranken, zeugen weniger von glückhaftem Inhalt, sondern dienen eher der ernsthaften Ermahnung. Als die Heilige Familie auf der Flucht vor Herodes durch einen Wald zieht, verneigten sich alle Bäume in tiefer Ehrfurcht. Nur die Espe verharrte in stolzem Hochmut. Da streifte der Blick des Christkindes den Baum. Bis ins Mark getroffen, zittert er seither!

Das mit diesem Baum verbundene Totenmotiv finden wir in christlicher Legende ebenfalls wieder. Das Holz des

Kreuzes sei Espenholz gewesen, so heißt es. Die Leiden und der Tod des Heilands erschütterten den Baum so sehr, daß er nicht aufhören konnte zu zittern.

Die Weide gehört eindeutig zu Mond und Unterwelt; die windbestäubte Espe, mit ihren wolligen, fliegenden Samen wird dagegen dem Merkur zugerechnet. Dieser flinke Planetengott hat leichten Zugang zur Totenwelt, ist aber nicht in ihr gefangen. Als Hermes ist Merkur der Totenführer. Er ist der Erzzauberer, der nicht zu fassen ist, dem aber die Geheimnisse der oberen und unteren Bereiche offen stehen. Er ist der Okkultist, der verborgene Dinge sieht und alle geheimen Sprachen versteht. Der schillernde Gott lehrte einst die Menschheit das Sprechen – die Espe, der sprechende Baum, gehört ihm ganz. Im Norden erkannte man in der Espe einen Baum des sprachbegabten Wind- und Zaubergottes Odin. »Od« ist auch der Seelenwind, der Menschenherzen wie Espenzweige, erzittern läßt.

Das hell glänzende, immer bewegte, flüssige Quecksilber ist das Metall dieses beflügelten Herrschers der Alchemisten, Okkultisten, Zauberer, Barden, Heiler und Gauner. Die flimmernden, nimmer ruhenden Blätter der Espe sind Quecksilber auf vegetabiler Ebene. Von einem Merkurbaum dieses Formates kann man mit Recht erwarten, daß Heilkräfte in ihm stecken. Wie die Weide enthält er Salicin, eine natürliche Vorstufe der Salicylsäure (»Aspirin«), Populin, ein bluthamsäuresenkendes Glykosid, sowie Gerbstoffe, ätherische Öle und Flavonide. Seit der Antike hat der Baum medizinische Bedeutung. Hildegard von Bingen kochte im Mai aus der Rinde eine Salbe, um »die üblen Säfte zu unterdrücken«, die als Rücken-, Kopf-, Lenden- und Gliederschmerzen auftreten. Noch immer benutzt man eine Pappelsalbe bei Rheuma, Verbrennungen und Hämorrhoiden. Dazu sammelt man im Frühjahr die klebrigen, bitter schmeckenden Knospen und kocht sie in Schweineschmalz, welches von der Haut aufgenommen wird. Die Indianer Nordamerikas bereiteten ähnliche Schmalze bei Entzündungen und Schmerzen, nur verwendeten sie Bärenschmalz.

Bei »wäßrigen Krankheiten« wie Rheuma, Gicht, Blasenleiden oder Prostatitis – also jene, die den untersonnigen Planeten, Mond, Merkur und Venus, unterstehen – wird ein Tee aus den Knospen gebraut. Die Rinde wirkt, wie die der Weide »kühlend« (fiebersenkend). Die heilige Hildegard von Bingen bereitete daraus auch Abkochungen als Badezusatz für diejenigen, die an »kalten Mägen« und Reißen leiden.[209] Die moderne Phytotherapie verwendet Auszüge aus Sprößlingen, Blättern und Knospen bei Prostataerkrankungen, chronischer Dünndarmentzündung und Leberschwäche. Homöopathische und spagyrische Tinkturen aus *Populus tremula* finden bei verschiedenen Leiden des Harnsystems Verwendung. Einst glaubte man sogar längere Haare bekommen zu können, wenn man einige der eigenen Haare in einem Loch im Stamm des Baumes einschließt. Analog zum merkuriellen Wachstum der Espe, würde auch der eigene Haarschopf florieren.

Edward Bach entdeckte in den Blüten der Zitterpappel ein Mittel für jene dünnhäutigen Persönlichkeiten, die an vagen, unerklärlichen Gefühlen der Angst und an unbegründeten Vorahnungen leiden. Häufig handelt es sich um Menschen, die »seismographisch auf die Atmosphäre ihrer sichtbaren und unsichtbaren Umgebung« reagieren.[210] Oft sind diese Kinder des Planeten Merkur übersensitiv und mit übersinnlichen Fähigkeiten begabt. Sie finden dennoch nicht durch den Dschungel des Okkultismus und Aberglaubens hindurch, solange bis sie vom höheren Selbst berührt werden, wie die Espe in christlicher Legende vom Blick des vorbeiziehenden Christus.

Die *Aspen*-Blütenessenz vermag die Persönlichkeit mit dem höheren Selbst zu verbinden. Dabei verwandeln sich die düsteren, negativen *Aspen*-Qualitäten in positives Mitschwingen mit den nicht-materiellen Ebenen des Daseins, woraus ein gesundes Verständnis für diese Ebenen erwächst.

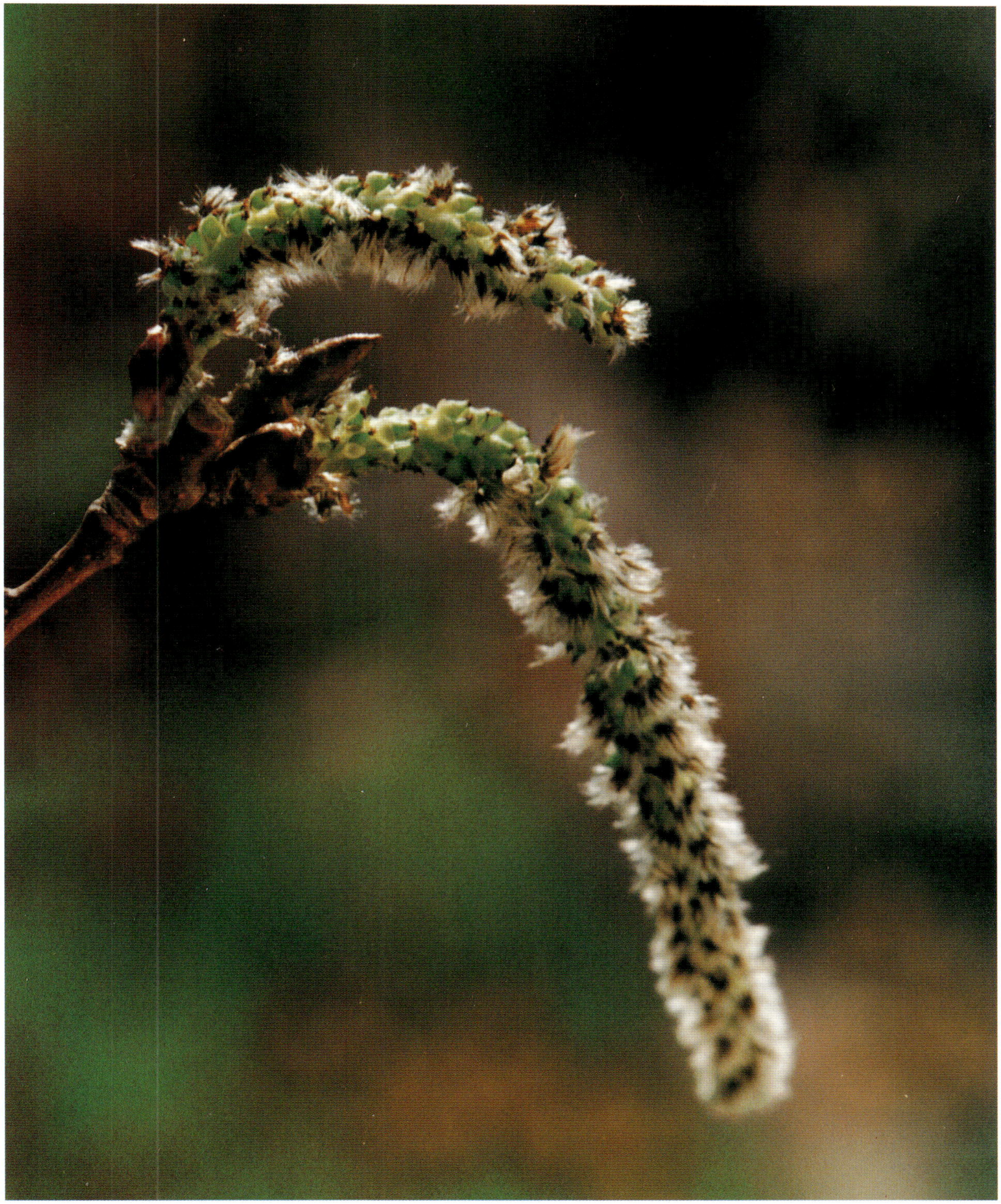

Aspen

Bewußte Sensibilität

Hornbeam – Weissbuche, Hainbuche

Die Hainbuche *(Carpinus betulus)*, auch Weißbuche, Hagebuche, Hornbaum oder Eisenbaum genannt, ist ein weiterer kätzchentragender, windbestäubter Baum. Er sieht der Buche ähnlich, ist mit seinen höchstens 25 m Höhe aber viel kleiner und gehört mit der Haselnuß zu den wenigen Arten der Familie der Haselnußgewächse *(Corylaceae)*. Staubblüten und Stempelblüten befinden sich getrennt auf dem gleichen Baum. Sie bestehen aus Kätzchen, wobei sich die einzelnen Blüten unter schuppenförmigen Hochblättern (Brakteen) verbergen. Nach der Bestäubung im April oder Mai fallen die männlichen Kätzchen verblüht von den Zweigen, während sich in den weiblichen Kätzchen winzige Nüßchen entwickeln. Diese sind von hellgrünen, papierartigen, dreiteiligen Deckblättern umhüllt und werden schließlich vom Wind davongetragen.

Kätzchentragende Bäume, wie Hainbuche, Birke, Pappel, Hasel und andere, besiedelten die nacheiszeitlichen, baumlosen Regionen, auf denen einst altsteinzeitliche Großwildjäger riesigen Herden von Rentieren, Mammut-Elefanten und Büffeln nachjagten. Die Bäume kündeten ein neues Zeitalter an, die Mittelsteinzeit. In dieser Epoche, die die Seßhaftigkeit einleitete, schwand das instinktive, hellseherische, »atlantische« Bewußtsein immer mehr und der Mensch machte zunehmend von seiner Denkfähigkeit Gebrauch.

Die Bezeichnung Hagebuche deutet schon an, daß man den Baum einst zum Einhegen von Feldern und Gehöft anpflanzte. Wie die wilde Pflaume, der Weißdorn oder die Haselnuß, wurde die Hainbuche Teil der neuerdachten Grenze, welche die kultivierte Welt der Menschen von der Wildnis der undomestizierten Tiere und der Walddämonen trennte. Wie die anderen Heckengewächse, wurde die Hainbuche dabei selbst zum Vermittler zwischen den verschiedenen Bereichen. In ihrem Schatten saßen die *Hagazussa*, die »Hexen«, die noch immer mit den nun unheimlich gewordenen Mächten verkehrten, und aus ihren Zweigen konnte man Zauberstäbe schnitzen. Wahrscheinlich deswegen wird der Baum in französischer Sprache *Charme* (Zauber) genannt. Wie die Haselnußgerten, gelten auch die Ruten der Hainbuche als Leiter für unsichtbare Energieströme. Dementsprechend hat sie auch der Aberglaube nicht unbeachtet gelassen. Ritter von Perger berichtet beispielsweise von einer 600 Jahre alten Hainbuche beim Kloster Germersheim, unter der man an besonderen Nächten ein Leuchten wahrnehmen konnte. Manchmal saß auch ein schreckliches Tier mit tellergroßen Augen darunter. In der Mainacht – also dem Hexenfeiertag Walpurgis – glühten heiße Kohlen in der Nähe des Baumes. Hatte jemand den Mut, eine dieser Kohlen zu ergreifen, so besaß er am nächsten Morgen einen Goldklumpen.[211]

Als Heckenbaum, der die grausame Verstümmelung einer Gärtnerschere gut verträgt, ist er noch heute bei jenen beliebt, die allzugerne der Natur ihre Vorstellungen aufzwingen. Weil der Sonnenkönig Ludwig XIV. ihn in seinen geometrisch angelegten Gärten zu Versailles überall anpflanzen und zu labyrinthartigen Laubengängen *(Berceaux)* zurechtstuzen ließ, kam der Baum überall in Mode. Als das Sinnbild für die Zierde bürgerte er sich sogar in der französischen Blumensprache ein.

Das Auffallendste an der Hainbuche, das zugleich ihren Charakter am ehesten offenbart, ist der glatte, eisenfarbig dunkelgraue, »muskulöse« Stamm. Die langgezogenen Wülste der Stämme und Hauptäste bringen die krampfhaft angespannten Leiber von Bodybuildern, Berufsboxern oder Ringern in den Sinn. Wer von diesem Baum besonders starkes Holz erwartet, wird nicht enttäuscht sein. Das schwere, zähe Holz wiegt doppelt so viel wie das der Pappel oder der Weide. Zu Recht trägt der Baum die Bezeichnung Hornbaum oder Eisenbaum (engl. *Ironwood*). In jenen Zeiten, als das Eisen noch knapp und teuer war, nutzte man das schier unverwüstliche Holz als Eisenersatz und fertigte daraus Schrauben, Walzen, Zahnräder, Hackklötze, Stiele, Schläger und andere Gegenstände. Außerdem brennt das Holz auch sehr heiß. Das harte Hagebuchenholz hat sogar unseren Sprachschatz bereichert: eine »hahnebüchene« Lüge oder »hanebüchener« Unsinn ist so unglaublich grob, derb oder extrem hart, wie das Holz dieses Baumes.

Eindeutig gehört dieser Baum dem hitzigen, eisernen Planeten Mars an. Wie die Anwesenheit von Flugsamen und die Windbestäubung andeuten, ist es jedoch ein von Merkur gefärbter Mars. Im alten England schnitt man aus seinen Zweigen Wünschelruten, aber nicht um Wasser zu finden oder Diebe aufzuspüren, wie mit Weiden-, Birken- und Haselruten, sondern vor allem, um unterirdische Metalladern und Erzvorkommen zu entdecken.

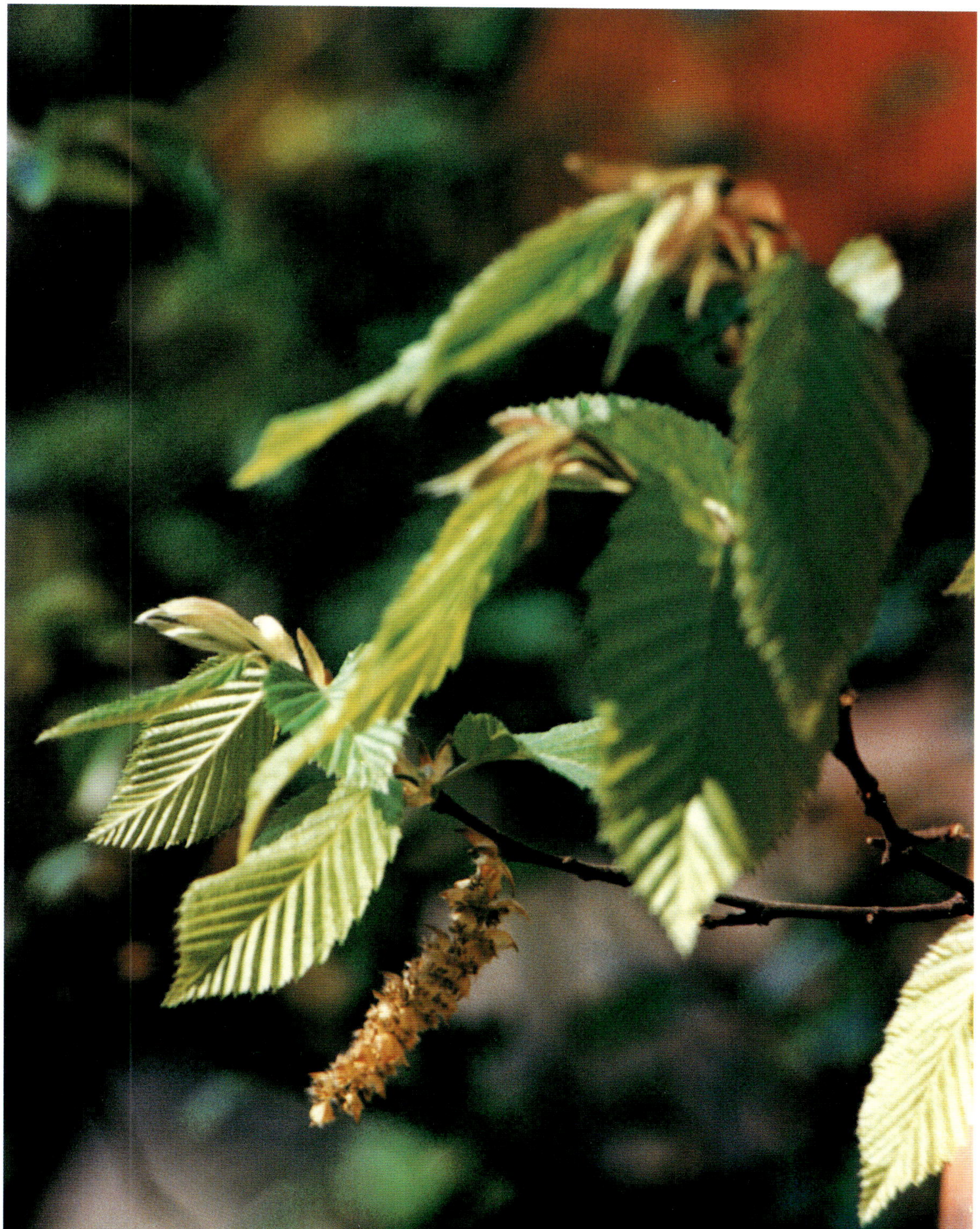

HORNBEAM
Antriebskraft

Bach präparierte die Kätzchen der Hainbuche und entdeckte dabei das probate Heilmittel für jene, die das Gefühl haben, nicht genug Kraft für ihre täglichen Aufgaben aufbringen zu können, und die glauben, immer wieder körperliche und vor allem geistige Stärkung zu benötigen. Es handelt sich um »anämische« Persönlichkeiten, die Eisen brauchen, wenn auch nicht in grobstofflicher Form. Sie brauchen die Spannkraft, den Antrieb und die geistige Frische, die der Planet Mars zu geben vermag. Bach-Therapeuten erkennen die Müdigkeit des *Hornbeam*-Zustandes vor allem als eine kopflastige Müdigkeit, eine mentale Erschöpfung.

Der Schädel, der härteste Teil des menschlichen Körpers, ist Sitz des Nervensystems, welches die physische Grundlage aller mentalen Funktionen bildet. Der Kopf steht in dialektischem Verhältnis zum unteren Pol, den weichen Gedärmen und Geschlechtsorganen. Im Unterleib muß das wache Bewußtsein dumpfen, unterbewußten, vegetativen Stoffwechsel- und Fortpflanzungsvorgängen weichen. Mars wirkt direkt im unteren Leibespol, in der Hitze der Verdauung und des Geschlechtsaktes. Die martiale Härte der Erektion ermöglicht das Entstehen neuer Generationen. Im Kopf wirkt das Mars-Prinzip weniger physisch. Hier kommt es als geistige Spannkraft, Erkenntnistrieb und Schaffenswille zum Ausdruck. Der martiale Trieb wird hier mit Hilfe des Merkur zum intellektuellen Trieb, zur mentalen Potenz. Ein derartiger merkurialer Mars, im Sinne der astrologischen Kräuterkunde, ist in der *Hornbeam*-Essenz vorhanden.

Schon die Bezeichnung *Hornbeam* (Hornbaum) weist auf bestimmte mit dem Kopf verbundene Kräfte hin. Hörner sind verhärtete Auswüchse des Schädels. Den Huftieren dienen sie als Ausdruck ihrer Fähigkeit sich zu behaupten. Das Wachstum des Hirschgeweihs folgt dem sexuellen Zyklus und ist Ausdruck der Energie, die zur Schaffung und Erhaltung der Territorialität und zur Reproduktion erforderlich ist. Biodynamische Bauern meinen, daß die Hörner der Wiederkäuer auch als »Kondensatoren« oder Verstärker dienen, welche Impulse aus unterbewußten Leibestiefen empfangen und dem Bewußtsein näher bringen. Enthörnte Rinder und Ziegen zeigen weniger »Intelligenz«, sie sind instinktunsicherer und wirken »schläfriger«.[212] Mit Hörnern auf dem Kopf wurden viele martiale Kämpfer- und Willensnaturen, wie Moses oder Alexander, dargestellt. Die in altsteinzeitlichen Höhlengemälden abgebildeten »Zauberer« tragen Hörnerkappen und Geweihmasken, ebenso wie ihre Nachfahren, die Schamanen. Folglich werden auch Götter und Dämonen, welche Menschen führen oder verführen und zu neuen Taten anfeuern, häufig gehörnt dargestellt. Das Trinkhorn *Shiva-Sharvas* des alten himalayischen Schamanengottes enthält das Lebenselixier *Soma*, welches die Götter mit Tatendrang berauscht, den Sehern Inspiration und der Erde Fruchtbarkeit spendet.

Bilder dieser Art sprechen von Energien, die im Kopf zum Ausdruck kommen, die aber mit dem körperlich-seelischen Kraftreservoir verbunden sind. Ähnliche Energien müssen schon die Kelten bei der Betrachtung des Hornbaumes und der Haselnußgewächse im allgemeinen empfunden haben. Der lateinische Name der Gattung der Hainbuchen, *Carpinus*, entstammt dem keltischen *Car* (Holz) und *Pin* (Kopf), also »Holzkopf«. Das Holz ist tatsächlich knochenhart und unter der Rinde weiß wie ein Schädel. Die ganze Familie hat Bezug zum Kopfhaften. Der Familienname *Corylaceae* entstammt dem griechischen *Korys* (Helm oder Haube). Die Hülse, die die Haselnuß bedeckt, erinnert an den Helm, den sich der Krieger über das Haupt stülpt. Die Haselnuß, die allernächste Verwandte der Hainbuche, galt bei den Kelten und Germanen als fruchtbar machend. Sie leitet die Energie der Ahnen in die lebende Generation. Damit der Vererbungsstrom nicht versiegte, schlug man Frauen und Vieh zur Wintersonnenwende mit Haselnußruten. Gleichzeitig galten die Nüsse, deren harte Schalen an Schädel gemahnen, als Sinnbild konzentrierter Weisheit. Am Weisheitsbrunnen wuchsen Haselnüsse, und die harte Arbeit des Denkens und Rätsellösens wird noch immer als »Nüsse knakken« umschrieben.

Es leuchtet ein, daß diese Familie, insbesondere aber die Hainbuche selbst – die ihre Kräfte ja nicht in eßbaren Nüssen verausgabt – Energien bereitstellt, um Ermüdungserscheinungen entgegenzuwirken.

Sweet Chestnut – Esskastanie, Edelkastanie

Was mag Edward Bach wohl dazu bewogen haben, die Blüten der Edelkastanie *(Castanea sativa)* als Heilmittel für jenen Zustand auszuwählen, der nur als »die dunkle Nacht der Seele« beschrieben werden kann, für jenen Tiefpunkt, wo alles Asche ist und sämtliche Hoffnungen verflogen sind? Dieser Seelenwinter, mit all seiner bitteren Not und Verzweiflung, ist ein äußerst negativer Saturnzustand.

Die klassische Mythologie berichtet, daß sich ein derartiger Zustand des Himmels und der Erde bemächtigte, als der greise, griesgrämige Saturn die Weltenherrschaft ausübte. Um jedem, der seine Allmacht bedrohen könnte zuvorzukommen, verschlang er alle Kinder, die ihm seine Gemahlin Rhea gebar. Schließlich gelang es aber der großen Göttin und Mutter aller Kreaturen, den lebensfeindlichen Gatten doch zu überlisten. Kurz nach der Geburt des jüngsten Sohnes Jupiter, reicht sie dem bösen Vater einen in Bocksfell eingenähten Stein, den er sofort herunterwürgt. Der kleine Sohn aber, genährt von einer Ziege – deren Horn später als Füllhorn der Fortuna verewigt wird – gedeiht prächtig. Bald entreißt er dem Alten die Herrschaft. Er zwingt den Kinderfresser, alle seine Geschwister wieder auszuspeien, damit sie mit ihren vielfältigen Begabungen die Welt beglücken können. Mit Blitz- und Donnergewalt vertreibt Jupiter die bösen Unholde und Titanen, die sich unter Saturns Herrschaft entfaltet hatten. Er beendet das dunkle Chaos und stellt die kosmische Ordnung wieder her; als Beschützer des Ackerbaus und des Weinbaus bringt er allen Reichtum und Lebensfreude in Hülle und Fülle.

Jupiter ist also das Prinzip, welches der Kargheit und dem Schrecken des negativen Saturns ein Ende bereiten kann. Nun verstehen wir schon eher, was Bach an der Edelkastanie schätzte, denn kaum ein Baum – sei es denn die Eiche – ist so vollkommen von der Signatur des Jupiter geprägt. Im ganzen Mittelmeerraum war sie dem Zeus (Jupiter) geweiht.

Die Edelkastanie ist ein stattlicher Baum, der bis zu 35 m hoch werden kann. Er gehört zu den Buchengewächsen *(Fagaceae)*, unter denen sich die »fruchtbaren« Bäume, die Eichen, Buchen und eben die Eßkastanien befinden. In ihnen kommt das fürsorgende, für harte Zeiten vorsorgende Prinzip des gütigen Planeten zum Ausdruck. Nicht nur das Borstenvieh mästete man mit den fettigen Nüssen, sondern auch den Menschen halfen sie durch magere Zeiten. Eichelmehl wurde ins Brot gebacken und noch in den Weltkriegen preßte man Öl aus den Bucheckern. An Qualität, Bekömmlichkeit und Nährwert übertreffen die Früchte der Edelkastanien ihre Schwestern jedoch bei weitem.

Von China über Mittelasien, bis hinein in den Mittelmeerraum ist der Baum heimisch. Zusammen mit der ebenfalls jupiterhaften Weinrebe pflanzten die Römer ihn überall dort an, wo ihre Legionen Fuß faßten. So kam er auch nach England und ins Rheinland, wo er, dank relativ milder Winter, gut gedeiht. Karl der Große verordnete den Anbau der Edelkastanie in allen seinen Ländereien. Die Marone wurde ein Grundnahrungsmittel des Mittelalters. Erst im späten 17. Jahrhundert wurde sie als solches von der Kartoffel weitgehend verdrängt. Im Gegensatz zur Kastanie oder dem auch unter Herrschaft Jupiters stehenden Getreide, deren Früchte in durchsonnter Luft reifen, gedeiht die Kartoffel im dunklen Erdboden. Die Knollen dieses Nachtschattengewächses, welche die Massenarmeen und Arbeiterheere während der Industriellen Revolution ernährten, passen zu jener Zeitepoche, in der sich das menschliche Bewußtsein immer tiefer im Materialismus verstrickte.

Der schöne Baum hat ledrige, glänzende, lanzettenförmige Blätter mit stacheligen Rändern. Im Herbst färbt sich sein Laub jupiterhaft goldgelb. Um die Jahresmitte, lange nach dem Laubausbruch, schmückt sich der Baum mit verschwenderisch vielen, angenehm duftenden Blüten. Das ist im Vergleich zu anderen Bäumen recht spät. Man bedenke jedoch, daß er aus dem milderen Süden kommt. Insekten, welche die Bestäubung vornehmen, gibt es im Sommer genug.

Die ährigen Blütenstände stehen aufrecht, wobei sich an den oberen Enden die an lange, dünne Flaschenputzer erinnernden gelblich-weißen Staubblüten befinden. An der Basis wachsen die grünlichen Stempelblüten. Innerhalb der äußerst stacheligen Hüllen reifen jeweils zwei bis drei der braunen, glänzenden Früchte heran.

Das Holz der Edelkastanie ist zäh, hart, fäulniswidrig und dauerhaft, wird jedoch leicht rissig. Es eignet sich nicht zum Bauen, sondern besser zum Möbelschreinern und am besten – hier zeigt sich wieder die Jupiternatur – zum Herstellen von Weinfässern und Rebenstützen. Der

Baumstumpf einer gefällten Edelkastanie treibt sofort wieder aus, denn der Baum steckt voller Lebenskraft.

Medizinisch findet die Edelkastanie seit dem Altertum Verwendung. Ein Aufguß aus den Blättern beruhigt Hustenanfälle. Eine Abkochung der Rinde, Blätter oder Samenschalen hilft innerlich bei Durchfall, äußerlich bei Geschwüren und Wunden sowie als Mundspülung bei Gaumenentzündung. Die Waldlandindianer benutzten die Blätter der amerikanischen Eßkastanie (*Castanea dentata*) ebenfalls bei Durchfall, Ruhr und Keuchhusten. Wegen des hohen Gerbstoffgehalts, der Giftstoffen entgegenwirkt, benutzten sie die Rinde als Gegenmittel bei Schlangenbissen.[213] Hildegard von Bingen empfiehlt die Edelkastanie als allgemeines Stärkungsmittel und bei Leberleiden, welche die Maßlosigkeit verursacht (Maßlosigkeit ist ein Aspekt des negativen Jupiter). Sie schreibt: »Der Kastanienbaum ist sehr warm und hat aufgrund seiner Wärme eine große Kraft, da er das rechte Maß symbolisiert und alles was in ihm ist, und auch seine Frucht ist nützlich gegen jede Art der Schwäche.«[214]

Fast das ganze Mittelalter hindurch lebte die Vermutung, daß von Läusen befallen wird, wer rohe Kastanien ißt. Ein Frühaufklärer, ein gewisser Apotheker Schröder, begründet dies damit, daß die Früchte einen gar üblen Saft hätten, der kein gutes Blut mache, weswegen die Läuse angezogen würden.[215] Sein Zeitgenosse Culpeper behauptet genau das Gegenteil, indem er von der Kastanie schreibt, sie mache gutes Blut. Allerdings solle man nicht zuviele davon essen, denn das wiederum verdicke das Blut und führe zu Kopfschmerzen. Das Gerücht über die Läuse erklärt sich sicher aus der Tatsache, daß sich die Allerärmsten, die Köhler und Landlosen, in den bittersten Wintern mit Kastanien am Leben erhielten. Ausgehungerte Menschen sind besonders anfällig.

Nicht nur den Ärmsten war der edle Baum hold; Kastanien zierten ebenso die üppigsten fürstlichen Tafeln. Fasane und Wildbret wurden mit ihnen gestopft, und man benutzte sie, um schmackhafte Suppen und köstliche Leckerbissen – süße Pasteten (Vermicelle), Marrons glacés – herzustellen. Maronen enthalten viel Zucker (15 %), was wiederum der Jupiter-Prägung entspricht.

Fast überall sprach man der Edelkastanie gute Eigenschaften zu. Den Kindern in Spanien hängte man einst Kastanien-Amulette um den Hals, um sie vor bösen Hexen zu schützen. In der Blumensprache bedeutet die Edelkastanie »Vorsorge«; auch in China ist sie Symbol weiser Voraussicht.

Die Augsburger Nonne Hätzlerin schreibt: »Kastanienblätter soll der tragen, der glaubt, daß er sein Lieb wohl gewählt hat und es je länger je mehr liebt. Die Kastanie ist auswendig rauh, und je rauher sie ist, desto besser ist sie.«[216] Der negative *Sweet Chestnut*-Zustand gleicht der extrem stacheligen Schale, hinter der sich ein süßer Kern offenbart.

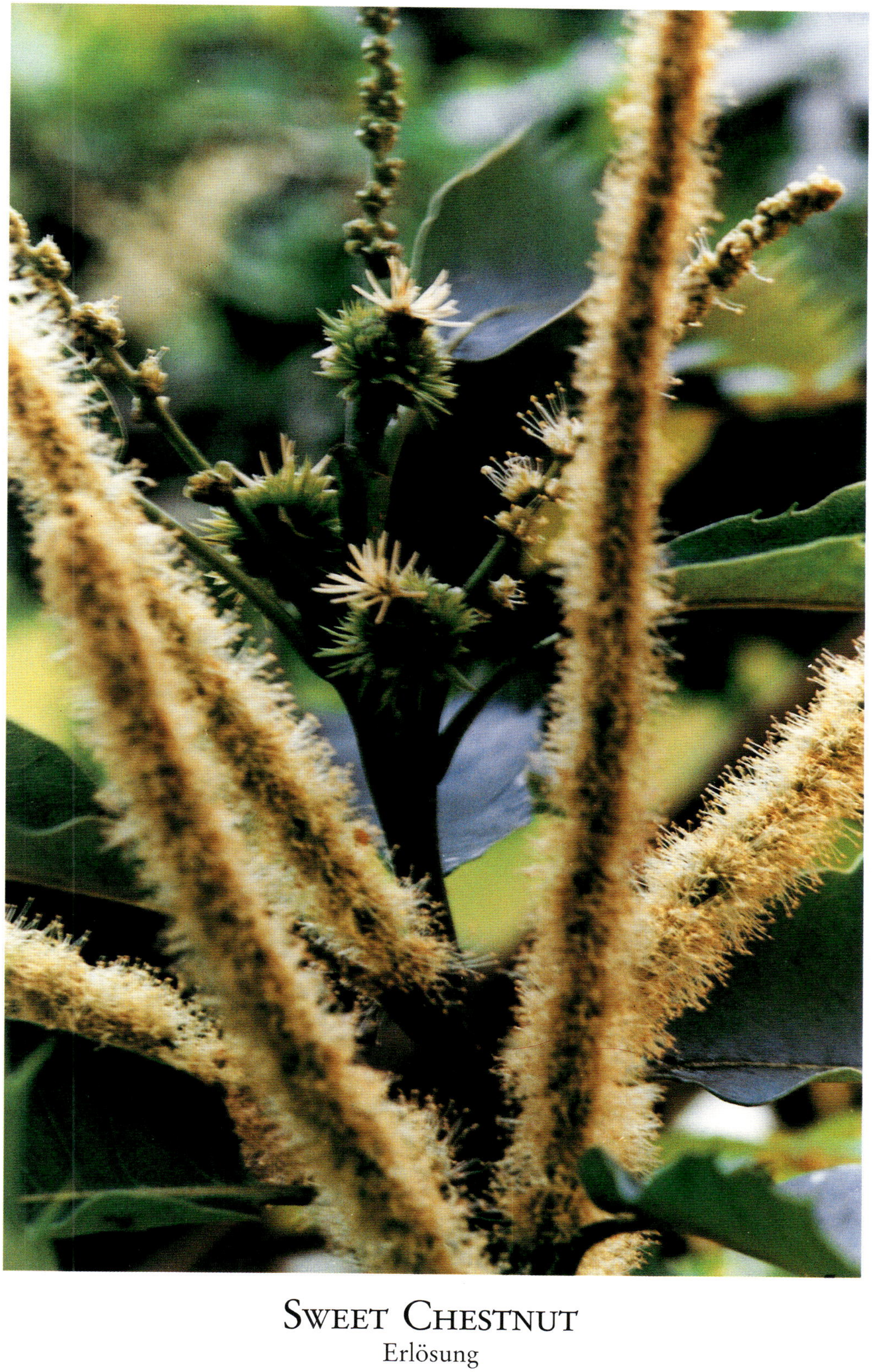

SWEET CHESTNUT
Erlösung

Beech – Rotbuche

Die Blumensprache, so die Nonne Hätzlerin, sagt von der Buche: »Wer Buchenlaub trägt, der zeigt an, daß er einen unachtsamen Liebsten hat und den nur behält zum Müßiggang. Dieser Mann darf Urlaub (Abschied) nehmen, denn kein Gut kommt von den Buchen, als daß man die Schweine mästet.«[217]

Etwas rücksichtslos anderen Geschöpfen gegenüber scheint sie schon zu sein, die Buche! Sie verdrängt alle anderen Bäume und raubt mit ihrem dichten Laub dem Unterholz das Licht. Sie ist ein »dünnhäutiger« Baum, der sich nicht in eine dicke, rauhe Borke wickelt, sondern in eine ziemlich dünne, glatte Rinde, die empfindlich auf Sonneneinstrahlung und starke Temperaturschwankungen reagiert. Alleinstehende Buchen kleiden sich deshalb von Fuß bis Krone in einen Blättermantel, und die Buchenwälder als Ganzes schützen Geäst, Stämme und Oberflächenwurzeln mit einer dichten Laubdecke. Nur im Frühling, ehe sich die Blätter entfalten, bevor die Sonnenstrahlen den Waldboden berühren können, wagen sich einige zarte Blümchen (Buschwindröschen, Lungenkraut, Leberblümchen, Veilchen, Himmelsschlüssel) aus dem braunen Bodenstreu hervor. Aber bald verschwinden sie wieder. Nur wenigen, wie dem Waldmeister oder der Schattenblume, gelingt es noch, im dunklen Schatten der grauen Riesen zu blühen und zu gedeihen. Im Vergleich zu den Eichenwäldern oder anderen Laubmischwäldern ist hier auch das Tierleben weniger artenreich. Kein Pelz aus Moos und nur wenige Flechten besiedeln die glatten Stämme und Äste der Buchen. Selten wachsen Farne oder Schößlinge verirrter Flugsamen aus den Astgabelungen, Rissen oder hohlen Augen, wie es bei alten Apfelbäumen, Linden oder Eichen der Fall ist.

Das Abweisende, das keine Nachbarn toleriert und keine bunten Schmetterlinge zum Tanz einlädt, verrät den Einfluß des alten mißmutigen Planeten. Saturn, so berichtet die Sage, entmannte seinen Vater Uranos und riß die Weltherrschaft an sich. Da er das gleiche von den eigenen Kindern befürchtete, verschlang er sie alle sofort nach ihrer Geburt. So wurde Saturn, in seinem negativen Aspekt, zum Prinzip der Lebenshemmung, Intoleranz, Starrheit, des kalten Urteilens und des sozialen Ich-Triebes.[218] Als Jupiter, das lebensbejahende Prinzip, ihn absetzt, kommt sein positiver Aspekt zum Vorschein. Er verwandelt sich zum gütigen, alten Weisen, welcher der Menschheit Kultur und züchtigen, maßvollen Lebenswandel beibringt.

Auch dieser positive saturnische Aspekt kommt in der Buche zum Ausdruck. Wessen Seele wird nicht von einer gewissen Ehrfurcht ergriffen, von einer feierlichen Stimmung, wenn er die Blätterhalle eines Buchenwaldes betritt? Wie durch die Glasfenster eines alten Doms fällt das gedämpfte Licht in die Stille und läßt Alltagssorgen und Hast vergessen. Der Buchenwald mit seinen gewölbten Kronen war das architektonische Vorbild für die gotischen Kathedralen mit ihren hohen Säulen und verzweigten Spitzbogengewölben.

Im Planetensystem markiert Saturn die äußerste Grenze des Bereiches der sichtbaren Wandelsterne. Jenseits seiner Bahn beginnen die Fixsternbereiche. Er steht also an der Pforte zur Ewigkeit, ist Wegweiser in die Transzendenz und kündet zugleich den Tod des mit dem sterblichen Leib verbundenen niederen Egos. Da er die Urbilder schaut, kann er die Schrift im »Buch der Weisheit« lesen. Ja, er selbst trägt ein Buch, in dem er alle Begebenheiten sorgfältig notiert. Als der Gott mit dem Buch ist er natürlich Gott der Buchen, denn Buchenrinden waren die ersten »Bücher« und das Wort »Buch« läßt sich eindeutig von Buche ableiten. Bücherschreiben, die Arbeit einsamer Mönche oder mürrischer Zauberer, ist ebenfalls eine ganz saturnische Angelegenheit. Bedeutsamerweise waren die ersten Drucklettern, mit denen Gutenberg die saturnisch-bleihaltige Schwärze aufs winterlich weiße Papier preßte, aus Buchenholz geschnitzt. Einst ritzten die Nordeuropäer ihre Zauberrunen in Buchenrinde. Um die Runen zu beleben und deren Zauberkraft zu steigern, färbte man die Ritzen mit Blut oder rotem Ocker; das Wort »Zauber« entstammt einer alten Bezeichnung für diese rote Farbe. Noch immer schneiden Verliebte ihre Namen – umgeben von einem mit Pfeil durchbohrten Herzen – in die graue Buchenrinde, als wollten sie die Ewigkeit und Transzendenz ihrer Liebe öffentlich bekunden. Saturn, in der Gestalt eines alten Baumes, ist ihr Zeuge. Er ist der archetypische Priester, der die Seelen vermählt. In Indien ist er Brahma, der in der vedischen Heiratszeremonie Shiva und Parvati vereint. Auf der sensiblen Haut der saturnischen Buche, als Stellvertreter des Weltenbaumes, werden also die allerwichtigsten Begebenheiten festgehalten. Die Ehrfurcht, die man heute vor

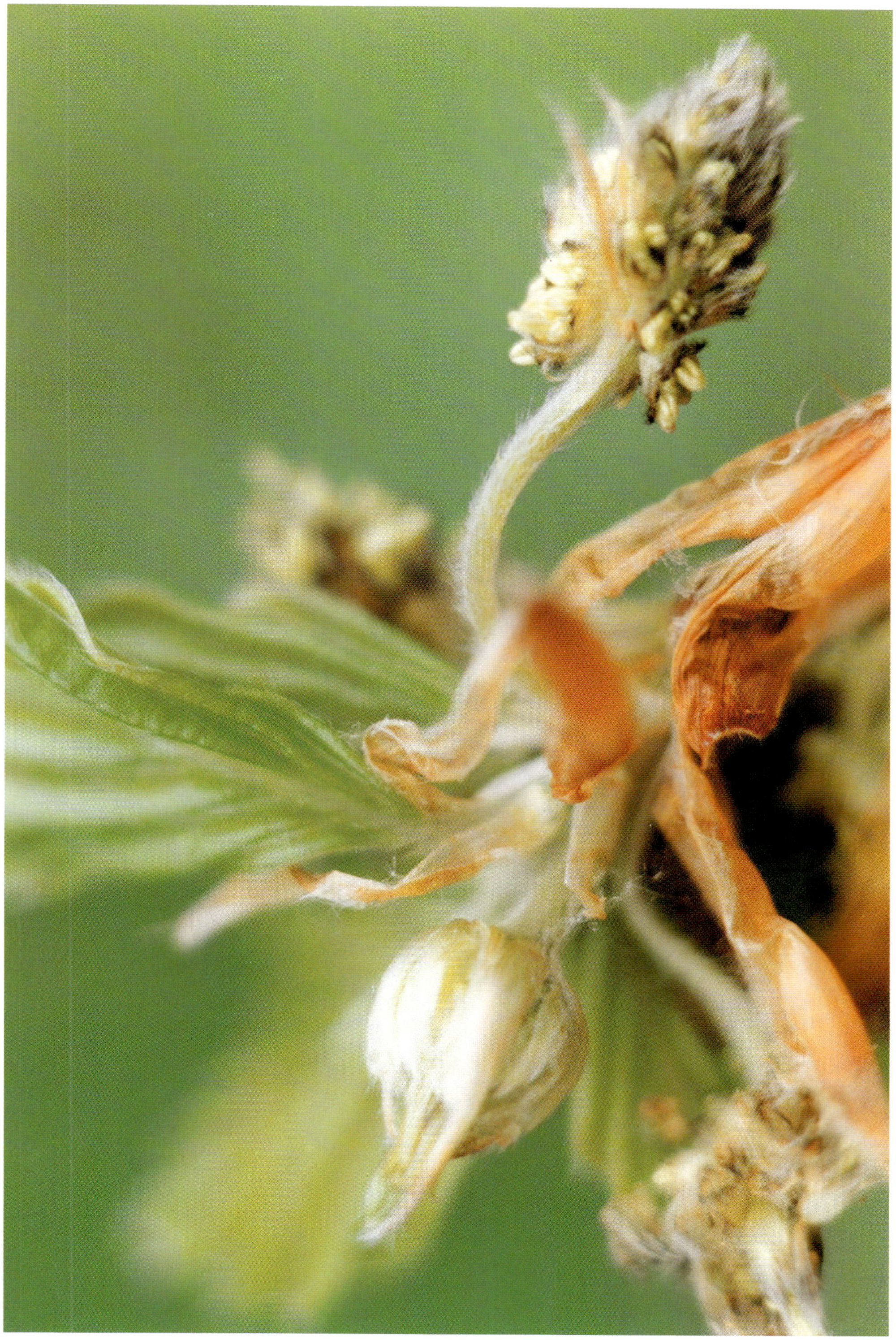

BEECH
Toleranz

dem Buch, besonders vor der Bibel hat, galt einst der Buche. In ihren rauschenden Blättern vernahmen die Weisen das Raunen des Geistes und bannten es in Buchstaben (Buchenstäbe).

Der römische »Ethnologe« Tacitus, der die »primitiven« Germanen studierte, berichtet vom Los werfen mit Buchenstäben. Priester warfen, unter Aufrufung himmlischer Mächte, die mit Runen beritzten Stäbe auf ein weißes Tuch. Drei der Stäbe wurden »auf gut Glück« aufgehoben und ergaben das Orakel. Mit dem Christentum hörten solche Bräuche natürlich auf, dennoch versuchen Bauern bis zum heutigen Tage von den Buchen Zukünftiges zu erfahren. Zu Michaelis (29. September), zum Beispiel, schauen sie vielerorts, ob die Galläpfel an den Buchenblättern feucht oder leer sind, um zu sehen, ob es einen nassen, milden Winter geben wird, oder ob sie, verschrumpelt und trocken, einen kalten Winter künden. Sind die Fruchtbecher voller Bucheckern, erwartet man einen strengen Winter, aber auch viele Mäuse in Haus und Scheune.[219] Wenn im Frühjahr die oberen Blätter des Baumes zuerst grünen, dann soll es zwar ein gutes Getreidejahr geben, die Getreidepreise aber fallen. Grünen die unteren Blätter zuerst, dann ziehen die Getreidepreise an. Kluge schwäbische Kornhändler sollen sich mit Erfolg an diese Regel gehalten haben.

Es steckt schon recht viel Saturn in diesem Baum: die bleigraue Rinde trägt die Signatur des Planeten, dessen Metall das Blei ist. Saturnisch nüchtern erscheinen die unspektakulären Blüten. Saturnisch kühl die Blätter, von denen der Arzt Lonicernus schreibt: »Frische Blätter zerteilen die hitzige Geschwulst« (*Kreuterbuch* 1679). Tatsächlich wirken sie kühlend, wenn man sie auf erhitzte Haut legt. Die Äbtissin Hildegard von Bingen entdeckte in der Buche ein Sinnbild des »rechten Maßes« und der »Zucht«, eine eher saturnische Eigenschaft. Sie schreibt: »Wenn ihre Blätter auszuschlagen beginnen, dann ergreife mit der linken Hand einen Zweig, halte ihn über die rechte Schulter und sprich: ›Ich schneide dein Grün ab, damit du durch das lebendige Wort alle Säfte im Menschen besserst, die einen falschen Weg einschlagen oder sich in unrechte gelbe Galle verwandeln.‹«[220]

Buchenholz brennt besonders heiß und hinterläßt eine wertvolle saturnische Substanz, nämlich kalihaltige Asche, aus der man Pottasche gewinnt. Nicht nur als Düngemittel, sondern vor allem zur Glasmacherei, Seifensiederei und zur Herstellung von Bleichmitteln und Laugen war sie über Jahrhunderte begehrt.

Die Buche (*Fagus sylvatica*), die wegen ihres leicht rötlichen Holzes auch Rotbuche genannt wird, gehört wie Eiche und Edelkastanie zur Familie der *Fagaceae* (Buchengewächse). Im Herbst reifen die leicht stacheligen Fruchtbecher heran, die vierklappig aufspringen und zwei dreikantige Samen entlassen, die Bucheckern. Der Gattungsname *Fagus*, vom griechischen *phegos* (Essen), bezieht sich auf die nahrhafte Qualität der Bucheckern, die bis zu 45 % Öl enthalten und sich gut essen oder zu Öl pressen lassen. Gerne trieben die Bauern ihre Schweine in den Buchenwald und verwandelten so das Pflanzenfett in Schinken und Speck. Essen kann man auch die hübschen, seidigen, hellgrünen Blätter, wenn sie im April oder Anfang Mai gleichzeitig mit den Blüten aus den spitzen Knospen hervorbrechen. Leicht säuerlich im Geschmack, schmekken sie gut im Salat oder in der Suppe.

Medizinisch gibt die Buche nicht allzuviel her. Einst destillierte man Buchenteer (Kreosol), dessen keimtötende Wirkung bei Lungenschwindsucht und Hautleiden eingesetzt wurde. Auch mischte man Buchenasche mit Johannisöl zur Behandlung von Wunden und Geschwüren.[221] Die Waldlandindianer kochten einen Rindenabsud bei Hautleiden und dem von der Giftpflanze *Poison ivy* verursachten wäßrigen Ausschlag.

Die Buche ist einhäusig. Die Staubblüten hängen in kugeligen Büscheln an langen Stielen von den Zweigen. Darüber stehen aufrecht die unscheinbaren Samenblüten mit jeweils zwei Stempeln. Bach präparierte den blühenden Zweig mittels Kochpotenzierung. Das Heilmittel gibt der Persönlichkeit den Anstoß die negativen saturnischen Eigenschaften wie Kritiksucht, Arroganz und Intoleranz in einen positiven *Beech*-Zustand umzuwandeln, damit sich im Denken, Fühlen und Handeln echte Toleranz, Mitgefühl und Verständnis entwickeln können.

Buchenwälder bilden die natürliche Klimavegetation in Mitteleuropa. Die mittelalterliche Gepflogenheit, Schweine und Rinder in die Wälder zu treiben, zerstörte viel Buchenwald; die Glasmacherei der Barockzeit verschlang wiederum ganze Wälder, Landwirtschaft und Zersiedlung taten den Rest. Dennoch würde der Buchenwald ohne solche Eingriffe innerhalb von 200 Jahren Deutschland wieder bedecken. Vielleicht beinhaltet der »Nationalcharakter« – sofern es so etwas gibt – nicht nur den positiven *Oak*-Zustand, sondern ebenfalls den *Beech*-Zustand, in seinen positiven und manchmal auch negativen Aspekten. Die Seelenqualität der Menschen ist nicht von der Landschaft und ihrer natürlichen Vegetation zu trennen.

Crab Apple – Holzapfel

Der Holzapfelbaum (*Malus pumila*), den Edward Bach im Mai 1935 in voller Blüte vorfand, ist ein kleinwüchsiger Baum, der wie Quitten, Mispeln, Weißdorn, Eberesche, Birnen und die anderen Äpfel zu den Kernobstgewächsen gehört. Seine kleinen, goldgelben, herb-saueren Früchte machen neben dem prächtigen Tafelobst einen recht bescheidenen Eindruck. Dennoch gehört er, mit etlichen anderen, kaum unterscheidbar nah verwandten Holzäpfeln (*Malus communis, Malus sylvestris*) zu den ursprünglichen Vorfahren der nun mehreren Tausend Sorten Kulturäpfel. Holzäpfel bastardieren leicht; bei einigen von ihnen handelt es sich um Äpfel, die der Kultivierung den Rücken gekehrt haben und wieder verwildert sind.[222]

Verkohlte Holzapfelreste, die man bei Ausgrabungen jungsteinzeitlicher Pfahlbauten fand, lassen erkennen, daß der Holzapfel schon seit langem in unserem Kulturkreis Verwendung findet. Die damaligen Wildbeuter nutzten die wilden Äpfel wahrscheinlich nicht viel anders als die Kelten und Germanen einige Jahrtausende später. Diese bereiteten aus den kleinen Früchten Most und Essig, und kochten ein Mus, welches aufgrund des hohen Pektingehalts leicht geliert.

Die alten Perser, vom Geist Zarathustras dazu aufgerufen, die gefallene Schöpfung zu veredeln und von dämonischen Einflüssen zu reinigen, machten es sich zur Aufgabe, möglichst viele Wildpflanzen in Kulturpflanzen umzuwandeln. Ihnen verdankt die Menschheit den Kulturapfel. Durch die Perser lernten ihn die Römer kennen, die ihn wiederum zu den Völkern Nordeuropas brachten. Trotz der Vorzüge dieses fabelhaften Tafelapfels, behielten die Kelten und Germanen den eigenen Namen des Obstes (germ. *apful*, kelt. *aval*) bei, ohne sich das entsprechende lateinische Lehnwort anzueignen. Sie betrachteten das Apfelbäumchen nämlich als Heiligtum: Ihnen galt der Apfel als Sinnbild der Unsterblichkeit, Vollendung und Reinheit und seine Blüten als Zeichen der Liebe und Fruchtbarkeit. Als bevorzugte Wirtspflanze der zauberträchtigen Mistel war der Holzapfelbaum neben Eiche, Birke, Erle, Weide, Stechpalme und Haselnuß, einer der sieben heiligsten Bäume des Druidenhains.[223]

Der wilde Apfel gedeiht in den lichten Waldzonen von Norwegen bis in den Kaukasus. Im Frühling bietet er den Bienen reichlich Nektar und im Herbst dem Wild schmackhafte Leckerbissen. Da sich die Gefährten der Waldgöttin, die Wildsauen, Hirsche und Rehe, gerne unter den Wildapfelbäumen aufhalten, brachte man den Baum mit der großen Göttin in Verbindung. Bei den Kelten erschien die Weiße Göttin selbst als weiße Hirschkuh unter den Zweigen des Baumes. Das Motiv lebt bis ins Mittelalter weiter. Prächtige Wandteppiche stellen die unter blühendem Apfelbaum sitzende reine Jungfrau dar, in deren Schoß ein weißes Einhorn friedlich seinen Kopf bettet.

Wie kaum ein anderer Baum, lebt der Apfelbaum im harmonischen Einklang mit dem Jahresrhythmus der Sonne. Er blüht und treibt Blätter im wonnigen Mai, wenn sich der Sonnengott und die Weiße Göttin in Liebe vereinen. Im freudigen Miterleben des kosmischen Geschehens wählte jedes Dorf die allerschönste ihrer Jungfrauen als »Maikönigin« und schmückte sie für den Umzug mit blühenden Apfelzweigen und Blumengewinden. Zum Herbstfest *Samain* (1. November), genau an der gegenüberliegenden Stelle im Jahresrad, sind die goldgelben Äpfel reif. Die Maigöttin, die einst den blühenden Zweig hielt, wird nun zur Braut des schwarzen Unterweltgottes, der sämtliche Samen und alle Goldschätze der Erde hütet. Ihre Mitgift sind Äpfel und Nüsse. Was als äußere, sinnliche Liebe begann, wird nun zur innerlichen, geistig-übersinnlichen Vollendung. Die Sonne, die einst aus dem Osten hervorstürmte, vergoldet sich und stirbt im Westen. Der ferne »Westen« jenseits der sieben Meere war das mystische Ziel der keltischen Helden, denn dort, in der Obhut der Göttin, befinden sich die goldenen Äpfel der Vollkommenheit und Unsterblichkeit. Wie die Sonne, suchte der Held sich dort vom alten Schicksal zu reinigen und zu verjüngen. Im Leinwand-Cowboy, der dem Sonnenuntergang entgegenreitet und verschwindet, lebt das Motiv bis zum heutigen Tag weiter.

Das Bild der strahlenden Göttin, die dem durch schweres Leiden geläuterten Helden goldene Äpfel der Seligkeit und Unsterblichkeit schenkt, kommt im indogermanischen Sagenkreis immer wieder vor.[224] In indogermanischer Semantik sind Schönheit und Reinheit synonym. Nur was schön (glänzend, rein) ist, kann in die Ewigkeit und Unsterblichkeit eingehen. In diesem Zusammenhang verstehen wir, warum der tödlich verwundete König Arthur, der sich gerade noch ans Ufer des westlichen Meeres schleppen konnte, von der Fee Morgana in ein

Boot genommen und zur seligen Insel *Avalon*, dem »Apfelland« gebracht wurde. Dort, auf goldenem Lager gebettet, genas er, dort lebt er noch immer in jugendlicher Gestalt, in Gegenwart der schönen Göttin. Auch Bran, der legendäre König von Wales, wurde von der Weißen Göttin, die ihm mit einem Holzapfelzweig winkte, ins Land der ewigen Jugend gerufen.

Die germanischen Vorfahren der Engländer und der Deutschen weihten den Apfel der schönen *Freya*.[225] In nordischer Sage ist es die Göttin *Iduna*, welche die goldenen Äpfel der ewigen Jugend hütet. Den auf dem Schlachtfeld gefallenen Helden gibt sie davon zu essen, ebenfalls den Göttern, die sich dadurch verjüngen. Als ein Riese diese Äpfel einmal vorübergehend raubte, wurden alle Asen alt und grau.

In griechischer Sage sind es die *Hesperiden*, die Töchter der Nacht, die mit Hilfe eines Drachens im äußersten Westen, am Rand der Welt, den Baum mit den goldenen Äpfeln hüten. Mit viel List gelingt es dem verwegenen Herkules, die allesheilenden Äpfel zu rauben. Aber die Göttin läßt sich nicht betrügen; dem Helden bleibt nichts anderes übrig, als die Äpfel der Athene zu schenken, diese gibt sie den Jungfrauen wieder zurück. In Athenes Hand wurde der Apfel zum Symbol der besonnenen Herrschaft – ein Symbol, dessen sich seit Alexander dem Großen viele Herrscher bedienten. Der Makedonier ließ seinen Reichsapfel aus dem Gold aller der von ihm eroberten Länder schmieden. Nach christlicher Legende gelangte das Herrschaftszeichen in die Hände der drei Heiligen Könige, die es dem Christkind schenkten. Als das Kind den Goldapfel berührte, zerfiel dieser zu Staub, »denn sein Reich ist nicht von dieser Welt«.

Den Hebräern und Ägyptern war der Apfel unbekannt, dennoch fand das indogermanische Motiv der Göttin, die im Paradiesgarten die Lebensäpfel hütet, Eingang in die biblische Schöpfungsmythe. Nur wurde die Göttin zur gefallenen Eva und der »Apfel«, eine rote, saftige Frucht, zum Sinnbild des von Sünde beschmutzten, sterblichen Fleisches. Die süße Frucht wurde unbekömmlich, wie der Giftapfel, mit dem die Hexe Schneewittchen tötet. »Malum e malo«, alles Böse kommt vom Apfel, pflegten die Kirchenväter zu sagen. Aber wiederum ließ sich die Göttin den Apfel nicht nehmen; er wurde zum Attribut der reinen, himmlischen Jungfrau Maria. Und noch immer schmücken polierte Äpfel und vergoldete Nüsse, als Zeichen des Heils, die Zweige des Weihnachtsbaumes.

Einst, bei einem Hochzeitsfest – so berichtet eine griechische Sage – warf die ungeladene Göttin der Zwietracht einen Apfel unter die Gäste, auf dessen Schale geschrieben stand: »Der Schönsten!« Sofort entbrannte ein Streit zwischen der stattlichen Hera, Göttin der Ehe und guten Sitte, Athene, der Göttin der Weisheit und der Liebesgöttin Aphrodite (Venus). Zum Schiedsrichter riefen sie den schönsten Mann der Erde, den Hirten Paris, Sohn des trojanischen Königs. Er reichte den »Zankapfel« der verführerischen Aphrodite – eine Entscheidung, die zum Untergang Trojas führte.

Wir sehen also, der Holzapfel und seine veredelten Nachkommen stehen ganz unter dem Zeichen der Venus. Überall gilt der Apfel als Symbol der Liebe, sei es der sinnlichen oder der geistigen – die schöne Göttin umfaßt beide. In der Poesie symbolisiert der »Apfel« das weibliche Geschlecht, die Brüste einer jungen Frau oder gar das im Schoß heranreifende Kind.[226] Jemanden einen Apfel zuzuwerfen, gilt als Aufforderung zum Liebesabenteuer. In nordischer Sage schickt Freyr, Bruder der Freya, der schönen Bergriesentochter Gerda goldfarbene Äpfel als Liebeserklärung.

Selbstverständlich darf der Apfel beim Hochzeitsfest nicht fehlen. Im ländlichen Westfalen, zum Beispiel, gab es bei Hochzeiten einen Wettlauf um einen mit Geld gespickten »Brautapfel«; in Oberschwaben schenkt man dem Brautpaar und dem Trauzeugen einen »Holzapfel« (ein kleines Geschenk); und beim Schweizer Hochzeitsfest wird beim Apfelschälen orakelt. Wird die frisch Vermählte dann schwanger, soll sie viele Äpfel essen, damit sie schöne und gesunde Kinder bekommt. Und wenn das Kleine geboren ist, dann pflanzt man häufig auch noch einen Apfelbaum.

Die astrologische Kräuterkunde erkennt die Signatur der Venus vor allem in den zarten, nektarreichen Blüten. Apfelblüten, deren Schönheit den Wonnemonat Mai verklärt, haben einen lieblichen Duft. Jeweils fünf Blütenblätter – beim Holzapfel außen rosa, innen weiß – umgeben ein Bündel gelber Staubblätter. Die Fruchtknoten sitzen tief in den Blütenboden gesenkt, wachsen mit diesen zusammen und schwellen zur Frucht heran. Schneidet man diese quer durch, so daß man das Kerngehäuse (den Griebs oder Butzen) halbiert, offenbart sich ein Fünfstern. Ebenso wie die zartrosa Blüte und der süßsaure Geschmack des Fruchtfleisches, ist die Fünfzahl eine Signatur der Venus. Dieser Fünfstern zeichnet in seiner Gestalt sogar das Muster der fünf retrogressiven Schleifen

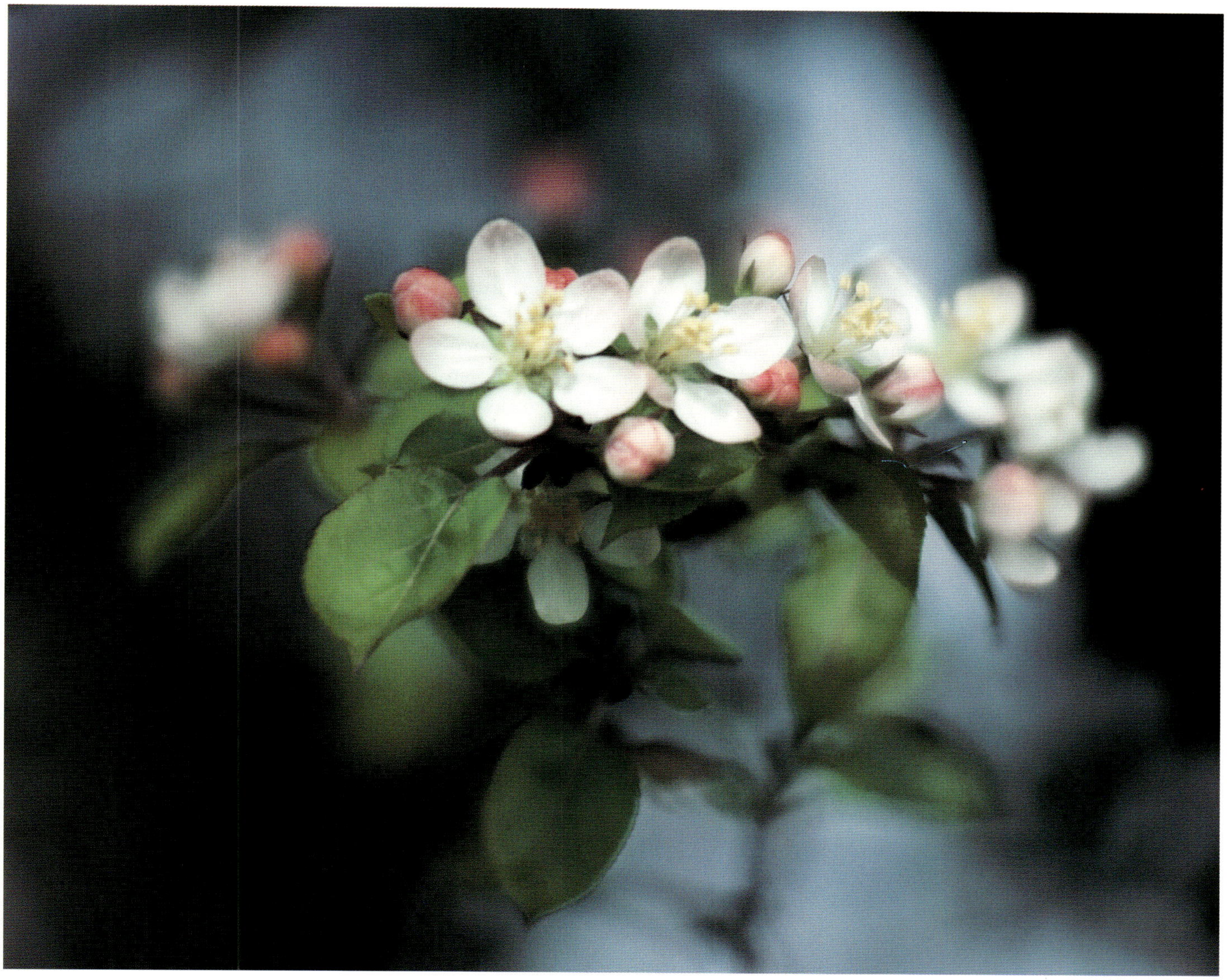

Crab Apple
Reinheit und Ordnung

nach, welche die himmlische Venus unterhalb der Ekliptik innerhalb von acht Jahren beschreibt.

Die beiden Hälften des quer durchgeschnittenen Apfels ergeben zwei Fünfsterne, die im Volksglauben den Morgenstern und den Abendstern darstellen. Zwischen beiden liegt die Nacht der Träume, der Sinnlichkeit und der Sehnsucht. An besonderen Tagen konnten junge Frauen mit den beiden Apfelhälften Liebesorakel oder -zauber betreiben. Um von ihrem zukünftigen Buhlen zu träumen, sollte sich ein Mädchen zur Andreasnacht (30. November) von einer Witwe einen Apfel holen, ihn halbieren, die eine Hälfte vor Mitternacht essen und die andere unter das Kopfkissen legen. Um den Geliebten zu verführen, sollte die Verliebte drei der eigenen und drei seiner Haare zusammenzwirbeln, zwischen die beiden Apfelhälften klemmen und diese mit einem Dorn fest zusammenstecken. Der so präparierte Apfel sollte dann dem begehrten Mann heimlich unter das Bett geschoben werden. Noch einfacher war das Verlangen eines Mannes anzufachen, so glaubte man, wenn die Sehnsüchtige die ganze Nacht einen Apfel zwischen ihren Schenkeln hielt und diesen dann dem Geliebten zu essen gab. Die traditionelle Blumensprache mißt der Apfelblüte ebenfalls eine venushafte Bedeutung zu: Das Überreichen einer solchen Blüte gilt als zarte Aufforderung zur Liebe.

Auch bei medizinischen Anwendungen begegnet uns die Venus im Apfel. Das Trinken von frischem Apfelsaft oder eine Apfelkur regt die Nierentätigkeit an (die Niere steht unter der Herrschaft der Venus) und entgiftet die Leber. Der Gesamtorganismus wird dabei gereinigt, Schlacken werden ausgespült, und die Haut wird glatt und schön. Ungesüßter Most hilft bei Rheuma und Gicht und baut Nierensteine ab. In der Normandie, wo viel Apfelsaft getrunken wird, sind Nierensteine selten. Apfelessen reinigt die Zähne besser als die Zahnbürste und hält das Zahnfleisch gesund. Grüne, rohe Äpfel auf Furunkel gelegt, bringen diese zum Verschwinden.

Wenn sie auch nicht die ewige Jugend gewähren, wie die goldenen Äpfel der Hesperiden oder der Iduna, so helfen die gewöhnlichen Tafeläpfel dennoch gesund zu bleiben. Das englische Sprichwort behauptet sogar, daß der täglich genossene Apfel den Arzt ersetze: »An apple a day keeps the doctor away« oder »To eat an apple before going to bed, will make the doctor beg his bread«.

Selbstverständlich verleiht die Frucht der Liebesgöttin auch Schönheit. Zerriebene Äpfel als Gesichtsmaske reinigen die Haut. Apfelblütenwasser gilt seit jeher als Schönheitsmittel. Und die ursprüngliche Pomade (ital. *pomo* = Apfel) wurde seit der Zeit der »jungfräulichen« Queen Elisabeth I. aus Apfelmark, Schmalz und Rosenwasser hergestellt.

Edward Bach präparierte die Blüten des unverbrauchten, ursprünglichen Apfels, des Holzapfels, und entdeckte darin ein Heilmittel für jene, die sich innerlich und äußerlich beschmutzt und unrein fühlen. Dieser Zustand wird, wie auch die Psychoanalyse betont, häufig mit irregeleiteter Sexualität – also dem Bereich der negativen Venus – verbunden. Das *Crab Apple*-Blütenmittel hilft der Persönlichkeit ein vernünftiges, nicht-neurotisches Verhältnis zum Prinzip der Reinheit und Ordnung zu bekommen. Auf intuitive Weise bestätigt Bach die alten Überlieferungen, die mit dieser Pflanze verbunden sind.

Walnut – Walnuss

Die im Herbst geernteten Äpfel und Nüsse begleiteten die Festlichkeiten, die durch die dunkle Jahreszeit führen. In den englischsprachigen Ländern schenkt man den als Hexen und Gespenster verkleideten Kinderscharen, die am Abend vor Allerheiligen – *Halloween*, das alte Totenfest *Samain* – an Fensterläden und Türen rütteln, vor allem Äpfel und Nüsse. Bewirtet man die vorbeiziehenden »Toten« nicht, dann rächen sie sich mit Schabernack. Äpfel, Nüsse und Haselruten bringt auch der alte, weise Wintersmann, wenn er im sterbenden Jahr, kurz vor der Sonnenwende, aus dem »Jenseits« – dem finsteren Tannenwald oder dem Nordpol – hervortritt, um den Menschen den Weg aus der Dunkelheit ins neue Licht zu weisen. Seine Gaben sind Symbole der Erneuerung und Fruchtbarkeit, es sind Lebenskeime, die sich durch den Winter retten.

Lebenserneuerung und Todesüberwindung verbanden unsere Vorfahren vor allem mit der Haselnuß. Nachdem aber die Römer die größere »welsche Nuß« brachten – der Name der Walnuß geht zurück auf germ. *welsch* = fremd –, übertrug der Volksglaube viele der Bedeutungsinhalte auf die Walnuß.

In der Walnuß (*Juglans regia*) begegnet uns wieder eine Pflanze, in deren Symbolik das Ineinanderspielen von Leben und Tod stark zum Ausdruck kommt. In jenen Zeiten, als die Menschen noch hellsichtiger waren, war die Nuß von zahlreichen Tabus umgeben und wurde in rituelle, zeremonielle Kontexte eingebaut. Der Walnußbaum hat nämlich etwas Unheimliches, Dunkles in seiner Aura. Im Nahen Osten gilt er durchweg als Totenbaum, den man in Friedhöfe pflanzt. In Nordeuropa dagegen wird er – wie wir z. B. in Goethes *Werther* nachlesen können – gelegentlich bei der Geburt eines Kindes gepflanzt.

Im Mittelmeerraum gilt er als gefährlicher Hexenbaum, in dessen Schatten Teufelsbräute tanzen und sich mit den dunklen Mächten verbinden. Gleichzeitig – nach dem Prinzip man bekämpfe Gleiches mit Gleichem – stecken die Südländer Walnußzweige in ihre Fenster, um sich vor den unheiligen Machenschaften der Hexen zu schützen. Auch trägt man eine Walnuß bei sich, um den bösen Blick abzuwehren. Schon Plinius, der römische Naturhistoriker, warnte vor dem Schatten des Baumes. Darunter einzuschlafen kann böse Kopfschmerzen verursachen, wenn nicht Schlimmeres; es könnte unter Umständen sogar tödlich sein. Hat der Baum denn nicht eine giftige Ausdünstung, die keine Insekten duldet und gegenüber der sich andere Gewächse kaum behaupten können? Mittelalterliche Gelehrte leiteten das Wort Nuß (lat. *nux*) sogar von *nocere* (schaden) ab. Eigentlich ist das Wort von lat. *nucleus* (Kern) abgeleitet. Trotz – oder wegen – seines Rufs, liefert der Baum ein universelles Gegengift (*Mithridatum*) gegen allerlei Vergiftungen, von den Bissen tollwütiger Hunde bis zu den Stichen der Skorpione. Das wenigstens glaubten die Römer, denn unter den Schätzen, die der größte Giftkenner der Antike, der pontische König Mithridates hinterließ, befand sich angeblich das Rezept: eine Mixtur aus trockenen Walnüssen, Feigen, Rautenblättern, Wacholder und Salz.[227]

Die jüdische Sage behauptet sogar, daß neun Teufel unter jedem Walnußbaum hausen. Als Beweis zeigt der fromme Rabbiner seinen Schäfchen die neun Teilblättchen der gefiederten Blätter. Neun ist die Zahl der Vollkommenheit, des Endes, des Untergangs. Zugleich ist es aber die Zahl des Übergangs zu einer neuen Zahlenebene. Neun ist die Zahl der Schwangerschaftsmonate, an deren Ende eine Geburt steht, das Hervorbringen einer neuen Generation, welche die alte ablösen wird. So kann die Nuß im christlichen Volksglauben auch mit der Geburt des göttlichen Kindes, welches in der Menschenseele den alten Adam ablöst, in Verbindung gebracht werden. Der Walnußbaum, der einerseits so stark mit dem Toten, dem Vergangenen verbunden ist, ist zugleich Symbol des Aufbruchs, Zeichen jener Kraft, die den Bann des Alten bricht.

Zukunftsweisend werden die Nüsse zum Sinnbild der Fruchtbarkeit und Zeugungskraft, auf mentaler sowie auf physischer Ebene. Die Signaturenlehre verband die Nuß mit dem Kopf, dem Gehäuse des Hirns, aber ebenso mit den Hoden – Nüsse (engl. *nuts*) ist eine häufig gebrauchte umgangssprachliche Bezeichnung für die Testikel. Walnüsse sind die »Eicheln Jupiters«, der lateinische Gattungsname *Juglans* (*Jovis glans*) bedeutet ebendieses. Fast universell gelten sie als potenzstärkend, aber auch als intelligenzfördernd. In der ayurvedischen Heilkunde Indiens gilt die Walnuß als schleimvermehrend (*kapha*). Da Schleim die Lebenssubstanz ist, bedeutet das gleichermaßen Steigerung der Lebenskraft und Fruchtbarkeit. Ayurvedische Ärzte verschreiben die Walnuß, deren Nährwert viermal höher ist als der des Fleisches, als

Stärkungsmittel für Rekonvaleszenten.[228] Auch die chinesische Heilkunde verabreicht diesen »ausländischen Pfirsich« (*Hutao*), unter anderem zur Steigerung der Manneskraft.[229] Und bei den Alemannen gilt der Spruch: »Wenn's viele Nüsse gibt, gibt's viele (uneheliche) Kinder!« Dies gilt allerdings auch für die Haselnuß. Anderseits – wie dicht sind doch Leben und Tod miteinander verwoben – bereitet man in der Slowakei als empfängnisverhütendes Mittel einen Tee aus Walnußblättern.[230]

Selbstverständlich begleitet die Walnuß die Bräuche des Freiens und Heiratens, den Abschied vom Elternhaus und der Junggesellenzeit. Auch diesbezüglich machte der Walnußbaum einen Blick ins Zukünftige möglich. Bei der Nußernte warfen Mädchen einen Stock in den Baum; blieb er in den Zweigen hängen, dann würden sie bald heiraten. Verliebte warfen Nüsse ins Kaminfeuer; sprangen sie mit einem Knall auseinander, dann würde es ihnen ebenso ergehen. Brannten sie jedoch friedlich ohne zu platzen, dann stand eine gute Ehe bevor. Hier und da ist es Silvesterbrauch, daß Liebespärchen Walnußschalen ins Wasser werfen, um zu sehen, ob diese – wie sie – beieinander schwimmen oder auseinandertreiben. Im alten Rom warf der Bräutigam beim Hochzeitsumzug Walnüsse in die Menge, als Zeichen, daß er nun seinen anderen Liebschaften und erotischen Abenteuern entsagen wolle. In Italien werden gelegentlich noch heute dem Brautpaar neben Reiskörnern auch Walnüsse auf dem Weg gestreut.[231]

Die Walnuß spielt eine symbolische Rolle bei fast allen Wandlungsphasen – Geburt, Pubertät, Eheschließung, lebensgefährliche Krankheit oder Tod. Es sind diese Nahtstellen des sozialen Lebens, an welchen die Kulturanthropologen komplizierte »Übergangsriten« ausmachen. Es sind Zeiten, in denen die gewöhnliche Ordnung ins Wanken gerät, in denen – wie die Soziologen sagen – Rollenwechsel der betroffenen Personen stattfinden, Zeiten in denen es gilt, über den Schatten der Vergangenheit zu springen. Der Übergang von einer Lebensphase in die andere ist nicht leicht. Es gilt, den eigenen Wankelmut und Verunsicherungen zu meistern, und oft bittere Erfahrungen und harte Widerstände zu überwinden. Dafür ist die Nuß ein angemessenes Sinnbild. Eine ledrige, brennendherbe, bittere Fruchthülle und eine harte, holzige, runzlige Schale umgeben den Kern: »Will man zum süßen Kern, muß zuerst ein bitterer und danach harter Zugang überwunden werden.«[232]

Ein indisches Sprichwort kommt in den Sinn: »Die Sünde schmeckt zuerst süß und dann bitter, die Wahrheit zuerst bitter, dann süß.« Christliche Morallehrer sahen es ähnlich, wenn sie den Apfel als Symbol der Verführung, mit der Nuß, als Symbol der Keuschheit, verglichen. Die Nuß versteckt ihre süße Frucht, während der unkeusche Apfel sein saftiges, rotes Fruchtfleisch den begehrlichen Blicken anbietet.[233]

Nun aber zur Signaturenlehre der Renaissance, welche in der Walnuß die gleichen Einflüsse am Werk sah, wie im menschlichen Schädel und Gehirn, und welche die eine zur Heilung des anderen anwendete. William Cole, ein Wissenschaftler aus dem 17. Jahrhundert, doziert in folgender Weise:

»Walnüsse enthalten die vollkommene Signatur des Kopfes. Die grüne äußere Hülle gleicht dem *Pericranium*, der Haut, auf der die Haare wachsen, weswegen ein Salz aus diesen Hüllen oder Rinde sich vortrefflich für Kopfverletzungen eignet. Die innere hölzerne Schale trägt die Signatur des Schädels, und die dünne, gelbe Haut, die den Kern umgibt, trägt die Signatur der harten *Meninga* und *Piamater*, die wie dünne Gewebe das Hirn einwickeln. Der Kern hat dieselbe Form wie das Gehirn, weswegen er für das Hirn sehr gewinnbringend ist und Giften widersteht. Zerdrückte Nußkerne, mit der Quintessenz des Weines befeuchtet, und auf das Haupt appliziert, beruhigt Hirn und Haupt.«[234]

Das Gehirn ist die physische Grundlage des Denkens. Angestrengtes Denken wird gern als »Nüsse knacken« umschrieben. Gleichzeitig ist die knöcherne Hirnschale aber auch Symbol der Beschränktheit und Verhärtung. Der Schädel ist der veräußerlichte Ausdruck des abgekapselten, sterblichen Egos. Es ist die Gefängniszelle des göttlichen Geistes, wobei jeder starre Begriff, jede unbewegliche Vorstellung und alle fixierten Gedankengebilde und Einbildungen Bausteine der Mauer sind, welche die Seele von der Ganzheit trennt. Es gilt aus diesem Kerker auszubrechen und das Lebensrätsel – diese härteste Nuß – zu knacken.

Bachs *Walnut*-Blütenessenz verspricht dabei Hilfe. Er nennt sie *spellbreaker*, Bannbrecher. All die einprogrammierten Konventionen, die absoluten Einprägungen aus Elternhaus, Lehranstalten und Medien sind eigentlich *spells*, die uns verzaubern und uns in bestimmte Gesinnungen und Anschauungsweisen bannen. »Die Blüte, die den Durchbruch schafft« hilft der Seele sich daraus zu lösen.

Im Blütenstadium öffnet sich der Walnußbaum dem Kosmos, gibt sich ganz dem Licht, der Luft und der

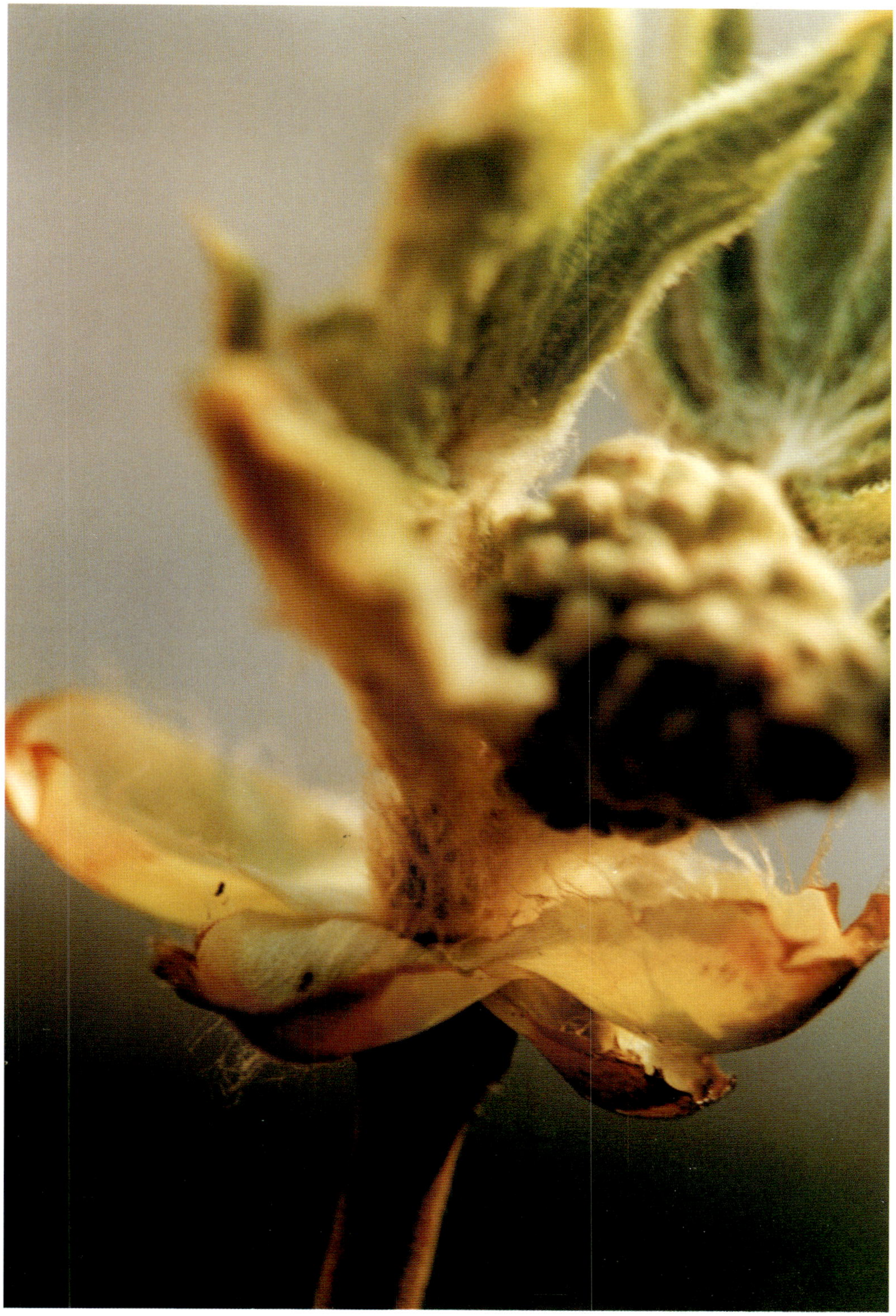

WALNUT
Neubeginn

Wärme hin. Die windbestäubte Blüte ist aufgelockert. Sie ist noch nicht gefestigt und konzentriert wie später die Nuß. Die Unbefangenheit und der Mut zum Neubeginn, der den positiven *Walnut*-Zustand kennzeichnet, war in Bach besonders stark, als er die Blüte entdeckte und potenzierte. Bach ließ sich nicht verzaubern, sondern wagte es, aus dem Schatten alter, fixierter Rollen und Vorstellungen herauszutreten. Bach selbst kann als ein Paradebeispiel des positiven *Walnut*-Zustandes gelten: »Er ließ in den letzten Jahren seines Lebens alles hinter sich, gesellschaftliche Anerkennung, wirtschaftliche Sicherheit, die Tradition der orthodoxen Medizin, seine ganze berufliche Vergangenheit, um sich, belächelt von seinen ehemaligen Kollegen, unter dürftigsten wirtschaftlichen Verhältnissen nur noch seiner inneren Berufung zu widmen.«[235]

Die Walnuß gehört zur Familie der Walnußgewächse (*Juglandaceae*). Rund sechzig Arten, darunter die aus Nordamerika stammenden *Hickory*, Schwarznuß und Bitternuß – allesamt mit äußerst harten Nüssen und festem Holz – gehören dieser Familie an. Plinius berichtet, der Nußbaum sei von persischen Königen nach Griechenland gebracht worden – also wiederum eine veredelte Pflanze aus dem zarathustrischen Kulturkreis. Die Römer pflanzten den Baum, den sie ihrem Jupiter weihten, überall in ihrem weitläufigen Imperium an, und Karl der Große tat das gleiche in seinem Herrschaftsbereich.

Die kleinen, stiellosen weiblichen Blüten sitzen an den Enden der jungen Jahrestriebe. Die langen, gelblich-grünen männlichen Kätzchen hängen von den schon verholzten Vorjahrestrieben. Da die welsche Nuß aus dem Süden kommt, ist sie recht frostempfindlich. Wenn der Frost sie in der Blütezeit, zwischen Mitte April und Mitte Mai trifft, ist die gesamte Nußernte verloren. Die Nüsse sind schwer; sie poltern förmlich zu Boden. Vergleicht man sie mit den leichten Flugsamen der Pappeln, Birken oder anderer kätzchentragender Bäume, so erkennt man die Erdbezogenheit dieses Baumes.

Das grüne Fruchtfleisch, welches die harte Schale umgibt, färbt sich bald schwarz. Diese gerbstoffreichen Fruchthüllen lassen sich gut zum Braunfärben verwenden. Mit ihrem Saft beizte Edward Bach die selbstgeschreinerten Holzmöbel seines Hauses. Im Mittelalter dörrte man diese vitamin-C-reichen, aromatisch-bitteren Fruchtschalen als Gewürz. Ansonsten bereitet die Volksmedizin, wie auch die moderne Phytotherapie, aus den stark adstringierenden Fruchthüllen und Blättern wirksame Heilmittel für chronische Hauterkrankungen aller Art und für Skrophulose. Abkochungen helfen bei Ruhr, Cholera, Haut- und Darmgeschwüren und vertreiben Würmer.

König Mithridates hatte wohl nicht ganz unrecht mit seinem universalen Gegengift, denn ein Tee aus den Fruchtschalen und Blättern regt alle Drüsen und Organe dazu an, Gifte auszuscheiden – er wirkt also »blutreinigend«.[236] Culpeper, der die Walnuß unter die Herrschaft der Sonne stellte, verschreibt die Blätter und Rinde ebenfalls bei Hundebissen, Vergiftungen und Würmern; abgekochte Fruchtschalen verordnet er bei Entzündungen des Verdauungstraktes.

Die Liste der medizinischen Eigenschaften des Walnußbaumes könnte beliebig weitergeführt werden; der Baum ist eine wahrhafte Apotheke.

In der planetarischen Kräuterkunde gilt die welsche Nuß vor allem als Gewächs des Jupiter. Diesem Planetenherrscher werden alle fettigen, öligen und süßen Früchte zugeordnet. Jupiterhaft ist auch der stattliche Wuchs des Baumes, der 30 m hoch wird. Erst nach zwei Jupiterumläufen durch den Tierkreis, also nach 24 Jahren, blüht er zum ersten Mal. Als Hundertjähriger trägt er am besten.

Chestnut Bud – Knospe der Rosskastanie

Die Roßkastanie (*Aesculus hippocastanum*) ist ein großer Baum mit dichter Schattenkrone. Unverwechselbar sind seine langgestielten fünf- oder siebenfach gefiederten, handförmigen Blätter und seine üppigen Blütenstände. Da die Rinde des massigen Baumes ziemlich rauh ist, ist er nicht der beste Kletterbaum für Kinder. Dennoch mögen sie ihn, denn er schenkt ihnen mahagonifarbene Früchte, aus denen sich Pfeifen, Ketten, Spieltiere und Figuren machen lassen. Roßkastanien lassen sich gut in der Hand halten und durch die Luft schleudern; mancher Lausbub hat seine Hosentaschen prall damit vollgestopft. Aber auch Erwachsene haben Nutzen an ihnen gefunden; als Hopfenersatz kamen sie ins Bier, man röstete sie, um den Kaffee zu strecken, und kochte sie zu Buchbinderleim. Die glänzenden, braunen Samen sind von einer grünen, stacheligen Fruchtschale umgeben. Ein Rätselspruch spielt darauf an: »Aus dem Igel, eins, zwei, drei / Schlüpft das glatte, braune Ei!«

Wie die Eßkastanie, kommt die Roßkastanie aus Westasien, wo sie von der Türkei bis zum Himalaya einheimisch ist. Sie gehört jedoch einer ganz anderen Familie an, nämlich den Roßkastaniengewächsen (*Hippocastanaceae*).[237] Im Jahre 1576 wurde sie zum ersten Mal in Mitteleuropa, in Wien, angepflanzt. Die Bitterkeit der Rinde erregte die Aufmerksamkeit französischer Mediziner; sie glaubten, diese könne die teuer importierte China-Rinde (Chinin) bei der Behandlung der Malaria ersetzen. Sie irrten sich nicht völlig, denn in der Rinde steckt tatsächlich eine fiebersenkende Substanz.[238] Allgemein beliebt wurde der Baum aber erst, nachdem sich Ludwig XIV. dafür begeisterte. Er ließ den Schattenspender in seinen Schloßgärten und Parkalleen anpflanzen. Nun konnte die hohe Gesellschaft auch an heißen Tagen lustwandeln, oder in offener Kutsche fahren, ohne dabei ihre Seidenkleider zu verschwitzen oder die zarte, weiße Haut den grausamen Sonnenstrahlen preisgeben zu müssen. Die anderen Fürsten eiferten dem Sonnenkönig nach und die Bürger diesen. Bald entstanden in ganz Europa Kastanienalleen und in deutschen Landen kastanienbeschattete Biergärten, in denen das Bier angenehm kühl blieb.

Die Bezeichnung der Art, *Hippocastanum*, bedeutet »Pferdekastanie« (griech. *hippos* = Pferd). Dieser Name trifft zu, denn eine ältere, mit bildhaften Imaginationen arbeitende Pflanzenkunde, würde ohne weiteres die Signatur dieses edlen Tieres in dem Baum entdecken und womöglich von einem »vegetabilen Roß« sprechen. Die Blattnarben, welche die im Herbst abfallenden Blätter an den jungen Zweigen hinterlassen, haben die Form von Hufeisen. Wenn man genau hinsieht, erkennt man sogar die »Nägel«. Und sehen die winterlichen Zweigenden mit ihren dicken, dunklen Knospen nicht dem Pferdefuß, Huf samt Fesselgelenk, verblüffend ähnlich?

In ihrer anatolischen Heimat gilt die Roßkastanie als hervorragendes Pferdeheilmittel. Der Kräuterarzt Peter Matthioli berichtet: »Die Türken nennens Roßcastanien, darumb das sie den keichenden Rossen behulfflich sindt« (*New Kreuterbuch*, Prag, 1563). Auch die Zigeuner geben ihren Pferden zerhackte Kastanien mit ins Futter, wenn diese an Husten oder Dämpfigkeit (Atemnot) leiden. Von Andalusien bis Kashmir gelten Kastanien als gutes Pferdefutter. Um ihnen den bitteren Geschmack zu nehmen, werden sie zermahlen, in Kalkwasser eingeweicht und gar gekocht.[239]

Wir werden das Wesen dieses Baumes noch besser begreifen, wenn wir uns kurz der archetypischen und symbolischen Bedeutung des Pferdes zuwenden. Ungefähr 2000 Jahre vor unserer Zeitrechnung domestizierten indogermanische Nomaden das flinke Steppentier. Sie spannten es vor Streitwagen und unterwarfen mit seiner Hilfe weite Teile Eurasiens. Selbstverständlich spielte das Pferd, welches es ermöglichte, Feinde zu besiegen und Grenzen zu überwinden, eine besonders wichtige Rolle in der Mythologie und Religion dieser Völker. So stellten sie sich die Sonne als Krieger vor, der in einem von weißen Rossen gezogenen Streitwagen über den Himmel eilt und die Dämonen der Finsternis besiegt. Häufig hat auch der Gewittergott Schlachtrosse vor seinen Wagen gespannt. Dichter und Barden, deren inspiriertes Singen die Grenzen des alltäglichen, irdischen Verstandes sprengt, sah man auf weißen, geflügelten Rossen durch die höheren Sphären fliegen. Man denke auch an den Pegasus der Griechen, den Schimmel Wotans oder den Schimmel des irischen Ossin, der den Barden ins Land der ewigen Jugend trug, wo er herrliche Lieder lernte.

Bei allen indogermanischen Stämmen, von den vedischen Ariern Indiens bis zu dem Streitaxtvolk, welches die alten Megalith-Kulturen Europas überrannte, galt das weiße Pferd als bestes Opfertier. Sein Opfer erneuert die

Kraft des Universums, bringt den Menschengeist mit dem kosmischen Gesetz in Einklang und läßt zwangsläufig den Segen sich materialisieren. Das Streitaxtvolk – das ergeben die Ausgrabungen – vollzog das Opfer, indem den Tieren ein Feuerstein durch die Stirnnaht in den Schädel getrieben wurde.[240] Feuerstein ist der stoffgewordene Blitz, entsprungen dem Hammer des Himmelsgottes (indog. *Deus-Pitar* = Jupiter), sein Einschlag erzeugt in der Natur fruchtbarkeitsspendenden Gewitterregen und im menschlichen Geist Eingebungen und Gedankenblitze. Noch in diesem Jahrhundert opferten Steppenvölker, wie die Turk-Tataren, weiße Pferde während großer schamanistischer Séancen. Auf der Seele des getöteten Pferdes ritt der Schamane durch die neun (gelegentlich sieben) Himmelssphären und gelangte zum Himmelsgott, wo er für sein Volk heilende und segensreiche Inspirationen erlangte.

Germanen und Kelten hielten auserwählte Pferde in heiligen Hainen. Aus dem Wiehern und Schaben der als weissagend geltenden Tiere deuteten die Priester Künftiges. Noch heute meinen viele Bauern, daß die Rosse es zuerst merken, wenn etwas in der Luft liegt. Unsere heidnischen Vorfahren hängten die Schädel geopferter Hengste über das »Windauge«, jene Öffnung unter dem Giebel, aus der der Rauch abzieht und die Geister ein und aus gehen. Der Schädel sollte vor Blitzeinschlag schützen, denn er stimmt den blitztragenden Himmelsgott (Donar) günstig, so glaubte man, und verwehrte feindseligen Geistern den Eintritt ins Haus. Noch immer zieren gekreuzte Balken mit geschnitzten Pferdeköpfen (Hengiss und Hors) die Giebel niedersächsischer Bauernhöfe. Im Märchen von der Gänsemagd erscheint das Motiv noch einmal: Der über einem Toreingang festgenagelte Kopf des Pferdes Falada kann weissagen.

In diesen alten Bräuchen und Überlieferungen ist der Pferdekopf, als Träger geistiger und intellektueller Kräfte, das Wesentliche. Das weiße Pferd ist dabei das Symbol des hohen, reinen Denkens, der Inspiration. Aber auch das dunkle Pferd spielt eine Rolle in dieser Mythologie. Es symbolisiert die Inspiration der Tiefe, das verschlagene, erdgebundene, triebhafte Denken. Im grünen Junker mit Pferdefuß, oder im listigen *Loki,* der sich in eine Stute verwandelt und das Schamanenpferd *Sleipnir* gebiert, kommt eine dämonisch-chthonische Intelligenz zum Ausdruck. Die Pferdemenschen, die Zentauren, wurden allgemein als hinterlistig und triebhaft dargestellt; im Zentaur Chiron jedoch offenbart sich die weisheitsvolle Inspiration der Erdschlange, die die Geheimnisse der Heilkunde zu vermitteln vermag. Die Nachtmahr dagegen ist eine schwarze Stute mit feuriger Mähne, die alles Denken paralysiert oder in Panik versetzt. Das Pferdesymbol weist also nicht nur in lichte Höhen, sondern auch in die Tiefen. Alte keltische Münzen zeigen Rosse mit Schlangenleibern, Schlangenmähnen und -schweifen sowie anderen chthonischen Eigenschaften.[241] Schwarze Pferde erscheinen als Totenführer, und einst ritt der gefallene Krieger auf seinem bei der Bestattungszeremonie getöteten Lieblingspferd in die andere Welt hinüber. Sogar der Sonnenwagen stürzt des Abends blutig rot in die Tiefen des Hades. Auch der massige Roßkastanienbaum, dieses »vegetabile Roß«, mit seinem dunklen, kühlen Schatten, seinen zur Erde abwärts gebogenen Ästen, den meist nach unten hängenden Blättern und den schweren Früchten, hat einen starken Bezug zu den Tiefen, wie auch zu den Höhen.

Pferde sind verständige Tiere mit großen Köpfen und besitzen – wenn man sie mit den Rindern vergleicht – einen wachen und regen Habitus. Auch wenn es die Verhaltensforscher bestreiten mögen, im Volksglauben gelten die Pferde als besonders klug. *horse sense* nennen die Engländer den gesunden Menschenverstand, der sich als das Zusammenpassen der inneren Gedankenwelt mit den äußeren Umständen offenbart; *Horse shit* dagegen meint völligen Unsinn.

Wer ein ordentliches Pferd – nicht einen überdressierten Manege-Gaul – reitet, der merkt sofort, daß das Tier vom Reiter ebenfalls Wachheit und Geistesgegenwart fordert. Zerstreute Reiter oder unaufmerksame Träumer wirft es mit Vorliebe ab. Manch einen unachtsamen Reiter streift sich das Tier vom Rücken, indem es in einem Anflug echten »Pferdehumors« unter den niedrigen Ästen eines Baumes hindurchgaloppiert. Der gute Reiter muß vor allem eine Qualität entwickeln, nämlich den wachen Willen im Intellekt. Die ersten Reitervölker, die weite Teile der Welt unter ihre Herrschaft brachten, erwarben diese Eigenschaft im Umgang mit ihren Pferden.

Dennoch machen die Pferde trotz ihrer Klugheit oft immer wieder dieselben Fehler. Immer wieder schrecken sie vor demselben Busch oder Graben zurück, wo ihnen einmal etwas Unangenehmes widerfahren ist. Oft verfehlen Turnierpferde den Sprung an immer der gleichen Hürde. Häufig zeigen sie eine Sturheit, der ein englisches Sprichwort Ausdruck verleiht: »You can lead a horse to water, but you can't make it drink!« (Du kannst das Pferd zum Wasser führen, aber du kannst es nicht zwingen zu trinken.)

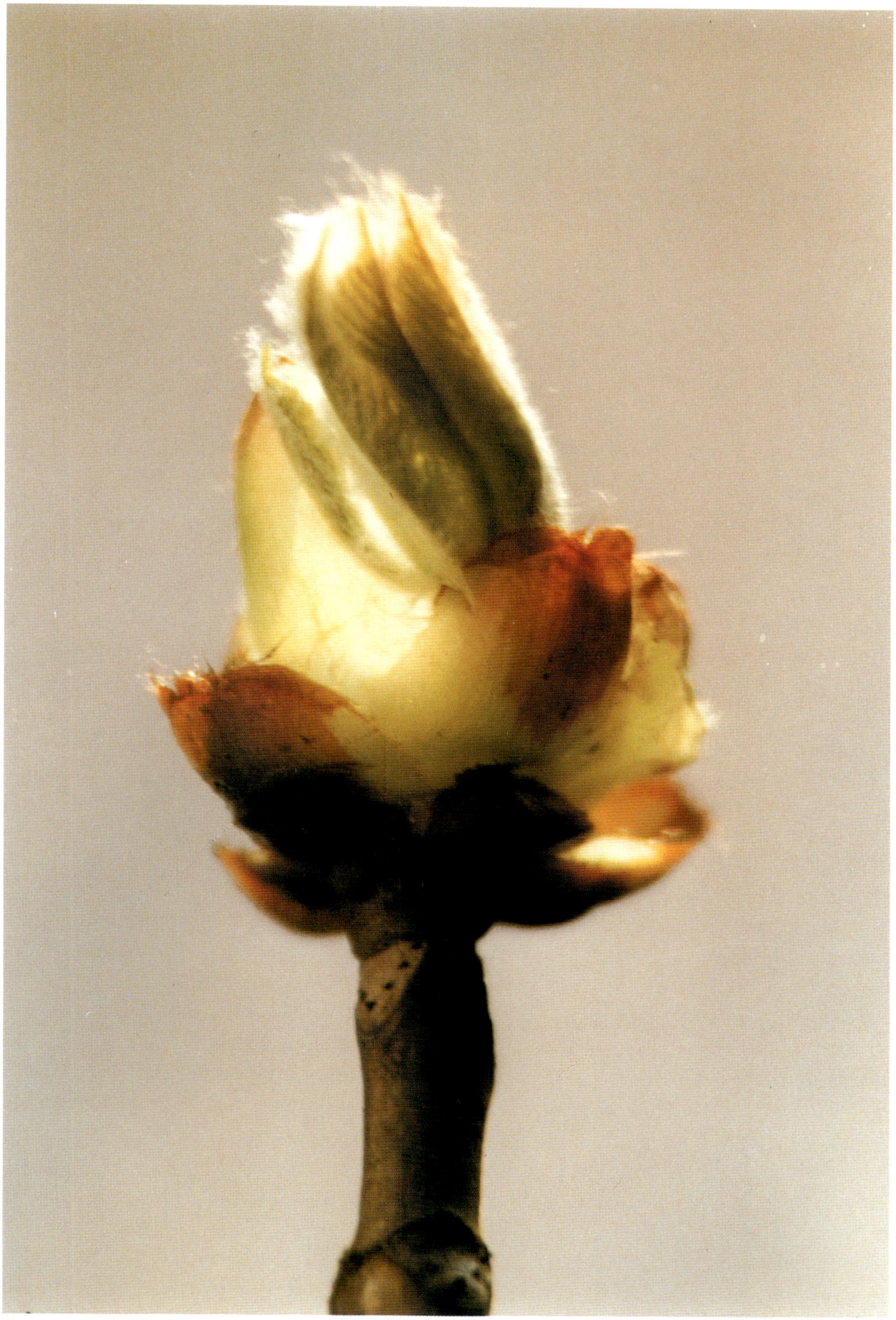

CHESTNUT BUD
Lernfähigkeit

Die hier besprochenen Eigenschaften erinnern stark an den von Edward Bach charakterisierten *Chestnut Bud*-Typ. Dabei handelt es sich um Persönlichkeiten, die eigene Vorstellungen und äußere Realität nur schwer verbinden können, die immer wieder zu dem gleichen Fehlverhalten neigen. Sie gleichen einem Pferd, das nicht den Weisungen des Reiters folgt. Die Roßkastanienknospen-Essenz hilft dem Pferd (die natürliche Intelligenz), die Impulse des Reiters (das höhere Selbst) besser wahrzunehmen.

Betrachten wir die hübschen Kastanienknospen, welche Edward Bach mit Hilfe der Kochpotenzierung zu seinem Blütenmittel machte: Zehn bis sechzehn braune, ledrige Schuppen, die einander wie Dachziegel überlappen und mit Harz verklebt sind, schützen den in der Knospe verborgenen zarten, embryonalen Blütentrieb und die winzigen, mit dichtem weißen Filz bedeckten Embryonalblätter.

Es ist ein kostbares Gebilde, in dem alles schon vollständig veranlagt ist, was dann in warmen April- oder Maitagen explosionsartig hervorbricht.

White Chestnut – Rosskastanie, weisse Kastanie

Bei *White Chestnut* handelt es sich um dieselbe Pflanze, wie bei *Chestnut Bud*, nämlich die Roßkastanie (*Aesculus hippocastanum*). Zur Herstellung der *White Chestnut*-Blütenessenz griff Bach wieder auf seine Sonnenpotenzierung zurück, indem er die prachtvollen Blüten in einer Wasserschale drei bis vier Stunden dem vollen Sonnenschein aussetzte. So gewann er ein Heilmittel für jene, die ständig von unerwünschten unangenehmen Gedanken geplagt werden, deren Gedanken sich ständig im Kreis drehen und nicht abstellen lassen.

Einigen Lesern mag es befremdlich anmuten, daß Bach ein und dieselbe Pflanze für zwei verschiedene Seelenzustände verwendete. Dennoch ist es ein großer Unterschied, ob sich die Pflanze in voller Blüte oder im zarten, embryonalen Zustand befindet. Schon auf rein biophysikalischer Ebene ändern sich die vorhandenen molekularen Verbindungen während des Wachstumsprozesses immer wieder. Fortwährend entstehen Hormone, Enzyme und andere Substanzen und lösen sich wieder auf. So entsteht zum Beispiel ein wurmtreibendes Alkaloid im Kürbissamen nur in einem bestimmten Stadium der Keimung. Würde man die Samen vorher oder nachher einnehmen, blieben die Bandwürmer ungeschoren. Auch enthalten die Blütenknospen des japanischen Pagodenbaumes (*Sopora japonica*), der gelegentlich unsere Parks ziert, ein Mittel (*Rutosid*), das den Blutkreislauf anregt. Sobald aber die Knospen aufblühen, verflüchtigt sich die Substanz vollständig.[242] Traditionelle Heilpflanzenkundige berücksichtigen daher nicht nur die Zeit des Sammelns (Tageszeit, Mondphase) sondern ebenso den Entwicklungsgrad und das Alter der Pflanze. Schließlich hat man es nicht mit toter Retortenchemie zu tun, sondern mit dem ständigen Fluß sich wandelnder ätherischer Lebensvorgänge. Dahinter stehen geistig-seelische Wesenheiten, die Devas: In den Metamorphosen der Pflanzen zeichnen sie ihre Spuren in der Welt der Erscheinungen.

»Im negativen *White Chestnut*-Zustand ist man Opfer eines übermächtigen Kopfes, der die Vorherrschaft über alle anderen Persönlichkeitsebenen gewonnen hat.«[243] Wie wir im vorhergehenden Beispiel sehen konnten, wurden einst derartige Kopfkräfte durch Pferde bzw. Pferdeschädel symbolisiert. In buddhistischer und hinduistischer Tradition wird das ungestüme, ständige Vordrängen der Gedanken (sowie der nach außen gerichteten Sinne), als das Vorpreschen der schnaubenden Kriegsrosse dargestellt, welche den Streitwagen unseres Körpers ziehen und die es zu zügeln gilt. Nur Krishna, als Symbol des innewohnenden höheren Selbst, vermag die nervösen, rasenden Tiere mit sicherer Hand zu führen.

Menschen im negativen *White Chestnut*-Zustand leiden nachts häufig an Schlafschwierigkeiten. Ständig tauchen aus den schwarzen Tiefen immer wieder dieselben Gedankengebilde auf und branden wie Wellen an das Ufer des Bewußtseins. Die alten Griechen sahen darin das innere Bild der brausenden, schäumenden Rosse des Poseidon, der als Meeresherrscher gleichzeitig Herrscher der unterbewußten Schichten der Psyche ist. Wie wir in der *Odyssee* Homers lesen können, ist er der Gegenspieler der Athene, der Göttin des besonnenen, ausgeglichenen Denkens.

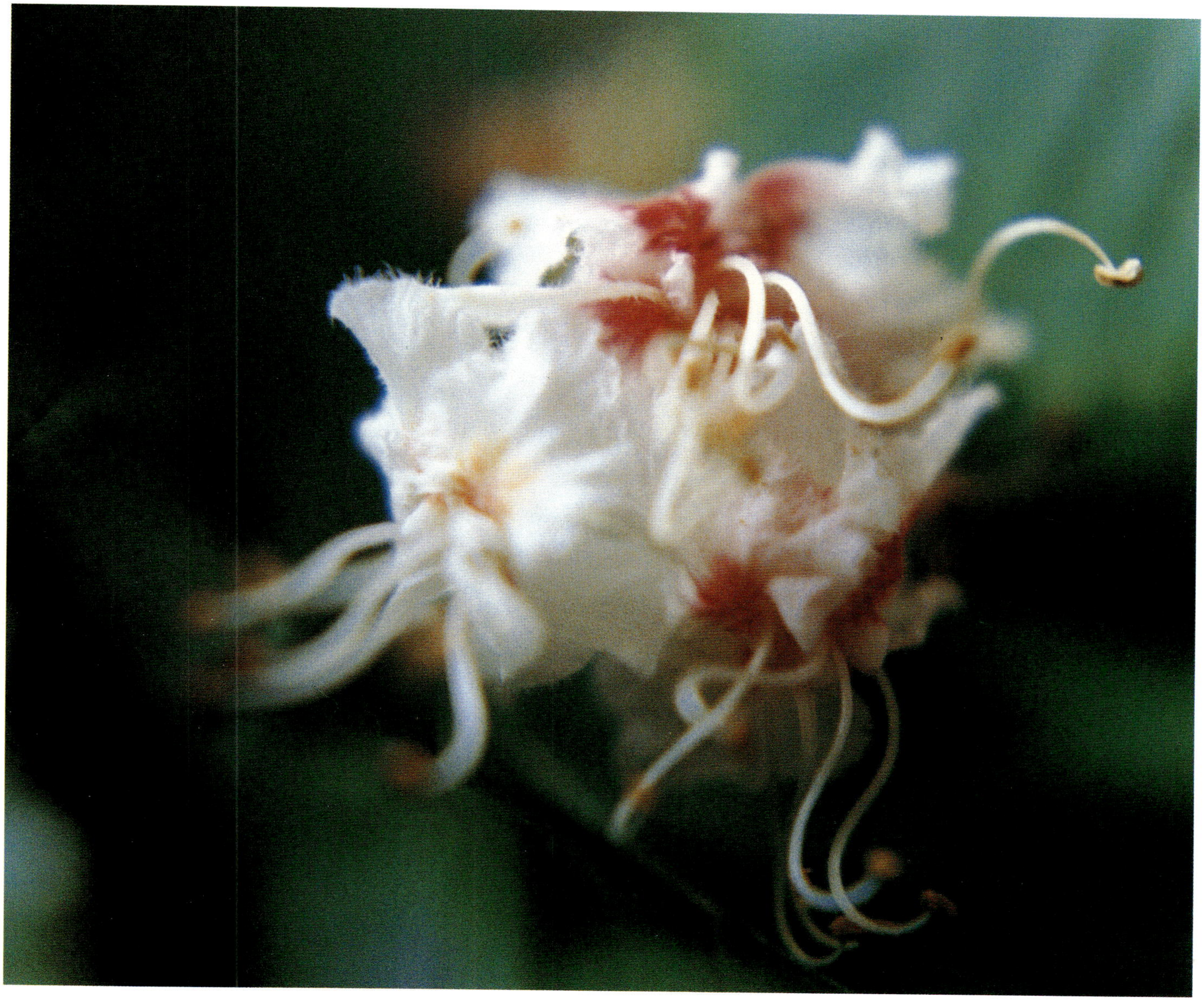

White Chestnut
Gedankenstille

Die ständig galoppierenden Gedanken gleichen Pferden, die ungestüm an den Zügeln zerren und in unkontrollierter Panik durchbrennen, wenn sie nicht die feste Hand des Lenkers fühlen. »Hold your horses!« (Zügle deine Rosse!), mahnt man im amerikanischen Englisch vor voreiligem Handeln und Denken. Menschen im negativen *White Chestnut*-Zustand leiden oft an nervösen Kopfschmerzen oder mahlen mit dem Unterkiefer, wie Pferde, die am Zaum beißen. So wird eher verständlich, warum der medial begabte Gottfried Mayerhofer (1807–1877) bei Kopfweh, »das mehr von den Nerven als vom Blutandrang nach dem Gehirne abhängt«, auf die Heilwirkung der Roßkastanie hinweist. Drei Kastanien sollte man bei sich tragen, damit die Kopfschmerzen abebben.[244]

Die Blütenkerzen, die der Roßkastanienbaum in verschwenderischer Fülle hervorbringt, sind wundersame Gebilde, schwülstig und überladen, wie barocke Kunst. Bezeichnenderweise übte der Baum gerade während der Barockzeit eine besonders starke Faszination auf das europäische Gemüt aus, so daß man ihn überall anpflanzte. Es war eine Epoche, in der sich ein kopflastiger Rationalismus der abendländischen Kultur bemächtigte, und in der das Denken über alle anderen Fähigkeiten gesetzt wurde.

Die grandiose Blütenpyramide steht aufrecht und ist von einem kräftigen Stengel durchzogen, wobei die zweiseitig symmetrischen, stark astralisierten Blüten von abzweigenden Ästchen getragen werden. Die meisten der weißen Blüten sind männliche Staubblüten ohne Stempel. Nur wenige der vielen Blüten sind zwittrig und fruchtbar. Bei diesen geht es recht dynamisch zu; zuerst sprießt aus der Kelchmitte ein langer Griffel hervor. Bald jedoch reifen die fünf bis acht Staubblätter und nehmen die Stelle des Griffels ein, wobei sie sich vorzüglich als Landebahnen und »Sitzstangen« für die anfliegenden, schweren Hummeln eignen. Durch diesen Mechanismus wird der Blütenstaub älterer Blüten auf die Narben der jüngeren getragen und die Selbstbestäubung verhindert. Jeder Blütenkelch ist in der Mitte mit einem für Insektenaugen leicht erkennbaren gelben Tupfer gefleckt, der den Weg zur reichlich fließenden Nektarquelle weist. Nach einer Weile, wenn der Nektarstrom der alternden Blüte versiegt, färbt sich der Flecken erst orange und dann rot. Die Bienen und Hummeln verstehen das Zeichen und meiden diese Blüte.

Schwere, dunkle Samen, abwärts gebogene Äste, nach unten hängende Blätter, dunkler, merklich kühler Schatten und eine massige Erscheinung künden von der Erdbezogenheit dieses Baumes. Man vergleiche seine Ausstrahlung mit der solcher »Lichtbäume«, wie die Birke oder die Lärche! Einzig die Blütenkerzen spotten der Erdenschwere; sie stehen aufrecht und geben sich dem Licht und der Wärme hin. Man kann sich gut vorstellen, daß ein Präparat aus diesen Blüten der Persönlichkeit den Anstoß geben kann, sich dem Sog des immer kreisenden, abwärts windenden Gedankenstrudels zu entziehen.

Die in der Roßkastanie zum Ausdruck kommende Spannung zwischen den schweren, dunklen (terrestrischen) und den leichten, hellen (kosmischen) Ätherkräften, spiegelt sich auch in der Chemie dieser Pflanze wieder. Kastanien enthalten Schaumstoffe (Saponine), die das leichte Luftelement in Schaumblasen einfangen, es mit gedehnten Wasserhäutchen umschließen, welche ständig platzen und sich neu bilden. So zeigen sich auch auf dieser Ebene die schäumenden Rosse des Poseidon. Medizinisch wirken Saponine schleimlösend, weswegen man Kastanien an hustende Pferde verfüttert und Kastanienblüten mit in den Hustentee mischt, zudem wirken sie gewebeentwässernd indem sie die Durchlässigkeit der Zellmembrane erhöhen. Roßkastanienauszüge als Badezusätze schwemmen also Wasseransammlungen (Ödeme) aus dem Unterhautzellgewebe und Harnsäureakkumulationen aus rheumatischen Gliedern. Auch frische Blüten in Alkohol – einige Wochen in die Sonne gestellt – eignen sich als Einreibemittel bei Rheuma und Neuralgien. Schon die Ausstrahlung einiger Samen, in der Tasche getragen oder unter die Matratze gesteckt, nimmt den Gliedern das Reißen – so heißt es in der Volksheilkunde.

Besonders wertvoll ist die Wirkung der Roßkastanie bei Erkrankungen der Blutbahn, bei Krampfadern, Hämorrhoiden, Venenstauungen und Thrombosenneigung. Flavonglykoside, welche die Gefäßwände zusammenziehen und die Durchblutung normalisieren sowie das bittere, meeresgrün floureszierende Glykosid Aesculin, welches den Blutkreislauf stimuliert, helfen dabei.

Die astrologische Pflanzenkunde zählt den majestätischen, bis zu 35 m hohen Baum – vor allem wegen der dicken Samen – zu den Gewächsen des blitztragenden Planetenkönigs Jupiter. Aber auch Mars, der Gott der feurigen Streitrosse, hat seine Finger im Spiel. In den stacheligen Samenschalen, den roten Farbtupfern auf den Blüten und der Wirkung auf Kreislauf und Blut, tut sich seine Signatur kund.

RED CHESTNUT – ROTE KASTANIE

Die rotblühende Kastanie (*Aesculus carnea*) ist zierlicher und kleiner als die oben beschriebene weiße Roßkastanie. Ihren wissenschaftlichen Artnamen *carnea* (fleischfarben) verdankt sie den nahezu fleischfarbenen, rosaroten Blüten, die sich auf großen pyramidenförmigen Blütenständen befinden. Im Gegensatz zur gewöhnlichen Roßkastanie sind die Knospen nicht klebrig. Das Laubkleid ist noch dichter und wirft einen noch dunkleren Schatten als das der weißblühenden Kastanie.

Medizinisch läßt sich die rote Kastanie ähnlich nutzen, wie die gewöhnliche Roßkastanie. Das sollte nicht erstaunen, denn schließlich ist sie dieser sehr nahe verwandt. Sie entsprang der Kreuzung der rotblühenden, nordamerikanischen *Red Buckeye (Aesculus pavia)* und der eurasischen Roßkastanie. Ungewöhnlich ist, daß diese Kreuzung als eigenständige Art, nun schon seit Anfang des 19. Jahrhunderts, weiter zu existieren vermag. Sie wird gerne als Alleebaum angepflanzt, da sie, dank ihrer »Roßnatur« die schadstoffbeladene Stadtluft gut verträgt, und zugleich, im Mai und Juni mit ihren Prachtblüten, den grauen Straßenzügen ein freundlicheres Gesicht verleiht.

Der lateinische Gattungsname *Aesculus* war ursprünglich die römische Bezeichnung für die immergrüne Steineiche, wurde dann aber auf die gesamte Roßkastaniengattung übertragen. *Aesculus*, so meinen einige Sprachforscher, gehe auf das lateinische Wort für Essen oder Speise (*esca*) zurück. Interessanterweise bringt uns der Wortstamm wieder zu den Pferden. Im Sanskrit, einer mit dem Lateinischen verwandten indogermanischen Sprache, gibt es dazu eine ganze Reihe von Wortassoziationen: *Ashana* = Hunger; *Ash* = durchbringen, bewegen, erreichen, essen; *Asha* = Hoffnung; *Ashu* = schnell; *Ashua* = Roß.

Die in den Himalayas wachsende indische Roßkastanie verfüttert man nicht nur an Pferde, sondern hat sie, in Zeiten der Hungersnöte, zermahlen, das Bittere sorgfältig mit Wasser ausgelaugt und mit ins Mehl gemischt.[245] Die Indianer, auf der anderen Seite des Globus, haben ihre Roßkastaniensorten ebenfalls zur Nahrung aufbereitet. In Kalifornien waren die Samen der rotblühenden Kastanie, neben den Eicheln, sogar eines der wichtigsten Nahrungsmittel. Sie genießbar zu machen war ein aufwendiges Verfahren. Man legte sie in eine mit glühend heißen Steinen ausgelegte Grube, deckte diese mit heißer Asche und Weidenblättern zu und ließ sie ungefähr zehn Stunden garen. Dann – ohne Schale – zerschnitzelte oder zerstampfte man sie und füllte sie in engmaschig gewobene Behälter, durch die man über mehrere Tage hinweg frisches Wasser sickern ließ. So wurden alle Bitterstoffe ausgefiltert. Wenn die Kostproben endlich süß schmeckten, waren die Kastanien genießbar. Man konnte den Brei sofort essen oder später sonnengetrocknet als »Mehl« für »Brot« und Suppen verwenden.

Wir sehen, in gewissem Sinn hat die Kastanie mit der Sorge um das Überleben von Familie und Sippe zu tun. Es handelt sich nicht um eine schmackhafte Delikatesse, und in der Regel auch nicht um ein Grundnahrungsmittel. Es ist das Brot der harten Zeiten, der Sorge. Roh verzehrt sind die Kastanien nicht nur bitter, sondern regelrecht ungenießbar. In kleinen Mengen wirken sie betäubend und bewußtseinsdämpfend; in größeren Mengen verursachen sie Übelkeit, Kopf- und Bauchschmerzen und schließlich Atemnot und Delirium.

Der Baum mit den fleischfarbenen, zygomorphen Blüten, den erdenschweren, bitteren Früchten in stacheliger Hülle und dem dunklen Schatten, paßt, ebenso wie die sprichwörtlichen »Dornen und Disteln«, zum irdischen Menschen, zu diesem im Fleisch inkarnierten Geist, den die Angst und Sorge treibt.

Edward Bach fand in der rosaroten Blüte dieser Kastanienart ein Heilmittel für jene, die sich in übertriebener Sorge um andere Menschen befinden, für jene, deren Überbesorgtheit oft wie ein dunkler Schatten auf den Mitmenschen lastet. »Oft haben sie es schon aufgegeben, sich über sich selbst Sorgen zu machen, können aber um jene, die sie lieben, viel bangen und leiden und haben häufig Angst, daß ihnen etwas Schlimmes zustoßen könnte«, schreibt Bach.[246] Das *Red Chestnut*-Blütenpräparat hilft solchen Persönlichkeiten, sich an den Wagenlenker zu erinnern, der die irdischen Sinnen- und Gedankenrosse mit sicherer Hand durchs Leben führt. Es ist als flüstere die glückverheißende rote Blüte dieser Persönlichkeit zu: »Der Mensch mag denken, aber Gott tut lenken!«

Die indische Sage erzählt von drei verschiedenfarbigen Rossen. *Sattva*, das weiße Roß, ist rein, edel und von hoher geistiger Art. *Rajas*, das rote Roß, ist von Leidenschaften, Sorgen und den eigenen Projektionen getrieben und deswegen in endloser Aktivität verstrickt. Das träge, schwarze Roß, *Tamas*, gehört dem Tod und der Nachtseite des Lebens an. Wenn man so will, kann man sagen, die *Red Chestnut*-Essenz hilft der Persönlichkeit vom roten wieder auf das weiße Pferd umzusatteln, so daß der Mensch inneren Frieden und ein Gefühl kosmischer Geborgenheit gewinnen kann und in diesem Zustand auch positive Gedankenkraft zum Segen anderer ausstrahlt.

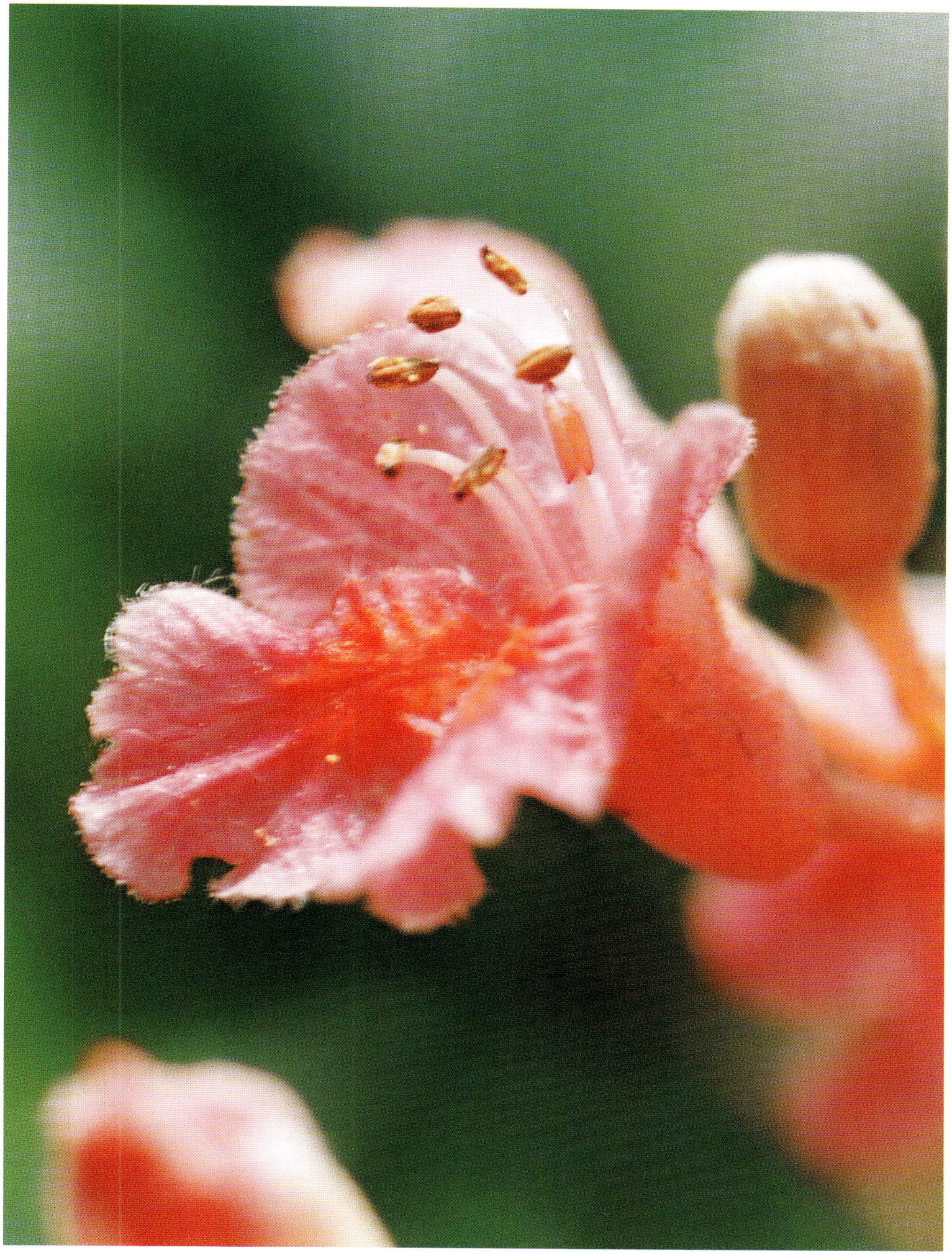

Red Chestnut
Persönlichkeitswahrung

4. DIE KRÖNUNG

Wer einer Pflanze mit Liebe und seelischer Offenheit begegnet, demgegenüber offenbart auch sie nach und nach ihr Wesen. Schrittweise gewahrt der Pflanzenliebhaber zuerst ihre Schönheit und Reinheit und dann allmählich ihr ätherisches Leuchten. Schließlich begegnet die Pflanze seinem seelischen Tasten mit ihrer eigenen Seelenhaftigkeit. Der kritische Intellekt, der nur messen, sezieren und analysieren kann, ist bei dieser Annäherung eher hinderlich. Aus diesem Grund hat Edward Bach auch alle komplizierten, vom kritischen Intellekt gefärbten Erwägungen beiseite gelassen. Ohne das Empfundene mit eigenen Gedanken zu verfälschen, hat er den Botschaften der Pflanzen-Devas gelauscht. Er hat einfach vermittelt, was die Pflanzen seelisch ausstrahlen, und wenn dabei sein Werk als »rührend naiv« bezeichnet wird, war das nicht sein Problem.

Kommunikation mit Devas

Um aber einer Pflanzen-Deva auf diese Weise nahezukommen, bedarf es enormer Kraft. Es fordert eine innere Kraftqualität, die der »normale« Mensch kaum aufzubringen imstande ist. Die Alten wußten, daß man es hier mit göttlichen Wesenheiten zu tun hatte, daß man mit Engeln ringen mußte. Ein Mensch, dem es gelingt, auch nur mit einer einzigen Pflanzen-Deva ein persönliches Freundschaftsverhältnis aufzubauen, hat Außergewöhnliches für die gesamte Menschheit geleistet. Oft findet er in dieser Begegnung ein kulturtragendes Symbol, einen Schlüssel zu menschlichen Seelentiefen oder ein neues Nahrungs- oder Heilmittel. Bach aber hat diese Verbindung nicht nur zu einer Art, sondern zu gut drei Dutzend Pflanzen verschiedener Gattungen herstellen können. Hinter seinen bescheidenen Worten – als Gipfel britischen Understatements – verbirgt sich die Arbeit eines »phytosophischen Herkules«. Es kann daher nicht verwundern, daß Bach, nachdem sein Lebenswerk vollbracht war, besonders aber nachdem er sich mit den hohen spirituellen Vibrationen der zweiten Serie auseinandergesetzt hatte, nicht mehr lange zu leben hatte. Er hatte sich völlig in seiner Lebensaufgabe verausgabt.

Hier wollen wir die letzten Pflanzen – zwei Sträucher, eine Liane und zwei blühende Kräuter – betrachten, die Bach noch im Jahr 1935 fand. Bei der Stechpalme (*Holly*), und dem Geißblatt (*Honeysuckle*), ist es so, als tauche der walisische Arzt noch einmal tief in das Mysterium der kollektiven Volksseele, das ihn mit der Weisheit und der Erlebniswelt seiner cymrischen Ahnen verbindet. Diese beiden Gewächse spielten im druidischen Kult, wie auch noch heute in der britischen Volksbotanik, eine zentrale Rolle. Es folgen die Heckenrose (*Wild Rose*) und der Dolden-Milchstern (*Star of Bethlehem*) – also eine Rose und eine Lilie. Die weiße und die rote Blüte, Symbole für Milch und Blut, Mond und Sonne, himmlische Unschuld und irdisches Leid, sind das Yin-Yang des abendländischen Weltbildes. Lilie und Rose versinnbildlichen den irdischen und den kosmischen Aspekt des höheren Selbst, des Heilands, der der integrative Mittelpunkt unserer abendländisch-christlichen Kultur ist.

Alchemie

Der wilde Senf (*Mustard*), ein Kreuzblütler mit leuchtend gelben, schwefeligen Blüten, krönt das in sich abgeschlossene Werk. Schwefel (*Sulphur*) galt den Alchemisten als Zeichen der befreiten Seele (Animus), oft wurde er mit dem Gold und der Sonne gleichgestellt. Für die alchemistischen Philosophen bestand das Universum aus drei Prinzipien, dem *Sal* (Salz, das Feste, Konzentrierte, der Körper, die mineralische Erde), *Merkur* (Quecksilber, das Flüchtige, Flüssige, der Lebensgeist, der Mond), und dem *Sulphur* (das Brennende, der Animus, das formgebende Bewußtsein, die Sonne).[247] Diese drei Urprinzipien konnten ebenfalls durch die Blüte der Rose (Sal), der Lilie (Merkur) und einer schwefelgelben Blume, wie die des Senfs (Sulphur) dargestellt werden. Eben diese bedeutungsträchtigen Blüten bilden den Schlußstein, der das Werk des Meisters der seelischen Pflanzenkunde krönt.

Holly – Stechpalme

Im Frühsommer richtete Bach seine Aufmerksamkeit auf eine der allerheiligsten Pflanzen der Druiden, die Stechpalme (*Ilex aquifolium*). Das britische Weihnachtsfest wäre ohne diese immergrüne Pflanze mit ihren frisch glänzenden, dornig gezähnten Lederblättern und korallenroten Beeren nicht denkbar. *Holly* (engl. auch *Hulven, Hulm*), könnte man meinen, bedeute soviel wie *holy* (heilig). Das Wort bedeutet aber eher »Hülsenholz«, denn dies harte, feinfaserige Holz eignet sich bestens für Drechslerarbeiten – Hulst, Hülsen oder Stechhülse sind die entsprechenden norddeutschen Bezeichnungen. Dennoch läßt sich der Beiklang *holy* nicht einfach beiseite schieben. Der Henkel der Teekanne, eines der – aus ethnologischer Sicht – heiligsten Ritualgegenstände des britischen Haushalts, ist gewöhnlich aus dem Holz der Stechpalme gedrechselt.

In den Alpenländern heißt das Bäumchen noch zuweilen Schradllaub oder Schrattlbaum, denn es ist den Nachtteufeln, den Schratten und anderen üblen Gespenstern unangenehm. Man pflanzt es deswegen auch gerne auf Friedhöfe. In der Gegend um Aachen nennt man die Pflanze Schürrütenholz, denn mit ihren derben, kratzigen Laubzweigen reinigte man Schornsteine und Herdstellen. Der Brauch entstand nicht nur aus praktischen Erwägungen. In alten Zeiten galt der Herd als Herz des Hauses, als Mittelpunkt, um den sich die Hausgemeinschaft bewegte. Der Schornstein oder Rauchfang galt als Ein- oder Ausfahrt der Geister und Ahnen. Um diese Pforte sauberzuhalten, und auch die bösen Geister, die im Dunkeln am Ruß haften, zu vertreiben, bedurfte es eines zauberkräftigen Besens. Noch heutzutage schmückt man in englischsprachigen Ländern den Kamin mit Stechhülsenzweigen, damit der Weihnachtsgeist, der *Santa Claus*, zur Mitternachtsstunde hereinfahren und der häuslichen Gemeinschaft seinen Segen mitteilen kann.

Die Bezeichnung Stech*palme* hat sich erst seit dem 16. Jahrhundert unter kirchlichem Einfluß eingebürgert. Aus dem Stechhülsen wurde eine »Palme«, da man in Südwestdeutschland und Frankreich diese Pflanze, zusammen mit Buchs und anderen wintergrünen Zweigen, in die Palmbüschel band. Sie stellten die Wedel dar, mit denen Jesus bei seinem Einzug in Jerusalem begrüßt wurde. Die fromme Legende erzählt, daß die Stechpalme in dem Augenblick entstand, als das aufgebrachte Volk, welches den Heiland mit Palmenzweigen bejubelt hatte, ihm nun anstatt des freudigen »Hosianna« ein haßerfülltes »Kreuziget ihn!« entgegenschrie. Da bekamen die Palmblätter Stacheln, als Zeichen seiner Pein, und rote Beeren, als Zeichen seines unschuldigen Blutes. In ländlichen Gegenden besteht noch immer der Glaube, daß die am Palmsonntag geweihten und am Dachfirst befestigten Palmbüschel das Jahr über Schratten und Hexen fernhalten.

Dort, wo die lebenskräftige, wintergrüne Pflanze einheimisch ist, ist sie Requisit des Wintersonnenwendfestes. Bei den fröhlichen Saturnalien, in denen die Herren ihren Sklaven dienten und jedes Haus sich einen Narrenkönig wählte, schenkten die Römer sich Kerzen und Stechpalmenzweige. Auch die keltischen Vorfahren Edward Bachs schmückten ihre Häuser zur Wintersonnenwende mit Efeu, Mistel und Stechpalme. Der trunkene Winterkönig, der »grüne Mann«, der als Gefährte der großen Göttin das Lebensgrün durch die kalte Jahreszeit hindurchrettet, trug eine Krone aus Stechpalmenblättern. Im Jahreskreis stand ihm der Eichenkönig, der Sommerherrscher, gegenüber. Im sakralen Spiel wurde dieser Sommerkönig mit einem Speer, dessen Schaft aus Stechhülsenholz gefertigt war, rituell getötet. Dann wurde sein Amt sowie seine mit Efeuranken geschmückte, göttliche Geliebte, von seinem Rivalen übernommen. Zur Wintersonnenwende feierte dieser den Höhepunkt seiner Laufbahn und begann zugleich den erneuten Abstieg.

In dem walisischen Sagenkreis um König Arthur blieben viele mythologische Elemente, die diesen alten Kult umgaben, in säkularisierter Einkleidung weiter bestehen.[248] Eine Sage erzählt, wie unter dem Vorsitz des weisen Herrschers der Tafelrunde entschieden werden soll, wann die schöne Ysolde mit ihrem rechtmäßigen Ehegatten Mark und wann sie mit Tristan, ihrem Liebhaber, zusammenleben soll. Zur Wahl steht die Zeit, in der die Bäume grüne Blätter tragen und der Zeitraum, in dem sie entlaubt sind. Mark, dem als Ehemann das Recht zusteht, zuerst zu wählen, wählt die laublosen Wintertage, denn da sind die Nächte länger. Da frohlockt die schöne Frau und singt:

> Drei Bäume gibt es von edler Art,
> die Stechpalme, das Efeu und die Eibe.
> Solange sie leben, tragen sie Blätter.
> Tristan gehöre ich, solange er lebt!

Ysolde ist die Göttin, und ihr Buhle Tristan ist der mit Stechpalmen geschmückte Winterkönig des keltischen Jahreszyklus. Zusammen versinnbildlichen die beiden Liebenden die Vereinigung des *Animus* mit der *Anima* (der männlichen mit der weiblichen Seele), die Ganzheit und das Heilsein.[249] Eine derartige Bedeutung klingt noch in der Blumensprache nach, welche die Nonne Hätzlerin aufzeichnete: »Stechpalmenblätter soll derjenige tragen, der eine stete Liebe hat im Herzen und ihm doch will Irrigkeit darein fallen.«[250] In Wales bedeutete das Geben eines Stechpalmenzweiges: »Ich freue mich, daß du dich wieder in bester Gesundheit befindest!« – auch hier eine Anspielung auf das Ganzwerden.[251]

Im heidnisch-keltischen Kalender regiert also der Stechpalmenkönig die absteigende Jahreshälfte und der Eichenkönig die aufsteigende Hälfte, wobei am Ende jeder Herrschaftsperiode ein Königsopfer stand.[252] Da die Missionierung der keltischen Inseln nicht, wie anderswo, einen radikalen Bruch mit alten Traditionen nach sich zog, sondern einen graduellen Übergang schuf, wurde viel druidisches Brauchtum von der Kirche übernommen. So konnte der Eichenkönig, der zur Sommersonnenwende seinen Kopf verliert, mit Johannes dem Täufer gleichgestellt werden, der da sagt: »Er muß wachsen, ich aber muß abnehmen.« So konnte die kollektive Seele der Briten in Jesus – der Verkörperung des höheren Selbst – ihren ehemaligen Stechpalmenkönig wiederentdecken.

Daher erstaunt es nicht, wenn die Stechpalme in den britischen Weihnachtsliedern immer wieder besungen wird. In dem Lied »The Holly and the Ivy« (Stechpalme und Efeu) heißt es: »Von allen Bäumen im Wald, ist es die Stechpalme, die die Krone trägt!« In den folgenden Versen wird die Pflanze mit »Marias süßem Sohn« verglichen, denn sie trägt Blüten »weiß wie die Lilie«, Beeren »rot wie das Blut«, Stacheln »scharf wie die Dornen« und hat eine Rinde »bitter wie die Galle«.[253] Ein weiteres Lied preist die Weihnachtszeit, die da »herbei kommt, wie eine Braut, geschmückt mit Stechhülsen und Efeu«.[254] Und das beliebte Lied »Green grow'th the Holly« lobt die Stechpalme, die unverzagt dem kalten Winter standhält:[255]

> Grün wächst die Stechpalme,
> Wie auch das Efeu
> Der Gott des Lebens kann nie sterben!
> Hoffnung – das sagt die Stechpalme.

Die Stechpalme spielt in Großbritannien zur heiligsten Jahreszeit also eine ähnliche Rolle, wie anderswo der Tannenbaum. Sie symbolisiert das Fest der Liebe und Hoffnung. Im keltischen Baumalphabet steht die Stechhülse für den Buchstaben »T« (*Tinne*) – ein Wort, das sich übrigens im deutschen Wort *Tanne* wiederfindet, und ursprünglich »heiliger Baum« bedeutete.[256]

Ein derartig heiliges Gewächs fand natürlich auch die Aufmerksamkeit des Barden Taliesin, der im *Cad Goddeu* singt:

> Die Stechhülse dunkelgrün
> Hielt entschlossen stand
> Sie ist bewaffnet mit vielen Speerspitzen,
> Die verwunden die Hand.

Eine walisische Legende berichtet, wie Gwion Bach (der junge Taliesin) seinen Retter und Ziehvater, Elphin, für seine Rettung aus dem Wasser entlohnte: Ein ungerechter König hatte Elphin beleidigt und sogar in den Kerker gesperrt. Gwion Bach riet dem Ziehvater mit dem König zu wetten, er besäße ein Pferd, schneller als alle anderen im Land. Der ehrgeizige König ging auf die Wette ein und ließ die vierundzwanzig besten Rennpferde des Landes zur Rennbahn kommen. Inzwischen schnitt Taliesin vierundzwanzig Stechpalmenzweige und kohlte sie im Feuer an. Diese gab er Elphins Jockey mit der Anweisung, er solle des Königs Pferde beim Rennen mit jeweils einem der angekohlten Zweige berühren, dann würden die Tiere bald erlahmen. An dem Ort aber, wo Elphins eigenes Pferd strauchele, solle man graben, denn dort liege ein verborgener Goldschatz, der dem Finder gehöre. Das so entstandene Loch ist noch heute als Teich in Pyllbain, in Wales zu sehen. Nach dem Rennen prophezeite der Knabe dem bösen König seinen Untergang.

Plinius, der die Pflanze *Aquifolius* (lat. = Nadelblatt) nennt, schreibt ihr ähnliche Zauberkräfte zu. Mit ihren weißen Blüten könne man Wasser zu Eis verwandeln und, wenn man mit dem Holz auf wilde Tiere werfe, würden die sich ruhig hinlegen. Auch schütze die Stechpalme, in der Nähe des Hofes gepflanzt, vor heimtückischen Giften, Zauberei und Blitzeinschlag.

Wie Nieswurz, Efeu und andere Gewächse, die ohne spezifische Winterruhe auskommen, bevorzugt die Stechpalme die milden Winter und kühlen Sommer des atlantischen Klimas. Die Ostgrenze ihres Ausbreitungsbereiches stimmt mit dem 0° Januar Isotherm überein – weswegen sie in Ostdeutschland kaum anzutreffen ist und dementsprechend im Brauchtum wenig Beachtung findet.[257] Der bis zu 12 m hohe Stechpalmenstrauch gedeiht als Unter-

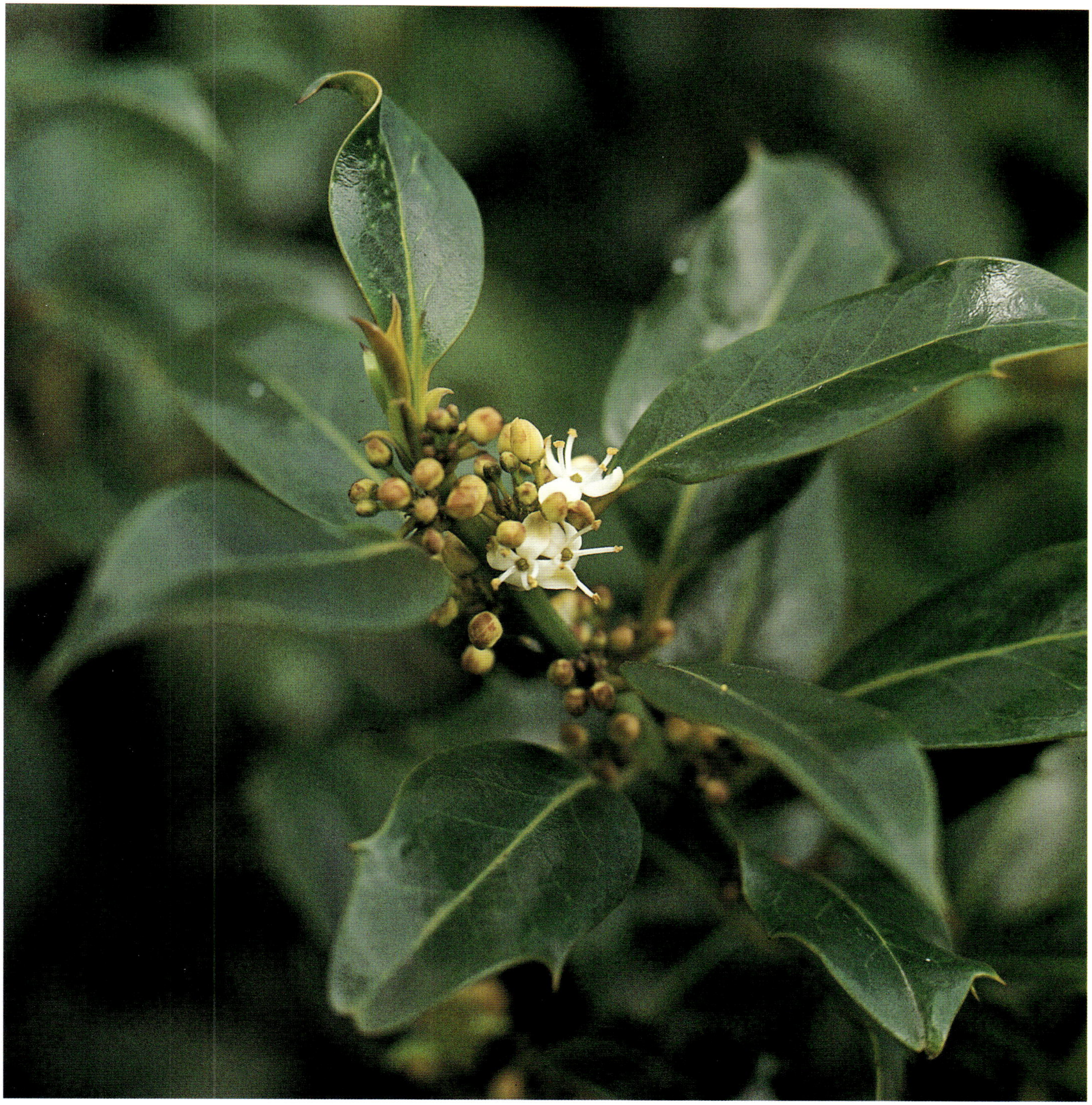

HOLLY
All-Liebe

holz in Eichen- und Buchenwäldern, weiter südlich in Lorbeerwäldern.

Die Stechpalme, eine weitläufige Verwandte der Roßkastanien, gehört einer eigenen Familie, den Stechpalmengewächsen (*Aquifoliaceae*), an, von denen der Großteil tropische und subtropische Gewächse sind. Kleine, leicht duftende Blüten mit meist vier weißen Blütenblättern, doldig zusammengebündelt, schmücken die grünen Zweige von Mai bis Juni. Nur die eine Hälfte der so blühenden Bäumchen trägt später die roten, giftigen Beeren, denn Staubblüten und Stempelblüten leben getrennt auf verschiedenen Pflanzen. Obwohl Amseln und Drosseln die Beeren mögen, verursachen sie beim Menschen starken Brechreiz und heftige Durchfälle.

Als Arzneipflanze fand die Stechpalme früher vielfache Verwendung. In den alten Apotheken waren die Blätter »offizinell«, d.h. ins amtliche Arzneimittelbuch aufgenommen. Ein Blättertee bei fiebrigen Erkältungen, Gicht oder Rheuma senkt die Temperatur, treibt Harn und Schweiß und wirkt tonisch. Culpeper empfahl Umschläge aus zerstoßenen Blättern und Rinde bei Knochenbrüchen und Verstauchungen. Er schreibt, man solle, um den Leib von »Ansammlungen übler, feuchtkalter Schleime (Phlegma) zu befreien«, auf nüchternen Magen ein Dutzend Beeren essen. Frauen, die unter zu starker Monatsblutung leiden, gibt er den fragwürdigen Rat, die giftigen Beeren in getrockneter, pulverisierter Form einzunehmen.[258] Wahrscheinlich stellt Culpeper die Pflanze unter die Herrschaft des Saturn, weil sie die »Säfte eintrocknet« und Knochen heilt (Saturn ist ja der Knochenmann), aber auch weil das Bäumchen den Schatten bevorzugt, äußerst langsam wächst und sich zur kalten Saturnzeit, im Winter, besonderer Aufmerksamkeit erfreut. Andere astrologische Kräuterärzte betonen wegen der gewaltigen purgativen (abführenden) Wirkung der roten Beeren und der stacheligen Blätter den Einfluß des Mars.

Überall, wo man sie findet, gelten die Stechpalmengewächse als reinigend für Leib und Seele. In verschiedenen Kulturkreisen nutzt man sie, um böse Geister zu vertreiben und um niedrige Gefühle zu läutern, welche die Integrität der Gemeinschaft bedrohen. Die Waldlandindianer im südöstlichen Nordamerika kochten geröstete Stechpalmenblätter (*Ilex vomitoria*) mehrere Stunden und tranken das schwarze Gebräu in Verbindung mit Fasten vor allen wichtigen Ratssitzungen, Zeremonien und Festen, um sich zu reinigen. In vielen Stämmen durften nur die Männer das heilige Gebräu trinken, bei den Seminolen Floridas nur die tapfersten Krieger.[259] Ein Grund dafür mag wohl sein, daß der Trunk nicht nur Erbrechen erzeugt, sondern bei Frauen Fehlgeburten verursachen und die Mensis beeinträchtigen kann. Zur Abtreibung unerwünschter Leibesfrucht benutzten chinesische Frauen eine Abkochung der Stechpalme (*Ilex cornuta*).

Die Jivaro – der Stamm, der die Köpfe seiner Feinde schrumpft – und auch andere südamerikanische Indianer, brauen einen Stechpalmtee (*Ilex guayusa*), von dem sie meinen, er erleichtere die Seele, bringe glückverheißende Träume und verleihe Kraft und Geschmeidigkeit. Eine Abkochung dient ebenfalls zur Mundspülung und als Darmklistier bei Kindern. Vor dem Einnehmen der sakralen *Ayahuasca*-Droge, »der Liane, die mit den Göttern und Ahnen verbindet«, trinken sie eine starke Abkochung, die zum Erbrechen aus den Tiefen führt. Die gereinigte Seele mag nun dem Heiligen gegenübertreten.[260]

Auch das Nationalgetränk der Argentinier, den Mate-Tee (*Ilex paraguayiensis*) dürfen wir in diesem Zusammenhang nicht vergessen. Indianische Schamanen tranken ihren starken Aufguß, welcher sie in hellsichtige Trance fallen ließ. In dieser Stechpalme entdeckten sie einen Geist, der die Pflanze schützt, indem er als wunderschönes, verführerisches Mädchen erscheint und den Frevler, der den Busch mißbraucht und mißhandelt, auf Nimmerwiedersehen in den Dschungel lockt.[261] Den Toten wurden in mit Silber ausgeschlagenen Kürbisbehältern Mateblätter auf ihre Reise ins Jenseits mitgegeben, auf daß sie wach blieben. Mate wurde bei den Mormonen ebenso beliebt wie bei den Jesuiten. Der Mormonenglaube verbietet den »Heiligen der Letzten Tage« Kaffee, Schwarztee und alle anderen berauschenden Getränke – dieser paraguayanische Tee gilt jedoch als harmloser Kräutertee.

Wir sehen also, diese Pflanzengattung spielt in den Ritualen vieler Völker eine läuternde, dämonenvertreibende Rolle. Edward Bach muß Ähnliches in dieser Pflanze empfunden haben. In den Blüten entdeckte er ein Mittel, welches alle Seelengifte – Haß, Neid, Rachegefühle, Eifersucht oder Mißtrauen – aus dem Herzen vertreibt. Er schrieb: »*Holly* öffnet das Herz und verbindet uns mit der göttlichen Liebe.«[262] So würden es die Indianer wahrscheinlich ebenfalls beschreiben, auch wenn sie die Pflanze in viel gröberer Weise zu sich nehmen. Auf spiritueller Ebene breitet die Stechpalme die Geburt des göttlichen Kindes im Herzen des Menschen vor. Auf physiologisch-chemischer Ebene wirkt es als Herztonikum und »blutreinigendes« Heilmittel.

Honeysuckle – Geissblatt

Das echte oder wohlriechende Geißblatt (*Lonicera caprifolium*), auch als Jelängerjelieber bekannt, ist eine schlanke Liane, die zur Gattung der Heckenkirschen (*Lonicera*) gehört. Sie ist mit dem einheimischen Waldgeißblatt (*Lonicera periclymenum*) engstens verwandt, stammt jedoch weiter aus dem Süden. Sie hat einen kräftigeren roten Zug in den Blüten und die obersten Blätter, unmittelbar unter dem Blütenstand, sind miteinander verwachsen. In Urgroßvaters Zeiten kultivierte man sie, zusammen mit Kletterrosen und Clematis, als kletternde Zierpflanze. Man ließ sie das Gitterwerk des Gartenhäuschens hochranken, oder an der schattigen Laube, unter der sich Liebende trafen. Verwildert ist das Gartengeißblatt nun auch an Waldrändern und in Wildhecken zu finden, wo seine zarten Stengel, sich im Uhrzeigersinn windend, Gebüsch und Bäumchen umschlingen.

Die Pflanze ist durch und durch romantisch; sie gehört den warmen Sommernächten und den im sanften Mondschein wandelnden Poeten und Liebespärchen. Abends öffnen die langen, röhrenförmigen Blüten ihren zweilippigen Saum und entlassen einen süßen Duftschwall, der zu einem Märchen aus Tausend-und-einer-Nacht zu gehören scheint, und in seiner Intensität höchstens noch mit dem Parfüm des Jasmin zu vergleichen wäre. Zwischen Juni und September blüht sie ohne Unterlaß. Die sitzenden Blüten vereinigen sich zu einem Quirl, ähnlich einer zierlichen Krone, würdig einer Elfenprinzessin. Die hellen Kronblätter sind nach außen hin rötlich überlaufen und innen elfenbeinfarben. Im Mondlicht leuchten sie und locken, im Verbund mit dem betörenden Duft, Nachtschmetterlinge und -schwärmer an, denn nur diese haben die langen Rüssel, den reichlichen Nektar zu saugen.

Die Blüten wirken fast tierhaft lebendig. Schon an ihrer ungewöhnlichen Physiognomie kann man erkennen, daß viel Seelenhaftes in ihnen verborgen liegt; sie sind stark »astralisiert«, wie es Rudolf Steiner formulieren würde. Des Nachts richten sie die Blüten waagrecht auf, den schwebenden Besuchern entgegenkommend. Wenn sich die jungfräuliche Blüte zum ersten Mal öffnet, streckt sie den Faltern fünf Staubblätter aus dem Blütentrichter entgegen. Erst in den folgenden Nächten läßt sie die pollenempfangende Narbe hervortreten, während sich die Staubblätter erschöpft senken. So wird die Fremdbestäubung gewährleistet.

Zusammen mit dem Holunder, dem Schneeball und der Schneebeere gehört die Gattung der Heckenkirschen zu den Geißblattgewächsen (*Caprifoliaceae*). Die Familie ist so benannt, weil die Ziege die einzige unter den weidenden Tieren ist, die sich durch den eher »rohen« Geschmack und die leichte Giftigkeit des Laubes nicht stören läßt. Bei den Geißblattgewächsen handelt es sich meist um Sträucher mit weichem, luftig-trockenem Mark. Für ihre starke »Beseeltheit« haben sie viel ihrer ätherischen Lebenskraft geopfert. Sie schaffen es nicht, langlebige, hartholzige Baumriesen zu werden. Schon der unterständige Fruchtknoten, der sich zu mehr oder weniger giftigen, knallroten oder tiefschwarzen Beeren entwickelt, zeugt davon, wie tief sich die Astralität hier mit der Stofflichkeit verbindet.

Die Beseeltheit der Geißblattgewächse findet Ausdruck in den imaginativen Bildern, die unsere Vorfahren an diesen Pflanzen, vor allem am Holunder, empfanden. Sie waren der uralten Muttergöttin, der Holle, Herrin der Nacht, des Todes und der Wiedergeburt geweiht. Frau Holle herrscht im »Jenseits«, in der Höhle, wo Seelen auf neue Inkarnationen warten. Die Germanen verwendeten Holunderruten bei Begräbnissen. Noch bis ins späte Mittelalter hinein nahmen Sargschreiner das Totenmaß mit Holundergerten, und Leichenkutscher benutzten diese als Peitschen. Gleichzeitig spielen die Geißblattgewächse in der Volkserotik und im Liebeszauber eine Rolle. In Thüringen steckte man den leichten Mädchen einen Holunderzweig ins Fenster.[263]

In archaischen Schichten der europäischen Mythologie erscheint die große Natur-Göttin oft selbst als begattungsbereite weiße Ziege oder sie reitet einen Ziegenbock. Auch die walisische Blumengöttin *Blodeuwedd* wird von einem Geißbock begleitet, mit dessen Hilfe sie den »Tod« ihres Sommergatten *Llew Llaw Gyffes* herbeiführt. Sie »setzt ihm die Hörner auf«, indem sie mit ihrem dunklen Liebhaber verschwindet, während er vor Gram verschmachtet. Der Ziegenbock als Herrscher der magischen Maivollmondnacht, Wollust und Fruchtbarkeit, Liebessehnsucht und Sehnsucht nach den Ursprüngen, nach Geborgenheit im mütterlichen Schoß, nach der Höhle, nach Tod und Wiedergeburt, verträumte Mondnächte und Romantik – dieser Symbolkomplex umgibt die Geißblattgewächse und so auch das süßlich duftende Jelängerjelieber. Die Blumensprache verleiht dem Geißblatt eine ähnliche Bedeutung. Die Blüte verweist auf innige, seelenvolle Liebe:

> Wie die Ranken sich innig umschlingen
> In unzähligen windenden Ringen,
> Also sind Herzen auch innig umschlungen,
> Die von seliger Liebe durchdrungen.[264]

»Diese Pflanze heftet sich an Hölzer, wie die Frau an den Mann, den sie liebt und der sie in ihrer Schwäche schützen soll«, heißt es im bürgerlichen Frankreich des 19. Jahrhunderts.[265] In England bedeutet das Schenken eines blühenden Geißblattzweiges ein ewig währendes Liebesversprechen, »I plight thee my troth« (»Ich schwöre Dir die Treue«).

In einer alten französischen Ballade (»Le lai du chèvrefeuille«) singt Tristan von der Liebenssehnsucht, die ihn mit der goldhaarigen Ysolde, der Frau eines anderen, verbindet und von der er nicht lassen kann. Seit sie ohne es zu wollen gemeinsam einen Liebestrunk getrunken hatten, lieben sich Tristan und Ysolde, »wie das Geißblatt (Chèvrefeuille) und der Haselstrauch, die einander innig umarmen, und von einander getrennt zugrunde gehen würden«. Es ist eine verlorene, zukunftslose Liebe, die nur im Verborgenen aufblühen kann. »Im Verborgenen blühen Liguster und Geißblatt«, heißt es ebenfalls in Taliesins *Cad Goddeu*.

Die Liebenden werden entdeckt und müssen sich trennen. Tristan zieht übers Meer, in die Ferne, und heiratet eine andere, die er nur nimmt, weil sie Ysolde ähnlich sieht. Er läßt sich ein Abbild seiner fernen Geliebten anfertigen – so naturgetreu wie möglich – und bewahrt es an einem geheimen Ort auf. Diesen besucht er immer wieder, »um sich die Erinnerung an das vergangene Glück zu vergegenwärtigen«. Als er wieder nach Cornwall heimkehrt, wird er von einer »vergifteten Lanze getroffen, die ihm die Lenden durchbohrt«.[266] Kein Arzt kann ihm helfen. Einzig die geliebte Ysolde besitzt die Heilkraft. Doch seine Ehegattin ist eifersüchtig und vereitelt das Wiedersehen der beiden. Tristan ist schon tot, als Ysolde endlich kommt. Ihr bleibt nichts anderes, als ebenfalls zu sterben. Im Tod sind sie wieder vereint: Aus ihren Gräbern wächst ein Baum und eine Schlingpflanze, die einander umklammern. In einer anderen Version sprießt aus den Gräbern eine Eibe und ein Apfelbaum, die später gefällt werden und zu Brettern gesägt werden. Wenn aber das Brett des einen Baumes mit dem des anderen Baumes in Berührung kommt, dann »vereinigen sich beide so fest miteinander, wie die Jelängerjelieber-Pflanze mit dem Ast, den sie umrankt« und es ist unmöglich sie wieder zu trennen.[267]

Die weise Frau aus der holländischen Heide, Mellie Uyldert, meint in diesem Zusammenhang, daß das Gift, welches sich aus unerfüllter Sehnsucht, aus unausgelebter Liebe in der Seele bildet, durch das Geißblatt wieder neutralisiert wird.

Nach dem homöopathischen Prinzip – Gleiches mit Gleichem – wirkt die leicht giftige Pflanze wider den fatalen Liebestrunk, dessen Zauber die Betroffenen sehnsüchtig am Vergangenen festhalten läßt.[268] Mellie Uyldert streicht heraus, daß die Geißblattblüten entspannend wirken, die blaugrünen Blätter tonisch, der Bast »blutreinigend«, und daß die Wurzel ein blaues Färbemittel hergibt. Blau ist natürlich die saturnische Farbe der Treue, der Sehnsucht, des »Blues« (Melancholie und Nostalgie), der fernen, blauen Berge – Heimat der Bergziegen – und der »blauen Blume« romantischer Dichter und Wandervögel, die aus der Gegenwart am liebsten in die ferne Vergangenheit flüchten.

Medizinisch wirken Rinde und Blätter des Geißblattes tatsächlich entgiftend. Auf leiblicher Ebene sind sie schweiß- und harntreibend, adstringierend, heilend und – in stärkeren Dosierungen – Brechreiz erzeugend. Die orangeroten Beeren sind dagegen ziemlich giftig. Sie bewirken Schläfrigkeit und, da sie der Nacht angehören, rufen sie eine unangenehme Lichtempfindlichkeit hervor und verursachen, wie bei der Tollkirschenvergiftung, eine Erweiterung der Pupillen.

Der alte Dioskorides, der griechische »Vater der Phytotherapie«, verschrieb Geißblattsamen gegen Milzhärte, Müdigkeit und Kurzatmigkeit. Culpeper sieht die Liane als ein Merkurgewächs, da sie schlangenähnlich sich windend wächst, die Flüssigkeiten (»Säfte«) bewegt, und auf die Lungen, das Merkurorgan, einwirkt, besonders, wenn diese von »einem schlecht aspektierten Jupiter« befallen sind. Er hätte die Pflanze ebensogut dem Saturn zuordnen können, denn als Milzmittel wirkt sie vorzüglich auf dieses Saturn-Organ.

Carl von Linné, der Systematiker der modernen Pflanzentaxonomie, benannte die Gattung *Lonicera* zu Ehren des Frankfurter Stadtarztes Adam Lonitzer (1528–1586), der den »Waldgilgen«, wie er das Geißblatt nannte, besonders lobte und Geißblattwasser seinen leidenden Mitmenschen bei »dickem blutigen Harn«, Nieren-, Milz- und Leberbeschwerden empfahl.

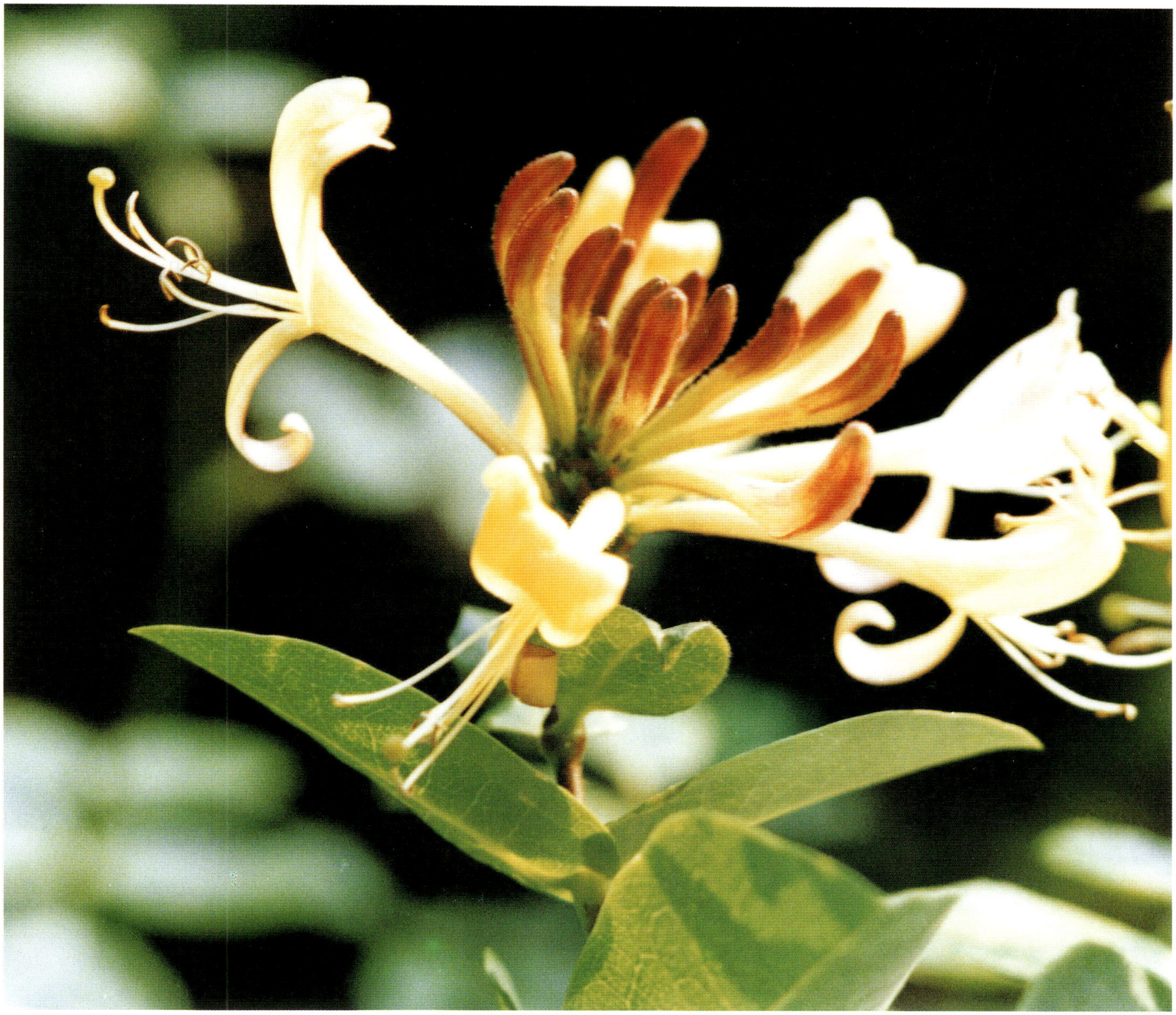

Honeysuckle
Vergessen können

Im übrigen wurde diese Pflanze in der europäischen Heilkunde nicht sonderlich beachtet, mit Ausnahme der walisischen *Myddfai*-Tradition. Die *Myddfai*-Kräuterärzte kochten einen Sirup aus den Blüten, der bei allen Erkältungen, Husten, Asthma, Rheuma und Leberstau teelöffelweise eingenommen wird. Zum gleichen Zweck essen die Waliser die Blüten im Sommer einfach roh. Bei geschwollenen Drüsen (Lymphen) und Ziegenpeter (Mumps) bereiten sie einen Aufguß aus der Rinde.[269]

In China ist die dem wohlriechenden Geißblatt nah verwandte »Gold- und Silberblüte« (*Lonicera japonica*) nicht nur eines der wichtigsten Heilmittel der traditionellen Heilkunde (Geißblatt ist belegt seit dem Kräuterklassiker *Pen Ts'ao* Shen Nungs, 3000 v. Chr.), sondern auch der modernen, wissenschaftlichen Phythotherapie. Mit Erfolg werden Kehlkopfentzündungen, Rachenkatarrh, Infektionen der Atemwege, akute Bakterienruhr, innere Infektionen, Krebs, Rheuma, Hepatitis, Ziegenpeter und etliche andere Krankheiten therapiert. Bei fiebrigen Zuständen greifen die Chinesen zu Geißblattblüten wie wir zur Aspirinflasche. Wegen seiner entgiftenden Wirkung ißt man im Reich der Mitte frische Geißblatttriebe bei Pilzvergiftungen.[270] Blüten, über längere Zeit eingenommen, sollen die sexuelle Vitalität stärken und überhaupt das Leben verlängern.[271]

Chinesische Apotheker sammeln die Blüten im Sommer, am Morgen nachdem der Tau getrocknet ist, und lassen sie im Schatten trocknen; Blätter und Stengel werden dagegen im Herbst gesammelt und dann in voller Sonne getrocknet.

Edward Bach, der sich sicher nicht viel mit Geschichte, Volkskunde und überlieferter Volksmedizin befaßte – die Zahl der Patienten ließ das gar nicht zu –, hat dennoch das oben angedeutete Wesen der Pflanze intuitiv erkannt. Er schreibt, die *Honeysuckle*-Blütenessenz sei »für jene, die in Gedanken viel in der Vergangenheit weilen, einer glücklichen Zeit nachtrauern, den Erinnerungen an einen verlorenen Freund nachhängen oder alten Wunschträumen, die sich nicht erfüllt haben. Sie können nicht glauben, außer dem vergangenen noch einmal Glück zu erleben.«[272]

Wild Rose – Heckenrose

Eine wilde Heckenrose in voller Blüte! Auch der apathischste, teilnahmsloseste Spaziergänger wird einen Augenblick lang innehalten, eingenommen von der leuchtenden zartrosa Pracht. Schon den Frühmenschen muß es so ergangen sein, denn überall zollt man der Wildrose Bewunderung. Der Legende nach kam der Rosenbusch gar mit dem ersten Menschenpaar aus dem Garten Eden auf die dürre Erde herab. Die bodenlose Verzweiflung und Hoffnungslosigkeit der Eva rührte den sonst so unerbittlichen Engel mit dem flammenden Schwert zur Barmherzigkeit. Als einziges Andenken an das Paradies und zugleich als Hoffnung auf Erlösung, erlaubte er ihr, einen Rosensteckling mitzunehmen. Der Versucher – so erzählt es eine persische Legende – der gleichzeitig mit aus dem Paradies vertrieben wurde, meinte, er könne an den mächtigen Zweigen der damals noch bis in den Himmel wuchernden Rose wieder zurück in höhere Gefilde klettern. Er verwandelte einige der Blätter in spitze, nach oben gebogene Haken, um seinen Füßen beim Steigen den notwendigen Halt zu geben. Der liebe Gott ließ sich aber nicht zum Narren halten. Er bog die spitzen Auswüchse nach unten, die Zweige ebenfalls und verkleinerte den Busch auf seine heutige Größe (2–3 m).

Es waren wieder einmal die zarathustrischen Perser, die sich vor gut 4000 Jahren ans Werk machten, die einfache Wildrose – wie so viele andere Pflanzen, die noch heute unsere Gärten zieren – zu veredeln. Sie taten es im festen Glauben, die verdorbene, gefallene Schöpfung den Klauen des Widersachers (Ahriman) zu entreißen. Aus ihrer Wildrosenzüchtung sind inzwischen annähernd 3000 Kultursorten hervorgegangen.

Archäologen bestätigen, daß die einfache Rose bei den Sumerern, Kretern, Ägyptern und in anderen alten Zivilisationen verehrt wurde. Man weihte sie immer der großen Göttin. Von Sappho von Lesbos (600 v. Chr.), einer Dichterin, die ihr Leben der Liebesgöttin Aphrodite weihte, stammen die geflügelten Worte von der Rose als »Königin der Blumen«. Die Blume wurde, wie die Raubkatze, zum Inbegriff des Weiblichen. Wie das sanfte, schmiegsame Tier, das seine tödlichen Krallen versteckt

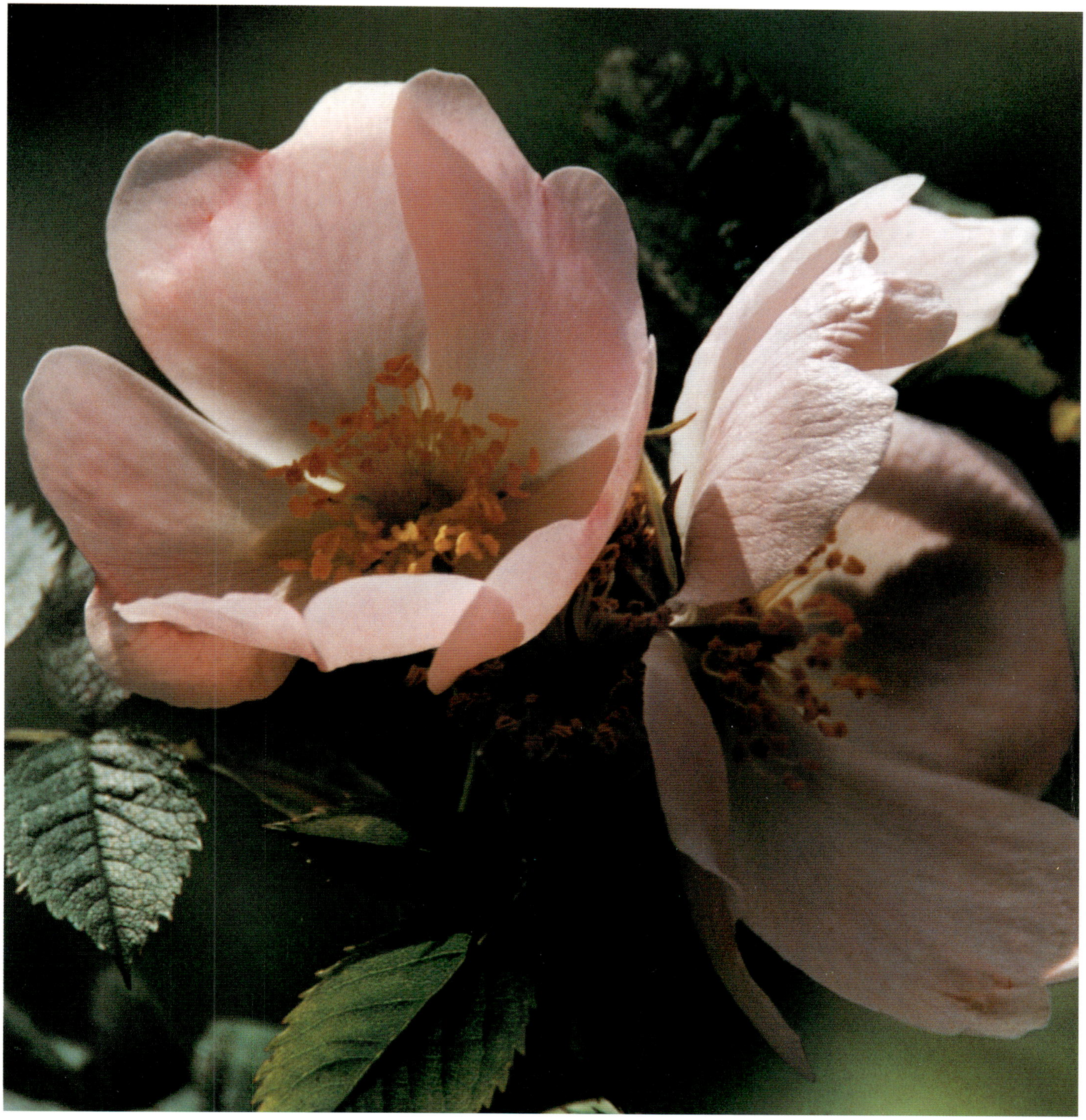

WILD ROSE
Lebenslust

hält, hat die Rose etwas Geheimnisvolles an sich: *sub rosa*, »unter der Rose«, bedeutet soviel wie »Geheimhaltung«.[273] Auch ihre »Krallen«, die Dornen, verheißen Schmerz und Blut.

Die antike Welt schmückte also die Altäre der von Löwen, Tigern und Raubkatzen umgebenen Liebes- und Fruchtbarkeitsgöttinnen mit blühenden Rosen und Kränzen aus Rosenknospen. Die sich öffnende Rosenknospe galt als treffliches Symbol des hingabebereiten weiblichen Geschlechts. Priesterinnen der »schamlosen« Venus, der Isis oder auch der löwenreitenden Muttergottheit Kybele, trugen Rosengewinde bei kultischen Handlungen. Ausschweifende Feste zu Ehren der römischen Frühlingsgöttin Flora, welche das erneute Erblühen der Natur und des Geschlechtslebens zelebrierten, sowie der Kult des Hymenaios, des Gottes der Entjungferung, standen unter dem Zeichen dieser Blume. Dionysos und Eros erscheinen rosengeschmückt. Römische Zecher umkränzten ihre Stirn, wie diese Götter, mit Rosenkränzen – angeblich um länger nüchtern zu bleiben. Auf Rosenblütenblättern gebettet feierte das dekadente Rom seine Gelage und Orgien. Dazu schrieb ein römischer Dichter: »Rosen erröten wegen des Vorwurfs der Schamlosigkeit und stechen mit dem Stachel der Sünde!«[274]

Die Rose bedeutete also für das heidnische Altertum die bedingungslose Hingabe an das Leben, an die Lebenslust, den Rausch, die Schönheit des Leibes und seiner Sinnlichkeit. In der Blumensprache bekundet sie noch immer ähnliches: »Wer Rosen samt Dornen trägt, zeigt, daß er seine Geliebte liebt, wie sich selbst.«[275] Und Volkskundler berichten vom Liebesorakel, welches am Johannismorgen (24. Juni) von Liebenden vorgenommen werden kann. Jeder pflückt mit den Lippen ein Blütenblatt der Heckenrose und läßt es in fließendes Wasser fallen. Treiben sie zusammen fort, ohne sich zu trennen, werden die Liebenden ein Paar bleiben.

Den auf Nüchternheit und sittliche Strenge besonnenen Kirchenmännern konnte dieses Treiben nicht recht sein. Für die ersten Christen war die Blume ein Zeichen des Lasters und sittlichen Verfalls. Dennoch dauerte es nicht lange, da wurde die Rose zum Attribut der unbefleckten himmlischen Jungfrau. Die Rosengewinde, die einst die Bildsäulen der lüsternen Göttin schmückten, verwandelten sich in die Rosenkränze der betenden Frommen. Rosenlegenden beginnen die Lebensbeschreibungen der Heiligen zu umranken. In der Blume kam nicht länger die Hingabe an die irdische Lust, sondern das willige, freudige Aufsichnehmen des irdischen Leides zum Ausdruck. Es wird erzählt, daß sich die Dornen, auf denen sich der bußwillige Dominikus wälzte, zu Rosen verwandelten. Diese machte er zum Rosenkranz und weihte sie der Gottesmutter. Eine andere Heilige, die heilige Dorothea, wurde von einem heidnischen Richter zu Tode gemartert. Ehe sie verschied, verhöhnte er sie mit den Worten: »Wenn du zu deinem himmlischen Gemahl, Jesus, kommst, dann schicke mir doch einen Korb voller Rosen und Äpfel!« Kaum hatte sie ihren letzten Atemzug getan, da erschien ein Kind mit einem Korb schönster Rosen und goldener Äpfel. Und wer kennt nicht das Rosenwunder der heiligen Elisabeth aus Thüringen, die ihr Hab und Gut den Armen verschenkte. Als eines Tages ihr strenger Ehemann in den Korb schauen will, in dem sie gerade Brot für die Armen trägt, und sie für ihre Freigiebigkeit rügen will, da ist der Korb voller Rosen.

Als »brennende Rosen« bezeichnete man auch die Wunden des Gekreuzigten, und das Kreuz gilt als der heilbringende Rosenstock. Der Heiland selbst wird als Wunderrose gefeiert, die aus Maria, der »Wurzel zart«, »mitten im kalten Winter, wohl zu der halben Nacht« entsprungen ist.

Die nordeuropäischen Barbaren, die Kelten und Germanen, kannten nur die ursprüngliche wilde Heckenrose. Die Zierrose wurde erst auf Geheiß von Kaiser Karl dem Großen in die Gärten gepflanzt. Dennoch galt die Hag- oder Heckenrose bei diesen Völkern als eines der allerheiligsten Gewächse. Auch hier war sie der göttlichen Frau, der Freya, geweiht. Der alte Brauch, das erste Badewasser des Neugeborenen ihr zu Ehren unter einen Heckenrosenbusch zu gießen, ist hier und da noch immer lebendig. In der nordischen Mythologie erscheint der Paradiesgarten (das Idafeld) des goldenen Zeitalters als eine vom Rosenhag umgebene Blumenwiese. Hier spielten die Asen »mit blitzendem Golde heiter das Brettspiel«, bis das Schicksal sie einholte. Nach der Götterdämmerung wird der Garten jedoch neu entstehen und all die Wunden der Gefallenen werden zu herrlichen Rosen erblühen. Bis in die mittelalterliche Dichtung lebt die Umschreibung des Schlachtfeldes als Rosengarten fort.[276]

Die Germanen pflanzten Heckenrosen zum Schutz ihrer heiligen Haine, Opfer- und Begräbnisstätten. Wie ein Ring gewappneter Streiter umgab der blühende Dornenhag diese Orte und wehrte alle schädlichen Einflüsse ab. Rosenholz gehörte, seiner magischen Wirkung wegen, auch mit zum Holz des Scheiterhaufens der Gestorbenen.

Die spätgermanische Sage (Dietrich von Bern) kennt den Rosengarten des Zwergenkönigs Laurin; der bloße Duft dieser Rosen konnte Kranke heilen und Betrübte trösten.

Die Vorstellung des schutzgewährenden Rosenhags floß in die mittelalterliche Ikonographie der Madonna; die Maria im Rosenhag ist ein beliebtes Motiv. Maria, Urbild der reinen, unverdorbenen Seele, deren Hingabe an den göttlichen Geist vollkommen ist, kann im Schutze der Heckenrose das höchste Prinzip, als zartes Kindlein auf Erden, gebären.

Im Dornröschenmärchen taucht das Motiv, etwas abgeändert, ebenfalls auf. Das Mädchen – stellvertretend für die menschliche Seele – wird von einer bösen Fee verflucht, im fünfzehnten Lebensjahr am Stich einer Spindel zu sterben. Zwar versteckte man sämtliche Spindeln vor dem Königskind, aber eines Tasges fand sie doch eine in einem kaum benutzten Turmkämmerchen. Da sie nicht damit umzugehen weiß, sticht sie sich in den Finger bis aufs Blut und versinkt mitsamt allen Schloßbewohnern in einen tiefen, »hundertjährigen« Schlaf. Eine Wildrosenhecke umwächst schützend das Schloß. Erst dem jungen Königssohn gelingt es einzudringen und die Prinzessin aus dem Schlaf zu wecken. Das Dornröschenmärchen spricht von unserer eigenen unschuldigen, kindhaften Natur, die mit dem Erreichen der Erdenreife (Pubertät, erste Monatsblutung) von der im Blute wallenden Triebnatur allzuoft überwältigt wird, so daß sie ihre wahre Natur vergißt. Das wahre geistige Wesen kann aber nicht sterben, es lebt weiter versteckt hinter einer stacheligen Mauer, die nur der Prinz (das höhere Selbst) überwinden und mit einem Kuß aus der tiefen Selbstvergessenheit zu neuem Leben retten kann.[277] Das Motiv erscheint in verschiedenen Märchen und Sagen immer wieder. Eine Legende erzählt vom bösen Grafen, der seine unschuldigen Kinder im Wald aussetzt, damit sie von Wölfen zerrissen werden. Die Gottesmutter läßt jedoch einen schützenden Rosenhag um die Kleinen entstehen.[278]

Auch die keltische Tradition weiß von der antidämonischen Kraft der Heckenrose. In Südfrankreich schmückt man die Maikönigin – eine neuzeitliche Erscheinung der weißen Göttin – mit den Blüten der Wildrose. In Sagen, wie der von der Entstehung des Hildesheimer Doms, schimmern ursprünglich keltische Motive hindurch. Da wird vom Kaiser erzählt, der einst einem weißen Hirsch nachjagte und sich im Wald verirrte. Als es finster wurde, legte er sich erschöpft unter einen Rosenstrauch und hängte das goldene Kreuz, welches ihm seine Mutter als Talisman geschenkt hatte, an die Zweige. Als er erwachte, war alles mit frischem, weißem Schnee bedeckt, der Rosenstrauch aber stand in voller Blüte. Da erkannte der Herrscher, daß er sich auf heiligem Boden befand und ließ an der Stelle eine Kapelle bauen.

In den Blüten dieser wildwachsenden Hundsrose (*Rosa canina*), auch Zaunrose, Hagrose oder Hagdorn genannt, entdeckte Edward Bach das Heilmittel für jene, die seelisch in Schlaf gefallen, innerlich resigniert, teilnahmslos, fatalistisch und gleichgültig geworden sind. Der sensitive Arzt empfand an den starken Schwingungen der wilden Rose jene Kräfte, die in solchen Seelen neue Lebensfreude und Interesse am Dasein erwecken können. Die seelische Passivität wird dabei in die Fähigkeit verwandelt, sich dem leitenden Prinzip, dem höheren Selbst erneut anzuvertrauen.

Die Heckenrose gehört, wie Odermennig (*Agrimony*), Kirschpflaume (*Cherry Plum*) und Holzapfel (*Crab Apple*) zu den Rosengewächsen (*Rosaceae*). Wie alle Rosazeen entwickelt sie ein kräftiges Wurzelwerk und verbindet sich stark mit der von der Erde ausgehenden Vitalität (Ätherkraft). Problemlos kann sie Wildfraß, Frost und Feuer überstehen. Immer treibt sie von neuem aus. Gleichzeitig wirkt der entgegengesetzte Pol, das kosmische Astralfeuer, stark auf diese Pflanze ein und läßt sie in intensiver, aber schnell vergehender, verschwenderischer Blüte auflodern. An freudiger Farbe, Duft und Blütenpollen wird nicht gespart. Wie eine Fontäne quellen aus dem Herzen der fünfblättrigen Blüte eine Vielzahl goldgelber Staubblätter hervor. Der unterständige Fruchtknoten deutet an, wie tief die Rose das kosmische Prinzip in ihren stofflichen Leib hineinsaugt. Die roten Hagebutten sind Scheinfrüchte, sind Frucht gewordene, »astralisierte Stengelspitzen« (die innen liegenden Nüßchen sind die eigentlichen Früchte). Mit Hilfe der Rosengallwespe dringt das Astralische gelegentlich noch tiefer, bis in die Blattregion der Pflanze ein und bildet moosartige Auswüchse.

Andere Pflanzen, die sich so stark dem Makrokosmisch-Seelischen hingeben und so kräftig blühen, rutschen leicht ins Maßlose ab, werden giftig, schrill-farbig oder schmarotzerhaft. Die Rose aber kennt keine Maßlosigkeit. Starkes Wurzeln und üppiges Blühen halten einander die Waage. Es herrscht Harmonie zwischen den ätherischen Lebenskräften und den Astralkräften, zwischen unten und oben. Das Überschüssige an Lebenskräften führt nicht zu unkontrolliertem, vegetativen Wuchern, sondern wird züchtig in den Dornen zurückgestaut. Das Übermaß an zersetzenden, astralischen Kräften wird durch eine betonte Gerbsäurebildung abgefangen. Selbstbeherrschung ist die Geste dieser Pflanze. Auch im jahreszeitlichen Rhythmus fällt sie nicht aus dem Rahmen. Im Einklang mit dem Sonnengang entfaltet sie das hellgrüne Laub im Frühling, die Blüte zur Sommersonnenwendzeit, von Mai bis Juli, und die roten, von Singvögeln begehrten Früchte im Herbst. Im Winter ruht sie.

Der perfekte Zeitrhythmus und die Harmonie zwischen dem Blütenpol und dem Wurzelpol deuten auf eine zentrierende Kräftewirkung. Sie deuten auf die Herzmitte, die seit jeher als Sitz des Allerheiligsten im Menschen gilt. Das dornenumrankte, flammende Herz Jesu kommt dabei in den Sinn. Tatsächlich gelten die Rosenblüten, in der ayurvedischen ebenso wie in der chinesischen Heilkunde, als wohltuend für Herz und Blutkreislauf.[279] Die walisischen Kräuterärzte verabreichen einen Aufguß aus Heckenrosenblüten »zur Stärkung von Herz und Hirn«.[280]

Nach Plinius, dem römischen Naturphilosophen, soll die Hundsrose bei Bissen tollwütiger Hunde helfen, daher der Name der Art, *canina* (lat. = hündisch).[281] Jedenfalls enthält die Pflanze Gerbstoffe, die bei Wunden und Bissen zusammenziehend wirken.

Planetarische Kräuterärzte der Renaissance erkannten in der Wildrose, in der Fünfersymmetrie der zart rosa Blüte, die Signatur der Venus. Aber nicht nur die Kronblätter, auch die vielzähligen Staubblätter sind nach der Fünf gerichtet. Ein Schößling von oben betrachtet, zeigt alle grünen Blätter in der Anordnung eines Fünfsterns.[282] Als Gewächs dieser Göttin der Liebe, Fruchtbarkeit und Geburt, ist es nicht verwunderlich, daß die Wildrose seit dem Altertum als Mittel gegen Unfruchtbarkeit gilt. Die deutsche Volksmedizin verwendet die Pollen zu diesem Zweck – tatsächlich enthalten sie eine Vorstufe des »Fruchtbarkeitsvitamins« E.[283] Aufgüsse aus den Blütenpollen eignen sich als Scheidenspülung bei Weißfluß und anderen weiblichen Beschwerden. Rosenwasser und Rosenblüten im Bad gelten als Schönheitsmittel und der Duft der Rose als Aphrodisiakum. Bach-Blütentherapeuten benutzen gelegentlich die *Wild Rose*-Blütenessenz bei Schwächung der Lebenskraft durch zu starke sexuelle Verausgabung und nach Fehlgeburten.[284] Ein Tee aus den harten Samen der Hagebutte eignet sich als Diuretikum und wird von Phytotherapeuten bei Steinleiden und Harngries verschrieben. Die Apachen brauten aus den Knospen der Wildrose ein Mittel gegen Trippper. Das sollte auch vom astrologischen Gesichtspunkt aus durchaus verständlich sein, denn Venus regiert die Harn- und Geschlechtsorgane.

In der Wildrose hat die holde Venus auch ihren Liebhaber, den kühnen Mars, an ihrer Seite. Er zeigt sich in den hochroten Früchten, den Stacheln und der blutstillenden Wirkung aller Pflanzenteile, vor allem der rötlich angehauchten Blütenblätter. Abkochungen oder Pulver von Rosenblütenblättern stauen die ätherische Lebenskraft überall da zurück, wo sie zu entweichen droht (bei blutenden äußeren oder inneren Wunden sowie blutigen Durchfällen) oder aber wo sie unkontrolliert wuchert (wie bei Geschwülsten und Geschwüren).[285] Mars ist es wohl auch, der im *Wild Rose*-Blütenpräparat die Persönlichkeit aus ihrer inneren Kapitulation und Apathie emporzureißen vermag.

Hagebutten, getrocknet und als Tee getrunken, waren einst ein bewährtes Mittel gegen den winterlichen Scharbock. Sie waren der antiskorbutische Vitamin-C-Spender in jenen Zeiten, als es noch keine Zitrusfrüchte gab. Auch die Rosengallen, die sogenannten »Schlafkunzen« oder »Schlafäpfel« haben ihren Wert. Seit altgermanischen Zeiten legt man sie den Kleinkindern unter die Wiege, um sie zu beruhigen und vor Krämpfen und Verhexung zu schützen. Auch den Wahnsinnigen legte man sie wegen ihrer harmonisierenden Ausstrahlung unter das Kissen. Ja, so mächtig wähnte man einst die Kraft der einfachen Wildrosen, daß es hieß, Werwölfe verlören ihren Pelz, wenn sie mit der Pflanze in Berührung kämen.

Star of Bethlehem – doldiger Milchstern

Auf trockeneren Äckern und Wiesen, an sonnigen Wegrändern und vor allem in den Weinbergen kann der Fußwanderer gelegentlich ganze Rudel milchweißer, sechseckiger Sternchen entdecken. Oberflächlich betrachtet erinnern sie an Bärlauchblüten; doch die kurzen Dolden tragen nur sechs bis zehn Blüten, und die breiten Blätter fehlen. Bei näherer Betrachtung entdeckt man, daß die sechs Blütenblätter auf der Außenseite einen dunkelgrünen Mittelstreifen aufweisen. Aus der Mitte des Sternchens, das sich nur an milden, hell-sonnigen Mai- und Junitagen öffnet, ragt ein kleines »Krönchen« mit sechs an den Spitzen gelb betupften »Zacken« hervor. Es sind die Staubblätter, die einen dreiblättrigen, oberständigen Fruchtknoten samt Griffel und Narbe umringen. Die unauffälligen, grasähnlichen Blätter treiben im Herbst, wenn es feuchter wird, besonders kräftig aus der Zwiebel hervor. Die parallelnervigen Blätter ziert ein schmaler, weißer Mittelstreifen.

Die schöne Blume heißt Dolden-Milchstern (*Ornithogalum umbellatum*), ein Liliengewächs (*Liliaceae*), wie die Graslilie, die Tigerlilie, die Herbstzeitlose, der Lauch, die Küchenzwiebel, der Spargel und viele andere. Die am Ende des durchschnittlich 15 cm hohen Stiels zusammengefaßten Blüten geben der Pflanze ihren Artnamen *umbellatum* (lat. *umbella* = Schirm, Dolde). Der Gattungsname *Ornithogalum* heißt soviel wie »Vogelmilch« (griech. *ornis, ornithos* = Vogel, *gala* = Milch). Es ist eine treffende Benennung, denn die zarte Blume hat etwas Leichtes an sich, das wie ein Vogel die Erdenschwere überwindet, und ebenso etwas Reines, Unschuldiges, wie die frische Milch. In der Sprache der Bach-Blütentherapeuten hat sich die Bezeichnung »Goldiger Milchstern« durchgesetzt – eine Benennung, die auf die reine, vollkommene Aura der Blüte hinweist. Der Dolden-Milchstern, ursprünglich im Mittelmeerraum zu Hause, hat sich nördlich der Alpen eingebürgert. Besonders im Nahen Osten, im Heiligen Land, ist diese Lilienart weit verbreitet. Sie kommt dort so häufig vor, daß man ihre kugeligen Zwiebeln, unter der Bezeichnung »Taubendung«, überall auf den Basaren von Damaskus und Kairo kaufen kann. Seit dem Altertum verspeiste man sie roh, trocknete sie oder röstete sie wie Eßkastanien.[286] Man nehme zur Kenntnis, daß auch hier der Bezug zum Vogel hergestellt wird, und zwar zur weißen Taube, die einst als Vogel der Ishtar, Astarte, Venus und anderer Göttinnen verehrt wurde, die dann als Symbol des Heiligen Geistes und Maria Empfängnis in das Christentum überging und heutzutage weltweit zum Friedenssymbol geworden ist.

Die englische Bezeichnung *Star of Bethlehem* (Stern von Bethlehem) deutet nicht nur auf den geographischen Ursprung der Pflanze, sondern erhellt ebenfalls den vielschichtigen Symbolkomplex, der diese Blume umgibt. Im gesamten Nahen Osten galt die weiße Lilie als Symbol der Reinheit, Unschuld und Jungfräulichkeit. Dabei muß man sich darüber im klaren sein, daß die Überlieferung nicht genau zwischen den einzelnen botanischen Arten unterscheidet. Die heute vielfach als Lilien bezeichneten Prunklilien kamen erst viel später aus Ostasien und sind hier nicht gemeint. Die christliche Legende zählt den Dolden-Milchstern zu den Kräutern und Gräsern der Krippe, in die Maria das Christkindlein bettete. Von ehrfürchtiger Liebe ergriffen, wuchs der Milchstern empor und formte einen Blütenkranz um das Haupt des himmlischen Kindes. Überhaupt ist die Lilie in Sage und Legende mit der Herabkunft des Heilands verbunden, ebenso wie die rote Rose mit seinem Leiden und Opfertod. Mit einer Lilie in der Hand schwebte der Erzengel Gabriel vom höchsten Himmel herab, um der reinen Jungfrau die unbefleckte Empfängnis zu verkünden. Archetypisch läßt sich die Szene als die Herabkunft des höheren Selbst in die empfangsbereite, geläuterte Seele des Menschen interpretieren. Als Zeichen des innewohnenden göttlichen Kindes, der seelischen Keuschheit oder des Schwangergehens mit dem Heiligen Geist, stattet die christliche Ikonographie unzählige Heilige – Joseph, Franziskus, Gertrud u. a. – mit dem Attribut der Lilie aus. Die weiße Blüte spielt in der Symbolsprache des Abendlandes eine ähnliche Rolle, wie die Lotosblüte (*Nelumbo nucifera*) im Orient. Auch die Lotosblume, die ihren makellosen Blütenkelch über das schlammige Wasser hebt und sich der Sonne öffnet, bleibt von irdischer Verschmutzung unberührt.

Die bildhafte Vorstellungskraft der alten Griechen ließ die weißen Lilien aus den Milchtropfen entstehen, die zufällig aus den Brüsten der Hera, der »kuhäugigen« Königin des Himmels, hervorspritzten und zur Erde fielen. Wie die Lilie gilt auch die Milch fast überall als »himmlisch«. Anthroposophen sprechen von der weißen Flüssigkeit als »frisch entstandene Mondsubstanz«, die noch kaum »irdische« Prägung erfahren hat. Muttermilch empfängt den neuen Erdenbürger als erste Nahrung, ehe ihm die mineralisch-harten Zähne wachsen, mit denen er sich durchs irdische Leben beißen muß.

Die weiße Lilie weist also den Weg vom »Himmel« über den Mond in die irdische Verkörperung hinab. Aber sie weist auch wieder die Rückkehr in den geheimnisvollen Schoß des Seins. Ihr Weiß ist nicht nur die Farbe der Milch, sondern auch die der Totenblässe und der ausgeblichenen Gebeine. Jedenfalls strahlt die Blume etwas Unirdisches, Andersweltliches aus. Ihr Erscheinen im Traum wird nicht nur als Reinheit, sondern auch als Todesankündigung ausgelegt. Im höheren Sinn kann damit aber auch der »Tod« der niederen, im Egoismus verstrickten Persönlichkeit angedeutet werden. Weiße Lilien pflegt man in die Totenkränze zu binden, und es heißt, daß diese Blumen oft von selbst aus den Gräbern unschuldig Hingerichteter hervorsprießen. Sie gelten als Gruß von der »anderen Seite«. In vielen katholischen Gegenden tragen weißgekleidete Mädchen weiße Lilien in der Fronleichnamsprozession. Und dem im Himmel thronenden, auferstandenen Christus wächst als Zeichen der Gnade eine Lilie aus dem göttlichen Mund.

Bis zurück in die Anfänge der seßhaften Zivilisation reicht die Symbolik, welche die rote Rose der weißen Lilie, als Ausdruck archetypischer Dualität, gegenüberstellt. Den nahöstlichen Weisen erschien die Rose als Königin im Reich der zweikeimblättrigen Gewächse (*Dicotyledonae*), zu denen an erster Stelle die süßen Obstsorten gehören. Ihr stand die Lilie, Königin der einkeimblättrigen Pflanzen (*Monocotyledonae*), der Gräser, Getreide und Zwiebelgewächse, gegenüber. Sie verhalten sich zueinander wie Sonne und Mond, wie Blut und Milch, wie das Wollen und Denken, wie Erde und Himmel.[287]

Die Rose ist vor allem in der Blüte von einer durchgehenden Fünfersymmetrie geprägt. Fünf ist eine dynamische Zahl. Esoteriker weisen darauf hin, daß der auf Erden inkarnierte Mensch, wenn er Arme und Beine spreizt, ebenfalls einen Fünfstern bildet. Fünf Finger hat er an den Händen um die Stoffeswelt zu ergreifen, fünf nach außen gerichtete Sinne, um sie zu begreifen und fünf Zehen an den Füßen, um auf ihr zu gehen. Fünf ist die Zahl der Magier und Zauberer, die die Dinge in Bewegung setzen; es ist die Zahl der Hexen und ihres Bocks, der die sinnliche Liebe verkörpert; und bei den Manichäern ist es die Zahl der fünf Elemente (Feuer, Luft, Licht, Wasser, Erde), in denen der böse, erdgebundene Geist haust.

Der Milchstern dagegen ist, wie alle anderen Lilien auch, von einer Dreier- bzw. Sechsersymmetrie geprägt. Seine Blüte bildet einen gleichmäßigen Sechsstern, der, wie der Stern Zarathustras (später das Siegel Salomons oder der Davidstern), als zwei ineinandergeschobene Dreiecke gedacht werden kann. Das Dreieck ist die stabilste geometrische Form, die es überhaupt gibt. Sie ist statisch und zeigt absolut keine Bewegung. So konnte das Dreieck zum Symbol der ewig in sich ruhenden heiligen Trinität werden. Die göttliche Trinität, die sich in ihr Spiegelbild, in die Schöpfung, herabsenkt und mit ihr verbindet, wird als Sechsstern versinnbildlicht. In der Alchemie symbolisieren die zum Hexagramm zusammengesetzten Dreiecke die perfekte Harmonie der unteren und oberen Elemente, der aufsteigenden und absteigenden Kräfte. Und im Hinduismus ist der Sechsstern das Zeichen der völligen Vereinigung des weiblichen und des männlichen Prinzips, der *Prakriti* (Materie) und des *Purusha* (Bewußtsein), im eigenschaftslosen, unmanifestierten, absoluten Sein.

Als zierlicher Sechsstern schwebt die weiße Schneeflocke vom winterlichen Himmel auf den Boden herab. Ist dieser noch etwas warm, dann löst sie sich zum runden Tropfen auf. Ganz ähnlich erscheint die Lilie in der Polarität ihrer sechssternigen Blüte und ihrer abgerundeten, an einen Wassertropfen erinnernden Zwiebel. Während die Rose mit ihren kräftigen, hartholzigen Wurzeln die Erde ergreift, verhält sich die Lilie dem harten Boden gegenüber recht zögerlich und abweisend. Ihre Zwiebel ist eher eine wäßrig-schleimige, ätherische Stauung – nur zögernd tasten sich zarte, weiße Würzelchen aus ihr heraus in den mineralischen Untergrund.[288] Um so schneller treibt die Lilie im Frühling, in der feuchten, merkurialen Jahreszeit, ihren schlanken Stengel in die Höhe, ungeduldig ihr irdisches Grün gegen das schneeweiße Blütenkleid einzutauschen.

Wie andere Lilien steht der Dolden-Milchstern unter der Herrschaft des Mondes. Davon zeugt die plastischrunde, wasserspeichernde Zwiebel und die milchweiße Blüte. Auch der Merkur macht sich bemerkbar. Die Blütengeometrie ist ein genaues Abbild der drei Schleifen, die der Planet beim Umgang durch den Tierkreis, entlang der Ekliptik zieht.[289]

Trotz seiner merkurialen Signatur findet der Dolden-Milchstern in der abendländischen Phytotherapie kaum Beachtung. Die Homöopathie bereitet jedoch eine Tinktur aus der Zwiebel dieser Lilie für verschiedene Symptomkomplexe, darunter Depression, Erschöpfung, entzündli-

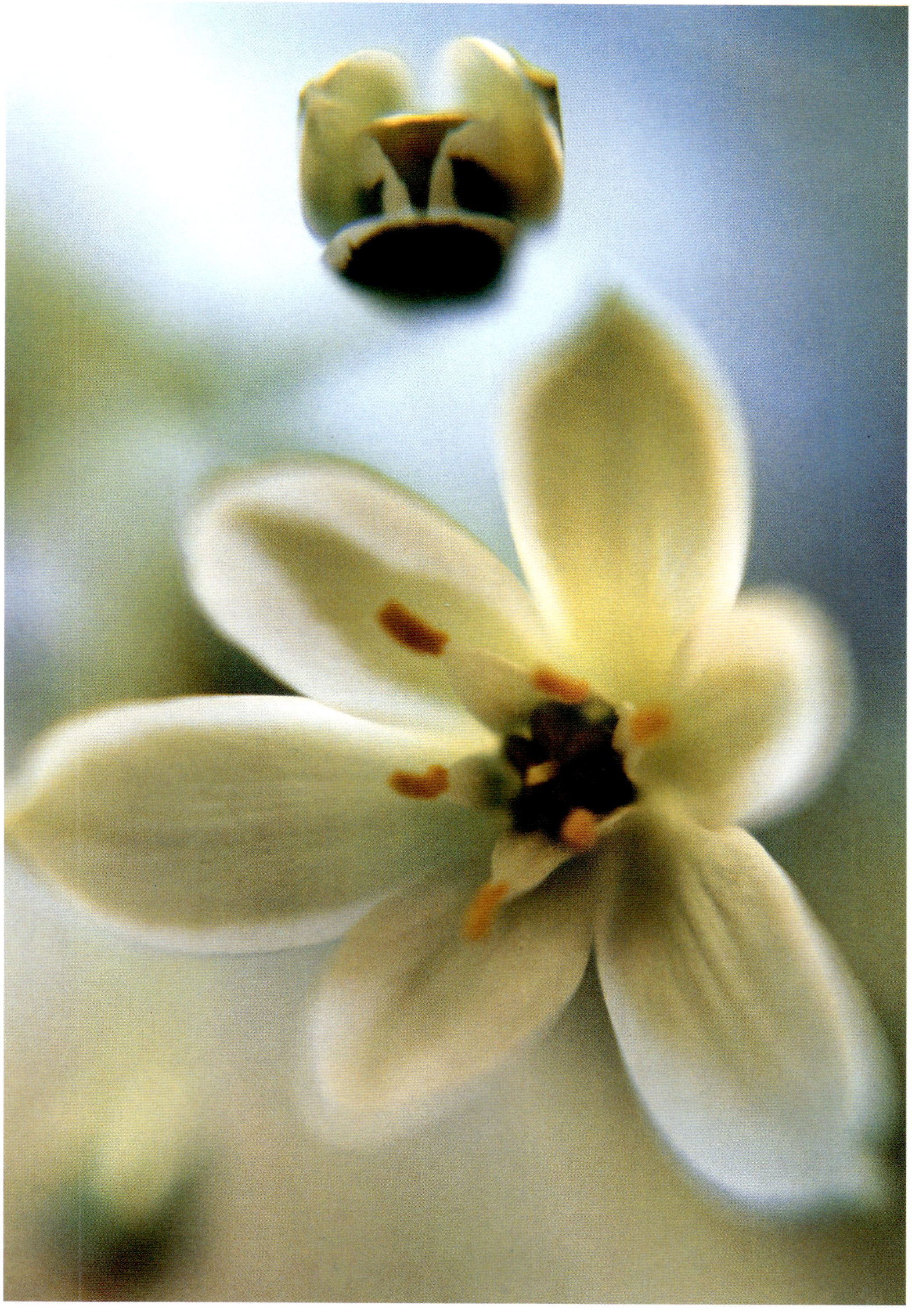

Star of Bethlehem
Seelentrost

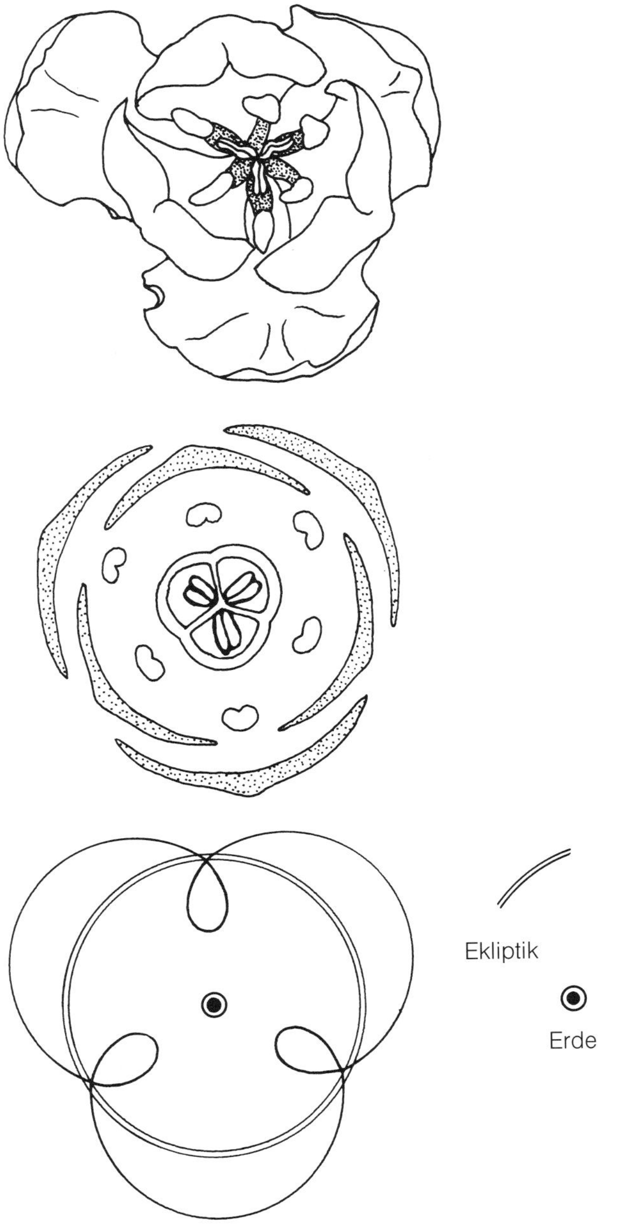

Entsprechung der Blütenform der Liliengewächse und der Merkurbahn

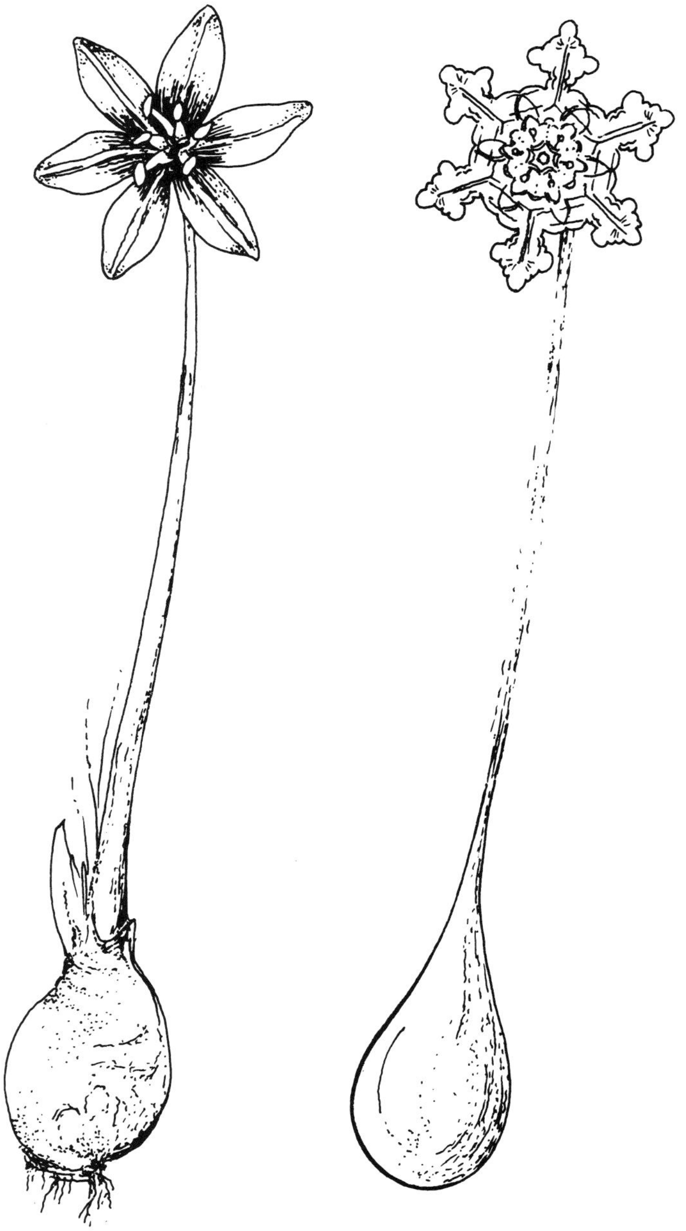

Vergleich eines Liliengewächses mit Schneekristall und Tropfen

che Hautaffektionen, die von den Gefäßen ausgehen, bei Magenverhärtung, Krampf des Magenpförtners, Übelkeit und als Begleittherapie bei Magen-Darm-Krebs. Auch die Spagyrik verwendet bei diesen Symptomen, sowie außerdem bei Herzschwäche, eine Essenz aus der Dolden-Milchsternzwiebel.

Die Pflanze enthält neben anderen Wirkstoffen Schaumstoffe (Saponine). An der Westküste Nordamerikas wächst die *Soap Root* oder Amole (*Ornithogalum divaricatum*), die so stark mit Saponinen ausgestattet ist, daß die Indianer sie wie Seife zum Waschen gebrauchten. Da Saponine die Eigenschaft haben, die Oberflächenspannung des Wassers zu reduzieren, eignen sie sich ebenfalls als Fischgift. Daher ernteten die kalifornischen Ureinwohner mit Hilfe dieses Milchsterns die Fische aus den Tümpeln. Eine weitere Verwandte aus derselben Gattung ist der südafrikanische Milchstern (*Ornithogalum capense*), der ebenfalls Seifenstoffe enthält und von den Eingeborenen als Emmenagogum (menstruationsförderndes Mittel) verwendet wird. Wir entdecken also auch auf der physikalisch-stofflichen Ebene eine reinigende Wirkung, die auf die makellose Aura der Milchsterne hinweist.

Im *Star of Bethlehem* erkannte Edward Bach ganz folgerichtig ein Mittel für jene, die unter der Nachwirkung eines körperlichen, seelischen oder geistigen Schocks leiden. Im Schockzustand sein bedeutet »außer sich sein«, sich zurückziehen und von der mit der irdischen Inkarnation so schmerzhaft verbundenen Erfahrung Abstand zu nehmen. Wenn ein Kleinkind so erschrocken ist, sucht es immer die mütterliche Brust, um sich an der Milch zu trösten und zu besänftigen. »Seelentröster« und »Schmerzensbesänftiger« nannte Bach seine Milchstern-Blütenessenz. Verständlicherweise spielt sie eine wichtige Rolle in den sogenannten Notfall-Tropfen (*Rescue*). Bach-Blütentherapeuten geben sie auch gerne in das Badewasser von Neugeborenen, deren Geburt traumatisch verlief.[290]

Der körperlich und seelisch erschütterte Mensch verhält sich oft regressiv – häufig liegt oder sitzt er vorzugsweise in fötaler Position, als flüchte er in den vorgeburtlichen Zustand. Das *Star of Bethlehem*-Präparat regt eine derartig traumatisierte Seele dazu an, wieder zu sich zu kommen und sich den Aufgaben ihres Erdendaseins zuzuwenden.

Mustard – wilder Senf

Im organischen Ganzen der Natur hat jede Pflanzenfamilie ihre besondere Begabung und Aufgabe, die sich auch in ihrem biochemischen Verhalten zeigt. Lippenblütler sind zum Beispiel Meister in der Handhabung ätherischer Öle, die Nadelhölzer haben sich auf duftende Harze spezialisiert, die Wolfsmilchgewächse erzeugen elastische, weiße Latex-Milche und die Kreuzblütler (*Brassicaceae*), zu denen der hier besprochene Ackersenf oder wilde Senf (*Sinapis arvensis*) gehört, sind unübertroffen im Umgang mit dem Schwefel (*Sulphur*).

Schwefel gibt es fast überall in der Natur, aufgelöst im Meereswasser oder eingelagert in den Tiefenschichten unter der Erde. In der Biosphäre, in den Lebewesen, ist er Bestandteil des lebenstragenden Eiweißes. In der Pflanzenwelt findet man ihn vor allem im Blühprozeß, in der Pollen- und Samenbildung. In den Kreuzblütlern ist seine Anwesenheit jedoch nicht nur auf den schwefelgelben Blütenstaub beschränkt, sondern er bemächtigt sich der ganzen Pflanze. Schwefelhaltige ätherische Öle (Senfölglykoside) befinden sich in den Blättern, den Stengeln und oft sogar noch in den Wurzeln (Meerrettich). Man kann die Kreuzblütler getrost als die große »Schwefel-Familie« bezeichnen, ebenso wie man die Schmetterlingsblütler die »Stickstoff-Familie« nennen könnte.

Um zu verstehen, was dieses Element für die Kreuzblütler tut, sollten wir uns einmal die Standorte ansehen, an denen sie gedeihen. Kreuzblütler sind oft Pionierpflanzen an Orten, wo der Boden hart und mager ist, wo er – wie an Meeresküsten – alkalisch und versalzen ist, oder wo das Klima sich unfreundlich kalt und wenig sonnig gebärdet. Kreuzblütler meiden die Tropen. In den Nordseeländern dagegen, wo es statistisch gesehen mehr bewölkte, sonnenlose Tage als anderswo auf dem Globus gibt, sind sie bis zum Polarkreis hin besonders stark vertreten. Der große Pflanzenkenner Wilhelm Pelikan schreibt über diese »Kämpfer der Sonne« folgendes: »Wo die Erde in ihrer Oberfläche mit toten, unfruchtbaren Böden sich mineralisch in sich selbst verschließt oder in Frost und Kälte verhärtet, wo die ›ausstrahlenden‹, toten Kräfte die ›einstrahlenden‹ Lebenskräfte zu überwiegen drohen, gerade dort suchen sich die Kreuzblütler ihr Lebensfeld.«[291] Derart karge Standorte veranlassen andere Pflanzenarten zu einem starren Habitus, zur Sukkulenz oder zur Trägheit in den Stoffwechselvorgängen. Es scheint, als benutzen die Kreuzblütler den Schwefel als Heilmittel gegen derartige Hemmnisse.

Die Alchemisten erkannten den Schwefel als das licht- und feuertragende Prinzip an. Für sie war Sulphur der »Sonnenträger« (lat. *sol* = Sonne, *ferre* = tragen). In der Sonne offenbart sich der gestaltende göttliche Geist in der äußeren Natur. Mit Hilfe des Schwefels kann die lebensfeldorganisierende Sonnenkraft auch in die Kälte und

Dunkelheit vordringen und der Verhärtung und der Trägheit entgegenwirken. Zurecht nannten die Alchemisten dieses gelbe, heiß brennende Element *Ignis Terrae*, »Feuer der Erde« oder auch *Solis Scorpio*, in Anklang an den kosmischen Tiefstand der Sonne im Skorpion. In diesem Zusammenhang kann man auch verstehen, warum nach religiöser Vorstellung in den tiefsten Höllen schwefelige Feuer schwelen – das symbolisiert den Animus in seinem absoluten Tiefstand.

Schwefelkräfte verhelfen den Kreuzblütlern zu starker Vitalität und erstaunlicher Gestaltungsfähigkeit. Diese Pflanzen strotzen nur so vor ätherischer Lebenskraft. Trotz kühler Witterung keimen sie schon im frühsten Frühjahr, wachsen rasch empor ohne dabei zu verholzen, durchwurzeln gründlich den Boden und blühen ausgiebig. Wenn die untersten Blüten schon verblüht sind und die typischen Schoten bilden, bringt der Blütenstand am oberen Ende noch immer eine Fülle der kreuzförmig angeordneten, meist schwefelgelben Blüten hervor. Die nektarreichen Blüten sind im kühlen Norden eine willkommene Bienenweide. Die in großen Mengen erzeugten Samen, die ihre Keimkraft oft über Jahrzehnte behalten, enthalten viel als Öl dingfest gemachtes Sonnenlicht und Sonnenwärme. Senfsamen bestehen zu 40 % aus Öl. Und welch eine beispiellos plastische Gestaltungsfähigkeit weisen die Kreuzblütler auf! Man denke an die vielen Spielarten des mit dem Senf eng verwandten Kohl (*Brassica*). Da gibt es den Baumkohl, der seine Ätherkraft in riesigen fleischigen Blättern auslebt, die Kohlrübe mit dicker Wurzel, den Kohlrabi mit aufgeschwollenem Stengel, den Rosenkohl mit seinen großen Knospen, den Kopfkohl mit seiner enormen Endknospe, den Blumenkohl, der sich hauptsächlich als embryonaler Blütenkörper darstellt, und den Senfkohl, der sich mit seiner ungeheueren Samenmenge hervortut.

In alldem erkennen wir das Wirken des Schwefels. Der gestaltende Geist, der kosmische Architekt, oder, um es zeitgemäßer auszudrücken, das prägende morphogenetische Feld »netzt sich die Finger mit Schwefel« – wie es Rudolf Steiner ausdrückte – um an der kalten, trägen Materie zu plastizieren. Auf dem Weg des Schwefels wirkt der Geist ins Physische der Natur ein.[292] Im menschlichen Mikrokosmos tut er dasselbe. Wird der Mensch träge und melancholisch, bringt er nicht genug Schwefelkraft in sich auf, dann muß er sie dem Makrokosmos entleihen. So wirken zum Beispiel die Senföle im menschlichen Leib bis in die unbewußten Stoffwechselvorgänge hinein. Wenn das Kraut auch manchmal schwer verdaulich ist, so wirken die Samen – besonders die der Senfarten – anfeuernd auf den Gesamtstoffwechsel, sie bringen »Ich-Kraft« bis in den Unterleib hinunter. Der scharfe Meerrettich hilft z. B. der Verdauung, so daß der Kopf entlastet wird und eine lästige Migräne zum Verschwinden gebracht werden kann. Diese Schwefelpflanzen helfen auch der Leber – weswegen trinkfeste Bajuwaren zur Maß Bier gerne Radi (Rettich) essen.

Astrologische Kräuterärzte stellen die gelb blühenden, scharf schmeckenden Kreuzblütler, vor allem die Senfarten (*Sinapis*), unter die Herrschaft der Sonne. Wegen der Wirkung auf die Verdauung ist es eine von Jupiter gefärbte Sonne. Culpeper stellt die Senfpflanze ihrer Schärfe wegen unter die Herrschaft des Mars. Er verschreibt gemahlene Senfkörner, mit Honig zu kleinen Kügelchen gerollt und am Morgen nüchtern eingenommen oder unter die Nase und an die Schläfen gerieben, um »den Geist zu beleben und zu erwärmen«.[293]

In der alten Literatur wird nicht genau zwischen den einzelnen Senfarten unterschieden. Alle Arten, der schwarze Senf (*Brassica nigra*), der weiße Senf (*Sinapis alba*), der Hederich und der wilde Ackersenf, enthalten Senfölglykoside, die sich, gemahlen und in warmem Wasser gelöst oder im Mund zerkaut, in ihre Bestandteile trennen und dabei einen brennend scharfen Geschmack sowie eine antibakterielle Wirkung entwickeln. Der besonders scharfe schwarze Senf wurde anscheinend schon von Hippokrates in Form von Senfwickeln verwendet. Als Gewürz und Verdauungshilfe bei üppigen, eiweißreichen Mahlzeiten mazerierten die Römer die schwarzen und die milderen weißen Senfkörner in Most und schufen unseren Tafelsenf oder Mostrich (lat. *mustum* = Most, *ardens* = brennend).

Das Senfmehl beider kultivierter Arten wurde und wird noch immer in Form warmer Breiumschläge und Pflaster äußerlich bei Rheuma, Ischias, Muskelschmerzen, Durchblutungsstörungen, Erkrankungen der Atemwege, Gelenkentzündungen und Hauterkrankungen angewendet.[294] Senföl wirkt als antiparasitisches Einreibemittel bei Nesselsucht, Ekzemen und Pilzinfektionen.[295]

Ähnlich wird in Asien mit Senfsaat therapiert. Die ayurvedischen Ärzte Indiens wissen die verdauungsfördernde und hautreizende Wirkung zu schätzen. Sie sagen, Senf stärke das innere Lebensfeuer (*Agni*) und reinige die »Kanäle« (*Srotas*).[296] Die traditionelle chinesische Heilkunde kennt ebenfalls die verlebendigende, verdauungs-

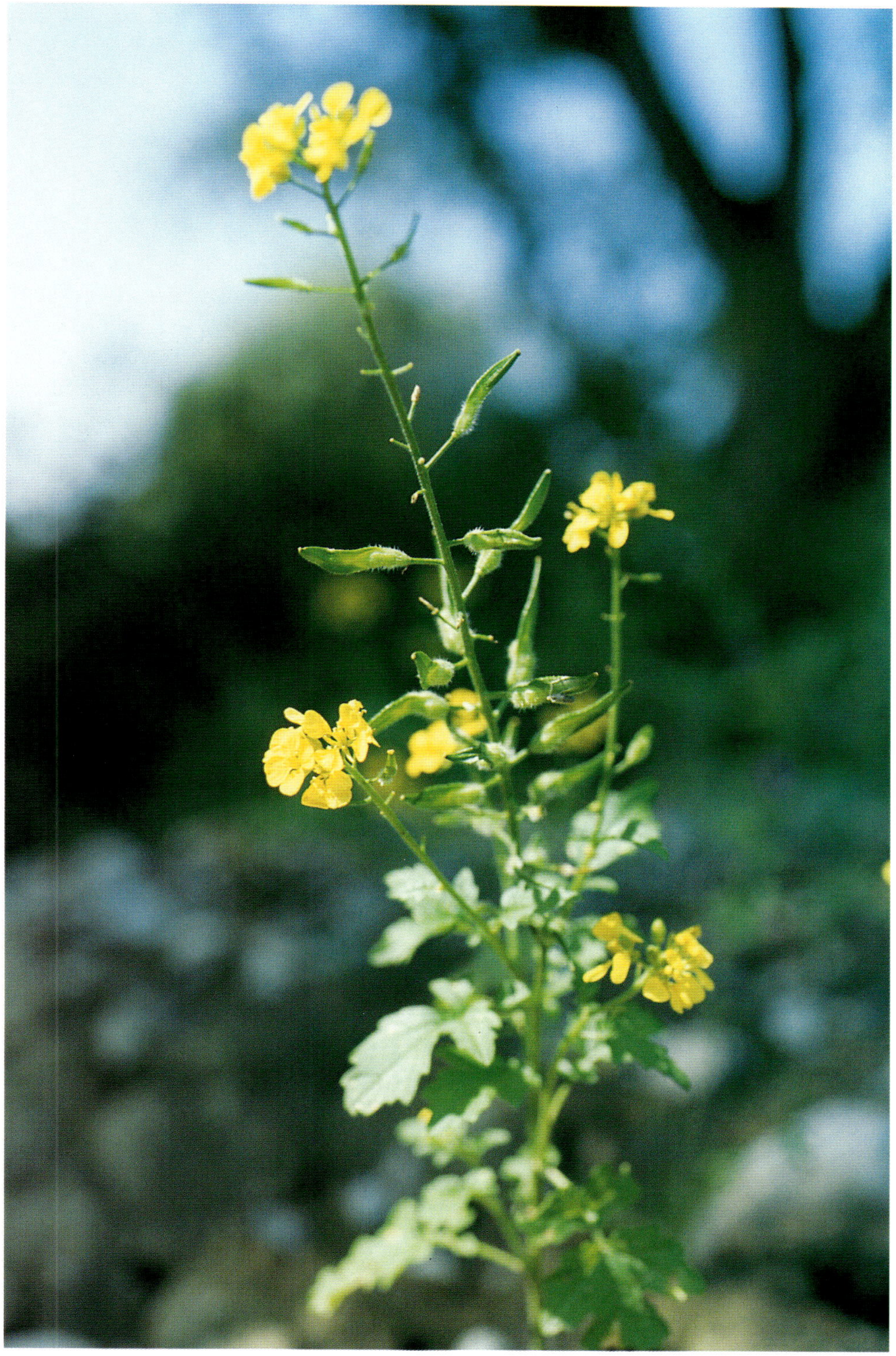

MUSTARD

Inneres Licht

fördernde und schleimlösende Wirkung des von ihnen medizinisch verwendeten weißen Senfs. Im modernen China wird sogar eine, aus den Körnern des weißen Senf gewonnenen Lösung an verschiedenen Akupunkturpunkten eingespritzt.[297]

Senfblätter, auch die des Ackersenfs, ergeben ein schmackhaftes, vitamin-C-reiches Gemüse oder eine Salatbeigabe und sind auf den Märkten Asiens überall zu kaufen. John Evelyn, ein großer englischer Gartenenthusiast und »Salat-Fanatiker«, der die Menschheit zur »gesunden und ursprünglichen« Ernährungsweise zurückführen wollte und des Königs Gärtner dazu veranlaßte, siebzig verschiedene Blattsalatarten anzupflanzen, schrieb folgendes über das Senfblatt: »Senfblätter, besonders die von den jungen Pflänzchen, haben eine unvergleichbare Wirkung den Geist zu erneuern und zu verlebendigen, die Erinnerung zu stärken, die Schwermut zu vertreiben ... das, neben ihrer erwiesenen antiskorbutischen Wirkung.«[298]

Der wilde Senf oder Ackersenf, den Edward Bach für das *Mustard*-Blütenpräparat verwendete, unterscheidet sich anatomisch und in der chemischen Analyse nur geringfügig vom kultivierten weißen Senf. Seine Samen sind aber bei weitem nicht so scharf, wie die des weißen Senfs – sie enthalten nur ein Drittel der Wirkstoffe. Der wilde Senf wirkt also weniger physisch-somatisch, dafür aber, wie Bach entdeckte, um so stärker auf seelischer Ebene. Seine schwarzen und weißen Kusinen treiben – wie man einst sagte – »die Säfte« (Blut, Schleim, Galle) und regen den Stoffwechsel an. Wenn diese ins Stocken geraten, so versichern uns die Psychosomatiker, kommt es gleichzeitig zu negativen seelischen Begleiterscheinungen. Gefühle der Verzweiflung und Kümmernis stauen sich im Bauch; Lebererkrankungen sind oft maskierte Depressionen; und chronische Verstopfungen gehen mit Pessimismus und Mißtrauen einher.[299]

Bach fand heraus, daß der als zähes Unkraut verschriene wilde Senf solchen seelischen Tiefstimmungen, wie Melancholie (griech. = schwarze Galle) zuvorkommen kann, und zwar noch ehe es zu schwerwiegenden somatischen Störungen kommt. Wo die anderen Senfarten bei den körperlichen Folgen (vor allem im Verdauungsbereich) solcher negativer Stimmungen Hilfe leisten können, wirkt die potenzierte Ackersenfblüte schon im seelischen Bereich, wenn seelische Tiefstimmungen ohne scheinbare Ursache aus dem Unterbewußten hervorbrechen und das Gemüt mit Schwermut und Traurigkeit überfluten. *Mustard*, schreibt Bach, vertreibt Trübsal und bringt die Freude ins Leben zurück. Anders ausgedrückt, die geisttragende Schwefelkraft bringt Licht und Wärme in die erkalteten, düsteren seelischen Tiefen, aus denen – aus welchem Grund auch immer – Schwermut, Weltschmerz und Melancholie aufsteigen und die Persönlichkeit zu überlagern drohen. Ohne die Sulphurkraft des Geistes versinkt das menschliche Gemüt in den schwarzen Tiefen.

Schauen wir uns nun diese lichte Pflanze genauer an, die wie ein leuchtendes Diadem das Werk dieses Meisters der Pflanzenheilkunde krönt. Der in Nordwesteuropa einheimische Ackersenf ist ein einjähriges, rauhbehaartes, bis zu 60 cm hohes Kraut, mit buchtig gezähnten Blättern, das sich an Wegrändern, auf Feldern, Schuttplätzen und überall dort ausbreitet, wo die Erde entblößt, aufgerissen und ihrer natürlichen Pflanzendecke beraubt wurde. Die kugeligen Samen keimen schnell; sie können aber sehr lange im dunklen Boden brach liegen. Unter den richtigen Bedingungen kann die Pflanze wie aus dem Nichts heraus keimen und ganze Landschaften mit ihrem schwefeligen Gelb überfluten. Wenn frisch gepflügt wird, wenn sich das pH-Verhältnis in Richtung des Alkalischen verschiebt oder wenn eine für diese Art günstige astronomische Konstellation eintritt, können diese Kreuzblütler innerhalb von zwei Tagen erscheinen.[300]

Die Ackersenfblüte, als typische Kreuzblüte, hat vier Kelchblätter, vier Blütenblätter, zwei kürzere und vier längere Staubblätter, allesamt kreuzweise ausgerichtet, mit einem oberständigen, zweiblättrigen Fruchtknoten in der Mitte. Die Blüte ist also ganz von der Vierheit, ganz von dem Kreuz geprägt, das im westlichen Kulturkreis zum Symbol der Erlösung wurde. Die Schwefelkraft der Pflanze äußert sich auch in der langen Blühperiode, die sich in harmonischem Einklang mit dem Höhenflug der Sonne, von Mai bis September erstreckt. Schwarze, ölhaltige Samen, die ein gutes Lampenöl hergeben, reifen in dünnen, langen Schoten heran. Wie es einer echten Pionierpflanze geziemt, die sich geschundener Böden annimmt, erzeugt jede Pflanze viele Samen – mehrere tausend pro Einzelpflanze. Auf alkalisch überdüngten Böden ist der Ackersenf Anzeigerpflanze. Er bedeckt nackte, mineralische Erde und bringt wieder lichte Freude in die Landschaft zurück.[301]

»Das Himmelreich ist gleich einem Senfkorn«, sagt Jesus ...

Anhang

Indikationen der 38 Bach-Blütenkonzentrate

Agrimony	Man versucht, quälende Gedanken und innere Unruhe hinter einer Fassade von Fröhlichkeit und Sorglosigkeit zu verbergen.
Aspen	Unerklärliche, vage Ängstlichkeiten, Vorahnungen, geheime Furcht vor irgendeinem drohenden Unheil.
Beech	Kritiksucht, Arroganz, Intoleranz. Man verurteilt andere ohne jedes Einfühlungsvermögen.
Centaury	Schwäche des eigenen Willens, Überreaktion auf die Wünsche anderer, seine Gutmütigkeit wird leicht ausgenutzt, kann nicht nein sagen.
Cerato	Mangelndes Vertrauen in die eigene Intuition.
Cherry Plum	Angst davor, innerlich loszulassen; Angst, den Verstand zu verlieren; Angst vor seelischen Kurzschlußhandlungen; unbeherrschte Temperamentsausbrüche.
Chestnut Bud	Man macht immer wieder die gleichen Fehler, weil man seine Erfahrungen nicht wirklich verarbeitet und nicht genug daraus lernt.
Chicory	Besitzergreifende Persönlichkeitshaltung, die sich übermäßig einmischt und manipuliert. Man erwartet von seiner Umgebung volle Zuwendung und bricht in Selbstmitleid aus, wenn man seinen Willen nicht bekommt.
Clematis	Tagträumer; mit den Gedanken immer ganz woanders; zeigt wenig Aufmerksamkeit für das, was um ihn vorgeht.
Crab Apple	Man fühlt sich innerlich oder äußerlich beschmutzt, unrein oder infiziert. Detailkrämer. »Die Reinigungs-Blüte«.
Elm	Das vorübergehende Gefühl, seiner Aufgabe oder Verantwortung nicht gewachsen zu sein.
Gentian	Skeptisch, zweifelnd, pessimistisch, leicht entmutigt.
Gorse	Ohne Hoffnung, völlig verzweifelt, »es hat doch keinen Zweck mehr«-Gefühl.
Heather	Selbstbezogen, völlig mit sich beschäftigt, braucht ständig Publikum, »das bedürftige Kleinkind«.
Holly	Eifersucht, Mißtrauen, Haß- und Neidgefühle auf allen Ebenen.
Honeysuckle	Sehnsucht nach Vergangenem; Bedauern über Vergangenes; lebt nicht in der Gegenwart.
Hornbeam	Müdigkeit; mentale Erschöpfung, als vorübergehender oder länger andauernder Zustand.
Impatiens	Ungeduldig, leicht gereizt, überschießende Reaktionen.
Larch	Erwartung von Fehlschlägen durch Mangel an Selbstvertrauen, Minderwertigkeitskomplexe.
Mimulus	Spezifische Ängste, die man benennen kann; Scheu, Furchtsamkeit; Angst vor der Welt.
Mustard	Perioden tiefer Melancholie kommen und gehen plötzlich ohne erkennbare Ursachen.
Oak	Der niedergeschlagene und erschöpfte Kämpfer, der trotzdem tapfer weitermacht und nie aufgibt.
Olive	Völlig erschöpft, extreme Ermüdung von Körper und Geist.
Pine	Selbstvorwürfe, Schuldgefühle, Mutlosigkeit.
Red Chestnut	Übertriebene Sorge und Angst um andere.
Rock Rose	Terror- und Panikgefühle; äußerst akute Angstzustände.

Rock Water	Strenge und starre Ansichten, unterdrückte Bedürfnisse, man ist zu hart zu sich selbst.
Scleranthus	Unschlüssig; sprunghaft; innerlich unausgeglichen. Meinung und Stimmung wechseln von einem Moment zum anderen.
Star of Bethlehem	Nachwirkungen von körperlichen, seelischen oder geistigen Schocks, egal ob weit zurückliegend oder erst kürzlich geschehen. »Der Seelentröster und Schmerzen-Besänftiger«.
Sweet Chestnut	Tiefste Verzweiflung. Man glaubt, die Grenze dessen, was ein Mensch ertragen kann, sei nun erreicht.
Vervain	Im Übereifer, sich für eine gute Sache einzusetzen, treibt man Raubbau mit seinen Kräften; reizbar bis fanatisch.
Vine	Dominierend ehrgeizig, machthungrig, »der kleine Tyrann«.
Walnut	Verunsicherung, Beeinflußbarkeit und Wankelmut während entscheidender Neubeginn-Phasen im Leben. »Die Blüte, die den Durchbruch schafft.«
Water Violet	Zeitweise: innere Reserviertheit, stolze Zurückhaltung, isoliertes Überlegenheitsgefühl.
White Chestnut	Bestimmte Gedanken kreisen unaufhörlich im Kopf, man wird sie nicht wieder los, innere Selbstgespräche und Dialoge.
Wild Oat	Unbestimmtheit in den Zielvorstellungen, Unzufriedenheit, weil man seine Lebensaufgabe nicht findet.
Wild Rose	Teilnahmslosigkeit, Apathie, Resignation, innere Kapitulation.
Willow	Innerer Groll, Verbitterung, »Das Opfer des Schicksals«.

ZUORDNUNG DER BACH-BLÜTEN NACH PLANETAREN EINFLÜSSEN

	Stärkerer Einfluß	*Schwächerer Einfluß*
SATURN	Beech Cerato Chicory Gentian Heather Pine Scleranthus	Clematis Holly Honeysuckle Larch Rock Water Wild Oat
JUPITER	Agrimony Chestnut Bud Gorse Oak Olive Sweet Chestnut Vine Walnut White Chestnut	Beech Cherry Plum Chicory Mimulus Mustard Red Chestnut Wild Oat
MARS	Clematis Holly Hornbeam Red Chestnut Vervain	Centaury Gentian Heather Oak Pine Scleranthus White Chestnut Wild Oat Wild Rose
SONNE	Centaury Mustard Rock Rose Wild Oat Wild Rose	Gorse Holly Vine Walnut
VENUS	Crab Apple Cherry Plum Larch	Vervain Wild Rose
MERKUR	Aspen Elm Honeysuckle Water Violet Impatiens Mimulus	Hornbeam Star of Bethlehem
MOND	Rock Water Star of Bethlehem Willow	Cherry Plum Chestnut Bud Clematis Water Violet Vine

In jeder Pflanze sind alle Planeten bzw. die traditionellen sieben sichtbaren Planeten vertreten; nur so kann das Pflanzenwesen Gestalt annehmen. Ein Planet dominiert jedoch die Erscheinung. In dieser Tabelle werden die primären und die sekundären Einflüsse angegeben, sie stellt jedoch kein absolutes Schema dar. Vielmehr soll lediglich der Blick für solche Zusammenhänge geschärft werden. Unter verschiedenen Autoren bestehen Differenzen bezüglich der Zuschreibung von Planetenzugehörigkeiten, weil hier der Blickwinkel des Einzelnen eine Rolle spielt.

Anmerkungen

1 Edward Bach gehört zu jenen Denkern, die den Versuch unternahmen, der institutionalisierten destruktiven Technomanie eine humanere Alternative entgegenzusetzen. Er bewegte sich somit in der Tradition eines H. D. Thoreau oder eines L. Tolstoy, die einen natürlichen und einfachen Lebensstil propagierten, eines Ghandi, der die Gewaltlosigkeit predigte, und eines E. F. Schumacher, der den Begriff der sanften Technologie prägte.

2 Beim Paradigmawechsel wird der Rahmen eines Systems gesprengt, so daß völlig neue Bezugsfelder auftauchen. Der sich gegenwärtig vollziehende Paradigmawechsel in der Medizin beinhaltet den Wandel von einem reduktionistisch-mechanistischen Bild des Lebens hin zu einer ganzheitlichen Anschauungsweise, welche auch die geistige und seelische Dimension, die Innenwelt sowie die Umwelt mit einbezieht.

3 Edward Bach selbst mußte darum kämpfen, die Einfachheit der Methode und damit ihre Wirksamkeit zu erhalten. Im Sog seiner ersten großen Erfolge wurden weitere Bach-Blüten »erfunden«, veränderte Herstellungsverfahren »mittels modernster Technik« entdeckt, brachten »Durchsagen von drüben« neue Zuordnungen zu körperlichen Krankheitssymptomen. Einen Monat vor seinem Tod, im Oktober 1936, schrieb Bach im Bewußtsein dieses Problems an seinen Mitarbeiter Victor Bullen: »Es ist ein Beweis für den Wert unserer Arbeit, daß materielle Kräfte auf den Plan treten, welche versuchen, sie zu verzerren oder zu entstellen. Denn Entstellung ist die mächtigere Waffe als Zerstörung. Der Mensch wollte freie Entscheidungsmöglichkeit, Gott hat sie ihm gegeben. Deshalb muß der Mensch immer wieder die Wahl haben. Sobald ein Lehrer sein Werk der Welt übergibt, muß eine entstellte Version desselben entstehen.«

4 Nora Weeks, *Edward Bach*, München: Hugendubel, 1988, S. 27.

5 Wolf-Dieter Storl, »Friedenspfeife mit dem Pflanzengeist« in *Esotera* 7/87, S. 50.

6 Vgl. Holger Kalweit, *Die Welt der Schamanen*, Frankfurt a. M.: Fischer, 1988, S. 97.

7 Vgl. Wolf-Dieter Storl, »Krach um Marias Kräuterkunde« in *Esotera* 10/86, S. 18.

8 Maria Treben, *Gesundheit aus der Apotheke Gottes*, Steyr: Ennsthaler, 1980, S. 10.

9 Vgl. Wolf-Dieter Storl, »Zurück zu den Wurzeln« in *Esotera* 4/87, S. 26.

10 Johann Wolfgang Goethe, *Faust*: Der Tragödie erster Teil, Stuttgart: Reclam, 1986, S. 31.

11 Vgl. Weeks, S. 32.

12 Vgl. Edward Bach, »An Effective Method of Preparing Vaccines for Oral Administration« in *The Medical World*, Jan. 1929; Übers.: »Eine effektive Methode zur Herstellung oral zu verabreichender Vakzine« in *Dr. Edward Bach, Gesammelte Werke*, Grafing: Aquamarin, 1988, S. 225–231.

13 Vgl. Edward Bach, »The Relation of Vaccine Therapy to Homoeopathy« in *British Homoeopathic Journal*, April 1920; Übers.: »Vakzinetherapie und Homöopathie« in *Gesammelte Werke*, S. 269–280.

14 Edward Bach, »The Problem of Chronic Disease«, Vortrag beim Internationalen Homöopathie-Kongreß, 1927; Übers.: »Das Problem der chronischen Krankheit« in *Gesammelte Werke*, S. 247–257.

15 Vgl. Wolf-Dieter Storl, *Vom rechten Umgang mit heilenden Pflanzen*, Freiburg i. Br.: Bauer, 1986, S. 30.

16 Vgl. Birgit Heyn, *Die sanfte Kraft der indischen Naturheilkunst*, München: Goldmann, 1987, S. 110.

17 Vgl. Rudolf Steiner, *Geisteswissenschaft und Medizin*, Dornach: Rudolf-Steiner-Nachlaßverwaltung, 1961, S. 84.

18 Vgl. Storl, *Vom rechten Umgang*, S. 26.

19 Vgl. Edward Bach, »The Rediscovery of Psora« in *British Homoeopathic Journal*, Jan. 1929; Übers.: »Die Wiederentdeckung der Psora«, *Gesammelte Werke*, S. 233–245.

20 Vgl. Weeks, S. 41.

21 In präkambrischen Gesteinsformationen aus Swaziland haben Bakterien schon vor 3,4 Milliarden Jahren ihre Spuren hinterlassen. In Grönland hat man Prokaryoten (Bakterien und Blaualgen) in Schichtgestein gefunden, das auf 3,8 Milliarden Jahre datiert werden konnte. Natürlich sind die Anfänge des Lebens noch älter.

22 Vgl. Jean-Marie Pelt, *Das Leben der Pflanzen*, Düsseldorf–Wien: Econ, 1982, S. 45.

23 Vgl. Wolf-Dieter Storl, *Feuer und Asche, Dunkel und Licht*, Freiburg i. Br.: Bauer, 1988, S. 179.

24 Heyn, S. 109.

25 Steiner, S. 85.

26 Gemäß der indischen Naturlehre ist jede Pflanze Ausdruck der göttlichen Trinität. Und zwar offenbart sich Brahma, der Schöpfer, in den lebenskräftigen Wurzeln, Vishnu, der Erhalter, in Blatt und Stengel, und Shiva, der Zerstörer, in der Blüte, wo die Pflanze das Ende ihres Daseins erreicht.

27 Im Mittelalter und in der Renaissance gab es ähnliche Denkansätze, aber sie fanden in der heutzutage kaum mehr verständlichen Sprache der Astrologie und Alchemie Ausdruck. Man glaubte, daß die *sieben* (mit nacktem Auge sichtbaren) Planeten alles irdische Geschehen im Menschen und in der Natur, von der physischen Gestalt bis zum Seelenleben, prägen. Im wechselnden Reigen ändern sich die Zustände, je nach Planeteneinfluß. So keimt z. B. der Same, wenn er dem wäßrigen Mond ausgesetzt ist, schießt rasch empor im Merkur, gewinnt die Senkrechte durch die Sonne, blüht unter dem Einfluß von Venus und Mars, reift zur süßen Frucht unter Jupiter und vergeht als Asche im trockenen Saturn. Da man in Korrespondenzen dachte, hatten diese Vorgänge auch ihre Entsprechungen im Menschen. Zuständig für die Verdauung waren vor allem Mars (Hitze) und Saturn (Asche und Ausscheidung). Zum Mars zählte man auch solche seelische Regungen wie Wut und Zorn, zum Saturn Melancholie (Depression), Furcht und Kummer. Um diesen negativen Zuständen, die sich ja auch auf die

Verdauung auswirken, Abhilfe zu schaffen, suchte man nach Pflanzen, die die Signatur des jeweiligen Planeten trugen. Man achtete dabei vor allem auf die Blüte, aber auch Geschmack, Wirkung und andere Kriterien spielten bei der Wahl eine Rolle. Scharfe, rote Gewürze, die das Verdauungsfeuer anregen, unterstanden dementsprechend dem Mars. Bittere, blaublühende Kräuter, wie der Enzian oder die Wegwarte, gehörten dem Saturn und sollten den Stuhlgang verbessern und die Melancholie vertreiben. Heute wissen wir, daß diese Beobachtungen korrekt waren; über autonome Reflexe, die von der Zunge ausgehen, regen diese Pflanzen die Sekretionen des Magens, Zwölffingerdarms, der Galle und der Bauchspeicheldrüse an.

28 Vgl. Weeks, S. 49.

29 Es handelt sich selbstverständlich nicht um Wesen, die sich dem objektivierenden, analytischen Bewußtsein kundtun. Ihre Erscheinung hängt vielmehr von dem Zusammenwirken von Naturenergien (Kraftfeldern) und der bildschaffenden Fähigkeit (Imagination) der menschlichen Seele ab.

30 Vgl. Rupert Sheldrake, *Das schöpferische Universum*, München: Meyster, 1983, S. 108f. Sheldrake erkennt die »morphischen Einheiten«, die Raum und Zeit überspringen können und sich in Nachkommen derselben Art neu manifestieren, als Formen der Energie: »Ein System reagiert mit Schwingungen auf ein Spektrum von Frequenzen, die seiner eigenen natürlichen Frequenz mehr oder weniger entsprechen.«

31 Edward Bach, »Some Fundamentals of Disease and Cure« in *The Homoeopathic World*, 1930; Übers.: »Einige fundamentale Überlegungen zu Krankheit und Heilung«, *Gesammelte Werke*, S. 199–217.

32 Vgl. Wolf-Dieter Storl, »Hexenkräuter wirken wirklich.« in *Esotera* 12/88, S. 56.

33 Maurice Mességué, *Von Menschen und Pflanzen*, Frankfurt/M.–Berlin: Ullstein, 1988, S. 11.

34 Rudolf Steiner differenziert die vom Kosmos und Standort einwirkenden Kräfte: Die untersonnigen Planeten (Mond, Merkur, Venus), vermittelt durch den Kalk im Boden, Luft und lokales Klima, wirken stoff- und substanzbildend in der Vegetation. Die obersonnigen Planeten (Mars, Jupiter, Saturn) bewirken, mittels der Strahlkräfte des Kiesels im Boden, die unwägbaren Eigenschaften (Qualität, Aroma, Farbe) in den Pflanzen.

35 Vgl. Weeks, S. 55.

36 G.W. Surya, *Die verborgenen Heilkräfte der Pflanzen*, Freiburg i.B.: Bauer, 1978, S. 81.

37 Vgl. Storl, *Vom rechten Umgang*, S. 387.

38 Vgl. Christian Rätsch, *Indianische Heilkräuter*, München: Diederichs, 1987, S. 43.

39 Weeks, S. 57.

40 Edward Bach, »Heile Dich selbst« in *Blumen, die durch die Seele heilen*, München: Hugendubel, 1980, S. 103–169.

41 Die meisten Geräte und Praktiken des bäuerlichen Handwerks sind keltischen Ursprungs, z.B. der Wende- und Räderpflug, die Brache, das Düngen mit Kalk und kompostiertem Stallmist, die Sense, das Dreschen auf der Tenne, der vierrädrige Wagen mit Speichenrädern und Eisenfelgen, in Holz gespannte Sägen, Holzschrauben, Bierfässer, Web- und Schmiedetechniken. Keltischen Ursprungs sind Eßgewohnheiten mit Vorliebe für Bier und Schweinebraten, Brei und Milch, Butter und Käse; Kleidungssitten, wie das Tragen von Hosen für das männliche Geschlecht und bunte Röcke und Kleider für das weibliche; Bauweisen, wie Fachwerkbauten auf Steinbruchfundament mit Reitdach; die Dorf- oder Hoflinde (in der der Sippengeist wohnt) und vieles mehr, das uns alltäglich scheint.

42 Vgl. Wolf-Dieter Storl, »Der Druide« in *Esotera* 12/86, S. 50.

43 Vgl. Jean Markale, *Die Druiden*, München: Dianus-Trikont, 1985, S. 84.

44 Vgl. Alwyn und Brinley Rees, *Celtic Heritage*, New York: Thames and Hudson 1961, S. 345.

45 In Ländern, in denen der keltische Einfluß noch stark ist, feiert man dieses Fest als *Halloween*. Kinder, als arme Seelen und Gespenster verkleidet, treiben Schabernack und bitten um Äpfel und Nüsse – keltische Symbole der Unsterblichkeit.

46 Vgl. Lancelot Lengyl, *Das Geheime Wissen der Kelten*, Freiburg i. Br.: Bauer, 1985, S. 320.

47 Vgl. Nicolai Tolstoy, *Auf der Suche nach Merlin*, München: Diederichs, 1987, S. 123.

48 Aus: *Yr Awdil Vraith*, Peniardd Handschriften; dieses und die folgenden Zitate aus den Werken des walisischen Barden Taliesin werden zitiert in: Robert von Ranke-Graves, *Die weiße Göttin*, Reinbek: Rowohlt, 1985.

49 Weeks, S. 13.

50 Vgl. R. Graves, S. 45. Graves ist der Ansicht, es müßten neun Blüten – die Zahl der Vollkommenheit – gewesen sein, darunter Kornrade, Bohne, Nessel, Stechapfel, Kastanie und Weißdorn.

51 Die hier wiedergegebene Geschichte über die Entstehung des weisen Taliesin folgt im wesentlichen der Darstellung von Robert von Ranke-Graves.

52 Rudolf Meyer, *Zum Raum wird hier die Zeit*, Frankfurt a. M.: Fischer, 1985, S. 66.

53 Vgl. Rudolf Meyer, *Die Weisheit der deutschen Volksmärchen*, Frankfurt a. M.: Fischer, 1985, S. 95.

54 Vgl. Meyer, *Zum Raum wird hier die Zeit*, S. 307.

55 Weeks, S. 113.

56 Die hier wiedergegebene Sage folgt im wesentlichen der Darstellung in David Conway, *The Magic of Herbs*, New York: Dutton, 1976.

57 Da die Elfen einer heidnischen Welt angehören, fliehen sie vor Weihwasser. In der walisischen Legende des heiligen Collin vertreibt dieser die ganze Feenwelt durch Besprengung mit Weihwasser, worauf sich all die herrlichen Edelsteine, Teppiche, Speisen und Behälter im Elfenpalast in einfache Blätter, Kräuter und Pilze verwandeln.

58 Vgl. Willy Schrödter, *Pflanzengeheimnisse*, Kleinjörl: Schroeder, 1981, S. 214.

59 Vgl. Storl, *Vom rechten Umgang*, S. 382. Die Esoteriker glauben zu wissen, daß schon die alten Atlanter Zugang zu diesem grünen Geheimnis hatten. Der Schriftsteller Bulwer-Lytton nennt die Kraft, die ein Kornfeld hochwachsen läßt »Vril«-Kraft. Die Atlanter nutzten diese Kraft, um zu schweben und durch die Lüfte zu fliegen, ohne dabei grobe, von fossilen Energiestoffen getriebene

Maschinen bauen zu müssen. Vom Standpunkt der vergleichenden Ethnologie könnte man fragen, ob es sich bei diesen, von Samenkraft getriebenen »odischen Flugmaschinen« nicht etwa um psychedelisch wirkende Samen, wie *Ololiuqui* oder Bilsenkraut gehandelt haben könnte.

60 Vgl. Pelt, *Das Leben der Pflanzen*, S. 116.

61 Vgl. P. Tompkins und C. Bird, *Das geheime Leben der Pflanzen*, Frankfurt a. M.: Fischer, 1988, S. 14.

62 Vgl. Rudolf Steiner, *Erde und Naturreiche*, Stuttgart: Freies Geistesleben, 1980, S. 128.

63 Hildegard von Bingen schreibt: »In der gesamten Schöpfung sind Heilkräfte verborgen, die kein Mensch wissen kann, es sei ihm nicht von Gott offenbart worden.« G. Hertzka und W. Strehlow, *Handbuch der Hildegard-Medizin*, Freiburg i. Br.: Bauer, 1987, S. 19.

64 Robert de Fluctibus (Robert Fludd), *Exercitatio in Fluddanum Philosophiam*, Paris: 1630, S. 220.

65 Vgl. Wolf-Dieter Storl, *Der Garten als Mikrokosmos*, Freiburg i. Br.: Bauer, 1988, S. 182.

66 Vgl. Stefan Kappstein, *Das Buch vom Ginseng*, Bern: Morzsinay, 1980, S. 78f.

67 »Wer zu Riemeringen (Elsaß) in der Christnacht schweigend in den Hopfengarten geht, sieht mit dem Schlag Zwölf saftige Hopfensprossen aus der Erde kommen, die aber sogleich wieder verschwinden.« Anton v. Perger, *Deutsche Pflanzensagen*, Stuttgart-Oehringen: Schaber, 1864, S. 222. Bei einer jahreszeitlichen Zeremonie der Hopi erscheint die Deva der Maispflanze in ähnlicher Weise. Aus einem Samenkorn wächst sie zur vollen Reife innerhalb von Sekunden und gibt Vorschau auf die kommende Ernte.

68 Hellseher und die Schamanen der Naturvölker kennen sich in der »Anderswelt« aus, die sie seit Jahrtausenden erforschen. Auf der untersten Ebene begegnen ihnen die Elementarwesen, die die Erde (Gnome), das Wasser (Undinen, Nixen), die Luft (Sylphen) und die Wärme (Feuergeister, Salamander) beleben. Es folgen höhere Bereiche, sieben bis neun an der Zahl, in welchen verschiedene Devas oder Götter leben. Islamische und christliche Philosophen des Mittelalters benannten diese Stufen nach den sichtbaren Planeten, und zwar in der Reihenfolge: Mond, Merkur, Venus, Sonne, Mars, Jupiter, Saturn. Darüber hinaus strahlen vom Fixsternhimmel, der das Eine, das göttliche Mysterium wie ein Juwelenmantel umhüllt, die Urbilder herab. Zwölffach gegliedert durch den Tierkreis, wirken auch die Pflanzen-Archetypen aus diesen Regionen, während die Seelen der Pflanzen mit dem Reigen der Wandelsterne verbunden sind. Nur die lebendigen Pflanzenleiber, die uns und alle anderen Lebewesen erhalten und ernähren, sind an den Erdboden gefesselt. Aus dieser Sicht ist es also ein Aberglaube zu meinen, daß jede einzelne Pflanze eine Einzelseele hat – man könnte ebensogut vom Seelenleben eines einzelnen Haares oder Zahnes sprechen. Das schließt jedoch nicht aus, daß die Pflanze auf liebevolle Pflege anspricht, ein Bindeglied zur kosmischen Pflanzenseele darstellt. Oft sind es Naturgeister, die sich mit einer Pflanze bzw. einem altem Baum verbinden, um mit Menschen eine persönliche Verbindung einzugehen.

69 Vgl. Steven Darian, *The Ganges in Myth and History*, Honolulu: Up of Hawaii, 1978, S. 52.

70 Vgl. R. Solecki, »Shanidar IV, a Neanderthal Flower Burial in Northern Iraq.« in *Science* 190, 1975, S. 880.

71 Bei den mehrjährigen Gewächsen ist es kaum anders; die vielen Knospen, die sie nach jedem Vegetationszyklus im holzigen Geäst hinterlassen, entsprechen den Samenkörnern in der Erde. Rudolf Steiner nennt dementsprechend das Holz der Bäume »aufgestülpte Mondenerde«. Vgl. Rudolf Steiner, *Landwirtschaftlicher Kursus*, Dornach: Rudolf Steiner, 1975.

72 Vgl. Wilhelm Pelikan, *Heilpflanzenkunde I*, Dornach: Philosophisch-Anthroposophischer Verlag, 1958, S. 154.

73 Vgl. Pelt, *Das Leben der Pflanzen*, S. 149.

74 Vgl. Storl, *Der Garten als Mikrokosmos*, S. 230.

75 W. Schad und E. Schweppenhäuser, *Blütenspaziergänge*, Frankfurt a. M.: Fischer, 1986, S. 93.

76 Edward Bach schreibt: »Krankheit zeigt an, daß es Schwächen in der Persönlichkeit gibt, die die Seele sich zu beseitigen bemüht, weil sie nicht dem Entwicklungsstand dieses Menschen entsprechen.« »Some Fundamental Considerations of Disease and Cure.« 1930; Übers.: »Einige fundamentale Überlegungen zu Krankheit und Heilung«, *Gesammelte Werke*, S. 204.

77 W. I. Thompson, *Der Fall in die Zeit*, Reinbek: Rowohlt 1987, S. 170.

78 Pflanzenform und -geometrie strahlt von den Fixsternen; Pflanzenbewegung, -farbe und -zeitverhalten von den Planeten. Vgl. Steiner, *Erde und Naturreich*, S. 128.

79 Die Angaben beziehen sich nicht auf die astrologische, sondern auf die tatsächliche astronomische Stellung, wie sie dem nackten Auge erscheint.

80 Edward Bach, »Zwölf Heiler« in *Gesammelte Werke*, S. 113f.

81 Die Verbindung zwischen dem Mond und mentalen Vorgängen kommt in allen indogermanischen Sprachen zum Ausdruck. Es zeigt sich z. B. im Englischen *mind* und *mood* (Laune), im Sanskrit *manas* (Verstand) oder auch im deutschen *Laune* (lat. *Luna* = Mond). In der indischen Mythologie erscheint der Mond als Herr der Heilpflanzen (*Aushadipati*), der berauschenden Getränke und bestimmter Gemütslagen.

82 Bach, *Gesammelte Werke*, S. 40f.

83 Ebd. S. 43.

84 Richard Grossinger, *Wege des Heilens*, München: Kösel, 1982, S. 252f.

85 Vgl. Jacob Grimm, *Deutsche Mythologie*, Bd. I., Frankfurt a. M.–Berlin: Ullstein, 1981, S. 487.

86 Vgl. H. Fillipeti und J. Trotereau, *Zauber, Riten und Symbole*, Freiburg i. Br.: Bauer, 1987, S. 119.

87 Zit. nach D. Chakravorty, *L'Hindouisme Complet et Bénarès son Centre*, Varanasi: Divine Printers, 1984, S. 96.

88 Vgl. Rutherford Platt, *Wasser: Substanz des Lebens*, Tübingen–Stuttgart: Wunderlich, 1971.

89 T. Schwenk, *Das Sensible Chaos*, Stuttgart: Freies Geistesleben, 1980, S. 63.

90 Vgl. ebd. S. 64. Ähnliche bedeutsame Experimente wurden von L. Kolisko durchgeführt. Vgl. L. Kolisko, *Agriculture of Tomorrow*, London: Kolisko Archives, 1939.

91 Vgl. B. Arnall und C. Casteris, »The Great Homeopathy Debate« in *East/West Journal*, Febr. 1989, S. 43.
92 Vgl. Platt, S. 108.
93 Die Bäume und deren Holz werden ebenfalls den Planeten zugeteilt, deren »Signatur« sie tragen. Weide z. B. hat Mondsignatur, Eiche hat Marssignatur, Esche hat Sonnensignatur, Ulme Merkursignatur; der Apfelbaum gehört der Venus, Tanne und Buche dem Saturn, usw. Vgl. Storl, *Vom rechten Umgang mit heilenden Pflanzen*, S. 253.
94 Bach, »Die zwölf Heiler und sieben Helfer« in *Gesammelte Werke*, S. 81.
95 Bach, *Gesammelte Werke*, S. 54.
96 Vgl. J.-M. Pelt, *Das Leben der Pflanzen*, S. 144.
97 Im Hindukusch kochen Zauberer den Fliegenpilz zusammen mit den Blüten des Springkrauts in übersäuerter Ziegenkäselake, um sich die »Augen zu öffnen«. Vgl. Christian Rätsch, *Lexikon der Zauberpflanzen*, Graz: ADEVA, 1988, S. 62.
98 Vgl. S. R. Axtelmeier, *Der nutzbaren Gewächse Sinnsprüche und Sinnbilder*, Augsburg: 1705. Zit. in Irmgard Zacharias, *Die Sprache der Blumen*. Rosenheim: Rosenheimer, 1982, S. 152.
99 Ebd.
100 Vgl. Albert Y. Leung, *Chinesische Heilkräuter*, München: Diederichs, 1985, S. 63.
101 Vgl. Michael A. Weiner, *Indianer Medizin*, München: Heyne, 1988, S. 151.
102 Vgl. Mellie Uyldert, *Verborgene Kräfte der Pflanzen*, München: Hugendubel, 1984, S. 43.
103 Nicholas Culpeper, *Culpeper's Color Herbal*, New York: Sterling, 1983, S. 10.
104 Vgl. David Conway, *The Magic of Herbs*, New York: Dutton, 1976, S. 72.
105 »Verbeen, agrimonia, modelgeer
Charfreytags graben hilfft dich sehr
Daß dir die frawen werden holdt
Doch brauch kein eisen, grabs mit goldt«,
der Alchemist Thurneißer, 16. Jh.
106 Perger, S. 126.
107 *Liederbuch der Hätzlerin*, Augsburg: 1471. Zit. in Zacharias, S. 165.
108 Culpeper, S. 186.
109 Vgl. Maria Treben, *Heilkräuter aus dem Garten Gottes*, München: Heyne, 1986, S. 22.
110 Vgl. Henry G. Tietze, *Entschlüsselte Organsprache*, München: Knaur, 1987, S. 94.
111 Perger, S. 146.
112 Aus dem *Codex Manuser* 2524, zit. in Perger, *Deutsche Pflanzensagen*, S. 147.
113 Plinius d. Ä., *Naturalis historia*, zit. in Perger, S. 146.
114 Die Bezeichnung »Steinfeger« wurde auch auf andere Pflanzen übertragen, die zur zeremoniellen Reinigung von Altären benutzt wurden. Die Griechen verwendeten dafür Minze oder Basilikum, die Indoarier *Ocimum sanctum* oder Darbha- und Kusha-Gras.
115 Vgl. E. G. Wheelwright, *Medical Plants and their History*, New York: Dover, 1974, S. 186.
116 Vgl. Conway, S. 38.
117 Rätsch, *Lexikon der Zauberpflanzen*, S. 59.
118 Vgl. Mircea Eliade, *Schmiede und Alchemisten*, Stuttgart: Klett-Cotta, 1980.
119 Vgl. P. Schauenberg und F. Paris, *Heilpflanzen*, München: BLV, 1970, S. 210.
120 Vgl. Conway, S. 78.
121 Vgl. Zacharias, S. 49.
122 Mechthild Scheffer, *Die Bach Blütentherapie*, München: Hugendubel, 1981, S. 217.
123 Otto Ludwig, *Im Thüringer Kräutergarten*, Gütersloh: Prisma, 1982, S. 65.
124 Vgl. Pelikan, S. 285.
125 Zit. nach Edward Bach, *The Twelve Healers & Other Remedies*, London: Daniel, 1936.
126 Vgl. Rudolf und Marga Graubner, *Lexikon der Pflanzen*, München/Wiesbaden: Vollmer, 1981, S. 49.
127 Vgl. M. B. Bajracharya, *Ayurvedic Medical Plants and General Treatment*, Kathmandu: Piyusavarsi Ausadhalaya, 1979, S. 138.
128 Vgl. B. Lievegoed, *Planetenwirkungen und Lebensprozesse in Mensch und Erde*, Darmstadt: Forschungsring f. biologisch-dynamische Wirtschaftsweise, 1979, S. 16.
129 *Cerato* bewirkt in der menschlichen Seele das Gleiche, wie der Baldrian (biologisch-dynamisch präparierte *Valeriana*-Blüten und Kraut) in der Garten- oder Ackerpflanze, d. h., er läßt das geistige Urbild verstärkt im individualisierten, manifestierten Einzelindividuum zum Ausdruck kommen.
130 Bach, *Gesammelte Werke*, S. 115.
131 Weeks, S. 74.
132 Hervey, *Meditations and Contemplations*, London: 1746; zit. in Zacharias, S. 116.
133 Vgl. F.-M. Engel, *Zauberpflanzen/Pflanzenzauber*, Hannover: Landbuch, 1978.
134 Vgl. W. Pelikan, *Heilpflanzenkunde II.*, Dornach: Philosophisch-Anthroposophischer Verlag, 1977, S. 213.
135 Vgl. Uyldert, S. 148.
136 Culpeper, S. 84.
137 Vgl. Hertzka/Strehlow, S. 94.
138 Vgl. Ludwig, S. 81.
139 Vgl. Virgil J. Vogel, *American Indian Medicine*, Norman: UOP, 1982.
140 Johanna Nathasius, *Die Blumenwelt*, Leipzig: 1868; zit. in Zacharias, S. 152.
141 Vgl. Ulrich J. Heinz, *Das Handbuch der modernen Pflanzenheilkunde*, Freiburg i. Br.: Bauer, 1984, S. 319.
142 Vgl. Wolf-Dieter Storl, *Shamanism among Americans of European Origin*, Inauguraldissertation der phil.-hist. Fakultät d. Univ. Bern, Bern: 1974, S. 206.
143 Vgl. Alan Bleakley, *Früchte des Mondbaumes*, München: Goldmann, 1987, S. 158.
144 Vgl. Mrs. M. Grieve, *A Modern Herbal*, New York: Dover, 1982, S. 366.
145 Vgl. R. Graves, S. 298.
146 Vgl. Hans Schöpf, *Zauberkräuter*, Graz: ADEVA, 1986, S. 91.
147 Vgl. Bach, *Gesammelte Werke*, S. 86.
148 Vgl. Plinius der Ältere, *Naturalis historia*, zit. in Perger, *Deutsche Pflanzensagen*.
149 Vgl. Markale, *Die Druiden*, S. 141.
150 Der spanische Herrscher Philipp II. erkannte die Gefahr britischer Konkurrenz auf dem Meer und gab seiner »Armada« (1588) den Befehl, die Eichenwälder Englands zu zerstören.
151 Eichenrinde enthält bis zu 78 % Kalziumoxid in der Asche.
152 Grieve, S. 594.
153 Perger, S. 219.
154 Vgl. ebd. S. 216.
155 Vgl. Heinz, S. 315.
156 Vgl. Tietze, S. 133.
157 R. Graves, S. 224.
158 Quellen und feuchte Grotten galten vielerorts als Vaginen der Erdgöttin. Vgl. dazu Hans Peter Duerr, *Traumzeit*, Frankfurt a. M.: Syndikat, 1978, S. 36.

159 Vgl. Tolstoy, S. 107.
160 Laudse (Lao Tse), *Daudedsching* (Tao Te Ching), Übers. Ernst Schwarz, Leipzig: Reclam, 1978.
161 Homer, *Odyssee*, Übers. Johann Heinrich Voß, Stuttgart: Reclam, 1977, S. 163.
162 Vgl. Pelikan, Bd. II, S. 190.
163 Vgl. Rudolf Huschka, *Substanzlehre*, Frankfurt a. M.: Klostermann, 1976, S. 61.
164 Vgl. R. Graves, S. 211.
165 Vgl. Pelikan, Bd. II, S. 117.
166 Goethe, *Faust*, S. 41.
167 Vgl. Jean-Marie Pelt, *Pflanzenmedizin*, München: Knaur, 1983, S. 185.
168 Vgl. Heyn, S. 158.
169 Vgl. Hauschka, S. 156.
170 Vgl. F. Schwanitz, *Die Entstehung der Kulturpflanzen*, Berlin: Springer, 1957, S. 106.
171 Vgl. J. Lachaume, *Les Fleurs Naturelles*, Paris: 1847; zit. in Zacharias, S. 172.
172 Bach, *Gesammelte Werke*, S. 44.
173 Im Jahr 1935, als Bach in Sotwell lebte, schrieb er ein Fragment über seinen kleinen, schwarzen Hund. Jesus, so Bachs Gedanke, hätte sich nicht so einsam und verlassen gefühlt, als ihn alle Jünger (selbst Petrus) verließen, wenn er einen solchen kleinen Freund gehabt hätte wie diesen Hund. Vgl. Bach, *Gesammelte Werke*, S. 46.
Ein schwarzer Hund ist der archetypische Begleiter des Weisen. Nicht nur Goethe dichtete seinem Faust einen schwarzen Pudel an; ein schwarzer Hund begleitet den grenzüberschreitenden Magier von dem schamanistischen Urgott Shiva bis hin zu dem Zauberer Agrippa von Nettesheim. Das schwarze Tier ist, wie der ägyptische Anubis, Schwellenhüter zur übersinnlichen Welt und symbolisiert zugleich die Verbindung zur Totenwelt. Vgl. Storl, *Feuer und Asche,* S. 34.
174 Vgl. R. Graves, S. 42.
175 Weeks, S. 124.
176 Indien feiert ebenfalls ein Fest, in dem die Göttin (Durga) im Herbst die Erde verläßt und nach Norden zu ihrem Gemahl Shiva zurückkehrt. Auch hier wird, wie im alten Europa, ein Bündel von neun Heilkräutern geweiht. Vgl. Storl, *Feuer und Asche*, S. 216.
177 Vgl. hierzu: Mechthild Scheffer, *Lehrbuch der Original Bach-Blütentherapie für die Arzt- und Naturheilpraxis*, Neckarsulm: Jungjohann, 1990, S. 272 ff.
»Neuschöpfungen von Blüten und Essenzen benennen immer wieder scheinbar neue Zustände, die entweder Mischformen der 38 von Bach definierten Zustände sind oder eher oberflächliche Gefühlsphänomene des Zeitgeistes widerspiegeln, jedoch keine archetypischen seelischen Negativzustände der Menschheit sind.«
178 John Sharkey, *Die keltische Welt*, Frankfurt a. M.: Insel, 1982, S. 12.
179 Vgl. Schrödter, S. 232.
180 Der Makrokosmos ist der kosmische Weltenbaum, der alle Seinssphären trägt. Er ist ebenfalls der zweigeschlechtliche Urmensch – Purusha, Ymir, Adam-Kadmos – der egolose, allweise Riese, aus dessen Opfer die Welt der Erscheinungen entstand. Als kosmischer Urmensch ist er der erste Sterbliche und daher König der Toten. Der Seher braucht nicht physisch zu sterben, um seine Wunder zu schauen, er muß bloß dem weltlichen Rauschen gegenüber abgestorben sein.
181 Das Motiv des umgekehrten Baumes, des *arbor inversa*, kommt in den Ritualen und Mythen vieler Völker vor. So pflanzen schamanistische Völker wie die Lappen, Sibirier und australischen Ureinwohner einen Baum mit der Krone in den Boden und den Wurzeln in der Luft und beschmieren ihn mit Blut – es ist Urmensch, Weltenachse und Brücke zur Geisterwelt zugleich. Auch der islamische Baum des Glücks wurzelt im Himmel, ebenso wie der kabbalistische Sephiroth, der den männlich-weiblichen Ur-Adam versinnbildlicht. Auch Dantes Weltenbaum wurzelt im Himmel und saugt Wasser aus unvergänglichen Quellen; seine Äste sind die Sphären, seine Früchte die Planeten und Sterne. Die Bhagavad Gita spricht vom Baum Aswattha, der im Himmel wurzelt und dessen Blätter die Wahrheit (Vedas) hervorbringen.
182 Yggdrasil kann als »Odins Pferd«, aber auch als »Ich-Träger« gedeutet werden. Vgl. Rudolf Meyer, *Nordische Apokalypse*, Stuttgart: Urachhaus, 1967, S. 64.
183 Der Umkehrvorgang, der zu den Ursprüngen führt, kann auch anders symbolisiert werden, z. B. als das Aufsteigen der Kundalini-Schlange durch den »Baum« des Rückgrats, bis zum höchsten Chakra.
184 Vgl. Duerr, S. 34.
185 Vgl. Engel, S. 101.
186 Vgl. Storl, *Der Garten als Mikrokosmos*, S. 200 und Joachim Schultz, *Rhythmen der Sterne*, Dornach: Philosophisch-Anthroposophischer Verlag, 1963, S. 170.
187 Vgl. Storl, *Feuer und Asche*, S. 129.
188 Vgl. Schauenberg und Paris, S. 65.
189 Die Planetenlehre der Renaissance weist das Wasser dem Mond zu, Schleime gehören dem Merkur, grüne Säfte der Venus, reife Säfte der Sonne, scharfe Säfte dem Mars, gegorene, alkoholisierte Säfte dem Jupiter und der Essig dem Saturn.
190 Nach der Planetenlehre gehört der Vorfrühling dem Mond, der Lenz, wenn alles sprießt, dem Merkur, die Maienzeit der Venus, die Mittsommerzeit der Sonne, die heißen Monate dem Mars, die Erntezeit dem Jupiter und der Winter dem Saturn.
191 Vgl. Hugo Hertwig, *Knaurs Heilpflanzenbuch*, München: Droemer/Knaur, 1969, S. 163.
192 Vgl. Schöpf, S. 151.
193 Vgl. Perger, S. 317.
194 Vgl. Storl, *Feuer und Asche*, S. 206.
195 *Ailm*, im keltischen Baumalphabet der Buchstabe »A«, bezieht sich auf die Kiefer (*pine*), könnte aber auch die Ulme sein.
196 Vgl. Bleakley, S. 157.
197 Vgl. Pelikan, S. 32.
198 Vgl. Susanne Fischer, *Blätter von Bäumen*, München: Hugendubel, 1980, S. 131.
199 Es ist interessant, daß auch die schamanistischen Völker Sibiriens ihre Abbildungen der Herrin der Tiere und Seelen vor allem aus Lärchenholz (sowie Espenholz) schnitzten. Vgl. Hans Peter Duerr, *Sedna oder die Liebe zum Leben*, Frankfurt a. M.: Suhrkamp, 1990, S. 313.
200 Zacharias, S. 98.
201 Vgl. Bleakley, S. 141.
202 Vgl. R. Graves, S. 200.
203 Ebd., S. 233.
204 Vgl. Duerr, *Sedna*, S. 314.
205 Vgl. Zacharias, S. 165.
206 Die Weide ist ebenfalls gerbsäurehaltig und kann als adstringierendes Mittel

bei Zahnfleischblutungen, Darmblutungen und Durchfall eingesetzt werden.

207 Ludwig, S. 42.

208 Vgl. *Liederbuch der Hätzlerin*, Augsburg: 1471; zit. nach Zacharias, S. 54.

209 Vgl. Hertzka und Strehlow, S. 125.

210 Scheffer, *Bach-Blütentherapie*, S. 55.

211 Vgl. Perger, S. 316.

212 Vgl. Nicolaus Remer, *Lebensgesetze im Landbau*, Dornach: Goetheaneum, 1968.

213 Vgl. Vogel, S. 129. Leider wird die amerikanische Edelkastanie von einem Mehltau befallen und ist vom Aussterben bedroht, so daß die Maronen in den USA aus Spanien importiert werden müssen.

214 Zit. nach Hertzka und Strehlow, S. 153.

215 Vgl. J. Schröder, *Trefflich versehene Medicin-Chymische Apotheke*, Nürnberg: 1685, zit. in Engel, *Zauberpflanzen*, S. 166.

216 Zacharias, S. 82.

217 Ebd. S. 38.

218 Vgl. H.A. Strauß, *Psychologie und astrologische Symbolik*, München: Kindler, 1969, S. 81.

219 E.M. Zimmerer, *Kräutersegen*, Donauwörth: Auer, 1896, S. 107.

220 Ludwig, S. 59.

221 Vgl. Fischer, S. 43.

222 Vgl. Schwanitz, S. 128.

223 Vgl. Graves, S. 299.

224 Ob es sich bei den Äpfeln in Sage und Märchen immer um die aus dem Holzapfel hervorgegangenen Früchte handelt, ist ungewiß. Im ursprünglichen Sinn bezieht sich das Wort auf eine »kugelförmige, angeschwollene Frucht«. Diese Bedeutung lebt in solchen Wortverbindungen weiter wie Leibesapfel, Erdapfel, Augapfel, Adamsapfel, Roßapfel, Gallapfel oder Stechapfel.

225 »Und auf den heiligen Gallustag
mueß jeder Apfel in den Sack
bis auf die letzten drei,
die lassen wir baß hangen,
die soll Frau Percht sich langen
fährt sie im Sturm vorbei.«
In solchen ländlichen Bräuchen, wie diesem aus Österreich, lebt die alte Verbindung zwischen Apfel und Göttin unerkannt fort. Vgl. Hans Strobe, *Bauernbrauch im Jahreslauf*, Leipzig: Koehler & Amelang, 1937, S. 146.

226 Vgl. Gerd und Marlene Haerkötter, *Macht und Magie der Bäume*, Frankfurt a.M.: Eichhorn, 1989, S. 61.

227 Vgl. Grieve, S. 844.

228 Vgl. K.N. Upada und S.N. Tripathi, *Natürliche Heilkräfte*, Eltville a.R.: Rheingauer VGS, 1983, S. 71.

229 Vgl. Leung, S. 254.

230 Vgl. V.J. Brøndegaard, *Ethnobotanik*, Berlin: Mensch und Leben, 1985, S. 180.

231 Vgl. A. Mercantante, *Der Magische Garten*, Zürich: Schweizer Verlagshaus, 1980, S. 211.

232 Vgl. Dr. E.M. Modl, »Zum Sinngehalt der Walnuß in Volksbräuchen und Aberglauben«, unveröffentlichtes Manuskript, 1987.

233 Vgl. Meyer, *Die Weisheit der deutschen Volksmärchen*, S. 275.

234 Zit. in Grieve, S. 844. Oswald Croll, Leibarzt des Fürsten von Sachsen-Anhalt und Zeitgenosse von William Cole, beschrieb die Signatur der Walnuß in fast gleichem Wortlaut, so daß man sich fragen kann, wer von wem abgeschrieben hat.

235 Scheffer, *Bach-Blütentherapie*, S. 227.

236 Vgl. Fischer, S. 174.

237 Einige Botaniker klassifizieren die Roßkastanie unter den Seifenbaumgewächsen (*Sapindaceae*), zu denen u.a. der Seifenbaum, die Blasenesche (*Koelreuteria paniculata*), die chinesische Litschi und etliche tropische Lianen gehören.

238 Vgl. G. Haerkötter, *Heilkräuter gestern und heute*, Frankfurt a.M.: Fischer, 1983, S. 121.

239 Vgl. J. Bairacli-Levy, *Herbal Handbook for Farm and Stable*, Emmaus, Pa.: Rodale, 1976, S. 48.

240 Vgl. Ernst Wahle, *Ur- und Frühgeschichte im mitteleuropäischen Raum*, München: DTV, 1982, S. 92.

241 Vgl. Lengyel, S. 144.

242 Vgl. Pelt, S. 136.

243 Scheffer, *Bach-Blütentherapie*, S. 238.

244 Vgl. Schrödter, S. 92.

245 Vgl. U.P. Hedrick (Hrsg.), *Sturtevant's Edible Plants of the World*, New York: Dover 1972, S. 26.

246 Bach, »Die Zwölf Heiler und andere Helfer«, *Gesammelte Werke*, S. 64.

247 Vgl. Manfred M. Junius, *Pflanzen-Alchemie*, Interlaken: Ansata, 1982, S. 37.

248 Vgl. Jean Markale, »Taliesins Lied von Tod und Leben«, in *Keltisches Bewußtsein* (Thomas Lehner, Hrsg.), München: Dianus-Trikont, 1985, S. 142.

249 Einige jungianische Psychoanalytiker glauben in den beiden Rivalen den prämenstruellen und den fruchtbaren post-menstruellen Animus der Frau zu erkennen, wobei die roten Beeren das menstruelle Blut symbolisieren. Vgl. Bleakeley.

250 Zit. in Zacharias, S. 154.

251 Vgl. Conway, S. 76.

252 Vgl. R. Graves, S. 209.

253 »The holly and the ivy, when they are both full grown, Of all the trees that are in the wood, the holly bears the crown.« *The Oxford Book of Carols*, Hrsg. Dearmer, Williams, Shaw, London: OUP, 1964, S. 74.

254 »When Christmas's tide comes like a bride, with holly and ivy clad« (aus dem traditionellen Lied, »The Praise of Christmas), ebd. S. 17.

255 »Green grow'th the holly, / So doth the ivy; / The God of life can never die. / Hope! saith the holly.« (aus dem Volkslied »Green grow'th the holly«); ebd. S. 137.

256 Vgl. R. Graves, S. 208.

257 Vgl. Rudolf Schubert, *Pflanzengeographie*, Berlin: Akademie, 1966, S. 288.

258 Vgl. Culpeper, S. 97.

259 Vgl. Weiner, S. 46.

260 Vgl. Rätsch, *Zauberpflanzen*, S. 68.

261 Vgl. ebd., S. 102.

262 Zit. in Scheffer, *Bach-Blütentherapie*, S. 128.

263 Vgl. *Wörterbuch der deutschen Volkskunde*, Oswald A. Erich und Richard Beitl (Hrsg.), Stuttgart: Kröner, 1974, S. 380.

264 Vgl. I. Zacharias, S. 62.

265 Jules Lachaume, *Les Fleurs Naturelles*, Paris: 1847.

266 Vgl. Jean Markale, *Die keltische Frau*, München: Goldmann, 1986, S. 311.

267 Vgl. Georges Dottin, *L'Epopée Irlandaise*, Paris: Presses d'aujourd'hui, 1980, S. 186.

268 Vgl. Uyldert, S. 154.

269 Vgl. Conway, S. 115.

270 Vgl. Leung, S. 50.

271 Vgl. Raymond Stark, *Aphrodisiaka und ihre Wirkung*, München: Heyne, 1984, S. 50. Anderswo gelten die Geißblattsamen als Anaphrodisiaka, da sie angeblich die Durchblutung im Genitalbe-

reich vermindern. Vgl. dazu C. Müller-Ebeling und C. Rätsch, *Isoldes Liebestrank*, München: Kindler, 1986, S. 197.

272 Bach, »Die Zwölf Heiler und andere Helfer«, S. 67.

273 Auch das rote Lacksiegel, das das Geheimnis eines Briefes hütet, galt als eine »Rose«.

274 Über die Entstehung der Rose kursierten in der Antike viele Geschichten, die alle auf die Göttin Bezug nehmen. Die rote Rose sei aus dem Blut des der Aphrodite geopferten phallischen Jünglings, Adonis, entsprossen. Die rosafarbene Rose entstand aus der Schamröte einer Nymphe, die der geile Bacchus verfolgte. Anderseits sollen die Rosenblüten den Haaren der Aurora, Göttin der Morgenröte, entfallen sein, als sie sich die Haare kämmte.

275 Vgl. Conway, S. 135.

276 Der Rosengarten ist das Paradies und zugleich das Schlachtfeld des Lebens. Hinter dieser scheinbar widersprüchlichen Imagination liegt die Einsicht, daß es für den Weisen keinen Unterschied zwischen beiden gibt. Das ist auch die tiefste Erkenntnis der indischen Mystik: Nirvana und Samsara sind eins, die Unterscheidung beruht lediglich auf Maya (Täuschung).

277 Vgl. Meyer, *Die Weisheit der deutschen Volksmärchen*, S. 87.

278 Vgl. Perger, S. 237.

279 Vgl. Robert B. Tisserand, *Aromatherapie*, Freiburg i. Br.: Bauer, 1985, S. 297.

280 Vgl. Conway, S. 135.

281 Wahrscheinlich gab man dem Strauch die Bezeichnung »Hundsrose« nicht weil sie die Bisse tollwütiger Hunde kuriert, sondern um sie von der Edelrose abzugrenzen. Ebenso drückt man mit Bezeichnungen wie Hundskamille oder Hundspetersilie die Minderwertigkeit dieser Wildpflanzen gegenüber den kultivierten Sorten aus.

282 Vgl. W. Schad und E. Schweppenhäuser, *Blütenspaziergänge*, Frankfurt a. M.: Fischer, 1986, S. 26.

283 Vgl. Schrödter, S. 203.

284 Vgl. Scheffer, *Bach-Blütentherapie*, S. 251.

285 Von der schönen Aspasia, Frau des athenischen Perikles, wird berichtet, daß sie als Kind eine üble Geschwulst auf dem Gesicht hatte. Einen Arzt konnte sich die Familie nicht leisten. Eines Nachts, nachdem sie weinend eingeschlafen war, träumte das Mädchen von einer weißen Taube, die ihr sagte: »Laß die Mutlosigkeit, vergiß die Medizin der Ärzte, nehme die vertrockneten Rosengirlanden von der Bildsäule der Venus, zerreibe sie zu Pulver und trage sie auf die Geschwulst auf!« Der weiße Vogel der Venus hatte ihr Mut gegeben. Sie tat wie geheißen und ward geheilt.

286 Vgl. Grieve, S. 769.

287 Vgl. Rudolf Hauschka, *Ernährungslehre*, Frankfurt a. M.: Klostermann, 1970, S. 114.

288 Rudolf Steiner bezeichnet die Zwiebel der Lilie als eine »kosmische« Wurzel, im Gegensatz zur verzweigten »irdischen« Wurzel der Rose. Vgl. Steiner, *Landwirtschaftlicher Kursus*, S. 56.

289 Vgl. Storl, *Der Garten als Mikrokosmos*, S. 199.

290 Vgl. Scheffer, *Bach-Blütentherapie*, S. 207.

291 Pelikan, Bd. I, S. 134.

292 Vgl. R. Steiner, *Landwirtschaftlicher Kursus*, S. 64. »Der Schwefel ist das, was den Vermittler darstellt zwischen dem überall in der Welt ausgebreiteten Geistigen und dem Physischen.« »... wer in der materiellen Welt die Spuren verfolgen will, die der Geist zieht, der muß die Tätigkeit des Schwefels verfolgen.«

293 Grieve, S. 569.

294 Vgl. Schauenberg und Paris, S. 97.

295 Vgl. Upada und Tripathi, S. 190.

296 Vgl. Heyn, S. 184.

297 Vgl. Leung, S. 199.

298 John Evelyn, *Acetaria, A Book About Sallets*, 1699.

299 Vgl. Tietze, S. 94.

300 Vgl. Maria Thun, *Hinweise aus der Konstellationsforschung*. Marburg-Lahn, Maria Thun 1973.

301 Während ich mich mit *Wild Mustard* befasse, kommt ein großer strohblonder, christlich-orientierter Mensch für einige Tage auf Besuch. Er schmiert den Senf dick aufs Brot und ißt ihn wie Marmelade und erzählt, daß schon sein Vater Senfzüchter und Rapsbauer gewesen sei. Dann berichtet er von Perioden tiefer Melancholie, verbunden mit Migränen, welche ihn ohne erkennbare Ursache zuweilen heimsuchen. Es ist, als ob die Pflanze, an der ich gerade arbeite, in Menschengestalt vor mir steht. – Warum auch nicht? Pflanzen haben ihre »Seele« außerhalb ihrer Leibesorganisation. Sie sind frei und nicht fest in einem Körper gebunden. Daher können sie in medialen Menschen erscheinen und sich mitteilen.
So nehmen die heiligen Pipal-Bäume in Indien innerlich »leer gewordene« Sadhus zu sich. Der Wandermönch oder Heilige läßt sich unter dem Baum nieder und wird von den Menschen verehrt. Die makrokosmische Weisheit des Baumes spricht durch ihn hindurch. Auch der Forscher, der sich dieser Dinge annimmt, sollte »leer« werden, damit die ewig uninkarnierte Pflanzenseele sich in seinem Geist spiegeln kann.

Literaturverzeichnis

Bach, Edward: *Blumen, die durch die Seele heilen*, München: Hugendubel, 1980.

Bach, Edward: *Gesammelte Werke*, Grafing: Aquamarin, 1988.

Bairacli-Levi, Juliette de: *Herbal Handbook for Farm and Stable*, Emmaus, Pa.: Rodale Press, 1976.

Bajracharya, M. B.: *Ayurvedic Medical Plants and General Treatment*, Kathmandu: Piyusavarsi Ausadhalaya, 1979.

Bleakley, Alan: *Früchte des Mondbaumes*, München: Goldmann, 1987.

Brøndegaard, V. J.: *Ethnobotanik*, Berlin: Mensch und Leben, 1985.

Chakravorty, D.: *L'Hindouisme complet et Bènarés son Centre*, Varanasi: Divine Printers, 1984.

Conway, David: *The Magic of Herbs*, New York: Dutton, 1976.

Culpeper, Nicholas: *Culpeper's Color Herbal*, New York: Sterling, 1983.

Darian, Steven: *The Ganges in Myth and History*, Honolulu: UP of Hawaii, 1978.

Dottin, Georges: *L'Epopée Irlandaise*, Paris: Presses d'aujourd'hui, 1980.

Duerr, Hans Peter: *Sedna oder die Liebe zum Leben*, Frankfurt a. M.: Suhrkamp, 1990.

Duerr, Hans Peter: *Traumzeit*, Frankfurt a. M.: Syndikat, 1978.

Eliade, Mircea: *Schmiede und Alchemisten*, Stuttgart: Klett-Cotta, 1980.

Engel, Fritz-Martin: *Zauberpflanzen-Pflanzenzauber*, Hannover: Landbuch, 1979.

Erich, Oswald A./ Beitl Richard. (Hrsg.): *Wörterbuch der deutschen Volkskunde*, Stuttgart: Kröner, 1974.

Fillipetti, H./Trotereau, J.: *Zauber, Riten und Symbole*, Freiburg i. Br.: Bauer, 1987.

Fischer, Susanne: *Blätter von Bäumen*, München: Hugendubel, 1980.

Graubner, Rudolf u. Marga: *Lexikon der Pflanzen*, München/ Wiesbaden: Vollmer, 1981.

Grieve, Mrs. M.: *A Modern Herbal*, New York: Dover, 1982.

Grimm, Jacob: *Deutsche Mythologie*, Frankfurt a. M./Berlin: Ullstein, 1981.

Grossinger, Richard: *Wege des Heilens*, München: Kösel, 1982.

Haerkötter, Gerd: *Heilkräuter – gestern und heute*, Frankfurt a. M.: Fischer, 1983.

Haerkötter, Gerd u. Marlene: *Macht und Magie der Bäume*, Frankfurt a. M.: Eichhorn, 1989.

Hahnemann, Samuel: *Organon der rationellen Heilkunst*, 1810.

Hauschka, Rudolf: *Ernährungslehre*, Frankfurt a. M.: Klostermann, 1970.

Hauschka, Rudolf, *Substanzlehre*, Frankfurt a. M.: Klostermann, 1976.

Hedrick, U. P. (Hrsg.): *Sturtevant's Edible Plants of the World*, New York: Dover, 1972.

Heinz, Ulrich J.: *Das Handbuch der modernen Pflanzenheilkunde*, Freiburg i. Br.: Bauer, 1984.

Hertwig, Hugo: *Knaurs Heilpflanzenbuch*, München: Droemer/ Knaur, 1969.

Hertzka, G./Strehlow, W.: *Handbuch der Hildegard-Medizin*, Freiburg i. Br.: Bauer, 1987.

Heyn, Birgit: *Die sanfte Kraft der indischen Naturheilkunst*, München: Goldmann, 1987.

Junius, Manfred M.: *Pflanzen-Alchemie*, Interlaken: Ansata, 1982.

Kalweit, Holger: *Die Welt der Schamanen*, Frankfurt a. M.: Fischer, 1988.

Kappstein, Stephan: *Das Buch vom Ginseng*, Bern: János Morzsinay, 1980.

Kolisko, E./Kolisko, L.: *Agriculture of Tomorrow*, Stroud/England: Kolisko Archives, 1936.

Lengyl, Lancelot: *Das geheime Wissen der Kelten*, Freiburg i. Br.: Bauer, 1985.

Leung, Albert Y.: *Chinesische Heilkräuter*, München: Diederichs, 1985.

Lievegoed, B.: *Planetenwirkungen und Lebensprozesse in Mensch und Erde*, Darmstadt: Forschungsring für biologisch-dynamische Wirtschaftsweise, 1979.

Ludwig, Otto: *Im Thüringer Kräutergarten*, Gütersloh: Prisma, 1982.

Markale, Jean: *Die Druiden*, München: Dianus-Trikont, 1985.

Markale, Jean: *Die keltische Frau*: München, Goldmann, 1986.

Mercantante, A.: *Der magische Garten*, Zürich: Schweizer Verlagshaus, 1980.

Mességué, Maurice: *Von Menschen und Pflanzen*, Frankfurt a. M./ Berlin: Ullstein, 1988.

Meyer, Rudolf: *Die Weisheit der deutschen Volksmärchen*, Frankfurt a. M.: Fischer, 1985.

Meyer, Rudolf: *Zum Raum wird hier die Zeit*, Frankfurt a. M.: Fischer, 1983.

Müller-Ebeling, C./Rätsch, C.: *Isoldens Liebestrank*, München: Kindler, 1986.

Münzing-Ruef, Ingeborg: *So stärken Sie Ihr Immunsystem*, München: Heyne, 1987.

The Oxford Book of Carols, Hrsg. Dearmer, Williams, Shaw, London: Oxford University Press, 1964.

Pelikan, Wilhelm: *Heilpflanzenkunde*, Dornach: Philosophisch-Anthroposophischer Verlag am Goetheanum, 1975 (Bd. I), 1977 (Bd. II), 1978 (Bd. III).

Pelletier, Kenneth H.: *Die Neue Medizin*, Frankfurt a. M.: Fischer, 1988.

Pelt, Jean-Marie: *Das Leben der Pflanzen*, Düsseldorf/Wien: Econ, 1982.

Pelt, Jean-Marie: *Pflanzenmedizin*, München: Knaur, 1983.

Perger, Anton Ritter v.: *Deutsche Pflanzensagen*, Stuttgart/Oehringen: Schaber, 1864.

Platt, R.: *Wasser – Substanz des Lebens*, Tübingen/Stuttgart: Wunderlich, 1971.

Rätsch, Christian: *Indianische Heilkräuter*, München: Diederichs, 1987.

Rätsch, Christian: *Lexikon der Zauberpflanzen*, Graz: ADEVA, 1988.

Ranke-Graves, Robert von: *Die weiße Göttin*, Reinbek: Rowohlt, 1985.

Rees, A./Rees, B.: *Celtic Heritage*, New York: Thames and Hudson, 1961.

Remer, Nicolaus: *Lebensgesetze im Landbau*, Dornach: Philosophisch-Anthroposophischer Verlag am Goetheanum, 1968.
Schad, W./Schweppenhäuser, E.: *Blütenspaziergänge*, Frankfurt a. M.: Fischer, 1986.
Schauenberg, P./Paris, F.: *Heilpflanzen*, München: BLV, 1970.
Scheffer, Mechthild: *Bach-Blütentherapie*, München: Hugendubel, 1981.
Scheffer, Mechthild: *Lehrbuch der Original Bach-Blütentherapie für die Arzt- und Naturheilpraxis*, Neckarsulm: Jungjohann, 1990.
Schöpf, Hans: *Zauberkräuter*, Graz: ADEVA, 1986.
Schrödter, Willy: *Pflanzengeheimnisse*, Kleinjörl: Schroeder, 1981.
Schubert, Rudolf: *Pflanzengeographie*, Berlin: Akademie, 1966.
Schultz, Joachim: *Rhythmen der Sterne*, Dornach: Philosophisch-Anthroposophischer Verlag am Goetheanum, 1963.
Schwanitz, F.: *Die Entstehung der Kulturpflanzen*, Berlin: Springer, 1957.
Schwenk, Theodor: *Das Sensible Chaos*, Stuttgart: Freies Geistesleben, 1980.
Sharkey, John: *Die keltische Welt*, Frankfurt a. M.: Insel, 1982.
Sheldrake, Rupert: *Das schöpferische Universum*, München: Meyster, 1981.
Stark, Raymond: *Aphrodisiaka und ihre Wirkung*, München: Heyne, 1984.
Steiner, Rudolf: *Erde und Naturreiche*, Stuttgart: Freies Geistesleben, 1980.
Steiner, Rudolf: *Geisteswissenschaftliche Grundlagen zum Gedeihen der Landwirtschaft*, Landwirtschaftlicher Kursus, Dornach: Rudolf Steiner, 1975.
Steiner, Rudolf: *Geisteswissenschaft und Medizin*, Dornach: Rudolf Steiner Nachlaßverwaltung, 1961.
Storl, Wolf-Dieter: *Der Garten als Mikrokosmos*, Freiburg i. Br.: Bauer, 1988.
Storl, Wolf-Dieter: *Feuer und Asche, Dunkel und Licht*, Freiburg i. Br.: Bauer, 1988.
Storl, Wolf-Dieter: *Vom rechten Umgang mit heilenden Pflanzen*, Freiburg i. Br.: Bauer, 1986.
Strauß, Heinz A.: *Psychologie und astrologische Symbolik*, München: Kindler, 1969.
Strobel, Hans: *Bauernbrauch im Jahreslauf*, Leipzig: Koehler & Amelang, 1937.
Surya, G. W.: *Die verborgenen Heilkräfte der Pflanzen*, Freiburg i. Br.: Bauer, 1978.
Thompson, W. I.: *Der Fall in die Zeit*, Reinbek: Rowohlt, 1987.
Thun, Maria: *Hinweise aus der Konstellationsforschung*, Marburg-Lahn: Maria Thun, 1973.
Tietze, Henry G.: *Entschlüsselte Organsprache*, München: Knaur, 1987.
Tisserand, Robert B.: *Aromatherapie*, Freiburg i. Br.: Bauer, 1985.
Tolstoy, Nicolai: *Auf der Suche nach Merlin*, München: Diederichs, 1987.
Tompkins, P./Bird, C.: *Das geheime Leben der Pflanzen*, Frankfurt a. M.: Fischer, 1988.
Treben, Maria: *Gesundheit aus der Apotheke Gottes*, Steyr: Ennsthaler, 1980.
Treben, Maria: *Heilkräuter aus dem Garten Gottes*, München: Heyne, 1986.
Upada, K. N. / Tripathi, S. N.: *Natürliche Heilkräfte*, Eltville a. R.: Rheingauer VGS, 1983.
Uyldert, Mellie: *Verborgene Kräfte der Pflanzen*, München: Hugendubel, 1984.
Vogel, Virgil J.: *American Indian Medicine*, Norman: University of Oklahoma Press, 1982.
Wahle, Ernst: *Ur- und Frühgeschichte im mitteleuropäischen Raum*, München: DTV, 1982.
Weeks, Nora: *Edward Bach*, München: Hugendubel, 1988.
Weiner, Michael A.: *Indianermedizin*, München: Heyne, 1988.
Wheelwright, E. G.: *Medical Plants and their History*, New York: Dover 1974.
Zacharias, Irmgard: *Die Sprache der Blumen*, Rosenheim: Rosenheimer, 1982.
Zimmerer, E. M.: *Kräutersegen*, Donauwörth: Auer, 1896.

Adressen

Nähere Informationen über alle Aspekte der Bach-Blütentherapie sind erhältlich bei den Repräsentationsstellen des *Dr. Edward Bach Centre* in den deutschsprachigen Ländern.

Dr. Edward Bach Centre,
German Office,
Eppendorfer Landstr. 32,
D-2000 Hamburg 20, Tel. 040/46 1041

Dr. Edward Bach Centre,
Swiss Office,
Alte Landstr. 57,
CH-8700 Küsnacht, Tel. 01/9 11 09 11

Dr. Edward Bach Centre,
Austrian Office,
Institut für Bach-Blütentherapie
Forschung und Lehre
Grinzinger Allee 15/3, A-1190 Wien,
Tel. 02 22/32 78 36

Register

Original
Bach-Blütentherapie
im Heinrich Hugendubel
Verlag

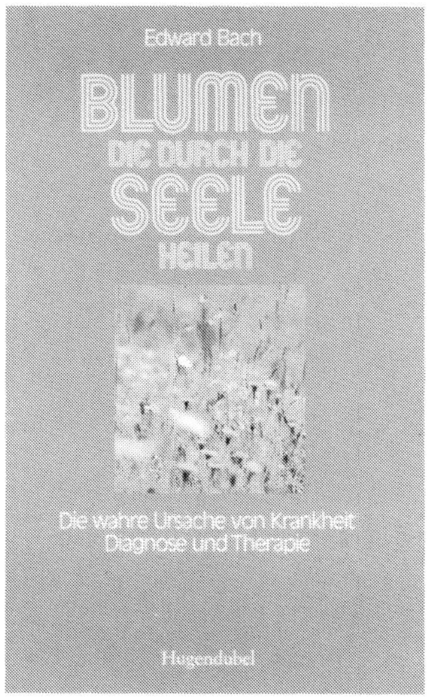

Edward Bach

Blumen, die durch die Seele heilen

Die wahre Ursache von Krankheit
– Diagnose und Therapie

176 Seiten, Pappband

Der Grundlagentext für Leser, die sich näher mit der Bach-Blütentherapie und ihrem Entdecker befassen möchten. Unzufrieden mit den Erfolgen herkömmlicher Therapie, kam Edward Bach nach langer Beobachtung zu der Überzeugung, daß die Wesensart eines Menschen maßgebend ist für die Krankheit, unter der er leidet. Viele Jahre suchte er nach einer natürlichen Methode, die primär unsere Seele beeinflußt und somit auch unseren Körper. Mit der ihm eigenen Sensivität fand er 38 Pflanzen und beschreibt deren subtile Wirkung auf die Psyche. Das Buch enthält die beiden von Bach hinterlassenen Originalschriften »Heal Thyself« und »The Twelve Healers and other Remedies« in deutscher Übersetzung sowie die klassischen farbigen Originalzeichnungen der Blüten. Hier kann man Edward Bachs eigene Beschreibung aller 38 Blüten nachlesen.

HEINRICH HUGENDUBEL VERLAG

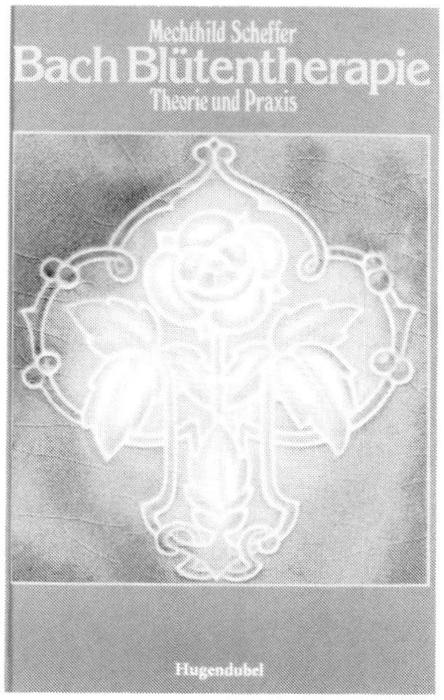

Mechthild Scheffer

Bach-Blütentherapie

Theorie und Praxis

308 Seiten, Pappband

Das Standardwerk über die Bach-Blütentherapie mit der bisher ausführlichsten Interpretation der 38 Bachblüten aus geistiger, psychologischer und volksmedizinisch-praktischer Sicht.
Zusätzliche Symptomlisten erleichtern die Diagnose und machen das Buch zu einem wertvollen Handbuch für die Praxis, das bereits in mehrere Sprachen übersetzt wurde.
Die Ursache von Krankheiten hat ihren Ursprung in unserer Seele. Unerkannte oder nicht akzeptierte Gefühls- und Verhaltenskonzepte manifestieren sich zunächst als seelische Konflikte und später als körperliche Krankheiten. Zu dieser Erkenntnis kam Dr. Edward Bach nach langjährigen Studien, die ihn zur Entdeckung der Blütentherapie führten.
Mechthild Scheffer, Heilpraktikern und Autorin mehrerer Werke über die Bach-Blütentherapie, hat diese Arbeit folgerichtig weitergeführt.

HEINRICH HUGENDUBEL VERLAG

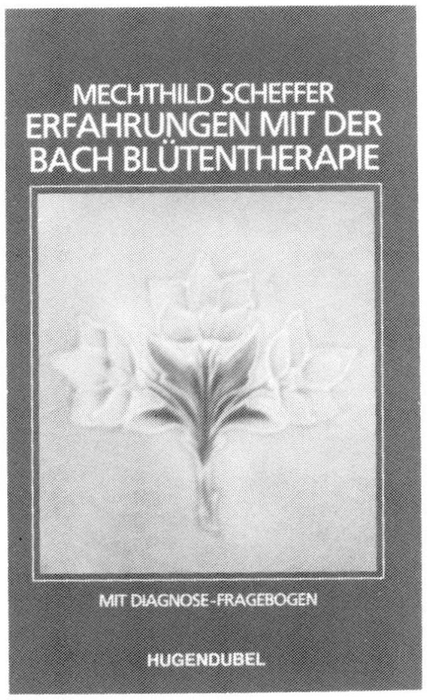

Mechthild Scheffer

Erfahrungen mit der Bach-Blütentherapie

Mit Diagnose-Fragebogen

140 Seiten, Pappband

In Ergänzung zu dem Standardwerk *Bach-Blütentherapie* enthält dieses Buch die gesammelten Erfahrungen von Freunden der Bach-Blütentherapie – Ärzten, Heilpraktikern und interessierten Laien. Besonders geeignet für alle Anwender der Bach-Blüten, die an den praktischen Erfahrungen anderer intessiert sind.
Das Buch enthält erstmalig in der Geschichte der Blütentherapie einen ausführlichen Fragebogen zur Selbst-Bestimmung der richtigen Bach-Blüten-Essenz-Kombination. Er wurde aufgrund der Erfahrungen Hunderter von Patienten völlig neu überarbeitet und erscheint nun in einer optimiertenund gekürzten Fassung.
Ein weiterer Meilenstein auf dem Forschungsgebiet der Bach-Blütentherapie sind die hier erstmalig präsentierten Farbfotos der bioenergetischen Strahlung verschiedener Bach-Blütenessenzen.

HEINRICH HUGENDUBEL VERLAG